世界中医学专业
核心课程教材
（中文版）

World Textbook Series
for Chinese Medicine
Core Curriculum
(Chinese Version)

总主编 Chief Editor

张 伯 礼
Zhang Bo-li

世界中医药学会联合会教育指导委员会
The Educational Instruction Committee
of the WFCMS

U0745528

（供中医学、针灸学和推拿学专业用）

(For Majors of Chinese Medicine, Acupuncture & Moxibustion and *Tuina*)

针 灸 学

Theory and Practice of Acupuncture & Moxibustion

主 编　石学敏　梁繁荣　郝吉顺（美国）
Chief Editors　Shi Xue-min　Liang Fan-rong　Jason Ji-shun Hao (USA)

副主编　高树中　王瑞辉　王 卫　路 玫

梁慎平（美国）　王维祥（荷兰）　朱勉生（法国）

Associate Chief Editors　Gao Shu-zhong　Wang Rui-hui　Wang Wei　Lu Mei
Liang Shen-ping (USA)　Wang Wei-xiang (Holland)　Zhu Mian-sheng (France)

中国中医药出版社
·北 京·
China Press of Traditional Chinese Medicine
Beijing PRC

图书在版编目（CIP）数据

针灸学 / 张伯礼，世界中医药学会联合会教育指导
委员会总主编；石学敏，梁繁荣，郝吉顺主编 .—北京：
中国中医药出版社，2019.10
世界中医学专业核心课程教材
ISBN 978 - 7 - 5132 - 5710 - 7

Ⅰ . ①针⋯　Ⅱ . ①张⋯　②世⋯　③石⋯　④梁⋯　⑤郝⋯
Ⅲ . ①针灸学—中医学院—教材　Ⅳ . ① R245

中国版本图书馆 CIP 数据核字（2019）第 191525 号

中国中医药出版社出版

北京经济技术开发区科创十三街 31 号院二区 8 号楼
邮政编码　100176
传真　010 - 64405750
山东临沂新华印刷物流集团有限责任公司印刷
各地新华书店经销

开本 787 × 1092　1/16　印张 31.25　字数 677 千字
2019 年 10 月第 1 版　2019 年 10 月第 1 次印刷
书号　ISBN 978 - 7 - 5132 - 5710 - 7

定价　258.00 元
网址　www.cptcm.com

社 长 热 线　010 - 64405720
购 书 热 线　010 - 89535836
维 权 打 假　010 - 64405753

微信服务号　zgzyycbs
微商城网址　https://kdt.im/LIdUGr
官 方 微 博　http://e.weibo.com/cptcm
淘宝天猫网址　http://zgzyycbs.tmall.com

如有印装质量问题请与本社出版部联系（010 - 64405510）

世界中医学专业核心课程教材

编纂翻译委员会

编纂委员会

名誉主任

王国强　邓铁涛　王永炎　陈可冀　路志正　石学敏

主　　任

于文明

副主任

马建中　王志勇　李振吉　黄璐琦　王笑频　卢国慧　范吉平　王国辰　桑滨生
严世芸

委　　员（以首字笔画为序）

于福年（匈牙利）　马业宜（Eric Marie，法国）　马克·麦肯基（Mark Mckenzie，美国）

马伯英（英国）　王　华　王　键　王之虹　王守东（美国）　王省良

王葆方（Ong Poh Hong，新加坡）　王　晶　戈拉诺娃·左娅（Zoya Goranova，保加利亚）

尹畅烈（韩国）　本多娃·路德米勒（Bendova Ludmila，捷克）　左铮云　石　岩

石桥尚久（Naohisa Ishibashi，日本）　叶海丰（Yap High Hon，马来西亚）

白鸿仁（巴西）　冯学瑞　弗拉基米尔·那恰托依（Vladimir G.Nachatoy，俄罗斯）

弗拉基米尔·科兹洛夫（Vladimir Alexandrovich Kozlov，俄罗斯）

弗雷德里克·卡瓦诺（Frederico Carvalho，葡萄牙）　匡海学　吕文亮　吕爱平（中国香港）

朱勉生（法国）　后藤修司（Shuji Goto，日本）　刘　力　刘　良（中国澳门）　刘红宁

刘跃光　齐　凯（瑞士）　齐梅利（Laura Ciminelli，意大利）　许二平　汤淑兰（英国）

孙庆涪（南非）　孙忠人　孙振霖　孙榕榕（阿根廷）　约翰·里德（John Reed，利比里亚）

李一明（瑞士）　李占永　李玛琳　李秀明　李灿东　李金田　李锦荣（泰国）　杨　柱

杨立前（马来西亚）　杨关林　吴勉华　吴滨江（加拿大）　何玉信（美国）　何树槐（意大利）

何嘉琅（意大利）　伯纳德·沃德（Bernadette Ward，爱尔兰）　余曙光　宋钦福（墨西哥）

张永贤（中国台湾）　张越平（越南）　阿·伊万诺夫（Ivanoff Arseny，澳大利亚）

陈　震（匈牙利）　陈业孟（美国）　陈立典　陈立新　陈明人　拉蒙（Ramon Maria Caldduch，西班牙）

范永升　林子强（Tzichiang Lin，澳大利亚）　林超岱　欧阳兵　迪特玛·顾·库莫尔（D. G. Kummer，德国）

周　然　周永学　郑心锦（新加坡）　郑玉玲　单宝枝　宝乐尔（Zagdsuren Bolortulga，蒙古）

孟凡毅（英国）　赵中振（中国香港）　赵英杰（新加坡）　郝吉顺（美国）　胡　刚

胡　军（美国）　胡鸿毅　柯松轩（英国）　段光辉（越南）　洪　净　秦裕辉

袁晓宁（加拿大）　袁景珊（波兰）　夏林军（匈牙利）　徐安龙　徐志峰（新西兰）

徐宏喜　徐建光　徐春波　高秀梅　高树中　高思华　郭　末（Ovono Nkomo，加蓬）

唐　农　陶丽玲（比利时）　黄立新（美国）　萨拉哈·伊萨（Salha Dan Gallou Issa，尼日尔）

梅万方（英国）　梁慎平（美国）　维尔弗莱德·里根（Wilfried Legein，比利时）

维塔金斯（Vitalijus Naumavicius，立陶宛）　彭代银　董志林（荷兰）　韩晶岩　窦春景（越南）

熊　磊　蔡光先　阚湘苓　颜春明（葡萄牙）　潘　平　薛长利（Charlie Xue，澳大利亚）

戴京璋（德国）

总主编

张伯礼

副总主编

石学敏　王　键　李灿东　范永升　吴勉华　林子强（澳大利亚）　梁繁荣　王庆国

郝吉顺（美国）　朱勉生（法国）　赵中振（中国香港）　李　冀　罗颂平　胡鸿毅

编委会（以首字笔画为序）

丁　樱　于天源　马　健　马　融　马伯英（英国）　马晓峰　王　卫　王之虹　王玉兴

王金贵　王学岭　王维祥（荷兰）　王瑞辉　毛静远　左铮云　石　岩　田金洲

白效龙（Eric Brand，美国）　冯　立（Jessica Li Feng，新西兰）　年　莉　朱小纾（澳大利亚）

刘明军　刘炽京（澳大利亚）　齐　聪　汤淑兰（英国）　许　华　孙外土（中国香港）

约翰·斯科特（John Scott，美国）　苏　颖　李征宇　李赛美　杨　宇　吴　山

吴滨江（Ben Wu，加拿大）　何玉信（美国）　何建成　何新慧　张　帆　张　林（Tony Zhang，澳大利亚）

张　琦　张　晔（美国）　张大伟　张再良　张庆祥　张国骏　张国霞　张炳立

陈业孟（美国）　陈家旭　陈蔚文　范东明（美国）　欧阳珊婷（Shelley Ochs，美国）　金　华

周春祥　周语平　周祯祥　郑玉玲　郑洪新　赵英杰（新加坡）　赵凯存（英国）　胡冬裴

钟赣生　姜德友　洪　两（新加坡）　秦济成（Ioannis Solos，希腊）　秦艳红　袁肇凯　顾一煌

高树中　郭永洁　唐德才　谈　勇　黄家诏　阎　颖　梁思东（John Paul Liang，美国）

梁慎平（美国）　韩新民　路　玫　翟双庆　熊　磊　薛博瑜

翻译委员会办公室

主 任

单宝枝

副主任

江 丰 李玲玲

出版人

范吉平

出版项目总协调

范吉平 李秀明 李占永 单宝枝 芮立新

总责任编辑

单宝枝

中文责编（以姓氏笔画为序）

马 洁 马晓峰 王 玮 王 琳 王利广 王淑珍 田少霞 华中健 邬宁茜

刘 喆 农 艳 李占永 李艳玲 肖培新 张 岳 张 晨 张 燕 张永泰

周艳杰 单宝枝 郝胜利 耿雪岩 钱 月 徐 珊 黄 巍 韩 燕

英文责编

单宝枝 欧阳珊婷（Shelley Ochs，美国） 克里斯·杜威（Chris Dewey，美国） 陈云慧

何叶博 摩耶·萨顿（Maya Sutton，美国） 汤姆·斯宾瑟（Tom Spencer，美国）

郝吉顺（美国） 何玉信（美国） 耿雪岩

封面设计

赵晓东 中国北京兰卡电脑彩色制版有限公司

装帧设计

中国河北九易数字技术有限公司

赵仓焕（暨南大学中医学院）

高木健（日本铃鹿医疗科学大学）

黄银兰（宁夏医科大学）

龚　标（重庆医科大学中医学院）

崔　瑾（贵州中医药大学）

穆艳云（南京中医药大学）

序

自古以来，中医药就是古丝绸之路沿线国家交流合作的重要内容。随着健康观念和生物医学模式的转变，中医药在促进健康保健及防治常见病、多发病、慢性病及重大疾病中的疗效和作用日益得到国际社会的认可和接受，中医药海外发展具有巨大潜力和广阔前景。但是中医药教育在海内外的发展并不平衡，水平也参差不齐。在此背景下，遵循世界中医药学会联合会教育指导委员会制定的《世界中医学本科（CMD 前）教育标准》，编写一套供海内外读者学习使用的中医药教材，有助于更好地推动中医药走向世界，意义重大。

在《中华人民共和国中医药法》颁布一周年之际，"世界中医学专业核心课程教材"即将付梓问世。本套教材发轫于2008 年，两次获得国家中医药管理局国际合作专项立项支持，由张伯礼教授担任总主编，以世界中医药学会联合会教育指导委员会为平台，汇聚海内外专家，遴选海内外范本教材，进行诸章节的比较研究，取长补短，制定编写大纲，数易其稿，审定中文稿。在世界中医药学会联合会翻译专业委员会支持下，遴选了具有丰富的中医英语翻译经验、语言造诣高并熟知海外中医教育的海内外专家对此套教材进行了翻译和英文审校。十年磨一剑，细工出精品。编者们将本套教材定位于培养符合临床需求的中医师，重点阐述了国外常见且中医药确有疗效的疾病防治，有利于全面、系统、准确地向世界传播中医药学，堪称世界中医学专业核心课程教材典范之作。

欲诣扶桑，非舟莫适。本套教材的出版，有助于在世界范围培养中医药人才，有助于推进中医药海外发展，更好地服务于中医药"一带一路"建设，更好地服务于世界民众健康，必将在世界中医药教育史上产生重要影响！

国家中医药管理局国际合作司司长
王笑频
2018 年 7 月于北京

前　言

世界中医药学会联合会教育指导委员会，致力于引领和促进世界中医药教育的健康发展及世界中医药人才的规范培养。早在成立之初，就在世界中医药学会联合会领导下，组织海内外专家分析世界中医药教育未来发展趋势，提出了发展世界中医药教育的建议与对策。起草了《世界中医学本科（CMD前）教育标准（草案）》，2009年5月经世界中医药学会联合会第二届第四次理事会认真论证和审议，发布了《世界中医学本科（CMD前）教育标准》。

世界中医学教育正在快速蓬勃发展。中医药课程是实现中医药专业人才培养目标的重要基础。但各国（地区）中医学教育发展不平衡，各教育机构所开设的专业课程差异较大，且核心内容不尽统一，故有必要确定中医学专业核心课程。为使世界各国（地区）中医教育机构通过教育实践，实现中医学专业培养目标，依据《世界中医学本科（CMD前）教育标准》，结合中医学教育特点和职业需要，参考世界各国（地区）中医学教育的实际情况，世界中医药学会联合会教育指导委员会制定了《世界中医学专业核心课程》和《世界中医学专业核心课程教学大纲》，并启动"世界中医学专业核心课程教材"的编译工作。

本套教材包括《中医基础理论》《中医诊断学》《中药学》《方剂学》《中医内科学》《中医妇科学》《中医儿科学》《针灸学》《推拿学》《黄帝内经选读》《伤寒论选读》《金匮要略选读》《温病学》，共13个分册。

教材编译的工作基础

2012年世界中医药学会联合会教育指导委员会成立了"世界中医学专业核心课程教材"编译指导委员会，审议了"世界中医学专业核心课程教材编译原则和要求"，与会专家对"编译原则和要求"提出了许多建设性的意见与建议。世界中医药学会联合会教育指导委员会秘书处通过综合各位专家建议，于2012—2013年在天津中医药大学资助和参与下组织开展了"世界中医学专业核心课程中外教材比较研究"；在充分分析、总结各国（地区）教材特色和优势的基础上各课程研究团队组织起草了"课程教材目录和章节样稿"，并寄发到世界各国（地区）相关专家审议，收回专家反馈意见和建议94条，涉及教材内容、语言翻译、体例格式等方面。秘书处组织专家根据研究结果对"世界中医学专业核心课程教材编译原则和要求"进行了认真修订等。以上工作为编译"世界中医学专业核心课程教材"奠定了坚实的基础。

教材的定位

当前本科教育仍是各学科专业教育的基础主体。同时"世界中医学专业核心课程教材"还应服从、服务于已发布的相关中医学专业教育标准，以及综合考虑各国（地区）中医学教育的实际情况、临床实际需要等。"世界中医学专业核心课程教材"（以下简称"教材"）的适用对象定位为世界中医学专业本科教育，同时兼顾研究生教育及中医医疗人员自修参考；教材的知识范围以满足培养胜任中医临床需要的准中医师为度，同时应具有一定的深度和广度，为知识延伸提供参考。读者对象为海外中医药院校的学员，海外中医药从业人员，来华学习的外国留学生，以及内地高校中医药英语班学员。

教材的编译原则

本套教材的编译坚持了教材的思想性，科学性，系统性，实用性，先进性，安全性，规范性，普适性等原则。

思想性。中医学历来重视思想性的传承，大医精诚、倡导仁爱，注重学生思想观念和道德品质的培养，树立为人类健康服务的仁爱思想，这是中医学医德修养的核心，也是一名合格中医师的必备品质。

科学性。教材应正确反映中医学体系内在规律，中医概念、原理、定义和论证等内容确切，符合传统文献内涵，表达简单、明确、规范，避免用带有背景知识的词句。中医学理论内涵植根于中医学理论发展史中，尊重中医学理论的传统内涵，才能正本清源，使教材体现稳定性和延续性。

系统性。系统承载中医学理论，完整构建中医学核心知识体系，突出基本理论、基本知识和基本技能。课程资源要求层次清晰，逻辑性强，循序渐进，做好课程间内容衔接，合理整合，避免交叉重复等。

实用性。教材着力服务于临床，阐释基本理论时做到理论与实践相结合，临床内容主要选择中医的优势病种，以及被广泛应用的中药、针灸、推拿等处理方法，学以致用。实用性是教材的价值所在，在进行理论讲解时注重介绍各国（地区）的常见病、多发病的临床治疗，经典课程的学习重视其临床指导作用及对学生临床思维能力的培养等。

先进性。教材注重反映中医学的发展水平，引入经过验证的，公开、公认的科学研究或教学研究的新理论、新技术、新成果等内容，展示中医学的时代性特征。如温病学课程中介绍人类防治禽流感、重症急性呼吸综合征等研究的最新情况，针灸学课程中介绍了腧穴特异性研究进展等。教材的先进性是一个学科生命力的体现。

安全性。教材对治疗方法、技术的介绍重视安全性和临床实际，要求明确适应证、禁忌证。如针灸学课程中重视介绍相关穴位适应证、安全操作等，中药学课程介绍中药相关的科学炮制、合理辨用、明确剂量、汤剂煎煮及服用方法、濒危禁用药物的替代品等，推拿学课程中介绍推拿手法的宜忌等。教材知识内容选择应以服务临床应用为基础，重视安全性，各种表达力争严谨、精确，符合各国（地区）法律要求。

规范性。教材统一使用规范术语，文字通俗易懂但不失中医本色，语言翻译做到"信、达、雅"，采用现有的国际标准中的规范表述，翻译力争达到内容的准确性与语言的本土化兼顾，同时还重视知识版权的保护。

普适性。教材服务于中医教学，内容经典，篇幅适当，外延适度，尽可能符合各国（地区）教学实际。在版式、体例、表达等方面采用国际通用编写体例，避免大段叙述并及时进行小结。重视使用知识链接的表达方式，使教材版式活泼，在增加教材知识性同时不影响主体知识，如临床课程可适量链接增加西医基础知识，推拿课程增加介绍国外的整脊疗法等。加强图例、表格等直观表达方式的应用，简化语言叙述，将抽象问题具体化。

教材的编译过程

2015年，根据世界中医学专业核心课程教材编译人员遴选条件，各国（地区）中医药教育机构专家积极申报，共收到推荐自荐表313份（境外89份）。最终确定教材主编28名、副主编64名。参与此套教材编写的专家来自中国、美国、英国、法国、澳大利亚、加拿大、新加坡、新西兰、马来西亚、荷兰、希腊、日本、西班牙、中国香港和中国台湾等15个国家和地区，共计290人，其中59名境外专家中有

26人担任主编或副主编。参加机构包括74所高等中医药院校及研究院（所），其中境内34个机构，境外40个机构。

2015年召开的"世界中医学专业核心课程教材"主编会议和编写会议，明确了世界中医学专业核心课程教材总体编译要求，深入研讨和合理安排了各课程编委对相关课程教材的编写任务、分工及进度安排，明确了教学大纲、编写大纲及相关课程交叉内容的界定，以及教材编译过程中相关问题的解决办法等。之后又召开了主编进度汇报会和教材审稿会，经过20个月的辛勤努力，汇集世界中医教育专家智慧，具有"思想性、科学性、系统性、实用性、先进性、安全性、规范性、普适性"的第一套世界中医学专业核心课程教材中文版于2016年10月召开的定稿会上定稿。

2016年10月世界中医学专业核心课程教材翻译会召开，会上聘任了世界中医学专业核心课程教材的英文版主译。

主译人员的遴选是根据世界中医学专业核心课程教材翻译人员遴选条件，经推荐和自荐，充分考虑申报者在专业领域的学术地位、影响力、权威性，以及地域的代表性，经世界中医药学会联合会教育指导委员会、世界中医药学会联合会翻译专业委员会与中国中医药出版社认真研究，确定各课程教材主译49人，其中博士39人，硕士8人，本科2人。他们来自9个国家（地区），其中境外主译38人，美国就有24人参与此项工作，境内主译也大多具有海外教学经历，长期从事中医专业相关英语教学和翻译，经验丰富。

这套教材的出版具有重要意义，抓住了中医药振兴发展天时地利人和的大好时机，可为服务于中医药"走出去"，促进共建共享，推动中医药为实现世界卫生组织（WHO）"人人享有基本医疗服务"的崇高目标而作出贡献。同时，该套教材的出版发行，也有利于中医药国际标准的推广和普及，也较好适应了全球范围内以"预防为主，维护健康"为重点的医疗卫生体制改革，适应了世界对中医药需求增长的形势。因此，本套教材必将有助于世界中医药人才的培养，有利于中医药在世界范围内被更广泛地认识、理解和推广应用，惠及民众，造福人类。

书将付梓，衷心感谢海内外专家学者的辛勤工作，群策群力，认真编译，保障了核心教材顺利出版发行。感谢国家中医药管理局、世界中医药学会联合会、中国中医药出版社、天津中医药大学对本书给予的大力支持和无私帮助！感谢所有作出贡献的同道朋友们！需要特别指出的是单宝枝教授为本套教材尽力颇甚，贡献尤殊！

世界中医学专业核心课程教材总主编

张伯礼

2018 年夏

编写说明

为促进世界中医药教育的发展，世界中医药学会联合会发布了《世界中医学本科（CMD前）教育标准》和《世界中医学专业核心课程》。为保证相关国际标准的顺利实施，世界中医药学会联合会教育指导委员会启动了"世界中医学专业核心课程教材"的编译工作。《针灸学》作为13门核心课程教材之一，由国内外30余位专家共同编译，系统、完整、科学地阐述了针灸学的基础理论和临床应用，供世界各地中医学本科专业学生使用。

本教材着重突出国际针灸学专业的特色，注重培养学生的中医思维和临床能力，力求体现学科发展的最新研究成果。

全书共四部分，即绪论、上篇经络腧穴、中篇刺灸技法、下篇针灸治疗。书末附索引。

绪论主要论述针灸学的定义及特点、发展简史、国际传播和学习方法。

上篇经络腧穴，每章正文前设导学，经络总论、腧穴总论每章末及经络腧穴各论每节末设小结，每章后设思考题。经络腧穴各论先介绍本经所有腧穴名称及代码、主治概要，再分述重要、常用的腧穴，包括拼音、代码、特定穴名称、穴解、定位、取法、解剖、主治、操作、配伍、现代研究，最后列表论述其他腧穴的代码、定位、主治、

操作。基础理论的阐述重点突出、详略得当，力求有利于学生学习、归纳知识点，理解经络、腧穴的内涵，了解现代研究进展。

中篇刺灸技法，每章正文前设导学，后设思考题。本篇对毫针刺法、灸法、拔罐法、三棱针法等14种疗法分别详细论述其器具、种类、作用特点、操作方法、适用范围、注意事项、异常情况处理等，毫针刺法、灸法还介绍了部分现代研究进展。该篇着重提出消毒方法及医疗废弃物处理。刺灸技法的阐述立足于临床应用的标准性、规范化，力求达到使学生深刻理解各种刺灸法的作用及特点，熟练掌握主要刺灸法的基本技能，全面了解临床刺灸方法。

下篇针灸治疗，每章前设导学、后设思考题。本篇介绍了针灸治疗的原则、作用、诊治特点及处方，内科病证、妇儿科病证、皮外伤科病证、五官科病证、急症等121种病证的治疗。慢性疲劳综合征、戒断综合征、肿瘤放化疗反应、美容等纳入内科病证中。脑卒中后附假性延髓麻痹，慢性疲劳综合征后附衰老，高血压后附低血压，胃痛后附胃下垂，糖尿病后附肥胖症。中医病证与西医疾病具有较单一的对应关系，或西医病名无相应的中医病证名，或临床治疗方案通常针对西医疾病者，以

西医病名作为题目介绍，论述其西医疾病名称概念、中医病证名称、病因病机、病位、辨证要点、治疗、医案选录、按语。多个西医疾病对应一种中医病证名称，或临床治疗方案通常针对中医证、症为主者，以中医病证名称作为题目介绍，论述其中医病证名称概念、病因病机、病位、西医相关疾病名称、辨证要点、治疗、医案选录、按语。病因病机精炼论述。中医名称中包含多个西医疾病，且西医疾病治疗方案不同者，疾病治疗方案分述。如题目为痿证，下列急性脊髓炎、吉兰－巴雷综合征、重症肌无力、运动神经元病、周围神经损伤和外伤性截瘫6种疾病。辨证要点先列主症，再根据兼证分述证型。治疗方案根据针灸临床实际，基本治疗根据病因病机，一般设立1个或2个主方，再辅以辨经、辨证（病）、辨症配穴，其他疗法简要论述名称、腧穴、方法。医案选录选择教材、现代文献中具有代表性的治疗验案。按语论述疗效、预后、注意事项等。针灸治疗的阐述厘清中医病证与西医疾病的关系，紧密结合临床，理论、医案互参，力求使学生学习的内容可直接应用于临床实践，提高教学质量。

索引设四部分，即名词术语索引、穴位名称索引、穴位代码索引、疾病名称索引。索引词提取严谨、实用、方便，以利于查阅。

本教材相关内容依照《中医基本名词术语中英对照国际标准》《针灸学通用术语》（GB/T 30232-2013）、《腧穴名称与定位》（GB/T 12346-2006）、《中华人民共和国国家标准：腧穴主治》《中华人民共和国国家标准：针灸技术操作规范》《中华人民共和国国家标准：中医临床诊疗术语》等相关标准。

本教材的绪论由梁繁荣编写，经络总论由陈骥编写，腧穴总论由路玫、刘迈兰编写，经络腧穴各论由路玫、郑美凤、崔瑾、王燕平、刘迈兰编写，毫针针刺的基本技法由刘自力编写，灸法由付勇编写，拔罐法由王瑞辉编写，其他针法由王瑞辉、赵仓焕、付勇、郝吉顺、黄银兰编写，针灸治疗总论由高树中编写，针灸治疗各论中内科病证由王卫、史慧妍、林咸明、尹洪娜、于岩瀑、李艺编写，妇儿科病证由穆艳云、尹洪娜编写，皮外伤科病证由龚标、林咸明编写，五官科病证和急症由赵仓焕编写，全书现代研究部分由朱冰梅、林咸明编写，附篇由史慧妍编写。全书由梁繁荣、路玫、王瑞辉、高树中、陈骥统稿，陈骥、史慧妍、于岩瀑担任学术秘书，梁慎平、吴滨江、高木健、刘雨星、Chris Zaslawski提供了部分建议，石学敏、郝吉顺、朱勉生、陈春生做了最后的审定。书中上篇第二章、第三章经络腧穴方面的图百余张，由北京中医药大学教授睢明河提供，在此特别表示感谢！

在编写过程中，本教材编译力求体现出思想性、科学性、先进性、规范性、启发性、适用性，达到学生知识积累、能力提高的同步性。限于水平所限，书中错谬之处在所难免，敬请各位读者提出宝贵建议和意见，以便再版时修订。

《针灸学》编委会

2016年8月

目 录

中篇　刺灸技法

下篇 针灸治疗

第八章

第九章

索引

绪 论

导学： 绪论主要介绍针灸学的概念、针灸学的特点、针灸学的起源与发展以及针灸学的基本内容和学习方法。要求掌握针灸学的定义与特点；熟悉针灸学发展过程中的一些重要医家及重要医籍；了解针灸学的基本内容及学习方法。

针灸学是以中医理论为指导，研究经络、腧穴及针灸技法，探讨运用针灸防治疾病规律的一门学科。其内容包括经络、腧穴、针灸操作技术及临床治疗等部分。

针灸疗法具有适应证广、疗效显著、应用方便、经济安全等特点，数千年来深受广大人民群众的欢迎，现已成为世界医学的重要组成部分。

一、针灸学发展简史
（一）针灸学的起源

针灸疗法大约起源于中国新石器时代。在距今两千多年以前的中国古书中，经常提到原始的针刺工具是石器，称为砭石。砭石治病，最初主要用于刺破脓疡，进而作为刺络放血之用。中国曾在内蒙古多伦的新石器时代遗址中发现过一根4.5cm长的砭石，一端扁平有弧形刃，可用来切开脓疡，另一端为四棱锥形，可用来放血。在山东日照新石器时代晚期的一个墓葬里，还发现过两根殉葬的砭石，长度分别为8.3cm、9.1cm，尖端为三棱锥形和圆锥形，可用它们放血，调和经气。砭石实物的发现，为针灸起源于新石器时代提供了有力的证据。

灸法起源于我国原始社会氏族公社制度时期，它的发现同寒冷环境的生活习惯关系密切。原始社会栖息在寒冷地方的人们离不开烤火取暖，加上他们野居乳食的生活习惯，容易患腹部寒痛、胀满等症，非常适合采用热疗。经过长期经验的积累，他们发明了灸法和熨热疗法。据考证，先民们钻木取火或敲击燧石取火，往往用艾草作为引火材料，起源于中国原始社会晚期的骨卜也是用艾草烧灼动物骨骼。很明显，这种用艾草点火的方法，为发明艾灸提供了必要条件。

（二）针灸学理论体系的形成

中国古代的春秋战国至秦汉时期，是中医针灸学理论体系形成的重要时期。据《左传》记载，春秋战国时期的医缓、医和均擅长针灸。1973年长沙马王堆三号汉墓出土的医学帛书中，有两种古代关于经脉的著作，记载了11条经脉的循行、病候和灸法治疗，根据其足臂、阴阳的命名特点，称为"足臂十一脉灸经"和"阴阳十一脉灸经"，反映了针灸学核心理论经络学说的早期面貌。

《黄帝内经》约成书于战国至秦汉时期，东汉至隋唐仍有修订和补充。《黄帝内经》

包括《素问》和《灵枢》两部分，共18卷，162篇，它在汇总前人文献的基础上，以阴阳、五行、脏腑、经络、腧穴、精神、气血、津液等为基本理论，以针灸为主要医疗技术，全面阐述了人体的生理、病理、诊断和防病治病原则，奠定了针灸学基础理论，其中以《灵枢》所载针灸理论最为丰富和系统，故《灵枢》又称"针经"。

《黄帝内经》不仅对十二经脉的循行走向、脏腑络属及其所主病证有明确记载，而且对奇经八脉、十二经别、十五别络、十二经筋、十二皮部的走向、分布和功能以及与经络系统相关的根结、标本、气街、四海等亦有记叙。《黄帝内经》对腧穴理论也有较多的论述，载有常用穴位160个左右，对特定穴理论阐述较详。《黄帝内经》中载有多种针刺手法，补泻手法创迎随补泻、徐疾补泻、呼吸补泻、开阖补泻等；针灸治疗方面，提出了"盛则泻之，虚则补之"的治疗原则和多种取穴、配穴方法，如俞募配穴法、远道取穴法等。《黄帝内经》记载100多种病证，其中大多数病证都用针灸治疗。这一时期，随着生产力的发展，人们发明了冶炼术，出现了金属针。

《难经》是一部可与《黄帝内经》相媲美的古典医籍，相传系秦越人（扁鹊）所作。该书内容简要，辨析精微，进一步丰富和充实了针灸学理论体系，补充了《黄帝内经》之不足。《难经》首次提出八会穴的概念，阐述了奇经八脉和原气，并用五行学说解释了五输穴的理论和应用。汉代医圣张仲景，在其著作《伤寒杂病论》中，不仅独创六经辨证体系，于方药方面给人留下许多经典处方，而且在针灸学术上也有许多独到的

见解和贡献，多处提到针灸、温针、烧针等治法。《伤寒杂病论》中直接与针灸有关的条文达69条，主张针药结合，辨证施治。已佚的《明堂孔穴针灸治要》（即《黄帝明堂经》）应该是这一时期有关腧穴的专著。以外科闻名于世的华佗亦精于针灸，创立了著名的"华佗夹脊穴"，并著有《枕中灸刺经》（佚）。

（三）针灸学理论体系的发展

魏晋时代著名针灸学家皇甫谧在魏甘露年间（公元256—260年），将《素问》《灵枢》和《明堂孔穴针灸治要》（后佚）的针灸内容汇而为一，编撰成《针灸甲乙经》。现存最早的针灸专著除《灵枢》外，首推《针灸甲乙经》。该书全面论述了脏腑经络学说，记述载录了349个腧穴的名称、定位、归经、主治和刺灸操作要求，介绍了针灸方法宜忌和常见病的针灸治疗，是继《黄帝内经》后对针灸学术的又一次大的总结，在针灸发展史上起到了承前启后的作用。两晋和南北朝时期，不少论述针灸的著作涌现。如三国时期的曹翕擅长灸法，著《曹氏灸经》和《十二经明堂偃人图》，可惜失传。晋代以炼丹闻名的葛洪撰《肘后备急方》，收录针灸医方109条，其中99条为灸方，广泛应用于内、外、妇、儿、五官科30多种病证，尤以急症用灸见长。其妻鲍姑，亦擅长灸法，是我国历史上不可多得的女灸疗家。另外晋末到南北朝的徐熙一族，徐秋夫、徐文伯和徐叔响等都是针灸史上的有名人物，同一时期还有名医秦承祖、陶弘景等，都对针法、灸法有所研究。

隋、唐时期，随着经济文化的繁荣，针灸学也有了很大发展。唐初时针灸已成为

专门的学科，设有"针师""灸师"等称号。唐太医署负责掌管医药教育，内设有针灸医学专业，其中有"针博士一人，针助教一人，针师十人，针工二十人，针生二十人。针博士掌教针生以经脉孔穴，使识浮、沉、滑、涩，又以九针为补泻之法"。唐代对针灸的重视和教学上的严格要求，促进了针灸学的发展。隋唐时期的著名医家甄权著有《针方》《针经钞》和《明堂人形图》，虽均佚失，但其针灸学术思想在当时颇有影响。唐政府在贞观年间（公元627—649年）组织甄权等人对针灸文献进行了整理校订。唐代医家孙思邈在其著作《备急千金要方》中绘制了五色"明堂三人图"，把人体正面、侧面及背面的十二经脉用五种颜色标出，奇经八脉用绿色标明，成为历史上最早的彩色经络腧穴图（已佚）；发现并取用阿是穴，还创用指寸法取穴定位；其"灸例"篇较详细记述了灸法的具体应用，灸治思想对后世影响较大。另外，杨上善在《黄帝明堂经》的基础上，按十二经脉和奇经八脉的次序，论列穴位，编撰成《黄帝内经明堂类成》。这一时期灸法盛行，尤以王焘所著之《外台秘要》、崔知悌所著之《骨蒸病灸方》最享盛名，大量的灸治经验得以总结并流传于世。

宋代由于印刷术的广泛应用，促进了医学文献的积累，加快了针灸学的传播与发展进程。著名针灸家王惟一，在北宋政府支持下，重新考订厘正了354个腧穴的位置及所属经脉，增补了腧穴的主治病证，于公元1026年撰成《铜人腧穴针灸图经》，雕印刻碑，由政府颁行。公元1027年，王惟一设计铸造两具针灸铜人模型，外刻经络腧穴，

内置脏腑，作为教学和考试针灸师之用。南宋的针灸家王执中撰《针灸资生经》，重视实践经验，对后世颇有影响。元代医学家滑寿，考订经络循行及其与腧穴的联系，在元忽泰必烈《金兰循经取穴图解》的基础上编撰而成《十四经发挥》，首次把任督脉和十二经脉并称为"十四经"，发展了经络腧穴理论。这个时期长于针灸的名医很多，著作也颇丰富，《备急灸法》《痈疽神秘灸经》《膏肓腧穴灸法》等书的问世标志着针灸在各科的发展。南宋初期的席弘，世代皆专针灸，传世的《席弘赋》特别讲究刺法。同时代的窦材著《扁鹊心书》，极力推崇烧灼灸法，每灸数十壮乃至数百壮。当时还有杨介、张济亲自观察尸体解剖，主张用解剖学知识指导针灸取穴。金代何若愚撰《子午流注针经》，提倡按时取穴法。金元名医窦汉卿既推崇子午流注，又提倡八法流注，按时取穴，他所编撰的《标幽赋》是针灸歌赋中的名篇。

明代，是针灸学发展的昌盛时代，出现了许多针灸名家，明代初期的陈会、中期的凌云、后期的杨继洲都是名盛华夏的针灸学家，对针灸学术发展颇有影响。明代针灸学术发展的主要成就如下：首先，对前代的针灸文献进行了广泛的搜集整理，出现了许多汇总历代针灸文献的著作。如徐凤的《针灸大全》、高武的《针灸聚英发挥》、杨继洲的《针灸大成》、吴崑的《针方六集》和张介宾的《类经图翼》、朱橚的《普济方·针灸门》等，都是汇总历代针灸文献而编撰的著作。尤其值得一提的是杨继洲在公元1601年撰写的《针灸大成》（收录经穴359个）。该书是杨继洲以家传的《卫生针灸玄机秘要》为

基础，广泛搜集和整理针灸文献，并结合自己的实践经验编撰而成，本书比较全面地总结了明代以前针灸学的经验和成就，是继《黄帝内经》《针灸甲乙经》之后，对针灸学的又一次总结，是后世学习和研究针灸的重要参考书。其次，针刺手法的研究更加深入，在单式手法的基础上形成了 20 多种复式手法。其中《针灸大全·金针赋》《针灸大成·三衢杨氏补泻》，以及李梴的《医学入门·针灸》、汪机的《针灸问对》等，都是载述针刺手法之代表作。再次，灸法从用艾炷的烧灼灸法向用艾卷的温热灸法发展。14 世纪艾卷灸法出现，后来发展为加进药物的"雷火神针""太乙神针"。

清代至民国时期，针灸学发展逐渐转入低潮，虽仍有较多著述问世，但影响不大。清代初期，吴谦等人所撰之《医宗金鉴·刺灸心法要诀》继承了历代前贤的针灸要旨，并加以发扬光大，通篇图文（歌）并茂，自乾隆十四年（公元 1749 年）后被确定为清太医院医学生的必修内容。针灸名家李学川撰《针灸逢源》（公元 1822 年），强调辨证取穴，针药并重，尤其是将中枢、急脉两穴确定为经穴，使经穴总数达 361 个，并沿用至 21 世纪初。清代后期，医者多重药轻针，尤其是以道光皇帝为首的封建统治者竟以"针刺火灸，究非奉君所宜"的荒诞理由，废除了太医院的针灸科，禁止太医院用针灸治病。公元 1840 年鸦片战争后，外国列强入侵，在中国各地设立教会医院和医学院校，西医得到较快发展，中医受到很大冲击，加之当朝统治者极力排斥、歧视甚或妄图取消中医，针灸更是饱受摧残。但由于广大群众相信并且欢迎针灸治病，所以针灸在民间继续流传。许多针灸医生为了保存和发展针灸学术，成立针灸学社，编印针灸书刊，开展函授教育，取得了一定成效。近代针灸学家承淡安先生为振兴针灸学术做出了较大贡献，被誉为中国针灸事业的复兴者与传播者。

中华人民共和国成立后，政府高度重视中医针灸事业的发展，制定政策法规，采取得力措施，促进了针灸学的普及和提高。20 世纪 50 年代，卫生部发布《中医师暂行条例》，在全国各地建立中医医院（内设针灸科），成立针灸研究机构，整理出版古医书（包括古代针灸专著），开展针灸文献、临床研究和针灸作用机制的实验研究。1956 年后，全国各地陆续成立以培养中医专业本科人才为主的中医学院，针灸学作为主干课程，为学生们所必修，开创了我国高等中医药学历教育的历史。1958 年，中国针灸工作者在用针刺方法达到麻醉效果并使手术获得成功的基础上，首次提出了"针刺麻醉"的概念，创立了针刺麻醉方法。20 世纪六七十年代，政府大力提倡用中草药和针灸治病，头针、耳针不断普及，尤其是农村、基层普遍应用中医针灸治病，积累了宝贵经验。1971 年，我国正式向世界宣布针刺麻醉成功，引起了国际上的高度关注和浓厚兴趣，掀起了国际针灸热潮。1979 年，中华全国中医学会针灸分会成立。1980 年后，全国高等中医药院校相继开办针灸专业，培养针灸本科和研究生人才。1985 年，中国针灸学会升格为国家一级学会。20 世纪 90 年代，国家科技基础研究重大项目计划（攀登计划）将针灸经络列为研究重点。针灸标准化、规范化研究取得显著成果，《腧穴名称与定位》《耳穴名称与部位》作为国家标准正式颁布。自 21 世纪以来，针灸进入了新的发展阶段。2003 年 10 月，国家实施《中医药条例》。国家重大的基础研究计划、应用研究计划、支撑计划等均大力资助针灸研究，一系列针灸标准化研究方案的出台和研究项目的确定有力推动了针灸现代化。2006 年 12 月新修订并予以实施的国家标准（GB/T 12346—2006）《腧穴名称与定位》，将印堂穴确定为经穴，归入督脉，使经穴总数达 362 个。2008 年 12 月，我国颁布国家标准《针灸技术操作规范》，并逐年增加标准化项目。至 2011 年底，我国已颁布 22 项针灸技术操作国家标准。在针灸基础研究上，尤其是在针灸作用机制、针刺镇痛、针刺麻醉原理的研究方面，我国取得了举世公认的成果。由于针灸技术不断创新，我国借助现代科技研制出众多的针灸诊疗仪器、设备，电针、激光针等被广泛应用于针灸临床。严格的针具消毒技术和一次性针灸针的使用，大大降低了针灸感染率，使针灸应用更为安全。针灸应用范围有所扩大，如对慢性疲劳综合征、戒断综合征等疗效较好，并常用于减肥、延缓衰老、美容等。临床实践表明，针灸对内、外、妇、儿、五官、骨伤等科 300 多种病证有一定的治疗效果，对其中 100 种左右病证有较好的疗效。

二、针灸的对外传播和国际交流

针灸是中华民族创立的独具特色的传统医学学科。早在公元 6 世纪，针灸就已传到朝鲜、日本。朝鲜在新罗王朝时（公元 693 年）就设有针博士，教授针生。公元 562 年，我国以《针经》赠日本钦明天皇，同年

吴人知聪携《明堂图》《针灸甲乙经》等医书东渡日本。公元 702 年，日本颁布大宝律令，仿我国唐朝的医学教育制度，开设针灸专业。我国针灸传到朝鲜和日本以后，一直作为当地国家传统医学的重要组成部分而流传至今。此外，针灸也传到东南亚和印度大陆。公元 6 世纪，敦煌人宋云曾将华佗治病方术介绍给印度北部的乌场国；公元 14 世纪，针灸师邹庚到越南为诸侯治病。针灸传入欧洲是从公元 17 世纪开始的，法国成为欧洲传播针灸学术的主要国家。公元 1671 年，哈尔文的《中医秘典》在法国出版，之后针灸开始用于临床；19 世纪初，欧美等国家开始使用针灸，但因不同国家有关法律的限制，针灸在国外发展相对缓慢。中华人民共和国成立来，随着中华文化魅力的显现，以整体观念、辨证施治、取法自然为特色的中国传统医学引起了国际医学界的关注，有力地促进了针灸在世界范围的推广。1997 年 11 月，美国国立卫生院（National Institutes of Health，NIH）举行了针刺疗法听证会并明确指出，起源于中国的针刺疗法对许多疾病具有显著疗效，作用确切且副作用极小，可以广泛应用，这对针灸学在世界范围的普及和推广具有重要意义。越来越多的国家和地区接受针灸，并不同程度认可针灸的合法地位，如亚洲的日本、韩国、越南、泰国，欧洲的英国、法国、德国、意大利，大洋洲的澳大利亚、新西兰，美洲的加拿大、巴西等。目前世界上已有 160 多个国家和地区设有中医针灸医疗机构。

世界卫生组织（WHO）倡导针灸防治疾病，重视针灸的推广和交流。受 WHO 委托，中国于 1975 年在北京、南京、上海三

地建立了国际针灸培训中心，每年开办国际针灸班，培养针灸人才。数年来，中国政府坚持向非洲国家派出有针灸医师参与的援外医疗队，为这些国家培养了大批针灸医生。1979 年，WHO 提倡学习和应用针灸，并提出了适用针灸治疗的 43 种疾病的名称，予以推广。在 WHO 的大力支持下，1987 年11 月，世界针灸学会联合会在北京成立。该学会组织每年在不同的国家举办国际学术会议，还负责国际针灸医师水平考核，为合格者颁发针灸医师水平证书。WHO 倡导针灸的标准化、规范化，制定了经穴名称、定位的国际标准化方案，以及头针的国际标准等。2002 年，WHO 列出了针灸应用的 106 种适应证。2006 年 10 月，WHO 针灸经穴定位标准西太区会议制定出针灸腧穴定位的国际标准。2010 年，WHO 启动中医学疾病分类代码编制工作，第一次将传统中医学纳入世界主流医学范畴。2011 年，在肯尼亚首都内罗毕召开的联合国教科文组织保护非物质文化遗产政府间委员会第五次会议，顺利通过了将"中医针灸"列入"人类非物质文化遗产代表作名录"的提议，更加彰显了国际社会对中国针灸传承和保护的重视。

在世界很多国家，尤其是发达国家，都开办有针灸教育机构。在亚洲，日本于 1983年成立明治针灸大学，开办有针灸专业本科和研究生教育；韩国的针灸教育主要在韩医科大学进行，韩医科大学为六年制的本科学历教育。在欧美，不少国家办有各种类型的中医针灸学院（校），有些国家的正规大学开设有中医、针灸学位课程或专业文凭课程。近年来，我国中医药高校与国外高校开展了多种形式的合作办学，培养了一批批国际中医针灸人才。

针灸的对外传播和国际交流方兴未艾。针灸不仅为人类防治疾病提供了一种有效的医疗方法和手段，而且为世界医学开拓了新的研究领域。针灸将为人类健康事业和世界医学发展做出更大贡献。

三、针灸学的基本内容和学习方法

针灸学的基本内容主要包括针灸理论、针灸技术和针灸临床应用。针灸理论主要包括经络和腧穴。学习经络必须重点掌握经络的概念、经络系统的组成、经脉的循行规律及分布特点。腧穴部分要掌握腧穴的概念、主治特点，熟记常用穴尤其是特定穴的定位、主治及临床应用，训练自己准确取穴定位的能力及操作。腧穴的定位要善于在自己或他人身上摸穴而记忆，切忌只背而不实际操作。腧穴的主治要善于总结、分析和归纳。

针灸技术主要包括刺法、灸法和其他针法，是操作性很强的技能，在掌握基本知识的同时，要以操作练习为主，只有经过长期不懈的训练才能达到要求。进针和手法操作与疗效密切相关，更要认真训练，要善于在自己身上练习和体会。诸如无痛进针法、行针得气、针刺补泻、气至病所等，都只有通过严格的训练才能掌握。

针灸临床应用是上述知识和技能的综合运用，是根据阴阳、脏腑、经络理论，运用"四诊"诊察疾病以获取病情资料，在此基础上进行相应的辨证、处方，依方施术，或针，或灸，或针灸并用，从而达到治愈各种疾病的目的。由于临床部分是阐述运用针灸治疗疾病的具体内容，要重视在实践中学习，做到早临床、多临床、反复临床，在见习、实习课中多动手、勤思考。只有这样，才能掌握针灸临床运用的知识与技能。

针灸学之所以成为一门专门学科，是因为它除了可作为一种医疗手段以外，还包含着丰富的辨证论治知识和高深的基础理论。随着人类科学技术的进步和针灸学术与其他学科的日益结合，针灸学将会得到更快更高的发展。

思考题

1. 何谓针灸学？针灸疗法的特点有哪些？

2. 针灸理论体系的形成以何书为标志？

3. 请简述《针灸甲乙经》对针灸学发展的贡献。

4. 针灸学家王惟一对针灸学的贡献有哪些？

上　篇

经络腧穴

第一章

经络总论

导学： 本章介绍经络、经络学说、经络系统的组成以及经络的生理功能与临床运用。要求重点掌握经络的概念，经络系统的组成，十二经脉的分布、循行、交接、气血流注规律，奇经八脉的分布与功能；熟悉十五络脉、十二经别、十二经筋、十二皮部的特点，经络的生理功能与临床运用；了解经络学说的形成和现代研究进展。

经络是经脉和络脉的总称，是人体运行气血的通道。经，有路径的含义，经脉贯通上下，沟通内外，是经络系统中的主干；络，有网络的含义，络脉是经脉别出的分支，较经脉细小，纵横交错，遍布全身。

经络学说是阐述人体经络系统的循行分布、生理功能、病理变化及其与脏腑相互关系的一门学说。它是中医理论体系的重要组成部分，贯穿于中医学的生理、病理、诊断、治疗等方面，几千年来一直指导着中医各科的临床实践，尤其对针灸临床具有重要的指导作用，从而受到历代医家的高度重视。

第一节　经络的发现

经络是古代医家通过长期的医疗实践，不断观察总结而逐步发现的。据文献资料分析，经络的发现，主要来自以下几个方面。

一、针灸等刺激的感应传导现象观察

古代医家在长期的医疗实践中观察到针刺人体穴位或某些特定部位时，患者会产生酸、麻、胀、重等主观感觉，统称为"针感"。这种"针感"常沿着一定路线由局部向远端传导。温灸时，患者也会有热感由施灸部位向远处扩散。经过长期的观察，古代医家逐步认识到人体各部存在着复杂而有规律的联系通路，从而提出经络分布的轮廓。

二、腧穴主治功效的总结

通过长期的针灸临床实践，古代医家发现腧穴不仅能治疗局部病证，而且还能治疗相关的远隔部位的病证。随着对腧穴主治范围认识的积累，古代医家将穴位的主治功效进行整理分类，从而发现主治范围基本相同的穴位往往有规律地排列在一条线上，如分布于上肢外侧前缘的腧穴多能治疗头面病证，分布于上肢内侧前缘的腧穴虽与上述腧穴距离很近，但却以治疗喉、胸、肺部病证为主。古代医家把作用相似的穴位归纳分类，逐步形成了经络的循行线。

三、气功的"行气"与经络的发现

气功，古称导引、行气。在导引、行气过程中，随着呼吸的调整、心神的内守、肢体的舒缓，常常出现"气"在体内沿着一定线路流行的感觉，这种感觉的反复出现对认识经气、发现经络是有一定关系的。在中国长沙马王堆汉墓出土的帛书中，有一幅画有各种姿势的"导引图"与记载十一脉的文字连在一起，说明导引、行气与经络的发现有着密切的关联。

四、体表病理现象的推理

古代医家在医疗实践中发现，当体内某一脏腑发生疾病时，在体表相应部位可出现一些病理现象，如压痛、结节、皮疹、皮肤色泽改变等异常反应，而按压反应部位，病痛也随之缓解，这一病理现象即经络的典型反应之一。

五、解剖生理知识的启发

古代医家通过人体解剖，在一定程度上认识了内脏的位置、形态及某些生理功能，同时观察到人体分布着许多管状和条索状结构，且与四肢相联系，一些管内还流动有血液等，这些观察对认识经络都有一定的启发。

以上几点说明，发现经络的途径是多方面的，各种认识又可相互启发，互相佐证，彼此补充，从而使人们对经络的认识逐步完善。从现存的医学文献资料来看，经络学说在两千多年前就已经基本形成。

第二节 经络系统的组成

经络系统由经脉和络脉组成，是由经脉与络脉相互联系、彼此衔接而构成的体系。其中经脉包括十二经脉、奇经八脉，以及附属于十二经脉的十二经别、十二经筋、十二皮部；络脉包括十五络脉及其难以计数的浮络、孙络等。经络系统的组成，见表1-1。

一、十二经脉

十二经脉即手三阴经（肺、心包、心）、手三阳经（大肠、三焦、小肠）、足三阳经（胃、胆、膀胱）、足三阴经（脾、肝、肾）的总称，是经络系统的主体，故又称为"正经"。

（一）十二经脉的名称

十二经脉的名称由手足、阴阳、脏腑三部分组成，是古人根据阴阳消长所衍化的三阴三阳，结合经脉循行于上肢和下肢的特点，以及经脉与脏腑相属的关系而确定的。十二经脉分别隶属于十二脏腑，各经都用其所属脏腑的名称，结合其循行于手足、内外、前中后的不同部位，根据阴阳学说而给予不同名称。如将其中隶属于六脏、循行于四肢内侧的经脉称为阴经；将隶属于六腑，循行于四肢外侧的经脉称为阳经；并根据阴阳衍化的道理分为三阴经三阳经，形成了手太阴肺经、手阳明大肠经、手厥阴心包经、手少阳三焦经、手少阴心经、手太阳小肠经等十二经脉名称。

（二）十二经脉在体表的分布规律

十二经脉在体表左右对称地分布于头面、躯干和四肢，纵贯全身。以正立姿势，两臂下垂，拇指向前的体位为标准，十二经脉中6条阳经分布于四肢外侧和头面、躯干，其中上肢的外侧是手三阳经，下肢的外侧是足三阳经；6条阴经分布于四肢内侧和胸腹，其中上肢的内侧是手三阴经，下肢的内侧是足三阴经。手、足三阳经在四肢的排列是阳明在前，少阳在中，太阳在后。手三

阴经在上肢的排列是太阴在前，厥阴在中，少阴在后。足三阴经在小腿下半部及足背，其排列是厥阴在前，太阴在中，少阴在后，至内踝上8寸处足厥阴经同足太阴经交叉后，足厥阴循行在足太阴与足少阴之间，便成为太阴在前，厥阴在中，少阴在后。

表 1-1　经络系统的组成

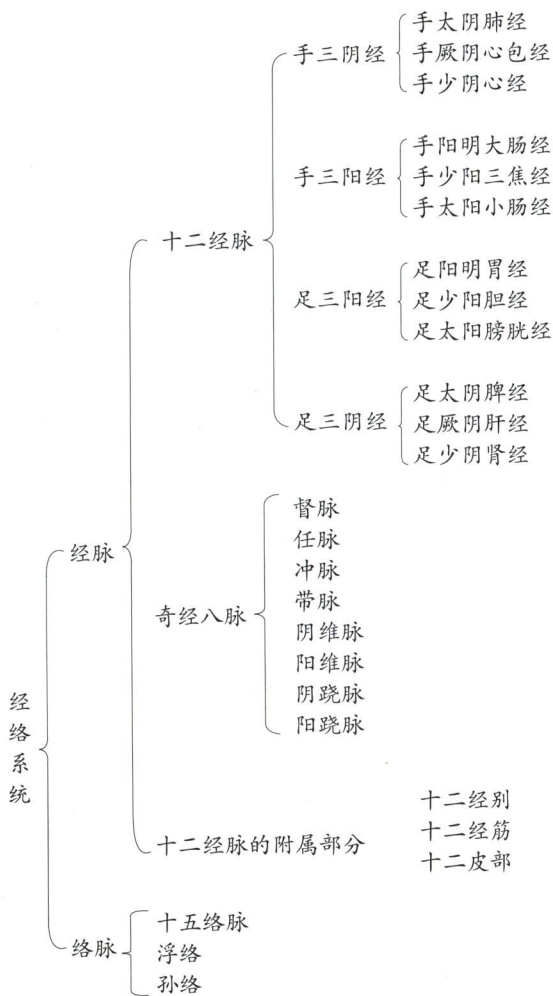

```
                                    ┌ 手太阴肺经
                          手三阴经 ┤ 手厥阴心包经
                                    └ 手少阴心经

                                    ┌ 手阳明大肠经
                          手三阳经 ┤ 手少阳三焦经
                                    └ 手太阳小肠经
            ┌ 十二经脉 ┤
            │             手三阳经 ┌ 足阳明胃经
            │                      ┤ 足少阳胆经
            │                      └ 足太阳膀胱经
            │
            │                      ┌ 足太阴脾经
            │             足三阴经 ┤ 足厥阴肝经
            │                      └ 足少阴肾经
            │
      ┌ 经脉 ┤             ┌ 督脉
      │     │             │ 任脉
      │     │             │ 冲脉
      │     │             │ 带脉
经络  │     └ 奇经八脉 ┤ 阴维脉
系统 ┤                   │ 阳维脉
      │                   │ 阴跷脉
      │                   └ 阳跷脉
      │                                    ┌ 十二经别
      │        十二经脉的附属部分 ┤ 十二经筋
      │                                    └ 十二皮部
      │     ┌ 十五络脉
      └ 络脉 ┤ 浮络
            └ 孙络
```

（三）十二经脉表里属络关系

十二经脉"内属于腑脏，外络于肢节"，在体内与脏腑有明确的属络关系。其中阴经属脏络腑主里，阳经属腑络脏主表。手太阴

肺经属肺络大肠，手阳明大肠经属大肠络肺，足阳明胃经属胃络脾，足太阴脾经属脾络胃，手少阴心经属心络小肠，手太阳小肠经属小肠络心，足太阳膀胱经属膀胱络肾，足少阴肾经属肾络膀胱，手厥阴心包经属心包络三焦，手少阳三焦经属三焦络心包，足少阳胆经属胆络肝，足厥阴肝经属肝络胆。

十二经脉除与脏腑有着密切的联系，相互之间也存在着表里配对关系。手太阴肺经与手阳明大肠经相表里，足阳明胃经与足太阴脾经相表里，手少阴心经与手太阳小肠经相表里，足太阳膀胱经与足少阴肾经相表里，手厥阴心包经与手少阳三焦经相表里，足少阳胆经与足厥阴肝经相表里。互为表里的经脉在生理上密切联系，病变时相互影响，治疗时相互为用。

（四）十二经脉循行与交接规律

十二经脉的循行走向是：手三阴经从胸走手，手三阳经从手走头，足三阳经从头走足，足三阴经从足走腹（胸）。十二经脉的交接是：①相表里的阴经与阳经在四肢末端交接，如手太阴肺经在手食指与手阳明大肠经交接，手少阴心经在手小指与手太阳小肠经交接，手厥阴心包经在手无名指与手少阳三焦经交接，足阳明胃经在足大趾与足太阴脾经交接，足太阳膀胱经在足小趾与足少阴肾经交接，足少阳胆经从足跗上斜趋足大趾丛毛处与足厥阴肝经交接。②同名的阳经与阳经在头面部交接，如手阳明大肠经和足阳明胃经交接于鼻旁，手太阳小肠经与足太阳膀胱经在目内眦交接，手少阳三焦经与足少阳胆经均通于目外眦。③相互衔接的阴经与阴经在胸中交接，如足太阴脾经与手少阴心经交接于心中，足少阴肾经与手厥阴心包经交接于胸中，足厥阴肝经与手太阴肺经交接于肺中。十二经脉的交接见表1-2。

表1-2　十二经脉循行走向与交接规律

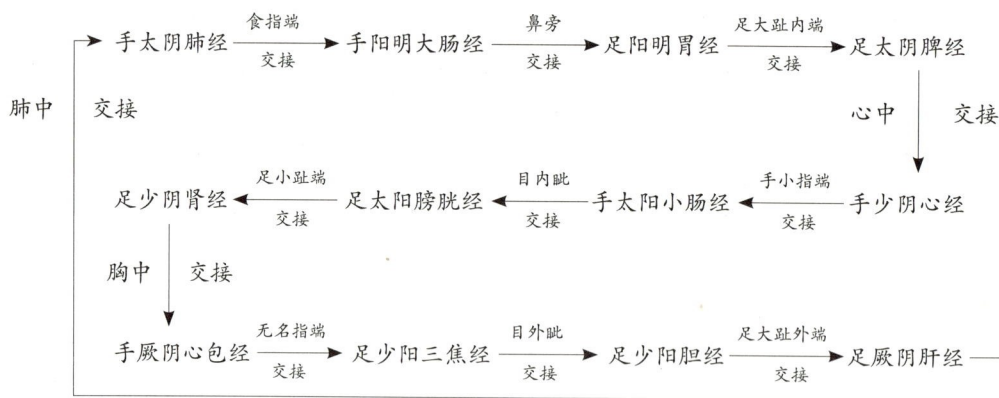

（五）十二经脉气血流注规律

十二经脉的气血流注顺序有一定的规律。经脉运行气血，而气血是通过中焦受纳、腐熟水谷，化生水谷精微而产生，所以十二经脉气血源于中焦。气血的运行，有赖于肺气的输送，所以十二经脉气血流注从手太阴肺经开始，由肺经逐经相传，形成周而复始、如环无端的传注系统，将气血周流全身，使人体不断地得到营养而维持各组织器官的功能活动。具体的流注次序是：气血流注始于手太阴肺经，然后交手阳明大肠经，再交足阳明胃经、足太阴脾经，继交手少阴心经、手太阳小肠经、足太阳膀胱经、足少阴肾经、手厥阴心包经、手少阳三焦经、足少阳胆经、足厥阴肝经，自肝经上注肺，再返回至肺经，重新再循环，周而复始，见图1-1。

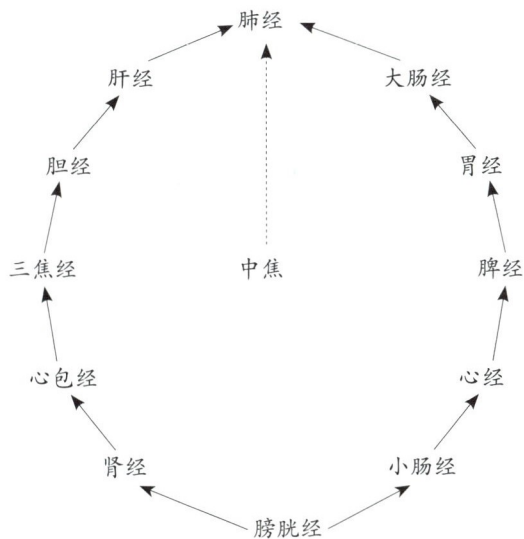

图 1-1　十二经脉气血流注

（六）十二经脉与脏腑器官的联络

十二经脉除了与体内的五脏六腑相属络外，还与其循行分布部位的其他组织器官有着密切的联络，临床上辨证分经与循经取穴多以此为依据。十二经脉与脏腑器官的联络，见表1-3。

表 1-3　十二经脉与脏腑器官的联络

经脉名称	联络的脏腑	联络的器官
手太阴肺经	肺，大肠，中焦，胃口	肺系
手阳明大肠经	大肠，肺	下齿，口，鼻孔
足阳明胃经	胃，脾	鼻，上齿，口唇，耳，喉咙
足太阴脾经	脾，胃，心	咽，舌
手少阴心经	心，小肠，肺	心系，咽，目系
手太阳小肠经	小肠，心，胃	咽，耳，目内外眦，鼻
足太阳膀胱经	膀胱，肾	目内眦，耳，脑
足少阴肾经	肾，膀胱，肝，肺，心	喉咙，舌
手厥阴心包经	心包，三焦	
手少阳三焦经	三焦，心包	耳，目锐眦
足少阳胆经	胆，肝	目锐眦，耳
足厥阴肝经	肝，胆，胃，肺	阴器，喉咙，颃颡，目系，唇

二、奇经八脉

奇经八脉，即别道奇行的经脉，有督脉、任脉、冲脉、带脉、阴维脉、阳维脉、阴跷脉、阳跷脉共8条，故称为奇经八脉。

（一）奇经八脉的命名与分布概况

奇经之"奇"有两个含义。一读为qi（音骑），指奇特、奇异，不同于一般的意思。它们与十二正经不同，既不直属脏腑，除任、督外又无专属穴位，且"别道奇行"，故称"奇经"。一读为ji（音基），单也。因奇经没有表里配合关系。

八脉中督、任、冲脉皆起于胞中，同出于会阴，称为"一源三歧"。其中督脉之"督"有总督之意。督脉行于腰背正中，上至头面。任脉之"任"有妊养的意思。任脉循行于腹胸正中，上抵颏部。冲脉之"冲"为要冲。冲脉与足少阴肾经相并上行，环绕口唇。带脉之"带"为腰带。带脉起于胁下，绕行腰间一周。维脉之"维"，有维系、主持之意。阴维脉起于小腿内侧，沿腿股内侧上行，至咽喉与任脉会合。阳维脉起于足跗外侧，沿腿膝外侧上行，至项后与督脉相会。蹻脉之"蹻"有足跟、蹻捷之意。阴蹻脉起于足跟内侧，随足少阴等经上行，至目内眦与阳蹻脉会合。阳蹻脉起于足跟外侧，伴足太阳等经上行，至目内眦与阴蹻脉会合，再沿足太阳经上额，于项后与足少阳经会合。

（二）奇经八脉的作用与临床意义

奇经八脉交错地循行分布于十二经之间，其作用主要体现在以下几个方面。一是统率、主导作用。奇经八脉将部位相近、功能相似的经脉联系起来，达到统率有关经脉气血，协调阴阳的作用。如督脉督领诸阳经，统摄全身阳气和真元，为"阳脉之海"。任脉妊养诸阴经，总调全身阴气和精血，为"阴脉之海"。冲脉起于胞中，与督脉、任脉、足阳明、足少阴等经关系密切，故有"十二经脉之海"和"血海"之称，具有涵蓄十二经气血的作用。带脉约束了纵行躯干部的诸条经脉。阳维脉主一身之表，阴维脉主一身之里，具有维系一身阴经和阳经的作用。阴阳蹻脉主肢体两侧的阴阳，调节下肢运动与寤寐。二是沟通、联络作用。奇经八脉在循行分布过程中，与其他各经相互交会沟通，加强了十二经脉之间的相互联系。如手足三阳经共会督脉于大椎；任脉关元、中极穴为足三阴经之交会；冲脉加强了足阳明与足少阴经之间的联系；带脉横绕腰腹，联系着纵行于躯干的各条经脉等。三是蓄积、渗灌的调节作用。奇经八脉纵横交错循行于十二经脉之间，当十二经脉和脏腑之气旺盛时，奇经加以储蓄；当十二经脉生理功能需要时，奇经又能渗灌和供应。奇经八脉循行分布和功能，见表1-4。

表1-4　奇经八脉循行分布和功能

奇经八脉	循行分布概况	功能
任脉	腹、胸、颏下正中	妊养六阴经，调节全身阴经经气，故称"阴脉之海"
督脉	腰、背、头面正中	督领六阳经，调节全身阳经经气，故称"阳脉之海"
冲脉	与足少阴经并行，环绕口唇，且与任、督、足阳明经等有联系	涵蓄十二经气血，故称"十二经之海"或"血海"
带脉	起于胁下，环腰一周，状如束带	约束纵行躯干的诸条经脉
阴维脉	起于小腿内侧，并足太阴、厥阴上行，至咽喉合于任脉	维系全身阴经

续表

奇经八脉	循行分布概况	功能
阳维脉	起于足跗外侧，并足少阳经上行，至项后会于督脉	维系全身阳经
阴跷脉	起于足跟内侧，伴足少阴等经上行，至目内眦与阳跷脉会合	调节下肢运动，司瘢寐
阳跷脉	起于足跟外侧，伴足太阳等经上行，至目内眦与阴跷脉会合	调节下肢运动，司瘢寐

奇经八脉中的任脉和督脉各有其所属的腧穴，故与十二经相提并论合称"十四经"，其他 6 条奇经的腧穴都寄附于十二经脉与任督脉之中。

三、十五络脉

十二经脉和任脉、督脉各自别出一络，加上脾之大络，共 15 条，称为十五络脉，分别以其所别出处的腧穴命名。

（一）十五络脉分布概况

十二经脉的别络在四肢肘膝关节以下本经络穴分出后，均走向其相表里的经脉；任脉的别络，从胸骨剑突下鸠尾分出后，散布于腹部；督脉的别络，从尾骨下长强分出后，散布于头部，并走向背部两侧的足太阳经；脾之大络，出于腋下大包穴，散布于胸胁部。全身络脉中，十五络脉较大，络脉中浮行于浅表部位的称为"浮络"。络脉最细小的分支称为"孙络"，遍布全身，难以计数。

（二）十五络脉的作用与临床意义

四肢部的十二经别络，加强了十二经脉表里经之间的联系。络脉对十二经脉的表里配属关系起着紧密联系的作用，沟通分布于肢体的表经和里经。其中阴经络脉走向阳经，阳经络脉走向阴经，阴阳经的络脉相互交通连接。十二经脉通过络脉的双重联系，进一步加强了表里两经的关系。

十五络脉为大络，具有统属全身浮络、血络、孙络的作用，从而使十二经脉气血由线状流行逐渐扩展为面状弥散。十二经的络穴部位，即是各经络脉脉气的汇聚点和枢纽；任脉之络，有统属腹部诸阴经络脉的作用；督脉之络，有统属头背部诸阳经络脉的作用；脾之大络对人体全部血络均有统属能力。

络脉具有输送营卫气血、渗灌濡养周身组织的作用。《灵枢·本脏》说："经脉者，所以行血气而营阴阳，濡筋骨，利关节者也。"循行于经脉中的营卫气血，正是通过络脉而布散全身，以温养、濡润所有组织，维持人体正常的生理功能。

络脉理论为经络理论的重要组成部分，对针灸临床有重要的指导意义。如根据络脉病候和络脉沟通表里两经的特点，可选用络穴治疗相应的络脉病变和表里两经的病变。络脉理论还用于诊察疾病，如诊察络脉颜色的变化，可测知脏腑经脉有关方面的病变；指导针刺放血，可治疗相应疾病，如刺络拔罐以放出少许血液，可祛除络脉中的瘀积，达到通畅气血、治疗疾病的目的。

四、十二经别

十二经别是十二正经别行深入体腔的支脉。由于经别均是由十二经脉分出，故其名称也依十二经脉而定，即有手三阴、手三阳经别和足三阴、足三阳经别。

（一）十二经别分布概况

十二经别的循行分布具有离、入、出、合的特点，多从四肢肘膝关节附近正经别出（离），经过躯干深入体腔与相关的脏腑联系（入），再浅出体表上行头项部（出），在头项部，阳经的经别合于本经的经脉，阴经的经别合于与其相表里的阳经经脉（合），由此将十二经别按阴阳表里关系汇合成六组，称为"六合"。

足太阳、足少阴经别从腘部分出，入走肾与膀胱，上出于项，合于足太阳膀胱经；足少阳、足厥阴经别从下肢分出，行至毛际，入走肝胆，上系于目，合于足少阳胆经；足阳明、足太阴经别从髀部分出，入走脾胃，上出鼻䪼，合于足阳明胃经；手太阳、手少阴经别从腋部分出，入走心与小肠，上出于目内眦，合于手太阳小肠经；手少阳、手厥阴经别分别从所属正经分出，进入胸中，入走三焦，上出于耳后，合于手少阳三焦经；手阳明、手太阴经别从所属正经分出，入走肺与大肠，上出于缺盆，合于手阳明大肠经。

（二）十二经别的作用与临床意义

由于十二经别从其同名经脉分出后，其阴经经别多走向阳经经别，并与之会合，从而使十二经脉表里属络关系又增加了一重联系。同时，进入体腔以后，绝大多数经别都循行于该经脉所属之脏腑，特别是阳经经别全部联系到余其本经有关的脏和腑，这样，就使体内脏腑的配合以及表里两经在内行部分的联系更加密切，也为临床常用的表里配穴法提供了理论依据。

在十二经脉中，循行于头面部位的主要是阳经，阴经一般不上头部。只有足厥阴肝经上达颠顶，手少阴心经上连目系。十二经别不仅阳经经别到达头部，阴经经别也合于头面。由于经别加强了十二经脉对头面的联系，从而突出了头面部经脉和穴位的重要性及其主治作用，为手足三阴经穴位之所以能治疗头面和五官疾病，以及近代发展起来的头针、面针、耳针等奠定了理论基础。

通过十二经别的分布循行，使经脉对肢体、内脏各部分之间的联系更加趋向周密。十二经脉脉气所没有分布到的某些部位和脏器，经别则把它联系起来，这样使机体增加了联系径路，密切了人体各部分之间的关系。如十二经脉中足阳明胃经没有联系到心脏，手少阴心经也没有循行到胃腑，而足阳明经别的循行是属于胃，散络于脾，又上通于心，沟通了心与胃之间的联系，从而为中医和胃气以安心神的治法提供了理论依据。又如足太阳膀胱经的承山穴之所以能够治疗与本经循行无直接联系的肛肠部位的疾患，也是足太阳经别"别入于肛"的缘故。

五、十二经筋

十二经筋是十二经脉之气结聚散络于筋肉关节的体系，是附属十二经脉的筋肉系统。十二经筋皆隶属于十二经脉，并随所辖经脉而命名。

（一）十二经筋分布概况

十二经筋的循行分布，与其所辖经脉体表通路基本一致，其循行走向均从四肢末端走向头身，行于体表，不入内脏。十二经筋在循行分布过程中有结、聚、散、络的现象。结聚多在关节及肌肉丰厚处，并与邻近的他经相联结。其中足三阳经筋起于足趾，循股外上行结于顺（面部）；足三阴经筋起于足趾，循股内上行结于阴器（腹部）；手三阳经筋起于手指，循臑外上行结于角（头部）；手三阴经筋起于手指，循臑上行结于贲（胸部）。前阴是宗筋所聚之处，足三阴与足阳明经筋都在该处聚合。散，主要在胸腹；络，足厥阴肝经除结于阴器外，还能总络诸筋。此外，经筋还有刚筋、柔筋之分。刚（阳）筋分布于项背和四肢外侧，以手足阳经经筋为主；柔（阴）筋分布于胸腹和四肢内侧，以手足阴经经筋为主。

（二）十二经筋的作用与临床意义

经筋的作用主要是约束骨骼，利于关节屈伸活动，以保持人体正常的运动功能。经筋为病，多为转筋、筋痛、弛纵等，针灸治疗多局部取穴，且多用燔针劫刺。

六、十二皮部

十二皮部是十二经脉功能活动反映于体表的部位，也是络脉之气在皮肤所散布的部位。

（一）十二皮部分布概况

十二皮部的分布区域，是以十二经脉体表的分布范围为依据的。

（二）十二皮部的作用与临床意义

由于十二皮部居于人体最外层，又与经络气血相通，故是机体的卫外屏障，起着保卫机体、抗御外邪和反映病证的作用。

皮部理论的临床应用相当广泛，各种外治法都离不开皮部理论的指导，临床诊断辨证上也常常以皮部理论为依据。作为针灸临床随时都要涉及的腧穴定位及各刺法操作，也都离不开皮部。特别是各种灸法、挑刺、拔罐、药物穴敷以及近代兴起的各种皮肤针法等，跟皮部的关系更加密切。

第三节 经络的作用和经络学说的临床应用

经络系统密切联系周身的组织和脏器，在生理功能和病理变化方面都起着重要的作用。现将经络的作用和经络学说的临床应用分述如下。

一、经络的作用

经络在生理、病理和疾病的防治等方面具有重要作用。其能决死生，是因为经络具有联系人体内外，起着运行气血的作用；其能处百病，是因为经络具有抗御病邪，反映证候的作用；其能调虚实，是因为经络具有传导感应的作用。

（一）联系脏腑，沟通内外

人体的五脏六腑、四肢百骸、五官九窍、皮肉筋骨等组织器官之所以能保持相对的协调与统一，完成正常的生理活动，是依靠经络系统的联络沟通而实现的。由于十二经脉及其分支纵横交错，入里出表，通上达下，联系了脏腑器官，奇经八脉沟通于十二经之间，经筋皮部联结了肢体筋肉皮肤，从而使人体的各脏腑组织器官有机地联系起来。脏腑居于内，肢节居于外，其间是通过经络系统相联系。

（二）运行气血，协调阴阳

人体的各个脏腑组织器官均需要气血的温养濡润，才能发挥正常作用。气血必须依赖经络的传注，才能输布全身，以濡润全身各脏腑组织器官，维持机体的正常功能。如营气之和调于五脏，洒陈于六腑，这就为五脏藏精、六腑传化的功能活动提供了物质条件。经络具有运行气血、协调阴阳和营养全身的作用。

（三）抗御病邪，反映证候

在疾病的情况下，经络具有抗御病邪、反映证候的作用。经络中，孙络的分布范围很广，最先接触到病邪。当疾病侵犯时，孙络和卫气发挥了重要的抗御作用。在正虚邪乘的情况下，经络又是病邪传注的途径。当体表受到病邪侵犯时，可通过经络由表及里，由浅入深。经络是外邪从皮毛腠理内传于脏腑的传变途径。此外，经络也是脏腑之间、脏腑与体表组织器官之间相互影响的渠道。如心热移于小肠，肝病影响到胃，胃病影响到脾等，这是脏腑病变通过经络传注而相互影响的结果。

（四）传导感应，调整虚实

针灸防病治病，是基于经络具有传导感应和调整虚实的作用。针刺中的得气和气行现象都是经络传导感应的功能表现。人身经络之气发于周身腧穴，针刺操作的主要关键在于调气，所谓"刺之要，气至而有效"。当经络或内脏功能失调时，通过针灸等刺激体表的一定穴位，经络可以将其治疗性刺激传导到有关的部位和脏腑，以发挥其调节人体脏腑气血的功能，从而使阴阳平复，达到治疗疾病的目的。

二、经络学说的临床应用

经络学说在临床上的应用，主要表现在诊断和治疗两方面。

（一）诊断方面

1. 经络辨证　是以经络学说为理论依据，对患者所反映的症状、体征进行综合分析，以判断病属何经，并进而确定发病原因、病变性质及病机的一种辨证方法。由于经络有一定的循行部位和脏腑属络，它可以反映经络本身及所属脏腑的病证，因而在临床上，根据疾病所出现的症状，结合经脉循行的部位及所联系的脏腑，作为辨证归经的依据。如头痛，痛在前额部多与阳明经有关，痛在侧头部多与少阳经有关，痛在后头部多与太阳经有关，痛在颠顶部多与厥阴经有关。另外，临床上还可以根据所出现的证候进行辨证归经。如咳嗽、鼻流清涕、胸痛、上肢内侧前沿痛等，与手太阴肺经有关。

2. 经络望诊　是通过观察经络所过部位皮表所发生的各种异常改变来诊断疾病的方法。经络望诊要注意观察全身经络穴位的色泽、形态变化，如皮肤的皱缩、隆陷、松弛，以及颜色的变异、光泽的明晦、色素的沉着和斑疹的有无等。诊察络脉所表现的各种不同颜色，是诊断不同病证的重要依据之一。

3. 经络腧穴按诊　是在经络腧穴部位上运用按压、触摸等方法来寻找异常变化，如压痛、麻木、硬结、条索状物、肿胀、凹陷等，借以诊断疾病的方法。这一诊法常可为针灸临床治疗提供选穴的直接依据。经络按诊的部位多为背俞穴，其次是胸腹部的募穴以及四肢的原穴、郄穴、合穴或阿是穴等。

4. 经络腧穴电测定　是利用经络穴位测定仪检测经络腧穴部位的电学参数，借以判断各经气血之盛衰的方法。测定内容主要包括经络穴位皮肤的电阻或电位。由于人体腧穴具有低电阻特性，并且还受疾病等因素的影响而发生变化，因此，测定这些变化对于诊断经络脏腑疾病和选取治疗穴位都有重要的参考价值。

（二）治疗方面

1. 指导针灸治疗　针灸临床选穴一般是在明确辨证的基础上，除选用局部腧穴外，通常以循经取穴为主，即某一经络或脏腑有病，便选用该经或脏腑的所属经络或相应经脉的腧穴来治疗。例如上病下取，下病上取，中病旁取，左右交叉取以及前后对取等。如胃痛循经选取足三里、梁丘；胁痛循经选取阳陵泉、太冲；前额阳明头痛，循经选取上肢的合谷穴和下肢的内庭穴等。《四总穴歌》说："肚腹三里留，腰背委中求，头项寻列缺，面口合谷收。"这就是循经取穴的很好说明。此外，根据皮部与经络脏腑的密切联系，临床上常用皮肤针叩刺皮肤、皮内针埋藏皮内来治疗脏腑经脉的病证；根据"菀陈则除之"的原则，临床上常使用刺络出血的方法来治疗一些常见病，如目赤肿痛刺太阳出血，咽喉肿痛刺少商出血，急性腰扭伤刺委中出血等；经筋的病候多表现为拘挛、抽搐等症，治疗多局部取穴等。这些都是经络理论在针灸临床上的应用。

2. 指导药物归经　药物按其主治性能归入某经或某几经，简称药物归经，它是在分经辨证的基础上发展起来的。因病证可以分经，主治某些病证的药物也就成为某经或某几经之药。此外，中医各科药物的临床应用也有很多是以经络特殊联系的原理为依据的，如目病有时可以不治目而用补肝的方法，因为肝脉上通于目；口舌生疮，可清泄小肠，是根据心与小肠为表里，心火上炎，可以导火下行，两经经脉有密切的联系。

第四节　经络的现代研究

目前经络的现代研究主要集中在经络现象和经络实质的研究方面，分别取得了一定进展。

一、常见的经络现象

经络现象是指机体由于某种原因引起的，沿古籍记载的经络循行路线出现的各种生理、病理现象的总称。

1. 循经感传现象　循经感传现象系指用针刺、电脉冲及其他方法刺激穴位时，机体出现酸、胀、麻等特殊感觉从受刺激的穴位开始，沿古典医籍记载的经脉循行路线传导的现象。

2. 循经性感觉障碍现象　循经感觉障碍是指沿着经脉循行路线自发出现的疼痛、异常感觉等现象，是病理状态下的经络现象之一。其表现为循经性疼痛，循经出现的其他异常感觉如麻、酸、热、冷、水流感、气流感和蚁行感等，或者表现为感觉过敏、感觉迟钝。感觉障碍分布于体表，呈带状，宽度为 $0.3 \sim 3cm$，当深入体腔时范围增宽，并趋于弥散。其分布既不同于神经、血管走行的路线，也不同于某些神经痛感觉障碍或内脏病变所致的皮肤过敏带，而是与古典的循行路线相吻合。感觉障碍出现频率最高的经脉是膀胱经，其次是大肠经、督脉、胃经和胆经。

3. 循经性皮肤病 循经性皮肤病是由于某些遗传因素，或内外环境的刺激，沿着经脉体表循行路线分布的呈带状的皮肤病。循经性皮肤病包括先天性循经皮肤病（如各种痣、汗孔角化症、鳞状毛囊角化、单纯性血管瘤等）和后天性循经皮肤病（如神经性皮炎、扁平苔藓、湿疹、过敏性紫癜、硬皮病、银屑病、线状色素沉着、带状疱疹、皮下脂肪萎缩等）。这些皮肤病不仅循经性强，有的甚至布满经脉全程。这些皮肤病损可出现于十四正经，其中以肾经为最多见，其次为大肠、肺经、心经、小肠经、心包经和膀胱经，其他经较少见。

二、经络实质的研究

国内外学者从不同角度对经络实质提出了各种假说，其中较有代表性的主要包括神经传导学说、体液循环学说、结缔组织结构学说、生物能量场学说等四大主流学派。

神经传导学说方面，根据作用机制的不同，大致可分为神经中枢扩散说、自主神经反射联动说、经络的中枢－外周说[1, 2]。其中，神经中枢扩散说认为针刺产生的针感传入中枢后可能在中枢定向传递，从而产生循经感传现象[3, 4]；而经络的中枢－外周说则认为循经感传可能是"体表"的神经感受装置被针刺时沿经传导着的某种"动因"所兴奋，神经冲动相继传入中枢神经系统，从而产生感传[5, 6]。

体液循环学说方面，有学者[7]提出经络脉气是纵横间隙的组织液气，经络气道是纵横间隙的液气通道，经络结构是纵横分布的间隙结构，经络系统是气道相通的调控系统，经络实质是间隙液气的生命物质。

结缔组织结构学说方面，有学者[8]利用数字人对人体筋膜结构进行了分割、标记和三维重建，提出筋膜支架是经络的解剖学基础，其中"穴位"是富含神经感受器和活性细胞而能产生较强生物信息的结缔组织聚集处，"经脉"为"穴位"间具有解剖学结构相连或神经传入接近的筋膜结构。王西明[9]通过从提插与捻转手法能量输入模型出发，提出经络的实质可能是其中含有丰富的弹性纤维和胶原纤维的筋膜组织。

生物能量场学说方面，张秉武[10]提出了经络的波导管假说，认为"内气"的实质是电磁波，经络现象是人体红外线和微波过程为主导的现象。郭义等[11]从量子学角度对经络实质进行了探讨，认为"经络是由一系列开放频率相同的细胞组成的"，经气的实质就是电磁波、能量等信息的传导。李定忠等[12]利用低温超导量子干涉仪，观察针刺足三里穴前后脑磁图和经穴磁图的变化，提出"经络的实质是电磁振荡和电化学振荡的循行流，载体为人体物质系统"。

然而，到目前为止，经络实质的研究"有进展，无突破"，上百种假说尚未达成一致。经络研究的方向已经从寻找经络的物质结构转向经络功能的研究。我国政府仍在继续支持有关经络的研究。

参考文献

[1] 欧阳静，程如，张晓甦. 经络实质假说的研究进展 [J].2014，46（10）：77-79.

[2] 许康. 经络系统与神经系统的联系 [N]. 中国中医药报，2007-4-16（5）.

[3] 张宝真. 关于经络线路皮肤反应和

循经感传形态生理学问题的讨论：轴索反射接力联动一说的建议 [J]. 西安交通大学学报（医学版），1984，5（1）：90.

[4] 毛永军，高希源. 植物性神经反射接力：经络的实质 [J]. 内蒙古中医药，1994，1（1）：37–38.

[5] 胡翔龙，吴宝华，许金森，等. 模拟循经感传时大脑皮层第一体觉区诱发电位地形图的观察 [J]. 中华中医药杂志，2005，20（1）：32.

[6] 角建瓴，刘承宜. 中枢神经与经络的相互作用 [J]. 光明中医，2002，17（103）：12.

[7] 谢浩然. 试论经络实质 [J]. 针刺研究，2007，32（3）：210.

[8] 张维波. 经络：生命的原始体液循环系统 [J]. 中医药管理杂志，2006，14（7）：58.

[9] 王西明. 提插与捻转手法输入能量的比较分析 [J]. 中国针灸，2011，31（1）：71.

[10] 张秉武. 25年来的经络波导说 [J]. 医学物理，1984，1（1）：6.

[11] 郭义，沈济人，史丽萍. 从量子学角度再探经络实质 [J]. 云南中医学院学报，1988，11（3）：11.

[12] 李定忠，傅松涛，李秀章. 关于经络实质的探讨：关于经络的理论与临床应用研究之三 [J]. 中国针灸，2005，25（1）：53.

小结

1. 经络的含义 经络是经脉和络脉的总称，是人体内运行气血的通道。经，有路径的含义，经脉贯通上下，沟通内外，是经络系统中的主干；络，有网络的含义，络脉是经脉别出的分支，较经脉细小，纵横交错，遍布全身。

2. 经络的发现 ①针灸等刺激的感应传导现象的观察。②腧穴主治功效的总结。③气功的"行气"与经络的发现。④体表病理现象的推理。⑤解剖生理知识的启发。

3. 经络系统的组成 经络系统由经脉和络脉组成，是由经脉与络脉相互联系、彼此衔接而构成的体系。其中经脉包括十二经脉、奇经八脉，以及附属于十二经脉的十二经别、十二经筋、十二皮部；络脉包括十五络脉及其难以计数的浮络、孙络等。

4. 十二经脉的循行走向 手三阴经从胸走手，手三阳经从手走头，足三阳经从头走足，足三阴经从足走腹（胸）。

5. 十二经脉气血流注规律 气血流注始于手太阴肺经，然后交手阳明大肠经，再交足阳明胃经、足太阴脾经，继交手少阴心经、手太阳小肠经、足太阳膀胱经、足少阴肾经、手厥阴心包经、手少阳三焦经、足少阳胆经、足厥阴肝经，自肝经上注肺，再返回至肺经，重新再循环，周而复始。

6. 奇经八脉的概念及作用 奇经八脉指别道奇行的经脉，有督脉、任脉、冲脉、带脉、阴维脉、阳维脉、阴跷脉、阳跷脉。其作用为主导、统帅经脉气血，协调阴阳；沟通、联络十二经脉的作用；蓄积、渗灌以调节十二经气血的作用。

7. 经络的作用　联系脏腑，沟通内外；运行气血，协调阴阳；抗御病邪，反映证候；传导感应，调整虚实。

8. 经络学说的临床应用　主要表现在诊断和治疗两个方面。诊断方面应用于经络辨证、经络望诊、经络腧穴按诊、经络腧穴电测定等；治疗方面应用于指导针灸治疗，指导药物归经等。

第二章

腧穴总论

导学： 本章主要介绍腧穴的概念、分类、命名和定位方法，腧穴的主治特点及主治规律，特定穴的基本概念。要求掌握腧穴的概念、腧穴的定位方法及特定穴的基本概念；熟悉腧穴的分类以及主治特点和主治规律；了解腧穴的命名。

腧穴（acupoint）是人体脏腑经络之气输注于体表的特殊部位。腧，本写作"输"，或从简作"俞"，有转输、输注的含义，言经气转输之义；穴，即孔隙的意思，言经气所居之处。

第一节　腧穴的分类和命名

一、腧穴的分类

在腧穴发展过程中，随着人们对它认识的不断深入，依据其分布特点、主治规律以及疾病在体表的反应等，将腧穴分为经穴、奇穴、阿是穴三大类。

（一）经穴

凡归属于十二经脉与任、督二脉的腧穴，称为"十四经穴"，简称"经穴"。所有经穴都有具体的名称和固定的部位。这些腧穴都分布在十四经循行路线上，经穴的主治与所属经脉的循行分布关系密切，既能治疗经脉外行线上的病证，也能治疗经脉所连属的内在脏腑病证，临床应用十分广泛。

随着医疗实践的积累，经穴的数目经历了一个由少到多的过程。《灵枢·本输》详细记载了十一经脉（缺手少阴心经）五输穴的名称和具体部位，《灵枢·经脉》记载了十五络穴的名称和部位，这些穴位绝大多数都位于四肢肘膝以下，是经穴的重要内容；《素问·气穴论》则详细记载了头项和躯干部的经穴数目和名称。虽然《黄帝内经》中多次提到"三百六十五穴"以对应365天，但实际上记载有具体穴位名称者仅为160个左右。《针灸甲乙经》保存了东汉时期的腧穴专书《明堂孔穴针灸治要》的内容，经穴数目增加到349个。宋代《铜人腧穴针灸图经》将经穴增加到354个，明代《针灸大成》中记载的穴位则达到359个，清代《针灸逢源》一书共记载有361个穴位，即现在的十四经穴数目。经穴有单穴和双穴之分，任、督脉位于前后正中线上，为一名一穴；十二经脉左右对称分布，为一名双穴。在2006年9月18日发布的中华人民共和国国家标准（GB/T 12346—2006）《腧穴名称与定位》中，印堂穴由经外奇穴归至督脉（代码GV29），从而使经穴增加到362个。历代有代表性针灸医籍所载经穴数目，见表2-1。

表 2-1 历代十四经穴数目发展简表

年代（公元）	作者	书名	穴名数		合计
			正中单穴	两侧双穴	
战国（前 475—前 221 年）	佚名	《黄帝内经》	约 25	约 135	约 160
魏晋（256—260 年）	皇甫谧	《针灸甲乙经》	49	300	349
宋（1026 年）	王惟一	《铜人》	51	303	354
明（1601 年）	杨继洲	《针灸大成》	51	308	359
清（1817 年）	李学川	《针灸逢源》	52	309	361
2006 年	中华人民共和国国家标准	《腧穴名称与定位》	53	309	362

（二）奇穴

凡有具体名称和固定位置但尚未归入十四经的经验有效穴，统称为"经外奇穴"，简称"奇穴"。"奇"有奇异和奇特的意思。奇异是指奇穴的分布较为分散，大多数不在十四经脉循行线上；奇特是指一些奇穴对某些病证有奇特的疗效，如百劳穴治疗瘰疬、四缝穴治疗小儿疳积。

奇穴是在"阿是穴"的基础上发展起来的。历代文献对奇穴的记载很多，如《备急千金要方》载有 187 个奇穴，均散见于各类病证的治疗篇中。这些穴位的取法不同于经穴，所以人们把它们归属于奇穴。"奇穴"的名称首见于明代的《奇效良方》，该书列有"奇穴"专篇，收集了 26 个穴位。《针灸大成》始列"经外奇穴"一门，载有 35 个穴位。《类经图翼》也列有"奇俞类集"一篇，载有 84 个穴位。《针灸集成》汇集了 144 个奇穴。据《经外奇穴图谱》及其续集记载奇穴已达 1595 个。奇穴一般不在十四经脉循行线上，但也有例外，如崇骨、腰奇

等穴，均位于督脉上。有些虽名为奇穴，其实就是经穴，如胞门、子户，实际就是水道穴；"四花穴"就是胆俞、膈俞左右四穴。有些奇穴是由多个点组合而成，如十宣、八风、八邪、华佗夹脊等。

（三）阿是穴

阿是穴又称不定穴、天应穴、压痛点等。凡既无具体名称，又无固定位置，而是以压痛或其他反应点作为刺激的部位，统称为"阿是穴"。阿是穴多在病变附近，也可在远离病变处，多随疾病的发生而出现，随疾病痊愈而消失。

阿是穴因为没有具体的名称，位置也不固定，故也称为"不定穴""天应穴"。溯本求源，这种取穴方法出自《黄帝内经》所说的"以痛为腧"，即压痛是确定阿是穴的主要依据，此外，还可能会有其他一些反应，如按压后症状减轻，或皮下有硬结并伴有压痛。

应当指出，并不是只有在阿是穴处才有压痛，当经络或其所属脏腑发生病变时，相

关的经穴或奇穴也会出现压痛，这些部位出现压痛对诊断病证和准确取穴有重要意义，如奇穴中的阑尾穴、胆囊穴等，都是以所在部位的压痛或特殊反应作为取穴依据的。除位于病灶局部外，很多阿是穴往往分布在经络循行线上或经穴的附近，如牙痛常在手阳明大肠经循行线上有压痛点及条索状结节；腰腿痛多在肾俞周围出现压痛点等。取穴时也要遵循"以痛为输"的原则，如果压痛点与经穴位置相符合，则针刺经穴，如果不相符合则针刺压痛处。

二、腧穴的命名

十四经穴和奇穴都有具体的名称，腧穴名称是针灸学名词术语的重要组成部分。每一个腧穴命名都有其深刻的含义，正如《千金翼方》指出："凡诸孔穴，名不徒设，皆有深意。"因此了解腧穴的命名意义，有助于我们熟悉腧穴的部位、功能和主治。腧穴名称释义所涉及的知识面比较广泛，包括天文、地理、哲学、音律以及中医基础理论等。

现将十四经腧穴的命名择要分类说明如下。

（一）自然类

1. 以天文学上日月星辰而命名　如上星、华盖、太乙、太白、天枢、太阳、紫宫、璇玑、日月等。

2. 以自然界的地理形象而命名　如山、陵、丘、墟、谷、溪、沟、渎、海、池、泽、泉、渠、渊等。如承山、大陵、阴陵泉、阳陵泉、外丘、丘墟、曲池、合谷、小海、后溪、太溪、水泉、支沟、四渎等。此类命名多见于四肢部的腧穴。

3. 以街、道、冲、处、市、廊而命名　如气街、水道、关冲、五处、风市、步廊等。

（二）物象类

1. 参照动、植物而命名　如鱼际、鸠尾、鱼腰、犊鼻、伏兔、攒竹、口禾髎等。

2. 以用具物品而命名　如大杼、地机、颊车、缺盆、天鼎、悬钟等。

3. 以建筑物类而命名　如巨阙、幽门、梁门、关门、期门、章门、京门，还有玉堂、中庭、紫宫、俞府、中府、气舍、库房以及气户、膺窗、天窗、天突、扶突、水突等穴。此类命名多见于前胸及上腹部的穴。

（三）人体类

1. 以腧穴所在的体表部位而命名

（1）以"天"字命名的穴多位于身之上部，如天突、天容、天窗、天牖、天顶等，天溪、天宗、通天、天池、天泉、天冲等。部位最低的是天枢穴，喻天地间之枢纽。

（2）以"地"字命名的穴多位于身之下部，如地机、地五会（地仓穴例外，此言地之物之仓库）。

（3）以"阳"字命名的穴多位于身之外侧和背腰部，如阳陵泉、阳交、阳丘、阳溪、阳谷、跗阳、阳池、腰阳关、至阳等。

（4）以"阴"字命名的穴多居身之内侧，如阴市、阴陵泉、阴包、阴交、阴谷、阴郄等。

2. 以腧穴所在的解剖部位而命名

（1）以大体解剖名称而命名　如会阴、腕骨、曲骨、巨骨、乳中、乳根、耳门、京骨、束骨、兑端等。

（2）以脏腑解剖名称而命名　如六脏俞穴有心俞、肺俞、脾俞、肝俞、肾俞和厥阴俞；六腑俞穴有胃俞、胆俞、大肠俞、膀胱俞和三焦俞。俞穴皆为足太阳膀胱经经穴。

3. 以人体生理功能而命名 如筋缩、魂门与肝有关，命门、志室与肾有关，魄门、神堂、神道、阳刚、胃仓、意舍等腧穴的命名皆与相应的脏腑的生理功能有关。此类腧穴多为足太阳膀胱经经穴和督脉经穴。

4. 以经络、气血的关系而命名 如三阴交、三阳络、至阳、至阴；气户、气穴、气冲、气海；血海。

5. 以腧穴的治疗作用而命名 如迎香、水道、水分、睛明、光明、听宫、听会等。

第二节　腧穴的主治特点和规律

一、腧穴的主治特点

腧穴是脏腑经络气血输注于体表的特殊部位，也是邪气侵入人体的门户，同时又是施加针、灸等刺激的场所，正如《素问·五藏生成》所说："人有大谷十二分，小溪三百五十四名，少十二俞，此皆卫气之所留止，邪气之所客也，针石缘而去之。"通过刺激腧穴，可以疏通经络，调和气血，使阴阳恢复平衡，脏腑趋于协调，扶正祛邪，达到预防和治疗疾病的目的。腧穴的治疗作用可概括为以下三方面。

（一）近治作用

这是所有腧穴所共有的主治特点，即所有腧穴都能治疗它们所在部位及邻近组织和器官的病证。如眼睛周围的睛明、承泣、四白、鱼腰、太阳等穴位都能治疗眼病；耳郭周围的耳门、听宫、听会、翳风等穴位都能治疗耳病；胃脘部的中脘、梁门、不容、建里等穴都能治疗胃病；膝关节周围的梁丘、鹤顶、犊鼻、阳陵泉、阴陵泉等穴位都能治疗膝关节的病证。

（二）远治作用

许多腧穴，特别是十二经脉在四肢肘膝关节以下的腧穴，不仅能治疗局部病证，还能治疗远离穴位所在部位的病证。腧穴的远治作用与经络的循行分布密切相关，每条经脉上所分布的穴位都能治疗发生在该经脉循行线上的病证，杨继洲在《针灸大成》中将其概括为"经脉所过，主治所及"。腧穴的远治作用在临床上应用甚广，如《四总穴歌》："肚腹三里留，腰背委中求，头项寻列缺，面口合谷收。"

（三）特殊作用

腧穴主治的特殊作用包括腧穴主治的相对特异性和双向良性调整作用两个方面。如同药物一样，有些腧穴对某种病证具有特殊的治疗作用，可作为对症治疗的首选穴位，如合谷止痛、内关止呕、大椎退热、至阴矫正胎位。但与药物完全不同的是，药物的作用都是单向的，如苦寒药物只能用于治疗实热证，而不能用于治疗寒证；而对于腧穴而言，即使采用相同的手段刺激同一个穴位，也会因机体的状态不同而产生完全相反的作用，使失衡的状态趋向于正常，如高热患者针刺大椎可退热，恶寒患者针刺大椎可发汗散寒，而针刺健康人的大椎则对体温无明显影响，腧穴的这种特性被称为"双向良性调整作用"。腧穴主治的相对特异性与穴位所在部位及所属经脉有关，而腧穴的双向良性调整作用是机体在长期自然进化过程中所形成的自我调整功能的反映，刺激腧穴可以增强机体的这种自我调节能力，使机体恢复平衡状态。

二、腧穴的主治规律

腧穴的主治作用主要与穴位所在的部位及所属的经脉有关。其主治规律可以概括为分经主治、分部主治两个方面。四肢部经穴以分经主治为主，头身部经穴以分部主治为主。

（一）分经主治规律

分经主治，指十四经脉所属的经穴均可治疗该经循行部位及其相应脏腑的病证。尤其是十二经脉分布在四肢肘膝以下的经穴，这一主治规律更加突出。如手少阴心经的少海、灵道、阴郄、神门、少府、少冲穴均可治疗心痛、心悸、失眠等心神疾患。

每一经腧穴的主治既有各自的分经主治规律，同时又在某些主治病证方面具有共同性，有二经主治相同，或有三经主治相同。任、督二脉分别行于头身前后正中，与手足阴、阳经脉相交会，是各经的总纲。以下归纳了十四经穴的分经主治规律表（见表2-2至表2-6），表中只列出了该经的远治病证而未言四肢部病证，因为腧穴的近治作用是一切腧穴主治作用所具有的共同特点。

表 2-2　手三阴经穴主治规律

经脉名称	本经主治特点	二经相同主治	三经相同主治
手太阴肺经	肺、咽喉病		
手厥阴心包经	心、胃病	神志病	胸部病
手少阴心经	心病		

表 2-3　手三阳经穴主治规律

经脉名称	本经主治特点	二经相同主治	三经相同主治
手阳明大肠经	前头、口齿、鼻病		
手少阳三焦经	侧头、胁肋病	耳病	眼病、咽喉病、热病
手太阳小肠经	后头、肩胛、神志病		

表 2-4　足三阳经穴主治规律

经脉名称	本经主治特点	二经相同主治	三经相同主治
足阳明胃经	前头、口、齿、咽喉、胃肠病		
足少阳胆经	侧头、耳、面、项、胁肋、胆病	眼病	神志病、热病
足太阳膀胱经	后头、项、背腰、肛肠病		

表 2-5　足三阴经穴主治规律

经脉名称	本经主治特点	二经相同主治	三经相同主治
足太阴脾经	脾胃病		
足厥阴肝经	肝、目、头顶病	前阴病	妇科病，小腹部病
足少阴肾经	肾、肺、心、咽喉病		

表 2-6　任督经穴主治规律

经脉名称	本经主治特点	二经相同主治
任脉	中风脱证、虚寒、下焦病	神志病、脏腑病
督脉	中风昏迷、热病、头部病	

（二）分部主治规律

分部主治，是指处于身体某一部位的腧穴均可治疗该部位以及某些病证，即腧穴的分部主治作用与腧穴所在的位置密切相关。如头面部腧穴主要以治疗头面五官和颈项部病证为主；躯干部的腧穴以主治邻近脏器病证为主。古人将第 1 胸椎至第 4 骶椎合称为"21 椎"，分为上 7 椎（胸$_1$—胸$_7$）、中 7 椎（胸$_8$—腰$_2$）、下 7 椎（腰$_3$—骶$_4$），分别与前面的胸、上腹、下腹相对应。这些部位的腧穴，特别是各脏腑的背俞穴和腹募穴，除了治疗局部病证外，还可以治疗相应的脏腑、组织器官病，即"脏腑腹背，气相通应"。以下归纳了十四经穴头面、躯干部腧穴分部主治规律，见表 2-7、表 2-8。

表 2-7　头面颈项部腧穴主治规律

分部	主治
前头、侧头区	神志、眼、鼻病
后头区	神志、枕部病
项　区	神志、咽喉、眼、头项病
眼　区	眼病
鼻　区	鼻病
颈　区	舌、咽喉、气管、颈部病

表 2-8 胸腹背腰部腧穴主治规律

前	后	主治
胸膺部	上背部（胸$_1$—胸$_7$）	胸、肺、心病（上焦）
胁腹部	下背部（胸$_8$—腰$_2$）	肝、胆、脾、胃病（中焦）
少腹部	腰尻部（腰$_3$—骶$_4$）	经带、前阴、肾、膀胱、大肠病（下焦）

如上所述，所谓分经是从纵的、整体的角度总结了腧穴的远治作用，分部则是从横的、局部的角度归纳了腧穴的近治作用。实际上，二者只是相对而言的，四肢部腧穴在分经主治远端病证的同时，也治疗局部的病证；头面躯干部的腧穴在分部主治局部和相应节段病证的同时，有些穴位也有治疗四肢或全身性病证的作用。经穴的分经和分部主治规律，主要是以经络学说中的根结、标本、四海、气街为理论依据的。

第三节 特定穴

特定穴是指十四经穴中具有特殊治疗作用，并按特定称号归类的腧穴。这些腧穴在十四经穴中不仅在数量上占有相当的比例，而且在针灸学的基本理论和临床应用方面也具有极其重要的作用。

一、五输穴
（一）基本概念

《灵枢·九针十二原》把经络之气在人体的运行变化以自然界的水流现象做比喻，将十二经脉在四肢部的 5 个腧穴，分别命名为井、荥、输、经、合，合称"五输穴"（见表 2-9、表 2-10）。五输穴的记载首先见于《灵枢·九针十二原》，即"所出为井，所溜为荥，所注为俞，所行为经，所入为合"。

表 2-9 手足六阴经五输穴及其与五行关系

经脉	井（木）	荥（火）	输（土）	经（金）	合（水）
手太阴肺经（金）	少商	鱼际	太渊	经渠	尺泽
手厥阴心包经（相火）	中冲	劳宫	大陵	间使	曲泽
手少阴心经（火）	少冲	少府	神门	灵道	少海
足太阴脾经（土）	隐白	大都	太白	商丘	阴陵泉
足厥阴肝经（木）	大敦	行间	太冲	中封	曲泉
足少阴肾经（水）	涌泉	然谷	太溪	复溜	阴谷

表 2-10　手足六阳经五输穴及其与五行的关系

经脉	井（金）	荥（水）	输（木）	经（火）	合（土）
手阳明大肠经（金）	商阳	二间	三间	阳溪	曲池
手少阳三焦经（相火）	关冲	液门	中渚	支沟	天井
手太阳小肠经（火）	少泽	前谷	后溪	阳谷	小海
足阳明胃经（土）	厉兑	内庭	陷谷	解溪	足三里
足少阳胆经（木）	足窍阴	侠溪	足临泣	阳辅	阳陵泉
足太阳膀胱经（水）	至阴	足通谷	束骨	昆仑	委中

（二）分布特点

五输穴按井、荥、输、经、合的顺序，从四肢末端向肘膝方向依次排列。"井"穴多位于手足末端，喻作水的源头，是经气所出的部位；"荥"穴多位于掌指或跖趾关节之前，喻作水流尚微，是经气流经的部位；"输"穴多位于掌指或跖趾关节之后，喻作水流由小而大、由浅入深，是经气渐盛，由此注彼的部位；"经"穴多位于腕踝关节以上，喻作水流变大，畅通无阻，是经气正盛，运行经过的部位；"合"穴位于肘膝关节附近，喻作江河水流归入湖海，是经气由此深入，进而汇合于脏腑的部位。

（三）临床应用

根据古代文献和临床实际，五输穴的应用可归纳为以下几点。

1. 根据五输穴主病特点应用　五输穴是十二经脉之气出入之所，具有治疗十二经脉、五脏六腑病变的作用。《灵枢·邪气脏腑病形》载"荥输治外经"，指出荥穴和输穴主要治疗经脉循行所过部位的病证，与下合穴"合治内府"的特点相对而言。《灵枢·顺气一日分为四时》载："病在脏者，取之井；病变于色者，取之荥；病时间时甚者，取之输；病变于音者，取之经；经满而血者，病在胃及以饮食不节得病者，取之合。"《难经·六十八难》补充云："井主心下满，荥主身热，输主体重节痛，经主喘咳寒热，合主逆气而泄。"结合临床实际，五输穴的具体应用如下。

井穴：根据五输穴理论，井穴是阴阳交会、气血流注的起点，主要作用可归结为以下两点：①开窍泻实：凡经脉中气血失畅，气机闭结所致的中风猝倒、不省人事、昏厥、癫狂等证，以及急性热病、烦满躁动、咽喉肿痛、经脉所过之处红肿热痛等病，皆可施用泻法，刺井出血，有开窍醒神、清泻实热的作用。因脏之所藏者，精神气血魂魄也，井穴又为脏腑经脉之气循行交接之处，故刺之可通贯经脉脏腑之气，而治急症、热病。②通经宣痹：凡血少不荣，气虚不煦而见肢体麻木不用、乳汁不通、溲涩不畅等，可施以井穴放血，针刺、艾灸也有一定疗效。如大拇指麻木不仁，可点刺少商少量出血等。井穴运用范围较广，虚实寒热皆可施针，阳经井穴主要在于泻实祛邪，阴经井穴则尚能助气、行血、补虚。如涌泉之治虚喘、喑不能言，隐白之治妇人漏血不止、足寒不能温等。

荥穴："荥主身热"，荥穴可主治一切热性疾病，包括实热和虚热。如外感肺热、咳喘颊赤，可刺肺经鱼际；阴血不足引起的掌中发热及全身虚热，也可刺肺经鱼际。

输穴：可治疗寒湿留滞而经气不畅所致的一切肢体疼痛，时好时甚的各种疼痛疾病及由于气虚而水湿不化引起的肿满、倦怠、咳喘、溏泄、遗溺等一类证候，即所谓"输主体重节痛"。如上肢内侧痹痛，可取大陵、太渊；下肢痹痛，可取太冲、太溪等。

经穴：主治肺经受邪引起的寒热咳喘及风寒入客经脉引起的身寒不温、经血不畅、妇人月事不通、血痔、诸节作痛等病证。另外，根据"病变于音者，取之经"的原则，各经病变累及某一脏器时，也可取该经经穴治疗，以调整其偏盛偏衰。如脾脉上连舌本，散舌下，所以本经发生的舌本强痛可取本经经穴商丘疗之；三焦火盛、胁痛目赤、大便不通者，可刺泻本经经穴支沟，以清泻三焦，通腑降逆。所谓"经主咳喘寒热"是指经穴主治范围的代表证候。

合穴：主治脏腑病，尤其善治脏腑功能失调所致的胀满、逆气、结滞、泄泻、遗精、早泄、遗尿等。如尺泽、委中主治急性吐泻；足三里治疗恶心呕吐、胃脘胀满、疼痛；阴陵泉有利水通便的作用。《灵枢·邪气脏腑病形》说"合治内腑"，说明合穴对于六腑疾患具有特殊的治疗作用，详细内容见下合穴。

2. 根据五输穴五行属性应用 主要体现于"补母泻子"法。《难经·六十九难》根据五行相生规律，提出"虚则补其母，实则泻其子"的五输穴选穴及针刺补泻原则，这就是临床上常用的"补母泻子法"。五输穴分别配属五行，即五输穴由阴经井穴属于木、阳经井穴属于金开始，按五行相生规律依次排列（见表2-9、表2-10）。具体运用时，包括"本经子母补泻法"和"他经子母补泻法"。本经子母补泻法，就是辨脏腑之虚实而在脏腑归属之经取其"母穴"或"子穴"治之。例如，肺在五行中属"金"，肺经的实证应"泻其子"，"金"之子为"水"（金生水），故可选取本经五输穴中属"水"的合穴尺泽；肺经的虚证应"补其母"，"金"之母为"土"（土生金），可选取本经五输穴中属"土"的输穴太渊。他经子母补泻法，则是实证"泻其子"用子经子穴，虚证"补其母"用母经母穴。例如，肺经实证可选取水经水穴"泻其子"，即肾经（肾属水）属水的合穴阴谷；肺经虚证可选取土经土穴"补其母"，即脾经（脾属土）属土的输穴太白穴。每一经的虚实病证均可按子母补泻取穴，见表2-11。

表 2-11 子母补泻取穴表

		脏						腑					
		金	水	木	火	相火	土	金	水	木	火	相火	土
本经子母穴	经脉	肺经	肾经	肝经	心经	心包经	脾经	大肠经	膀胱经	胆经	小肠经	三焦经	胃经
	母穴	太渊	复溜	曲泉	少冲	中冲	大都	曲池	至阴	侠溪	后溪	中渚	解溪
	子穴	尺泽	涌泉	行间	神门	大陵	商丘	二间	束骨	阳辅	小海	天井	厉兑
他经子母穴	母经	脾经	肺经	肾经	肝经	肝经	心经	胃经	大肠经	膀胱经	胆经	胆经	小肠经
	母穴	太白	经渠	阴谷	大敦	大敦	少府	足三里	商阳	足通谷	足临泣	足临泣	阳谷
	子经	肾经	肝经	心经	脾经	脾经	肺经	膀胱经	胆经	小肠经	胃经	胃经	大肠经
	子穴	阴谷	大敦	少府	太白	太白	经渠	足通谷	足临泣	阳谷	足三里	足三里	商阳

3. 其他 五输穴还可根据四时季节和经气深浅而应用等。

二、原穴、络穴

(一)基本概念

脏腑原气经过和留止部位的腧穴，称为"原穴"。原穴共有 12 个，合称"十二原"(表 2-12)。原气，又称元气、真气、真元之气，是人体生命活动的原动力，以三焦为通道输送到全身，原气所经过和留止的部位就是原穴。阴经所属六脏之原穴，就是五输穴中的"输穴"，即"阴经以输为原"。阳经的脉气较阴经盛长，故在"输穴"之外另立一原穴。原穴名称首载于《灵枢》。《灵枢·九针十二原》记载了五脏原穴，《灵枢·本输》记述了六腑原穴，《针灸甲乙经》又补充了心之原穴神门。

络脉从经脉分出的部位各有一个腧穴，称为络穴。十二经脉各有一个络穴，加上躯干前面的任脉络穴、躯干后面的督脉络穴和躯干侧面的脾之大络，合称为"十五络穴"(见表 2-13)。络穴名称首载于《灵枢·经脉》。

表 2-12 十二原穴表

经脉	原穴	经脉	原穴
手太阴肺经	太渊	手阳明大肠经	合谷
手少阴心经	神门	手太阳小肠经	腕谷
手厥阴心包经	大陵	手少阳三焦经	阳池
足太阴脾经	太白	足阳明胃经	冲阳
足少阴肾经	太溪	足太阳膀胱经	京骨
足厥阴肝经	太冲	足少阳胆经	丘墟

(二)分布特点

十二经的原穴均分布在腕、踝关节附近。手六经的原穴分布在腕关节附近，足六经的原穴分布在踝关节附近。

十二经的络穴均分布在肘膝关节以下，任脉络穴鸠尾分布在胸部，督脉络穴长强分布在尾骶部，脾之大络大包位于侧胸部。

（三）临床应用

首先，原穴和络穴都可以单独应用治疗疾病。原穴是脏腑原气经过和留止之处，因此对诊断和治疗脏腑病具有重要意义，尤其是五脏病证。如太溪主治肾不纳气之虚喘证及肾虚腰痛、阳痿遗精等。

络穴单独使用可主治络脉病证，如手太阴肺经络脉，实则手掌发热，虚则气短、小便频数或遗溺，皆可取其络穴列缺来进行治疗。其余各络穴主治可参看《灵枢·经脉》。又因十二经脉的络穴从经脉别出联系表里两经，可以疏调表里两经的经气，因此既能治疗本经的病证，又能治疗与其相表里之经脉的病证，对于表病及里或里病及表的相表里两经之病证有独特疗效。如足太阴脾经络穴公孙，既能治疗腹痛、泄泻、多饮水肿之脾经病证，又能治疗胃疼、呕吐、饮食不化、发狂妄言之胃经病证。

此外，原穴和络穴也可配合应用，称为原络配穴法，或主客配穴法，属表里（阴阳）配穴法的范畴，是临床常用的配穴方法。其法以原发疾病经脉的原穴为主，以相表里的经脉的络穴为客，一主一客，二穴配合，能通达内外、贯彻上下，对内脏与体表疾患均有较好的治疗作用。如太渊配偏历，主治咳嗽、气喘、上肢浮肿；合谷配列缺，主治外感咳嗽、偏正头痛；冲阳配公孙，主治胃痛呕吐、肠鸣腹痛；太白配丰隆，主治胸腹胀闷、痰饮咳嗽；神门配支正，主治怔忡、惊悸、癫痫、目眩；腕骨配通里，主治头项强痛、舌强不语；京骨配大钟，主治头腰背痛、目疾、足痛；太溪配飞扬，主治头痛咽肿、咳嗽目眩；大陵配外关，主治胸胁疼痛、心烦吐血；阳池配内关，主治胸胁胀

痛、头痛发热；丘墟配蠡沟，主治少腹疝痛、胁肋胀痛；太冲配光明，主治肝胆火旺、目赤肿痛等。

表2-13　十五络穴名称及部位

经脉	络穴名称	部位
手太阴肺经	列缺	去腕0.5寸
手少阴心经	通里	去腕1寸
手厥阴心包经	内关	去腕2寸
手阳明大肠经	偏历	去腕3寸
手太阳小肠经	支正	去腕5寸
手少阳三焦经	外关	去腕2寸
足阳明胃经	丰隆	去踝8寸
足太阳膀胱经	飞扬	去踝7寸
足少阳胆经	光明	去踝5寸
足太阴脾经	公孙	本节后1寸
足少阴肾经	大钟	当踝后绕跟
足厥阴肝经	蠡沟	去内踝5寸
任脉	鸠尾	下鸠尾
督脉	长强	夹脊
脾之大络	大包	出渊腋下3寸

三、郄穴

（一）基本概念

"郄"，有空隙、间隙的含义。郄穴是十二经脉、阴阳跷脉及阴阳维脉在四肢部脉气深聚的部位。十二经脉、阴阳跷脉及阴阳维脉各有一个郄穴，合称为"十六郄"（见表2-14）。郄穴的名称和位置首载于《针灸甲乙经》。

表 2-14　十六郄穴表

阴经	郄穴	阳经	郄穴
手太阴肺经	孔最	手阳明大肠经	温溜
手少阴心经	阴郄	手太阳小肠经	养老
手厥阴心包经	郄门	手少阳三焦经	会宗
足太阴脾经	地机	足阳明胃经	梁丘
足厥阴肝经	中都	足少阳胆经	外丘
足少阴肾经	水泉	足太阳膀胱经	金门
阴维脉	筑宾	阳维脉	阳交
阴跷脉	交信	阳跷脉	跗阳

（二）分布特点

郄穴多分布在四肢部，除足阳明胃经的郄穴梁丘在膝上外，其余均分布在肘膝关节以下。

（三）临床应用

郄穴常用于治疗本经循行部位及所属脏腑的急病、重病以及顽固性疾病和出血性疾病。如肺病咳血，取孔最；胃脘疼痛，取梁丘；心胸疼痛，取郄门、阴郄；地机，治疗顽固性痛经；养老，治疗急性腰扭伤；筑宾，治疗月经过多、功能性子宫出血与肾绞痛；中都，主治崩漏、疝痛、少腹急痛；水泉，主治心胸闷痛、足跟肿痛；温溜，主治头痛、面舌肿痛、疔毒；外丘，主治头项强痛、胸胁胀痛；金门，主治小儿惊风、癫痫、耳聋；会宗，主治手臂酸麻、胁肋疼痛

等。一般阴经郄穴多治血证，如中都治崩漏等；阳经郄穴多治急性疼痛，如颈项痛取外丘等。此外，当某脏腑有病变时，可按压郄穴进行检查以协助诊断。

四、背俞穴
（一）基本概念

脏腑之气输注于背腰部的腧穴，称为"背俞穴"，简称"俞穴"（表 2-15）。背俞穴首见于《灵枢》，《灵枢·背腧》载有五脏背俞穴的名称和位置。《脉经》明确了肺俞、肾俞、肝俞、心俞、脾俞、大肠俞、膀胱俞、胆俞、小肠俞、胃俞 10 个背俞穴的名称和位置，《针灸甲乙经》补充了三焦俞，《备急千金要方》又补充了厥阴俞，始至完备。

表 2-15　脏腑俞募穴表

脏	背俞穴	腹募穴	腑	背俞穴	腹募穴
肺	肺俞	中府	大肠	大肠俞	天枢
心	心俞	巨阙	小肠	小肠俞	关元

续表

脏	背俞穴	腹募穴	腑	背俞穴	腹募穴
心包	厥阴俞	膻中	三焦	三焦俞	石门
脾	脾俞	章门	胃	胃俞	中脘
肾	肾俞	京门	膀胱	膀胱俞	中极
肝	肝俞	期门	胆	胆俞	日月

（二）分布特点

每个脏腑各有一个背俞穴，都位于背腰部足太阳膀胱经的第一侧线上，大体依脏腑位置而上下排列，即脏腑在上者，其背俞位置高，脏腑在下者，其俞位置低，分别冠以脏腑之名。

（三）临床应用

背俞穴主要用于诊断和治疗相应脏腑的疾病，尤其是五脏病证，同时背俞穴还能治疗与五脏相关的五官九窍、皮肉筋骨病证。如肝俞治疗肝病，又能治疗目疾、筋脉挛急等；肾俞治疗肾病，也可治疗耳鸣、耳聋、阳痿及骨病等。同时，背俞穴还可用于脏腑病的诊断，当脏腑有疾时，在相应的背俞穴处可出现阳性反应区、阳性反应点及反应物等，诊察、按压背俞穴可以协助诊断脏腑疾患。

五、腹募穴

（一）基本概念

脏腑之气结聚于胸腹部的腧穴，称为腹募穴，简称"募穴"（表2-15）。腹募穴始见于《素问·奇病论》，《脉经》具体记载了期门、日月、巨阙、关元、章门、太仓（中脘）、中府、天枢、京门、中极等十个募穴的名称和位置，《针灸甲乙经》又补充了三焦募石门，后人又补充了心包募膻中，始臻完备。

（二）分布特点

募穴的分布，有在本经者，有在他经者，有系双穴者，有为单穴者，但均处于所募脏腑的表面。单穴都分布于任脉，有心包募膻中、心募巨阙、胃募中脘、三焦募石门、小肠募关元、膀胱募中极；双穴分布在两旁各经，即肺经的肺募中府，胆经的胆募日月、肾募京门，肝经的肝募期门、脾募章门，胃经的大肠募天枢。

（三）临床应用

腹募穴主要用于诊断和治疗相应脏腑的疾病，特别是六腑病证。

虽然背俞穴与腹募穴在主治上有所区别，前者以五脏病证为主，后者以六腑病证为主，但由于脏腑之气与俞、募穴都是相通的，所以临床治疗脏腑病，经常俞穴与募穴同时取用，称为"俞募配穴法"。如肺病喘咳多取肺俞；肾虚腰痛、阳痿遗精多取肾俞；胃病多取中脘；大肠病多取天枢等。俞募穴相配，除了能治疗脏腑本身的疾病外，还可以治疗病理上与内脏器官相关联的疾患。如肝俞配期门，主治一切肝病、胁肋痛、呕吐吞酸、黄疸、寒热往来等；心俞配巨阙，主治心痛、怔忡、惊悸、癫痫、失眠等；肺俞配中府，主治肺病、咳嗽、哮喘、咯血等；脾俞配章门，主治脾病、腹胀、水肿、胁痛、肠鸣、泄泻、黄疸等；肾俞配京门，主治遗精、白带、肾虚腰痛等；胆俞配日月，主治胀满、胁痛、呕吐、黄疸等；小肠俞配关元，主治小便癃闭、遗尿、消渴等；大肠俞配天枢，主治大便秘结或泄泻、腹胀、水肿等；膀胱俞配中极，主治小便不通或尿频、遗尿、五淋等；胃俞配中脘，主治胃脘痛、恶性呕吐、消化不良等；三焦俞配石门，主治水肿、小便不利；厥阴俞配膻中，主治胸膈气闷、呼吸困难等。

六、下合穴

（一）基本概念

下合穴又称六腑下合穴，是六腑之气下合于足三阳经的 6 个腧穴。《灵枢·本输》指出，"六府皆出足之三阳，上合于手者也"，说明六腑之气都通向下肢，在足三阳经上各有合穴，而手足三阳经又有上下相合的关系。《灵枢·邪气脏腑病形》详细记载了 6 个下合穴的名称和所属经脉，见表 2-16。

表 2-16　下合穴表

六腑	下合穴	六腑	下合穴
大肠	上巨虚	胃	足三里
小肠	下巨虚	膀胱	委中
三焦	委阳	胆	阳陵泉

（二）分布特点

胃、胆、膀胱的下合穴就是本经五输穴中的"合穴"，而与人体消化有关的大肠、小肠的下合穴位于足阳明胃经上，与人体水液代谢有关的三焦下合穴位于足太阳膀胱经上。

（三）临床应用

下合穴主要用于诊断和治疗六腑病。按照疾病所属内腑的不同，可取其相应的下合穴治疗。如足三里治疗胃脘痛、腹胀、饮食不化；阳陵泉治疗肝胆病之呕吐、黄疸、胁肋胀痛；上巨虚治疗大肠病之肠鸣、腹痛、泄泻、痢疾、肠痈等；委阳、委中主治气化不畅、水道不利、小便癃闭或遗溺等。

七、八会穴

（一）基本概念

八会穴指脏、腑、气、血、筋、脉、骨、髓等精气会聚处的腧穴（表 2-17）。八会穴首载于《难经·四十五难》："经言八会者，何也？然腑会太仓（中脘），脏会季胁（章门），筋会阳陵泉，髓会绝骨，血会膈俞，骨会大杼，脉会太渊，气会三焦外一筋直两乳内（膻中）也。"

表 2-17　八会穴表

八会	穴名	八会	穴名
脏会	章门	筋会	阳陵泉
腑会	中脘	脉会	太渊
气会	膻中	骨会	大杼
血会	膈俞	髓会	绝骨

（二）分布特点

八会穴的分布没有规律，多数分布在胸背、躯干部，少数分布在四肢部。

（三）临床应用

临床上，凡与脏、腑、气、血、筋、

脉、骨、髓此八者有关的病证，均可选取相关的八会穴治疗。如章门主治五脏病，以肝脾病为主；中脘主治六腑病，以胃与大肠病为主；膻中主治气机逆乱之病，如胸膈胀满、呼吸不利、呕逆嗳气、噎膈、哮喘等；膈俞主治多种血证，如咳血、吐血、衄血、崩漏、尿血、便血、痔血及外伤出血等；阳陵泉主治筋病，如半身不遂、肢体抽搐、瘫痪、痿痹、疼痛等；大杼主治骨病，如周身关节疼痛、项背强急、角弓反张等；悬钟主治髓病，如下肢瘫痪、痿软、疼痛；太渊主治如脉症、心肺疾患等。

八、八脉交会穴

（一）基本概念

八脉交会穴指奇经八脉与十二正经脉气相通的 8 个腧穴。八脉交会穴原称"流注八穴""交经八穴""八脉八穴"，见表 2-18。

表 2-18　八脉交会穴表

所属经脉	八穴名称	所通八脉	相合部位
足太阴经	公孙	冲脉	胃、心、胸
手厥阴经	内关	阴维	
手少阳经	外关	阳维	目外眦、颊、颈、耳后、肩
足少阳经	足临泣	带脉	
手太阳经	后溪	督脉	目内眦、项、耳、肩胛
足太阳经	申脉	阳跷	
手太阴经	列缺	任脉	胸、肺、膈、喉咙
足少阴经	照海	阴跷	

（二）分布特点

八脉交会穴均分布于肘膝关节以下，大部分是十二经脉的五输穴和络穴。

（三）临床应用

由于此八穴所属的经脉与奇经八脉相会通，所以这些穴位既能治疗所属经脉的病证，又能治疗相会通的奇经病证，还可以上、下配合以治疗相合部位的病证。如公孙通冲脉，故公孙既能治足太阴脾经病，又能治冲脉病；内关通阴维脉，故内关既能治手厥阴心包经病，又能治阴维脉病。其余依此类推。临床上八脉交会穴常上、下配合应用，称为八脉交会配穴法。如内关配公孙主治心痛、胃脘痛、痢疾、腹部胀痛、胸闷心悸等；后溪配申脉主治颈项、肩胛及脊柱强痛，不寐等；足临泣配外关主治耳鸣耳聋，偏头痛，耳后、肩臂痛等；列缺配照海主治咳嗽、喘息、咽喉干痛等。此外，以八脉交会穴为主，还演变出"灵龟八法"和"飞腾八法"两种配穴法。

九、交会穴

（一）基本概念

交会穴是指两条以上经脉相交或会合处的腧穴。其中腧穴所归属的经脉称为本经，与之相交会的经脉称为他经。交会穴在《黄帝内经》中就有相关的记载，但绝大部分内容出自《针灸甲乙经》，后世医家又有所增补。

（二）分布特点

交会穴的分布没有规律，多分布在头面、躯干部位。

（三）临床应用

交会穴的主治特点是不但能治腧穴所

在的本经疾病，而且能治疗所交会经脉的疾病。如三阴交为足三阴经的交会穴，不仅可治疗脾经（本经）病证，也可治足少阴肾经（他经）和足厥阴肝经（他经）的病证。

第四节　腧穴定位方法

腧穴定位方法，是指确定腧穴位置的基本方法。腧穴分布于人体各部，如果没有一定的方法来度量、测定，就很难确定腧穴的位置。临床上取穴是否准确，直接关系着治病疗效。因此，只有掌握腧穴的定位方法，才能准确取穴，提高疗效。腧穴定位的方法一般分为骨度分寸法、体表标志法、手指比量法和简便定位法。

一、骨度分寸定位法

骨度分寸法，古称"骨度法"，首见于《灵枢·骨度》。本法是以骨节为主要标志测量周身各部的大小、长短，并依其尺寸按比例折算作为定穴的标准。这种分部折寸的尺度一般应以患者本人的身材为依据，不论男女、老少、高矮、胖瘦均可以此为标准来测定腧穴。临床应用时常把取穴部位骨节两端的长度（尺寸）折成为一定等份，每一等份为 1 寸，故有人又将其称为"指测等份定位法"。全身各部骨度折量寸列表、图示，见表 2-19 和图 2-1。

表 2-19　常用骨度表

部位	起止点	折量寸	度量法	说明
头部	前发际中点至后发际中点	12 寸	直	如前发际不明，从眉心至大椎穴作 18 寸，眉心至前发际作 3 寸，大椎穴至后发际作 3 寸
	前额两发角之间	9 寸	横	
	耳后两完骨（乳突）之间	9 寸	横	
胸腹部	天突至歧骨（胸剑联合）	9 寸	直	胸部与胁肋部取穴直寸，一般根据肋骨计算，每一肋骨折作 1.6 寸（天突穴至璇玑穴可作 1 寸，璇玑穴至中庭穴，各穴间可作 1.6 寸计算）
	歧骨至脐中	8 寸	直	
	脐中至横骨上廉	5 寸	直	
	（耻骨联合上缘）两乳头之间	8 寸	横	胸腹部取穴横寸，可根据两乳头间的距离折量，女性可用锁骨中线代替
背腰部	大椎以下至尾骶	21 椎	直	背腰部腧穴以脊椎棘突标志作为定位依据
身侧部	肩胛骨内侧缘至后正中线	3 寸	横	用于背腰部腧穴的横向定位
	腋以下至季胁	12 寸	直	季胁指第 11 肋端下方
	季胁以下至髀枢	9 寸	直	髀枢指股骨大转子高点

续表

部位	起止点	折量寸	度量法	说明
上肢部	腋前、后纹头至肘横纹（平肘尖）	9寸	直	用于手三阴、手三阳经腧穴的定位
	肘横纹至腕横纹	12寸	直	
下肢部	横骨上廉至内辅骨上廉	18寸	直	内辅骨上廉指股骨内上髁上缘
	内辅骨下廉至内踝尖	13寸	直	内辅骨下廉指胫骨内侧髁下方 内踝尖指内踝向内的凸起处
	髀枢至膝中	19寸	直	臀横纹至膝中可作14寸折量
	膝中至外踝尖	16寸	直	膝中的水平线，前平膝盖下缘，后平腘横纹，屈膝时可平犊鼻穴

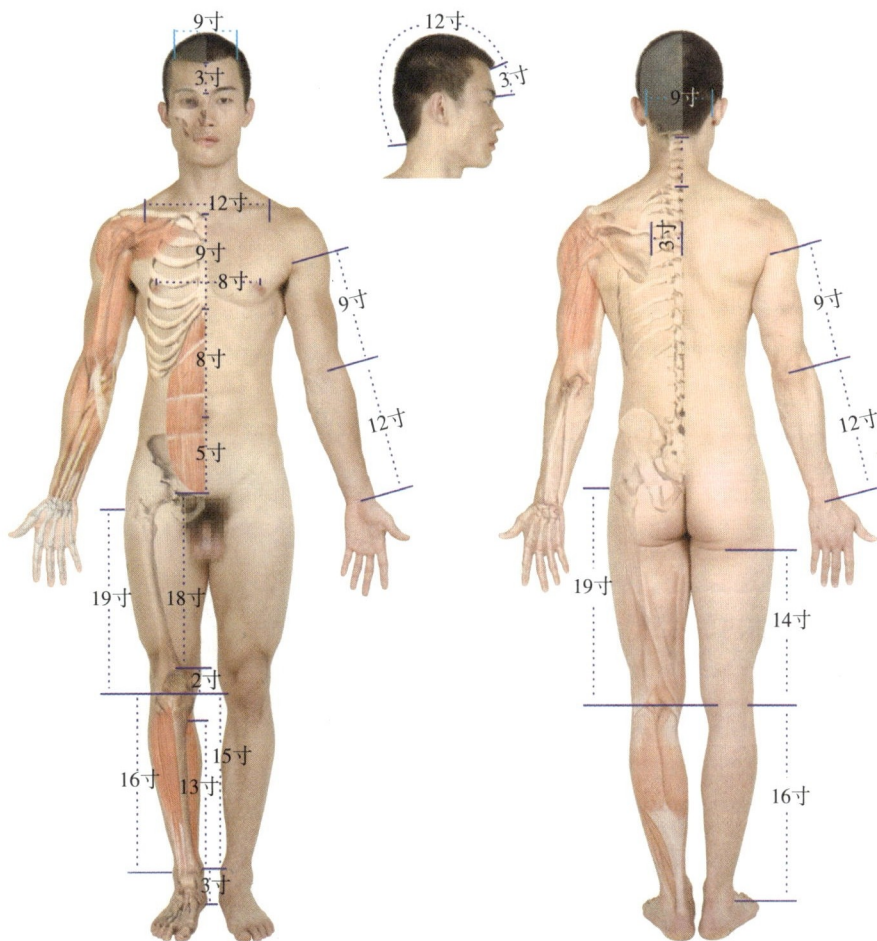

图 2-1　常用骨度分寸图

二、体表标志定位法

体表标志，主要指分布于全身体表自然的骨性标志和肌性标志。依据人体体表标志而定取穴位的方法，称"体表标志法"。人体的体表标志分为以下两类。

1. 固定标志 指不受人体活动影响而固定不移的标志，如五官、毛发、爪甲、乳头、肚脐以及骨节凸起和凹陷、肌肉隆起等。比较明显的标志，如鼻尖取素髎，两眉中取印堂，两乳头中间取膻中，脐旁2寸取天枢，腓骨小头前下取阳陵泉等。此外，可依据肩胛冈平第3胸椎棘突，肩胛骨下角平第7胸椎棘突，髂嵴平第4腰椎棘突为标志，来定位背腰部的腧穴。

2. 活动标志 指需要采取相应的动作姿势才能出现的标志，如皮肤的皱襞（纹）、肌肉的凹陷、肌腱的显露以及某些关节间隙等。例如：取耳门、听宫、听会三穴要张口取；下关穴应闭口取；取阳溪穴应将拇指翘起，当拇长伸肌腱、拇短伸肌腱之间的凹陷中；取养老穴，应正坐屈肘，掌心向胸，当尺骨小头桡侧骨缝中取之；握拳，掌后横纹取后溪等。

三、手指同身寸定位法

手指比量法是以患者的手指为标准度量取穴的方法，又称为"手指同身寸取穴法"或"指度法"。这是一种在分部折寸的基础上使用的一种简便取穴法。常用的手指比量法有两种，即拇指同身寸、横指同身寸。

1. 拇指同身寸 根据《备急千金要方》讲，"中指上第一节为一寸，亦有长短不定者，即取手大拇指第一节横度为一寸"，即以患者拇指指间关节的宽度作为1寸。此法亦适用于四肢部的直寸取穴。该法见图2-2。

2. 横指同身寸 又称"一夫法"，即将食指、中指、无名指和小指并拢时，以中指近端指间关节横纹水平的四指宽度作为3寸（见图2-3）。此法出自《肘后备急方》："以病人手横掩，下并四指，名曰一夫。""夫"在这里是度量单位，见《礼记·投壶》郑玄注："铺四指曰扶"。四指相并为三寸出自《备急千金要方》："凡量一夫之法，覆手并舒四指，对度四指上中节上横过为一夫。"书中提出取足三里用"一夫法"，又说足三里为膝下3寸，这就间接说明一夫为3寸。此法主要用于量下肢、下腹部和背部的横寸。

在定取穴位时一定要注意，使用手指比量法时医生必须参照患者的手指大小，在骨度分寸的基础上来运用，既不能连续采用本法选取某一个穴位，也不能应用本法量取全身各部穴位，否则长短失度，影响取穴的准确性。

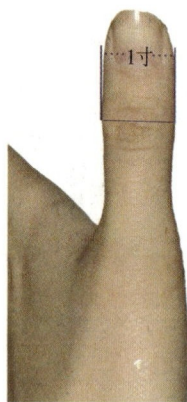

图2-2 拇指同身寸

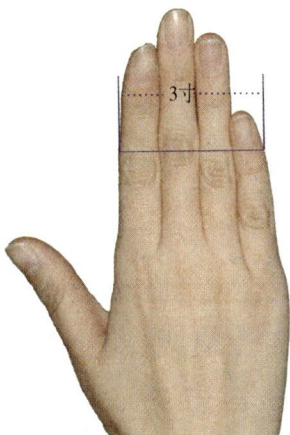

图 2-3　横指同身寸

四、简便取穴法

简便取穴法是临床上常用的一种简便易行的取穴方法。如两虎口交叉，食指端处是列缺（以患者左右手两虎口交叉，一手食指压在另一手腕后高骨的正中上方，当食指尖处有一凹陷就是本穴）。又如垂手中指指端取风市（患者两手臂自然下垂，于股外侧中指尖达到处即是本穴），此外还有垂肩曲肘肘尖取章门，两耳角直上连线中点取百会等。这些方法，都是在长期的临床实践中总结出来的，但都要以骨度分寸和体表标志为基础。

第五节　腧穴的现代研究

腧穴有经穴、奇穴和阿是穴三大类，现代研究和文献报道大多集中于经穴，故本节主要介绍经穴的现代研究进展。

经穴研究在经穴形态结构特异性、经穴生物物理学特异性、经穴病理反映特异性和经穴治疗效应特异性研究方面取得了一些重要进展。①经穴形态结构特异性的研究显示，经穴较之于非穴位具有如下特征：表皮薄，神经末梢丰富，感受器密集，血管及淋巴细胞丰富，肥大细胞密集成群，多沿经线走行方向上的小神经束或神经末梢分布，可能是肌肉、皮肤上具有高密度的神经末梢的易兴奋的复合体，由多种组织构成空间立体结构[1-4]。针刺效应信号主要通过皮肤、皮下组织、肌肉、筋膜、肌腱和骨间膜/骨膜中的感受装置和传入神经纤维始动和介导，不同的经穴因在体表的分布不同而涉及的组织结构有所不同，产生不同的治疗效果[5]。②经穴的电学特异性研究发现，经穴具有低电阻、高电位特性，伏安特性曲线的低惯性特征，伏安特性具有非线性、惯性特征[6-7]。经穴的电磁学特性研究发现，声经穴局部磁场强度最强，带电粒子顺着磁力线向远处推移，产生循经感传现象[8]。③经穴病理反应特异性的研究发现。天枢压痛常反映肠道疾患，期门、日月压痛或自发性疼痛明显者多见于胆囊疾患，而关元、中极压痛多见于泌尿及生殖器官疾患[9]。哮喘患者发作期在两侧肺俞、定喘、太渊各穴超微弱发光值均异于正常对照，说明某些疾病状态可以特征性地反映在相关腧穴上[10]。④经穴治疗效应特异性的研究表明，不同经脉的经穴在主治效应上存在差别；同一经脉上的不同经穴疗效上不仅有共性，同时也存在相对特异性；而经穴与非穴相比，非穴存在一定的安慰效应，经穴则具有相对特异的治疗效应[11-12]；五脏原穴与五脏之间具有密切相关的特异性，而下合穴与六腑相关的特异性则更突出[13]。

近年来对于阿是穴的认识：①阿是穴可能是中央扳机点，其病理为退变挛缩的肌小节，阿是穴不一定在疼痛野，阿是穴和扳机点可以互相借鉴干预方法[14]。②阿是穴是临床经筋病治疗的主要用穴。经筋病中阿是穴分布在肌肉、韧带等软组织的应力集中点，人体功能活动的应力集中点，相关起协同或拮抗作用的肌肉、韧带的起止点、肌腹、腱鞘、脂肪垫、滑囊、滑车、籽骨等处，以及神经出口处和肌筋膜附着处[15]。

参考文献

[1]Kendall D E.针刺的科学基础（第1部分）[J].国外医学：中医中药分册，1991，13（1）：40-42.

[2]李熳，施静，刘晓春，等.电针对大鼠针刺穴位、穴旁和炎性痛病灶皮下肥大细胞数量的影响[J].中国针灸，2003,23(10)：598-601.

[3]Ifrim-Chen F，Ifrim M. The relation between the acupoint structures and the clinical therapeutic effects[J].Ital J Anat Embryol，2005，110（1）：45-49.

[4]Li AH，Zhang JM，Xie YK. Human acupuncture points mapped in rats are associated with excitable muscle/skin-nerve complexes with enriched nerve endings[J].Brain Res.2004，1012（1-2）：154-159.

[5]高俊虹，王玉敏，崔晶晶，等.穴位不同组织结构决定和影响经穴-内脏效应特异性的科学基础[J].中国针灸，2010,30（4）：293-295.

[6]程绍鲁，郑毓新，余遹登，等.443例人体经穴皮肤电阻抗振荡波动现象观察[J].针刺研究，2000，25（2）：109-111.

[7]沈雪勇，魏建子，张一和，等.人体穴位伏安特性研究[J].中国针灸，2006，26（4）：267.

[8]Lymans kyi Iup，Kolbun M D. The information-wave hypothesis of a pain[J].Fiziolohichnyi Zhurnal，2004,50（3）:92-102.

[9]吴文君.中医"治未病"与经穴阳性反应物[J].长春中医学院学报,2001,17（3）：1-2.

[10]杨文英，周文新，孙克兴.疾病状态下腧穴超微弱发光的研究[J].上海针灸杂志，1998，17（6）：2-3.

[11]梁繁荣.经穴特异性研究与应用[M].北京：人民卫生出版社，2014.

[12]梁繁荣，唐勇，曾芳.经穴效应特异性国内外研究现状与展望[J].上海针灸杂志，2008，27（12）：43-45.

[13]黄建军，程凯.原穴与脏腑相关性探析[J].中国针灸，2001，21（6）：347-349.

[14]杨国法，靳聪妮，原苏琴.阿是穴的现代医学解析[J].中国针灸,2012,32（2）：180-183.

[15]郭长青，刘乃刚.经筋病阿是穴分布特点探析[J].中国中医基础医学杂志，2011，17（8）：899-900.

小结

1.腧穴的分类　腧穴分为经穴、奇穴、阿是穴三大类。

2.腧穴的命名　腧穴多是按照自然类、物象类、人体类而命名。在以"人体类"命名中，腧穴主要是以所在的体表部位、腧穴所在的解剖部位、人体生理功能、与经络气血的关系以及腧穴的治疗作用而命名。

3.腧穴的主治特点和规律 腧穴的主治特点有近治作用、远治作用和特殊作用。腧穴特殊作用包括腧穴主治的相对特异性和双向良性调整作用两个方面。腧穴的主治规律主要包括分经主治规律和分部主治规律。

4.特定穴 是指十四经穴中具有特殊治疗作用，并按特定称号归类的腧穴。这些腧穴在十四经穴中不仅在数量上占有相当的比例，而且在针灸学的基本理论和临床应用方面也具有极其重要的作用。特定的包括五输穴、原穴、络穴、郄穴、背俞穴、腹募穴、下合穴、八会穴、八脉交会穴、交会穴10类。

5.腧穴的定位方法 一般分为骨度分寸法、体表标志法、手指比量法和简便定位法。

思考题

1. 请写出十二经脉的循行、分布、交接规律。

2. 请比较络脉与经别的异同点。

3. 根据五输配五行的应用，肺经虚证应取何穴？肝经实证应取何穴？

4. 特定穴中治疗脏腑病的穴有哪些？

第三章

经络腧穴各论

导学： 本章主要介绍十四经的循行、病候，腧穴的定位、主治要点、刺灸方法、临床常用配穴以及经外奇穴的有关内容。要求重点掌握十四经脉的循行以及与脏腑、组织、器官的联系，常用腧穴及经外奇穴的定位、主治要点和针刺操作方法；熟悉十四经经穴及经外奇穴的组成。

第一节　手太阴肺经与腧穴

一、手太阴肺经（Lung Meridian of Hand–Taiyin，LU）

（一）经脉循行

手太阴肺经，起始于中焦，向下联络大肠，返回沿着胃上口，穿过横膈，入属于肺脏。从气管、喉咙部横出腋下，向下循上臂内侧，行于手少阴经、手厥阴经之前，经过肘，沿前臂内侧桡骨边缘，进入寸口（桡动脉搏动处），经大鱼际部，沿其边缘出于大指的桡侧端。

腕部支脉：从腕后分出沿着食指桡侧走向末端，与手阳明大肠经相连接（图3-1）。

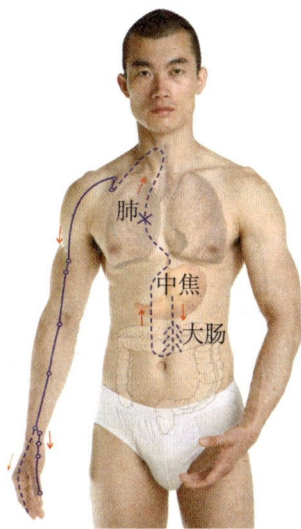

图 3-1　手太阴经脉循行示意图

（二）经脉病候

咳嗽，气喘，少气不足以息，咳血，伤风，肺部胀满，咽喉肿痛，缺盆部及手臂内侧前缘痛，肩背部寒冷、疼痛等症。

二、手太阴肺经腧穴

（一）腧穴名称与代码

中府 LU 1、云门 LU 2、天府 LU 3、侠白 LU 4、尺泽 LU 5、孔最 LU 6、列缺 LU 7、经渠 LU 8、太渊 LU 9、鱼际 LU 10、少商 LU 11（图3-2）。

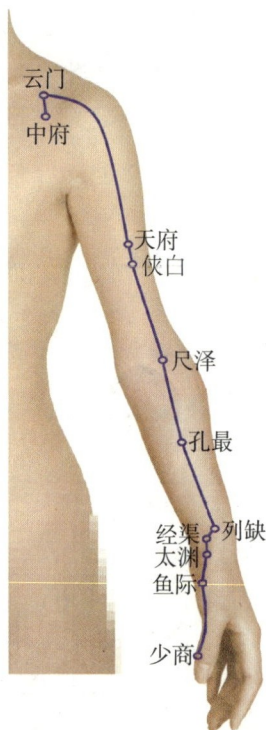

图 3-2　手太阴经脉经穴示意图

（二）主治概要

本经腧穴主治胸、肺和咽喉疾患，以及经脉循行所过部位的其他病证。

（三）常用腧穴

中府（Zhōngfǔ，LU 1）募穴；手太阴、足太阴经交会穴

【穴解】中，胸中；府，聚也；募，乃脏气结聚之所。因肺居胸中，穴为肺之募，故名。

【定位】在胸部，锁骨下窝外侧，前正中线旁开 6 寸，横平第 1 肋间隙（图 3-3）。

【取法】正坐位或仰卧位，先取锁骨外端（肩峰端）下方凹陷处的云门穴，当云门穴直下约 1 寸，与第 1 肋间隙平齐处取穴。

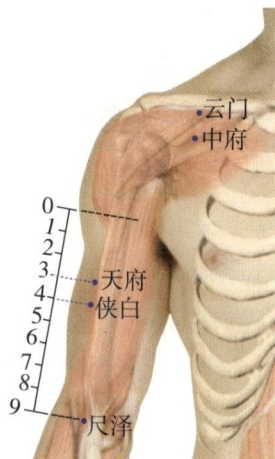

图 3-3

【解剖】浅层有锁骨上中间神经、第 1 肋间神经外侧皮支；深层有胸肩峰动、静脉，胸内、外侧神经。

【主治】①咳嗽，气喘，胸痛。②肩背痛。

【操作】向外斜刺或平刺 0.5 ～ 0.8 寸，不可向内深刺，以免伤及肺脏，引起气胸。

【配伍】配大椎、肺俞、风门、膻中主治咳嗽，气喘，胸闷；配肺俞、孔最、复溜治疗肺燥阴虚之干咳。

【现代研究】刘氏等采用肺俞配中府的针刺法治疗慢性支气管炎、支气管哮喘患者，结果显示，患者肺功能的改善较单纯针刺肺俞或中府更为显著，提示肺的俞募配穴具有协同治病的作用。{孔素平，单秋华，董安梅.肺俞募配穴对肺功能的协同或拮抗作用的观察 [J]. 中国针灸，2004，24（12）:840-842.}

尺泽（Chǐzé，LU 5）合穴

【穴解】尺，指长度，相对于"寸"而言，腕关节处称为"寸口"，肘关节即称为

"尺"；泽，指沼泽，低洼水聚之处。本穴位于肘窝，是手太阴经之合水穴，故名。

【定位】在肘横纹中，肱二头肌腱桡侧凹陷处（图3-3）。

【取法】手掌向上，肘部微弯曲，于肘横纹上肱二头肌腱桡侧缘取穴。

【解剖】浅层有前臂外侧皮神经、头静脉等；深层有桡神经、桡侧副动、静脉前支，桡侧返动、静脉等。

【主治】①咳嗽，气喘，咯血，潮热。②咽喉肿痛。③急性腹痛，吐泻。④肘臂挛痛。

【操作】直刺0.8～1.2寸，或用三棱针点刺出血。

【配伍】配天突、肺俞、丰隆主治咳嗽，气喘，痰多；配委中主治急性腹痛，吐泻；配少商主治咽喉肿痛。

【现代研究】付氏等从肺肠论的角度针刺中府、尺泽等穴位探讨了对支气管哮喘患者的影响，结果显示：哮喘患者的肺系症状以及大肠系统症状得到改善，且肺、肠症状的改善具有明显相关性。{付珏，张昶，王宝凯，等.针刺从肺肠论治对支气管哮喘患者中医症状的影响[J].北京中医药大学学报，2013，36（4）：272-276.}

孔最（Kǒngzuì，LU 6）郄穴

【穴解】孔，孔隙；最，甚也，聚也。孔最为肺经之郄穴，乃肺经经气深聚之处，故名。

【定位】在前臂掌面桡侧，当尺泽与太渊连线上，腕横纹上7寸处（图3-4）。

【取法】伸臂仰掌，于尺泽与太渊连线的中点向上1寸，当桡骨内缘处取穴。

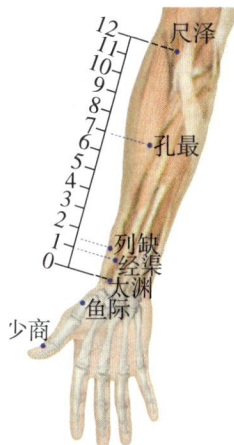

图3-4

【解剖】浅层有前臂外侧皮神经，头静脉等；深层有桡神经浅支，桡动、静脉等。

【主治】①咳嗽，气喘，咯血，潮热。②鼻衄，咽喉肿痛，失音。③热病无汗，痔血。④肘臂挛痛。

【操作】直刺0.5～1寸。因穴下有桡动脉、静脉，故针刺时避开血管，以防出血。

【配伍】配肺俞、鱼际主治哮喘；配肺俞、膈俞主治咳嗽，咯血。

列缺（Lièquē，LU 7）络穴；八脉交会穴（通任脉）

【穴解】列，行列、分解；缺，缺口。手太阴络脉在此处别出而行于手阳明经，穴又位于桡骨茎突下陷之两筋间裂隙处，故名。

【定位】在前臂桡侧缘，桡骨茎突上方，腕横纹上1.5寸。当肱桡肌与拇长展肌腱之间（图3-4）。

【取法】简便取法，以患者左右两手虎口交叉，一手食指压在另一手的桡骨茎突上，当食指尖到达之处是穴。

【解剖】浅层布有头静脉、前臂外侧皮神经、桡神经浅支；深层有桡动、静脉分支。

【主治】①咳嗽，气喘。②头项强痛，咽喉肿，口眼歪斜。③尿血，小便热，阴茎痛。④手腕无力。

【操作】向上斜刺 0.3～0.5 寸。

【配伍】配风门、肺俞、丰隆主治咳嗽，气喘，痰多；配少商、照海主治咽喉干痛；配后溪、风池、合谷主治外感头痛，项强。

【现代研究】罗氏等针刺列缺、后溪治疗 166 例颈型颈椎病，每日 1 次，10 天为一疗程，结果痊愈 84 例，好转 73 例，总有效率 94.58%。{罗琳，陶惠琼.针刺列缺、后溪治疗颈型颈椎病 166 例 [J].光明中医，2014，29（1）：129-130.}

太渊（Tàiyuān，LU 9）输穴；原穴；八会穴之脉会

【穴解】太，大也；渊，深也。肺朝百脉，太渊为肺之原穴，故脉气至此大而深，故名。

【定位】在腕掌侧横纹桡侧，桡动脉搏动处（图 3-4）。

【取法】仰掌，动脉搏动处取穴。

【解剖】浅层布有前臂外侧皮神经、桡神经浅支，桡动脉掌浅支；深层有桡动、静脉等。

【主治】①咳嗽，气喘，胸痛。②咽喉肿痛。③无脉症。④手腕无力疼痛。

【操作】直刺 0.3～0.5 寸。因穴下有桡动脉，故针刺时应避开桡动脉，以防出血。

【配伍】配风门、肺俞、足三里主治久咳，气喘，无力；配人迎、内关、冲阳主治无脉症。

鱼际（Yújì，LU 10）荥穴

【穴解】鱼，指拇掌肌肉的形状；际，边际。穴在鱼形肌肉之赤白肉际处，故名。

【定位】在手拇指掌指关节后，约当第 1 掌骨中点桡侧，赤白肉际处（图 3-4）。

【取法】侧掌，第 1 掌骨中点之掌侧赤白肉际处取穴。

【解剖】浅层布有正中神经掌皮支、桡神经浅支；深层有正中神经肌支、尺神经肌支等。

【主治】①咳嗽，气喘，咯血。②咽喉肿痛，失音。③发热。

【操作】直刺 0.5～0.8 寸，或用三棱针点刺出血或挑治。

【配伍】配大椎、肺俞、孔最、天突主治哮喘发作；配四缝主治小儿疳积；配少商主治咽喉肿痛。

【现代研究】房氏等针刺鱼际穴治疗 58 例支气管哮喘患者，针尖向掌心斜刺 20～35mm，得气后留针 20～30 分钟，配合行针。结果显示：临床控制 12 例，显效 18 例，有效 22 例，总有效率 89.6%。{房晓宇，方晓.针刺鱼际穴治疗支气管哮喘 58 例 [J].人民军医，2008，51（6）:343.}

少商（Shàoshāng，LU 11）井穴

【穴解】少，微小；商，古代五音之一，属金，应肺。穴为肺经之井穴，商金之气在此初生，比较微小，故名。

【定位】在手拇指末节桡侧，距指甲角 0.1 寸（图 3-5）。

【取法】伏掌，拇指桡侧指甲角内下方

0.1 寸处取穴。

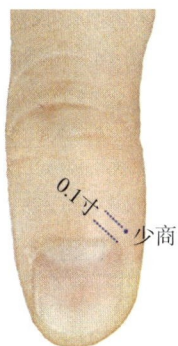

图 3-5

【解剖】有正中神经指掌侧固有神经之指背支，拇主要动、静脉与第 1 掌背动、静脉分支所形成的动静脉网。

【主治】①咳嗽。②咽喉肿痛，失音，鼻衄。③昏迷，癫狂。④发热。

【操作】浅刺 0.1 ~ 0.2 寸，或用三棱针点刺出血。

【配伍】配大椎、十宣点刺放血主治高热；配商阳、耳尖主治咽喉肿痛，发热；配水沟、中冲主治中风昏迷。

（四）其他腧穴（表3-1）

表 3-1　其他腧穴的定位、主治和操作

穴名	代码	定位	主治	操作
云门	LU 2	在胸部，锁骨下窝凹陷中，肩胛骨喙突内缘，前正中线旁开 6 寸	1. 咳嗽，气喘，胸痛 2. 肩痛	向外斜刺或平刺 0.5 ~ 0.8 寸；不可向内深刺
天府	LU 3	在上臂前区，腋前纹头下 3 寸，肱二头肌桡侧缘处	1. 咳嗽，气喘，鼻衄 2. 瘿气 3. 上臂内侧痛	直刺 0.5 ~ 1 寸
侠白	LU 4	在上臂前区，腋前纹头下 4 寸，肱二头肌桡侧缘处	1. 咳嗽，气喘 2. 干呕，烦满 3. 上臂内侧痛	直刺 0.5 ~ 1 寸
经渠	LU 8	在前臂前区，腕掌侧远端横纹上 1 寸，桡骨茎突与桡动脉之间	1. 咳嗽，气喘，胸痛，咽喉肿痛 2. 手腕痛	避开桡动脉，直刺 0.5 ~ 1 寸

小结

1. 经脉循行　①经脉的体表循行线：主要循行于上肢内侧前缘。起于中府，止于少商。②联系的脏腑器官：肺、大肠、胃、喉咙、气管。

2. 腧穴主治要点　①咽喉病：少商、鱼际、孔最、尺泽、列缺治咽喉肿痛。②胸肺部疾病：中府治疗咳嗽，气喘；太渊治肺气虚，咳嗽痰多；鱼际治咳嗽少痰；尺泽、鱼际治疗肺热咳嗽；孔最治疗咳嗽，气喘，急性咯血。③经脉循行部位的病证：中府、云门治肩背痛；天府、侠白治上肢内侧疼痛、麻木、痿痹；尺泽治肘臂挛痛；太渊治手腕疼痛无力；少商治大指拘挛疼痛。

第二节　手阳明大肠经与腧穴

一、手阳明大肠经（Large Intestine Meridian of Hand-Yangming，LI）

（一）经脉循行

手阳明大肠经，起始于食指末端，沿食指桡侧缘，经第1、2掌骨间，进入两筋（拇长伸肌腱和拇短伸肌腱）之间，沿前臂外侧前缘，上肘外侧，经上臂外侧前缘，上肩，出肩峰部前边，上行颈部交会于督脉，再向前行，从缺盆部进入胸腔，联络于肺脏，通过横膈，属于大肠。

颈部支脉：从缺盆部上行至颈部，上面颊，进入下齿，出来夹口旁，交会于人中（水沟穴）——左脉向右，右脉向左，上夹鼻翼两旁，连接足阳明胃经（图3-6）。

（二）经脉病候

齿痛，面颊部肿胀，眼睛昏黄，口干，鼻流涕或出血，喉咙痛，肩前、上臂部、食指疼痛或活动不利等症。

二、手阳明大肠经腧穴

（一）腧穴名称与代码

商阳 LI 1、二间 LI 2、三间 LI 3、合谷 LI 4、阳溪 LI 5、偏历 LI 6、温溜 LI 7、下廉 LI 8、上廉 LI 9、手三里 LI 10、曲池 LI 11、肘髎 LI 12、手五里 LI 13、臂臑 LI 14、肩髃 LI 15、巨骨 LI 16、天鼎 LI 17、扶突 LI 18、口禾髎 LI 19、迎香 LI 20（图3-7）。

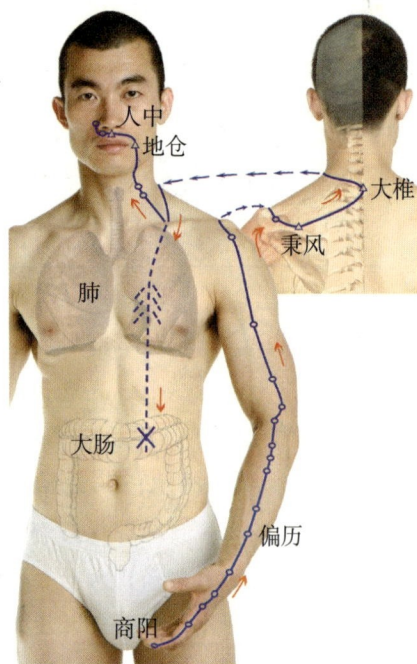

图3-6　手阳明经脉循行示意图

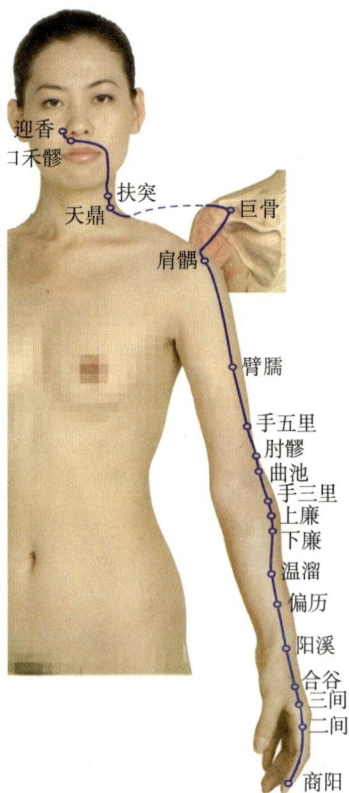

图3-7　手阳明经脉经穴示意图

（二）主治概要

本经腧穴主治头面五官疾病、热病及经脉循行所过部位的其他病证。

（三）常用腧穴

商阳（Shāngyáng，LI 1）井穴

【穴解】商，五音之一，属金；阳，阴阳之阳。大肠属阳金，此乃阳金脉气始生之处，故名。

【定位】在手指，食指末节桡侧，指甲根角侧上方0.1寸（图3-8）。

【取法】食指指甲桡侧缘垂直线与底边水平线的交点。

【解剖】有正中神经的指掌侧固有神经之指背支和食指桡侧动脉与第1掌背动脉分支所形成的动、静脉网。

【主治】①咽喉肿痛，齿痛。②昏迷，中暑。③热病。

【操作】浅刺0.1寸，或点刺放血。

【配伍】配合谷、少商主治咽喉肿痛；配少商、中冲、关冲等井穴主治中风昏迷。

【现代研究】周氏等采用商阳点刺放血治疗100例扁桃体炎，选取双侧商阳穴消毒后，用三棱针点刺，然后挤出3～6滴血，重者6～12滴血，结果100例均治愈。{周菲菲，文利.商阳点刺放血治疗扁桃体炎100例[J].湖南中医杂志，2014，20（1）:54.}

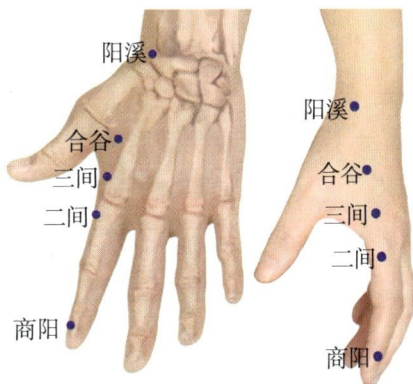

图3-8

三间（Sānjiān，LI 3）输穴

【穴解】三，第三；间，间隙。间，指穴。此为大肠经第三穴，故名。

【定位】在手背，第2掌指关节桡侧近端凹陷中（图3-8）。

【取法】握拳，食指指掌关节头后下方凹陷或从第2掌骨桡侧向前推至掌骨头处。

【解剖】浅层神经由桡神经的指背神经与正中神经的指掌侧固有神经双重分布，血管有手背静脉网，第1掌背动、静脉和食指桡侧动、静脉的分支；深层有尺神经深支和正中神经的肌支。

【主治】①齿痛，咽喉肿痛。②身热。

【操作】直刺0.3～0.5寸。

【配伍】配合谷主治目翳；配前谷主治目急痛。

合谷（Hégǔ，LI 4）原穴

【穴解】合，结合；谷，山谷。穴在第1、第2掌骨之间，局部呈山谷样凹陷，故名。

【定位】手背，第1、2掌骨间，当第2掌骨桡侧中点处（图3-8）。

【取法】以一手的拇指指骨关节横纹，放在另一手拇、食指之间的指蹼缘上，当拇指尖下是穴。

【解剖】浅层布有桡神经浅支，手背静脉网桡侧郊和第 1 掌背动、静脉的分支或属支；深层分布有尺神经深支的分支等。

【主治】①头痛，口眼歪斜，齿痛，目赤肿痛，鼻衄，耳聋。②发热恶寒，多汗，无汗。③经闭，滞产。④上肢痿痹、不遂，手指挛痛。

【操作】直刺 0.5 ～ 1 寸。孕妇不宜针、不宜灸。

【配伍】配颊车主治牙痛，面痛；配太冲称为四关穴，主治癫狂、头痛、眩晕等。

【现代研究】常氏等观察了针刺合谷透三间穴降低中风后遗症全手肌张力增高的疗效，将 60 例患者随机分为 2 组，均采用醒脑开窍针刺法，治疗组加用合谷透三间，对照组加合谷穴。结果显示：治疗组的两量表评分改善明显优于对照组，差异有统计学意义。{ 常颖慧，申鹏飞，石学敏 . 合谷透三间对降低中风致全手肌张力增高的临床疗效观察 [J]. 针刺临床杂志，2010，26（6）：30-32.}

阳溪（Yángxī，LI 5）经穴

【穴解】阳，指阳经；溪，指沟溪。穴位局部呈凹陷，好像山间沟溪，故名。

【定位】在腕部，腕背横纹远端横纹桡侧，桡骨茎突远端，手拇指向上翘时，当拇短伸肌腱与拇长伸肌腱之间的凹陷中（图 3-8）。

【取法】手掌背屈，拇指向外上方挺起，掌背横纹桡侧两筋之间的凹陷处。

【解剖】浅层布有头静脉和桡神经浅支；深层分布桡动、静脉的分支或属支。

【主治】①手腕痛。②头痛，齿痛，咽喉肿痛。

【操作】直刺 0.3 ～ 0.5 寸。

【配伍】配合谷主治目翳；配前谷主治目急痛。

偏历（Piānlì，LI 6）络穴

【穴解】偏，偏离；历，行径。大肠经从穴处分出络脉，偏行肺经，故名。

【定位】在前臂，腕背侧腕横纹上 3 寸，在阳溪与曲池的连线上（图 3-9）。

【取法】在阳溪与曲池穴的连线上，先二等分，即为 6 寸，再等分，即为 3 寸，靠近腕横纹的等分处或前臂上 1/4 与下 3/4 交点处即为该穴。

【解剖】浅层布有头静脉的属支，前臂外侧皮神经和桡神经浅支；深层有桡神经的骨间后神经分支。

【主治】①鼻衄，耳鸣，耳聋。②手臂酸痛。③水肿。

【操作】直刺或斜刺 0.3 ～ 0.5 寸。

【配伍】配太渊为原络配穴法，主治感冒，头痛，咽喉痛；配水分、阴陵泉主治水肿。

【现代研究】唐氏针刺偏历治疗网球肘 116 例，取患侧偏历，用短刺法斜刺，继用温和灸，留针配合屈伸肘关节，每日 1 次；对照组取曲池、合谷等平补平刺法，得气后留针 15 ～ 30 分钟。结果显示：治疗组痊愈率明显高于对照组。{ 唐文奎 . 针灸偏历治疗网球肘 116 例 [J]. 上海针灸杂志，1996，15（2）：15.}

手三里（Shǒusānlǐ, LI 10）

【穴解】手，上肢；三，数词；里，古代有以里为寸之说。因穴距上肢肘髎 3 寸，故名。

【定位】在前臂，肘横纹下 2 寸，在阳溪与曲池的连线上（图 3-9）。

【取法】屈肘 90°，掌心向躯干，将阳溪与曲池的连线四等分，靠近曲池穴部分三等分，其 2/3 与 1/3 交接处即是此穴。

【解剖】浅层布有前臂外侧皮神经、前臂后皮神经；深层有桡侧返动、静脉的分支或属支，以及桡神经深支。

【主治】①上肢不遂，肘臂痛。②齿痛，颊肿。③腹痛腹泻。

【操作】直刺 0.5 ～ 0.8 寸。

【配伍】配肩髃、合谷主治腹胀，吐泻；配温溜、曲池、中渚、丰隆主治喉痹不能言。

曲池（Qūchí, LI 11）合穴

【穴解】曲，弯曲；池，池塘。屈肘，肘桡侧纹头凹陷如池，穴在其中，故名。

【定位】在肘区，屈肘成直角，在肘横纹外侧端与肱骨外上髁连线的中点（图 3-9）。

【取法】向前平伸上肢，掌心向内，在尺泽与肱骨外上髁连线的中点。

【解剖】浅层布有头静脉的属支和前臂后皮神经；深层有桡神经，桡侧返动、静脉和桡侧副动、静脉间的吻合支。

【主治】①咽喉肿痛，齿痛，目赤痛。②热病。③风疹，湿疹。④高血压。⑤上肢不遂，肘臂疼痛无力。⑥癫狂。⑦腹病

腹泻。

【操作】直刺 0.8 ～ 1 寸。

【配伍】配合谷、外关主治感冒发热，咽喉炎；配合谷、血海、委中、膈俞主治丹毒，荨麻疹。

【现代研究】万氏等观察了电针曲池穴对原发性高血压患者血压变化及血浆儿茶酚胺浓度的影响。针刺组和对照组分别采用电针曲池穴和西药口服尼卡地平，每组 30 例，治疗 15 天，电针组总有效率为 66.7%，药物组总有效率为 70.0%（P > 0.05），提示电针曲池穴能够通过调节血浆儿茶酚胺的浓度而调节血压。{万文俊，马朝阳，熊修安，等 . 电针曲池穴治疗原发性高血压病疗效观察及机制探讨 [J]. 中国针灸，2009，29（5）：349-352.}

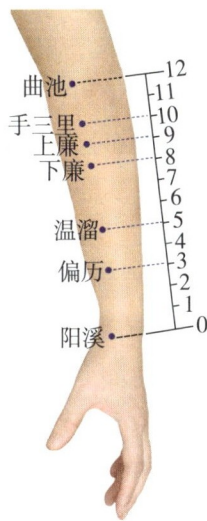

曲池 — 12
　— 11
手三里 — 10
　— 9
上廉 — 8
　— 7
下廉 — 6
　— 5
温溜 — 4
　— 3
偏历 — 2
　— 1
阳溪 — 0

图 3-9

臂臑（Bìnào, LI 14）

【穴解】臂，多指上臂；臑，臂部肌肉隆起点。穴在上臂肌肉隆起点，故名。

【定位】在臂部，曲池上 7 寸，三角肌

前缘处（图 3-10）。

【取法】上臂垂直，腋前横纹平前臂与肘窝三等分，上一等份的上 2/3 与下 1/3 处交点，平肩部三角肌末端前缘处即是本穴。

【解剖】浅层布有臂外侧上、下皮神经；深层有肱动脉的肌支。

【主治】①肩臂痛，上肢不遂。②目疾。③瘰疬。

【操作】直刺或向上斜刺 0.8 ～ 1.5 寸。

【配伍】配肩髃、肩髎、肩贞主治肩关节周围炎；配曲池、手三里、合谷主治上肢不遂。

肩髃（Jiānyú, LI 15）手阳明经、阳跷脉交会穴

【穴解】肩，肩部；髃，隅角。穴在肩角部，故名。

【定位】在三角肌区，肩峰外侧缘前端与肱骨大结节两骨间凹陷中（图 3-10）。

【取法】上肢向前外方 45°。平举 90°，掌心向下，肩峰外侧缘呈现前后两个凹陷，前下方凹陷中即是本穴。

【解剖】浅层布有锁骨上外侧神经、臂外侧上皮神经；深层有旋肱后动、静脉和腋神经的分支。

【主治】①肩痛不举，上肢不遂。②瘰疬。

【操作】直刺或向下斜刺 0.5 ～ 0.8 寸。

【配伍】配肩髎、肩贞、臂臑等主治肩关节周围炎；配曲池、外关、合谷主治上肢不遂。

【现代研究】王氏用齐刺肩髃穴治疗 63 例冈上肌肌腱炎，得气后留针 30 分钟；对照组常规针刺肩三针、曲池等。每周 5 次，

10 次为一疗程，间隔 5 天。3 个疗程后，齐刺组有效率为 93.7%，常规针刺组有效率为 80.7%，提示齐刺肩髃穴法疗效优于常规针刺组。{ 王光宗 . 齐刺肩髃穴治疗冈上肌肌腱炎 63 例 [J]. 中国针灸，2011，31（7）：638.}

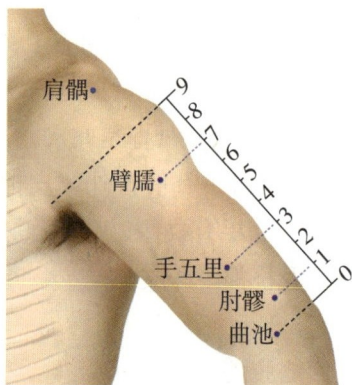

图 3-10

扶突（Fútū, LI 18）

【穴解】扶，旁边；突，隆起。突，指喉结，穴在喉结旁，故名。

【定位】在胸锁乳突肌区，横平喉结，胸锁乳突肌的前、后缘中间（图 3-11）。

【取法】头部转向一侧，暴露胸锁乳突肌，从胸锁乳突肌的胸骨头后缘向上推至与喉结水平线交点处。

【解剖】浅层内有颈横神经、颈阔肌；深层有颈血管鞘。

【主治】①咽喉肿痛。②瘿气，瘰疬。③咳喘。

【操作】直刺 0.5 ～ 0.8 寸。

【配伍】配大椎、合谷主治暴喑，咽喉肿痛；配天突、人迎等主治甲状腺肿大。

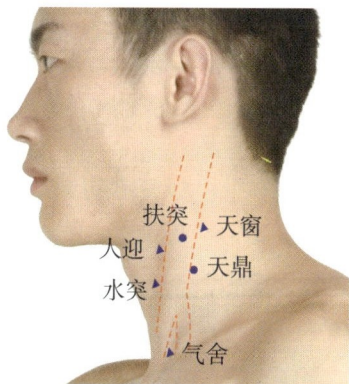

图 3-11

迎香（Yíngxiāng, LI 20）手阳明、足阳明经交会穴

【穴解】迎，迎接；香，香气。本穴在鼻旁，治鼻病，改善嗅觉，能迎来香气，故名。

【定位】在面部，鼻翼外缘中点旁，鼻唇沟中（图 3-12）。

【取法】正坐或仰卧，面部鼻翼外缘旁开约 1cm 皱纹中。

【解剖】浅层有上颌神经的眶下神经分支；深层有面动、静脉的分支或属支，面神经颊支。

【主治】①鼻塞，鼻衄，鼻渊。②口歪，面痒。③胆道蛔虫症。

【操作】斜刺或平刺 0.3 ～ 0.5 寸。

【配伍】配印堂、合谷主治鼻炎；配四白、地仓、阳白主治面神经瘫痪。

【现代研究】崔氏等对比电针平刺迎香穴与单纯斜刺该穴治疗变应性鼻炎的疗效，结果显示：电针平刺迎香穴治疗效果显著优于单纯斜刺治疗（$P < 0.01$），提示电针平刺迎香穴治疗变应性鼻炎疗效较好。｛崔林华，邢潇，于越，等.电针平刺与单纯斜刺迎香穴治疗变应性鼻炎的对比研究 [J]. 现代中西医结合杂志,2013,22（36）:4061-4063.｝

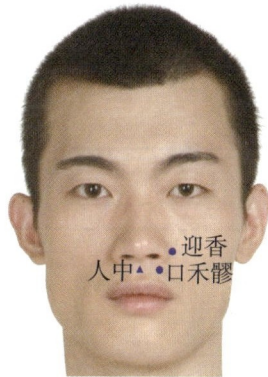

图 3-12

（四）其他腧穴（表3-2）

表 3-2　其他腧穴的定位、主治和操作

穴名	代码	定位	主治	操作
二间	LI 2	在手指，第 2 掌指关节桡侧远端赤白肉际处	1.鼻衄，齿痛，目赤痛，咽喉肿痛，口眼歪斜 2.热病	直刺 0.2 ～ 0.3 寸
温溜	LI 7	在前臂，腕背侧横纹上 5 寸，在阳溪与曲池的连线上	1.头痛，面肿，咽喉肿痛 2.肩背酸痛 3.肠鸣腹痛	直刺 0.5 ～ 1 寸

续表

穴名	代码	定位	主治	操作
下廉	LI 8	在前臂，肘横纹下 4 寸，在阳溪与曲池的连线上	1. 肘臂痛麻，上肢不遂 2. 腹痛，腹胀	直刺 0.5～0.8 寸
上廉	LI 9	在前臂，肘横纹下 3 寸，在阳溪与曲池的连线上	1. 肘臂痛麻，上肢不遂 2. 腹痛，肠鸣	直刺 0.5～1 寸
肘髎	LI 12	在肘区，屈肘成直角，曲池外上方 1 寸，当肱骨边缘处	肘臂疼痛、牵急、麻木	直刺 0.5～1 寸
手五里	LI 13	在臂部，肘横纹上 3 寸，在曲池与肩髃的连线上	1. 肘臂挛痛 2. 瘰疬	直刺 0.5～1 寸
巨骨	LI 16	在肩胛区，锁骨肩峰端与肩胛冈之间的凹陷中	1. 肩背疼痛 2. 瘰疬，瘿气	直刺 0.5～0.8 寸。深部有肺脏，不可向下深刺，以免造成气胸
天鼎	LI 17	在颈部，横平环状软骨，胸锁乳突肌后缘	1. 咽喉肿痛，暴喑 2. 瘿气，瘰疬	直刺 0.3～0.5 寸
口禾髎	LI 19	在面部，横平人中沟上 1/3 与下 2/3 交点，鼻孔外缘直下	1. 鼽衄，鼻塞，口歪，口噤	直刺或斜刺 0.3～0.5 寸

小结

1. 经脉循行 ①经脉的体表循行线：主要循行于上肢外侧前缘和头面部。起于商阳，止于迎香。②联系的脏腑器官：大肠、肺、下齿、口、鼻、咽喉。

2. 腧穴主治要点 ①头面五官病：商阳、二间、三间、合谷、曲池、扶突治咽喉肿痛；合谷、口禾髎、迎香治疗口歪、鼻病等。②热病：商阳、二间、合谷、曲池治疗热病；合谷治疗无汗、多汗。③皮肤病：合谷、曲池治疗痤疮、风疹等皮肤疾患；迎香治疗面痒。④肠胃病：合谷、下廉、上廉、手三里、曲池治疗腹痛、肠鸣、便秘、泄泻等；迎香治疗胆道蛔虫

症。⑤神志病：商阳治疗热病昏迷；曲池治疗眩晕、癫狂。⑥经脉循行体表部位的病证：商阳治疗手指麻木；合谷治手背肿痛、上肢不遂；阳溪治疗手腕痛；偏历、温溜、下廉、上廉、手三里、曲池治手臂酸痛；曲池、肘髎、肩治肘臂、肩髃部挛痛。

第三节　足阳明胃经与腧穴

一、足阳明胃经（Stomach Meridian of Foot–Yangming，ST）

（一）经脉循行

足阳明胃经，从鼻旁开始，上行鼻根处，与足太阳经交会，向下沿鼻外侧，入上

齿，出来夹口旁，环绕口唇，向下交会于颏唇沟的承浆；再向后沿下颌面动脉部，经下颌角，上耳前，经颧弓上部，沿额角发际，至额前中部。

颈部支脉：从大迎前向下，经颈动脉，沿喉咙，进入锁骨上窝，通过膈肌，属于胃，络于脾。

胸腹部主脉：从锁骨上窝向下，经乳中（在胸部旁开前正中线4寸），向下夹脐两旁（在腹部旁开前正中线2寸），进入腹股沟。

胃部支脉：从胃口向下，沿腹里，至腹股沟与前外行脉会合。由此下行经髋关节前，到股四头肌隆起处，下入膝关节中，沿胫骨外侧，下行足背，进入足中趾内侧趾缝至足第2趾外侧端。

小腿部支脉：从膝下3寸处分出，向下进入中趾外侧趾缝，出中趾末端。

足部支脉：从足背部分出，进入大趾内侧，出大趾末端，连接足太阴脾经（图3-13）。

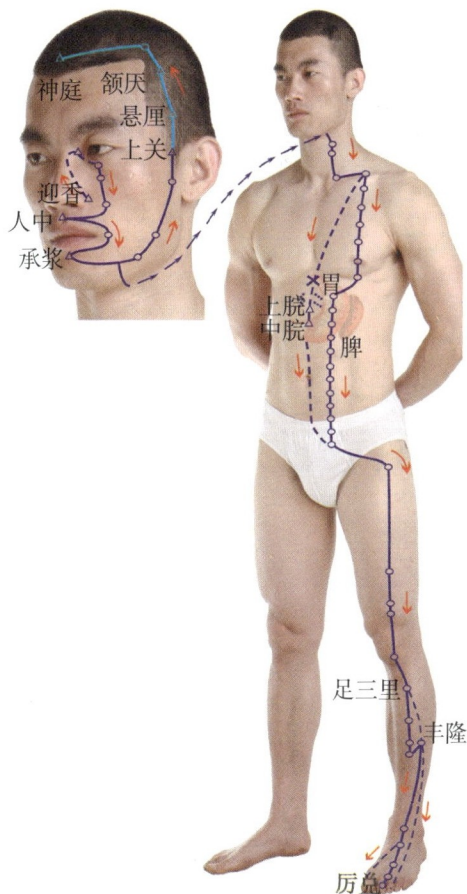

图3-13 足阳明经脉循行示意图

（二）经脉病候

发冷颤抖，喜伸腰、呵欠，面黑。病发时，厌恶他人和火光，听到木器声音心中惊慌，独自关闭户门、遮塞窗户而睡。严重者则可能登高而歌，不着衣服而出走。胸膈部作响，腹部胀满。小腿部的气血阻逆，如厥冷、麻木、酸痛等症。

二、足阳明胃经腧穴

（一）腧穴名称与代码

承泣 ST 1、四白 ST 2、巨髎 ST 3、地仓 ST 4、大迎 ST 5、颊车 ST 6、下关 ST 7、头维 ST 8、人迎 ST 9、水突 ST 10、气舍 ST 11、缺盆 ST 12、气户 ST 13、库房 ST 14、屋翳 ST 15、膺窗 ST 16、乳中 ST 17、乳根 ST 18、不容 ST 19、承满 ST 20、梁门 ST 21、关门 ST 22、太乙 ST 23、滑肉门 ST 24、天枢 ST 25、外陵 ST 26、大巨 ST 27、水道 ST 28、归来 ST 29、气冲 ST 30、髀关 ST 31、伏兔 ST 32、阴市 ST 33、梁丘 ST 34、犊鼻 ST 35、足三里 ST 36、上巨虚 ST 37、条口 ST 38、下巨虚 ST 39、丰隆 ST 40、解溪 ST 41、冲阳 ST 42、陷谷 ST 43、内庭 ST 44、厉兑 ST 45（图 3-14）。

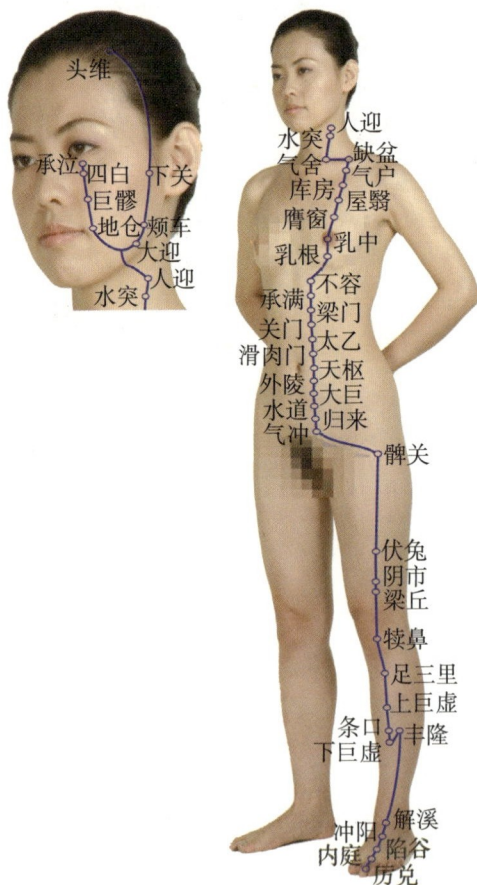

图 3-14　足阳明经脉经穴示意图

（二）主治概要

本经腧穴主治胃肠病、头面五官疾病、神志病、热病及经脉所过部位的病证。

（三）常用腧穴

承泣（Chéngqì，ST 1）足阳明经、阳跷脉、任脉交会穴

【穴解】承，承受；泣，泪水。穴在目下，犹如承受泪水的部位，故名。

【定位】在面部，目正视，瞳孔直下眼球与眶下缘之间（图3-15）。

【取法】正坐或仰卧位，目正视前方，瞳孔直下眼球与眼眶下缘之间的眶骨边缘切迹处即为此穴。

【解剖】浅层布有眶下神经的分支，面神经的颧支；深层有动眼神经的分支，眼动、静脉的分支成属支。

【主治】①目赤肿痛，迎风流泪，夜盲，视物不明。②眼睑瞤动，口眼歪斜。

【操作】让患者闭目，医生以左手拇指向上轻推眼球，紧靠眶下缘缓漫直刺0.5～1寸，不宜提插，出针时按压针孔，以防出血。禁灸。

【配伍】配睛明、四白主治眼疾；配颊车、攒竹、太阳、颊车主治口眼歪斜。

【现代研究】石氏等采用承泣和睛明分别配合相同腧穴治疗周围性面瘫溢泪症，结果显示：承泣治疗效果明显优于睛明，提示治疗面瘫溢泪症承泣较睛明疗效好。{石育才，吴玲.针灸治疗周围性面瘫溢泪症临床初探[J].上海针灸杂志，2003，22（6）:38.}

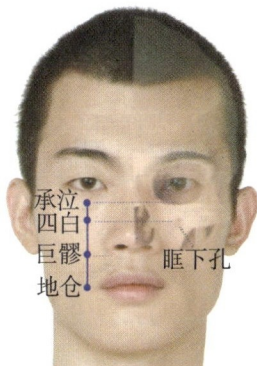

图3-15

四白（Sìbái，ST 2）

【穴解】四，四方；白，光明。穴在目下，治眼病，能改善视觉，明见四方，故名。

【定位】在面部，目正视，瞳孔直下，当眶下孔（图3-15）。

【取法】正坐或仰卧位，目正视前方，瞳孔直下，沿眶骨向下约1寸凹陷，按之有酸胀感处即为此穴。

【解剖】浅层布有眶下神经的分支，面神经的颧支；深层在眶下孔内有眶下动、静脉和神经穿出。

【主治】①目赤肿痛，迎风流泪，目翳，视物不明。②口眼歪斜，眼睑瞤动，面痛面痒。③眩晕。

【操作】直刺或斜刺0.2～0.3寸。

【配伍】配睛明、太阳、四白主治眼疾；配迎香、颧髎、合谷主治面瘫。

地仓（Dìcāng，ST 4）手阳明经、足阳明经、阳跷脉交会穴

【穴解】地，土地；仓，粮仓。土生五谷，谷从口入，如进粮仓。穴在口角旁，

故名。

【定位】在面部，目正视，瞳孔直下，口角旁开 0.4 寸（图 3-15）。

【取法】正坐或仰卧位，目正视前方，瞳孔直下垂线与口角水平线交点处。

【解剖】布有三叉神经的颊支和眶下支，面动、静脉的分支或属支。

【主治】口眼歪斜，流涎，齿痛，面痛，面肌瞤动。

【操作】斜刺或平刺 0.5 ～ 0.8 寸，或向迎香、颊车方向透刺 1 ～ 2 寸。

【配伍】配颊车主治牙痛、面痛；配颊车、承浆、合谷主治口噤不开。

【现代研究】王氏取地仓穴为主穴配以颊车、上廉泉、曲池等穴针刺治疗残疾儿流涎症，取得了良好的治疗效果，总有效率达 95%。{ 王勇 . 针刺治疗残疾儿流涎症 [J]. 针灸临床杂志，2005，21（5）:34.}

颊车（Jiáchē，ST 6）

【穴解】颊，颊部；车，车辆。车，指牙车（下颌骨）。穴在颊部，近下颌骨角，故名。

【定位】在面部，下颌角前上方一横指（中指），咀嚼时，咬肌隆起处（图 3-16）。

【取法】上下齿紧咬时，在咬肌最高点处，微张口时按之凹陷、有酸胀感处。

【解剖】布有耳大神经的分支，面神经下颌缘支的分支。

【主治】口眼歪斜，齿痛，面痛，面肌瞤动，颊肿。

【操作】直刺 0.3 ～ 0.5 寸，平刺 0.5 ～ 0.8 寸。

【配伍】配地仓主治牙痛；配下关、合

谷主治下颌关节损伤。

【现代研究】卢氏深刺以颊车穴为主，并以合谷为配穴，实证加内庭，虚证加太溪治疗牙痛，结果 45 例患者，痊愈 29 例，显效 14 例，提示该法治疗牙疼效果良好。{ 卢勤妹 . 颊车穴深刺为主治疗牙痛 45 例 [J]. 中国针灸，2002，22（1）:50.}

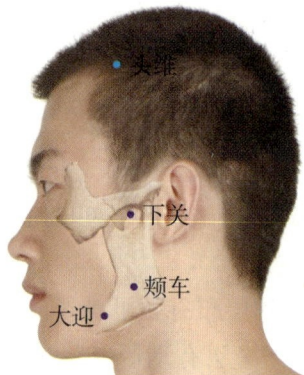

图 3-16

下关（Xiàguān，ST 7）足少阳、足阳明经交会穴

【穴解】下，下方；关，关界。关，指颧骨弓，穴在其下缘，故名。

【定位】在面部，颧弓下缘中央与下颌切迹之间的凹陷中（图 3-16）。

【取法】在耳屏前约一横指可触及颧弓，在其高点正下方，闭口凹陷，张口凹陷消失处即为此穴。

【解剖】浅层布有耳颞神经的分支，面神经的颧支，面横动、静脉等；深层有上颌动、静脉，舌神经，下牙槽神经，脑膜中动脉和翼丛等。

【主治】①下颌疼痛，口噤，口眼歪斜，齿痛，颊肿，面痛。②耳聋，耳鸣。

【操作】直刺 0.3 ～ 0.5 寸。

【配伍】配耳门、翳风主治耳疾；配合颧髎、颊车、地仓主治面瘫。

【现代研究】柴氏采用齐刺下关穴治疗原发性三叉神经痛，临床效果满意，总有效率达到95.56%。{柴玉华.齐刺下关穴治疗原发性三叉神经痛45例[J].中国中医急症，2012，21（12）：2041.}

头维（Tóuwéi，ST 8）足阳明、足少阳、阳维脉交会穴

【穴解】头，头部；维，隅角。穴在头之额角部位，故名。

【定位】在头部，额角发际直上0.5寸，头正中线旁开4.5寸（图3-16）。

【取法】颧弓垂直向上与前发际水平线交点，向上0.5寸处。

【解剖】布有耳颞神经的分支，面神经的颞支，颞浅动、静脉的额支等。

【主治】①头痛，眩晕。②目痛，迎风流泪。③眼睑𣊢动。

【操作】平刺0.5～0.8寸。

【配伍】配神庭、百会主治头晕、头痛；配风池、率谷、合谷主治偏头痛。

【现代研究】胡氏以百会、大椎、头维三穴为主穴进行点刺放血治疗椎动脉型颈椎病患者，总有效率达到93.75%。{胡晓斌，鄢燕.刺血疗法治疗椎动脉型颈椎病32例[J].河南中医，1999，22（2）：30-31.}

梁门（Liángmén，ST 21）

【穴解】梁，指谷粮；门，门户。穴在上腹部，寓意饮食入胃之门户，故名。

【定位】在上腹部，脐中上4寸，前正中线旁开2寸（图3-17）。

【取法】根据骨度分寸法，胸剑联合至脐中连线中点的水平线与一侧乳头至前正中线连线中点的垂直线，两线相交处即为此穴。

【解剖】浅层布有第7、8、9胸神经前支的外侧皮支和前皮支及腹壁浅静脉；深层有腹壁上动、静脉的分支或属支，第7、8、9胸神经前支的肌支。

【主治】①纳少，呕吐。②腹痛，腹胀，泄泻。

【操作】直刺0.5～0.8寸。过饱或肝大者不宜针。

【配伍】配中脘、足三里主治胃胀、胃痛；配胃俞、脾俞、肾俞、上巨虚主治便溏。

【现代研究】

1. 周氏等电针足三里、梁门、太冲治疗功能性消化不良患者，结果显示：针刺组消化不良症状明显降低且优于药物组，提示电针比药物治疗更能减轻功能性消化不良患者的上腹痛、反酸、嗳气、腹胀等症状，从而改善胃肠动力。{周国赢，周国胜，靳建宏.经皮穴位电刺激治疗功能性消化不良疗效观察[J].中国针灸，2009，29（6）：436-439.}

2. 田氏等以足三里、梁门、四白为主穴探讨电针促胃黏膜修复过程中对相关蛋白磷酸化的影响，结果显示：电针足阳明胃经穴可引起大鼠胃黏膜损伤后修复信号蛋白的磷酸化水平发生变化，提示电针促进胃黏膜修复的机制与胃黏膜损伤后修复信号蛋白的磷酸化有关。{田浩梅，严洁，易受乡.电针胃经经穴促进大鼠胃黏膜修复过程中相关蛋白磷酸化的研究[J].针刺研究，2009，34（3）：

147-151.}

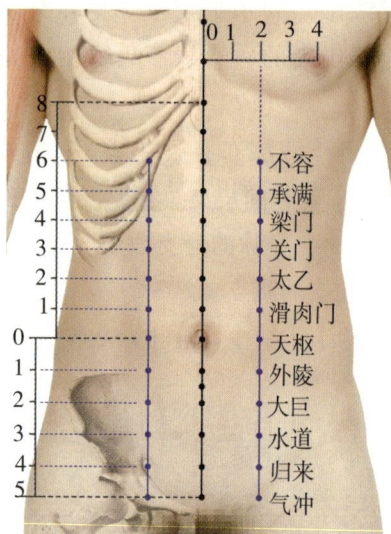

图 3-17

天枢（Tiānshū, ST 25）募穴

【穴解】天，天空；枢，枢纽。脐上为天属阳，脐下为地属阴。穴位平脐，如天地间枢纽，故名。

【定位】在腹部，横平脐中，前正中线旁开 2 寸（图 3-17）。

【取法】与脐相平的水平线与一侧乳头至前正中线中点的垂直线，两线相交处即为此穴。

【解剖】浅层布有第 9、10、11 胸神经前支的外侧皮支和前皮支及脐周静脉网；深层有腹壁上、下动、静脉的吻合支，第 9、10、11 胸神经前支的肌支。

【主治】①腹痛，腹胀，肠鸣，泄泻，痢疾，便秘，肠痈。②月经不调，痛经。③水肿。

【操作】直刺 0.8～1.2 寸。

【配伍】配气海、关元主治腹泻；配支沟、照海主治便秘。

【现代研究】王氏等采用电针深刺双侧天枢穴治疗功能性便秘，结果显示：与药物组相比，针刺组疗效更好；与浅刺组相比，深刺组起效更快。该结果提示电针天枢穴治疗功能性便秘临床疗效肯定，深刺治疗较浅刺治疗具有起效快、治疗期间作用稳定的优点。{王成伟，李宁，何洪波，等.电针双侧天枢穴对功能性便秘患者自觉症状的影响及疗效满意度评价：一项单中心、前瞻性随机对照临床试验 [J]. 针刺研究，2010，35（5）：375-379.}

归来（Guīlái, ST 29）

【穴解】归，归回；来，到来。本穴能治宫脱、疝气等病，有归复还纳之功，故名。

【定位】在下腹部，脐中下 4 寸，前正中线旁开 2 寸（图 3-17）。

【取法】按骨度分寸法，脐中至耻骨联合连线五等分，上 4/5 与下 1/5 交点处作一水平线，与一侧乳头至前正中线中点作垂直线，两条线相交处即为此穴。

【解剖】浅层布有第 11、12 胸神经前支和第 1 腰神经前支的外侧皮支及前皮支，腹壁浅动、静脉的分支或属支；深层有腹壁下动、静脉的分支或属支和第 11、12 胸神经前支的肌支。

【主治】①经闭，阴挺，痛经，带下，不孕，月经不调。②小腹痛，疝气。

【操作】直刺 1～1.5 寸。

【配伍】配合谷、三阴交主治月经不调；配太冲主治疝气。

【现代研究】杨氏等针刺归来、关元等穴治疗内分泌失调性不孕症患者，结果显示：与西药组相比，针刺组的受孕率明显提高，提示该法有促排卵作用，治疗内分泌失调性不孕症疗效显著。{杨继若，马燕燕，刘亚利，等.针刺治疗内分泌失调性不孕症的对照研究[J].中国针灸，2005，25（5）：299-300.}

伏兔（Fútù，ST 32）

【穴解】伏，俯伏；兔，兔子。穴位局部肌肉隆起，形如俯伏之兔，故名。

【定位】在股前区，髌底上 6 寸，髂前上棘与髌底外侧端的连线上（图 3-18）。

【取法】在髂前上棘与髌底外侧端的连线上，根据手指同身寸法之一夫法，自髌底向上取 6 寸处。

【解剖】浅层布有股外侧静脉，股神经前皮支及股外侧皮神经；深层有旋股外侧动、静脉的降支，股神经的肌支。

【主治】下肢痿痹、不遂，腰膝冷痛。

【操作】直刺 0.6 ～ 1.2 寸。

【配伍】配梁丘、足三里、丰隆、解溪主治下肢不遂；配梁丘、血海、犊鼻主治膝痛。

【现代研究】常氏在患者膝关节术后对其进行针刺伏兔、梁丘等穴位并配合康复训练治疗，结果显示：其疗效明显优于单一康复训练，提示电热针灸治疗配合康复训练对膝关节术后患者股四头肌肌力的提高较单一康复训练效果显著。{常智跃.电针配合康复训练对 30 例膝关节术后股四头肌肌力恢复影响的研究[J].世界中医药，2012，7（6）：523-524.}

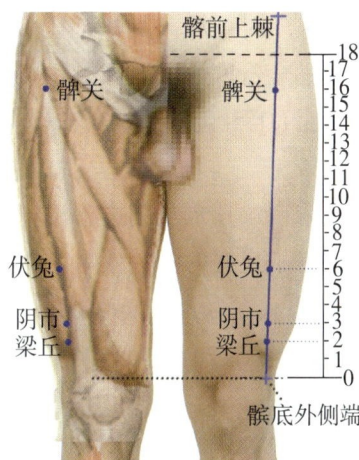

图 3-18

梁丘（Liángqiū，ST 34）郄穴

【穴解】梁，山梁；丘，丘陵。形如山梁丘陵，穴当其处，故名。

【定位】在股前区，髌底上 2 寸，股外侧肌与股直肌肌腱之间（图 3-18）。

【取法】在髂前上棘与髌底外侧端的连线上，根据手指同身寸法之中指同身寸法，自髌底向上 2 寸处；或下肢用力蹬直时，在髌骨外上缘上方凹陷处即为此穴。

【解剖】浅层布有股神经的前皮支和股外侧皮神经；深层有旋股外侧动、静脉的降支和股神经的肌支。

【主治】①胃痛。②膝痛，下肢痿痹、不遂。③乳痈。

【操作】直刺 0.5 ～ 0.8 寸。

【配伍】配血海、犊鼻、阳陵泉、阴陵泉主治膝痛；配足三里主治胃痛。

【现代研究】

1. 殷氏等在患者行腹腔镜术全身麻醉时电针双侧足三里、梁丘穴，结果显示：该法联合全身麻醉可以缓解患者术后疼痛，减少恶心、呕吐次数及程度，加快肠功能的恢复。{殷岫绮，周一辰，周华，等.经皮穴位电刺激辅助全身麻醉可减轻妇科腹腔镜手术的术后反应 [J].针刺研究，2013，38（6）：431–434.}

2.刘氏采用梁丘穴点刺拔罐治疗胃酸过多患者，取得了良好的治疗效果，总有效率95.7%。{刘志武.梁丘穴点刺拔罐治疗胃酸过多 [J].中国针灸，2011，31（4）：341.}

足三里（Zúsānlǐ，ST 36）合穴；下合穴

【**穴解**】足，下肢；三，数词；里，古代有以里为寸之说。穴在下肢，位于膝下 3 寸，故名。

【**定位**】在小腿外侧，犊鼻穴下 3 寸，胫骨前嵴外一横指处，犊鼻与解溪的连线上（图 3-19）。

【**取法**】根据手指同身寸法之一夫法，自膝部髌韧带外侧缘凹陷的犊鼻穴，向下 3 寸处，离胫骨前嵴一横指处即为此穴。

【**解剖**】浅层布有腓肠外侧皮神经；深层有胫前动、静脉的分支或属支。

【**主治**】①胃痛，呕吐，腹痛，腹胀，泄泻，痢疾，便秘，肠痈。②虚劳羸瘦，心悸气短。③下肢痿痹、不遂，脚气，水肿。④癫、狂、痫。

【**操作**】直刺 1～1.5 寸。强壮保健多用灸法。

【**配伍**】配中脘、天枢、上巨虚主治腹胀、腹痛；配梁丘、丰隆、解溪、太冲主治下肢不遂。

【**现代研究**】沈氏对足三里进行不同针灸方法干预，观察其对化疗呕吐患者的胃动力学影响，结果显示：1 个疗程后，针刺的即时效应优于温针灸组和艾灸组；3 个疗程后，温针灸的持续效应优于针刺组和艾灸组。该结果提示不同的针灸方法，效应不同。{沈国伟.足三里不同针灸方法对化疗呕吐患者的胃动力学影响 [J].南京中医药大学学报，2010，26（3）：232–235.}

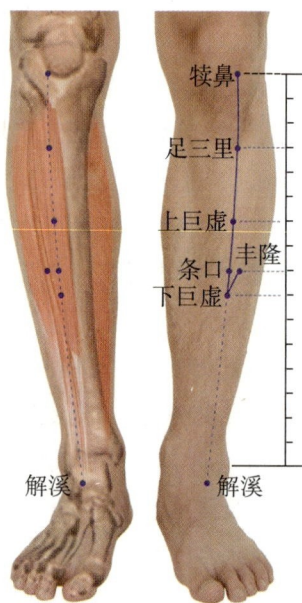

图 3-19

上巨虚（Shàngjùxū，ST 37）下合穴

【**穴解**】上，上方；巨，巨大；虚，中空。胫、腓骨间形成较大的间隙，即中空，穴在此空隙之上方，故名。

【**定位**】在小腿外侧，犊鼻下 6 寸，犊鼻与解溪连线上（图 3-19）。

【**取法**】根据手指同身寸法之一夫法，自膝部髌韧带外侧缘凹陷的犊鼻穴，向下 6 寸处，离胫骨前嵴一横指，足三里下 3 寸处。

【**解剖**】浅层布有腓肠外侧皮神经；深

层有胫前动、静脉和腓深神经。如深刺可能刺中胫后动、静脉和胫神经。

【主治】①腹痛，泄泻，痢疾，便秘，肠痈。②下肢痿痹、不遂，脚气。

【操作】直刺 1～1.5 寸。

【配伍】配天枢、大肠俞主治腹痛腹泻；配足三里、丰隆、解溪主治下肢痿痹。

【现代研究】牛氏等观察电针足三里、上巨虚等对大肠癌根治术后肠蠕动的影响，结果显示：电针组患者术后肛门排气时间 75.6±5.8 小时，明显短于对照组 101.4±9.8 小时（$P < 0.01$）。该结果提示：电针足三里、上巨虚等穴可有效调整胃肠功能，增加肠蠕动，缓解腹部手术后腹胀。{牛春风，王志平．电针足三里、上巨虚、内关对大肠癌根治术后肠蠕动恢复的临床研究 [J]．中国老年学杂志，2008（42）：924.}

下巨虚（Xiàjùxū，ST 39）下合穴

【穴解】下，下方；巨，巨大；虚，中空。胫、腓骨间形成较大的间隙，即中空，穴在此空隙之下方，故名。

【定位】在小腿外侧，犊鼻下 9 寸，犊鼻与解溪连线上（图 3-19）。

【取法】根据手指同身寸法之一夫法，自膝部髌韧带外侧缘凹陷的犊鼻穴，向下 9 寸处，离胫骨前嵴一横指，足三里下 6 寸处。

【解剖】浅层布有腓肠外侧皮神经；深层有胫前动、静脉和腓深神经。

【主治】①小腹痛，肠鸣，泄泻。②下肢痿痹、不遂。

【操作】直刺 1～1.5 寸。

【配伍】配关元、足三里治疗腹胀腹痛；

配足三里、阳陵泉、解溪治疗下肢痿痹。

【现代研究】张氏等取足三里、上巨虚、下巨虚为主穴，对肠癌术后患者进行温针灸治疗，结果显示：针灸可有效改善患者胃肠功能、提高免疫力，且明显优于中药组和常规组，提示温针灸对恢复肠癌术后患者胃肠功能有较好的疗效。{张双燕，杜业勤．温针灸对肠癌术后患者胃肠功能及免疫功能的影响 [J]．中国针灸，2011，31（6）：513-517.}

丰隆（Fēnglóng，ST 40）络穴

【穴解】丰，丰满；隆，隆盛。胃经谷气隆盛，至此处丰满溢出于大络，故名。

【定位】在小腿外侧，外踝尖上 8 寸，胫骨前肌外缘，条口旁开 1 寸（图 3-19）。

【取法】根据骨度分寸法，膝中（犊鼻）至外踝尖连线中点，胫骨前嵴外两横指处。

【解剖】浅层布有腓肠外侧皮神经；深层有胫前动、静脉的分支或属支和腓深神经的分支。

【主治】①咳嗽痰多。②头痛，眩晕，癫狂痫。③下肢痿痹。

【操作】直刺 1～1.5 寸。

【配伍】配中脘主治咳嗽痰多；配百会、印堂主治头晕、头痛。

【现代研究】甘氏等电针丰隆穴治疗混合性高脂蛋白血症，结果显示：血清胆固醇、三酰甘油及低密度脂蛋白显著降低（$P < 0.05$），且患者的总体症状及主要的痰浊症状亦明显改善。提示：电针丰隆穴对患者具有较好的调脂"化痰"作用。{甘君学，高建芸，屈留新，等．电针丰隆穴治疗混合性高脂蛋白血症 46 例临床研究 [J]．浙江中医

杂志，2007，42（12）：714-715.}

解溪（Jiěxī，ST 41）经穴

【穴解】解，分解；溪，沟溪。溪，指体表较小的凹陷。穴在踝关节前骨节分解凹陷中，故名。

【定位】在踝区，踝关节前面中央凹陷中，拇长伸肌腱与趾长伸肌腱之间（图3-20）。

【取法】足伸直，踝背横纹近内踝侧，两筋中间凹陷处。

【解剖】浅层布有足背内侧皮神经及足背皮下静脉；深层有腓深神经和胫前动、静脉。

【主治】①下肢痿痹，足踝肿痛。②腹胀，便秘。③头痛，眩晕，癫狂痫。

【操作】直刺0.5～1寸。

【配伍】配三阴交、悬钟主治踝关节损伤；配足三里、阳陵泉主治下肢不遂。

【现代研究】兰氏等采用黄芪注射液注射解溪穴治疗痉挛型脑瘫足下垂患者，取得了良好的治疗效果，总有效率达到83.3%。{兰颖，关丽君，齐放，等.穴位注射解溪穴为主治疗痉挛型脑瘫足下垂60例[J].中国针灸，2008，28（5）：336.}

内庭（Nèitíng，ST 44）荥穴

【穴解】内，里边；庭，庭院。本穴在厉兑之里，犹如门内的庭院，故名。

【定位】在足背，第2、3趾间，趾蹼缘后方赤白肉际处（图3-20）。

【取法】足背第2、3趾间，趾蹼结合处后1寸处。

【解剖】浅层布有足背内侧皮神经的趾背神经和足背静脉网；深层有趾背动、静脉。

【主治】①齿痛，咽喉肿痛，鼻衄，口歪。②热病。③胃痛，吐酸，泄泻，痢疾，便秘。④足背肿痛。

【操作】直刺或斜刺0.3～0.5寸。

【配伍】配颊车、合谷主治齿痛；配上星、太阳、头维主治头痛。

【现代研究】钱氏采用针刺内庭穴观察胃肠实热型单纯性肥胖患者的食欲情况，结果显示：针刺内庭可明显改善患者食欲亢进，体重、体重指数（BMI）、腹围也随之下降。{钱鑫.针刺内庭穴对胃肠实热型单纯性肥胖患者食欲调节作用的疗效观察[D].广州：广州中医药大学，2011.}

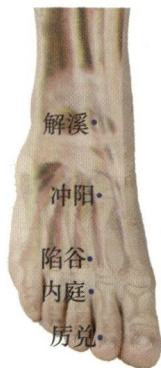

图3-20

厉兑（Lìduì，ST 45）井穴

【穴解】厉，指胃；兑，代表门。本穴在趾端，犹如胃经之门户，故名。

【定位】在足趾，第2趾末节外侧，趾甲根角侧后方0.1寸（图3-20）。

【取法】足背第2趾趾甲角外侧缘的垂直线与趾甲下缘的水平线，两线交点处。

【解剖】布有足背内侧皮神经的趾背神

经和趾背动、静脉网。

【主治】①齿痛，鼻衄，咽喉肿痛。②热病。③多梦，梦魇，癫狂。

【操作】浅刺 0.1 寸。

【配伍】配隐白主治多梦；配内庭主治牙龈肿痛。

（四）其他腧穴（表3-3）

表 3-3　其他腧穴的定位、主治和操作

穴名	代码	定位	主治	操作
巨髎	ST 3	在面部，目正视，瞳孔直下，眶下孔处	口眼歪斜，口角瞤动，鼻衄，齿痛	直刺 0.3～0.5 寸
大迎	ST 5	在面部，在下颌角前方，咬肌附着部的前缘凹陷中，面动脉搏动处	齿痛，口眼歪斜，颊肿，面痛，面肌瞤动	直刺 0.2～0.3 寸
人迎	ST 9	在颈部，横平结喉，胸锁乳突肌前缘，颈总动脉搏动处	1. 咽喉肿痛 2. 瘰疬，瘿气 3. 高血压 4. 气喘	避开动脉直 0.3～0.5 寸，不宜灸
水突	ST 10	在颈部，横平环状软骨，胸锁乳突肌前缘	1. 咽喉肿痛 2. 咳嗽，喘息 3. 瘰疬，瘿气	直刺 0.3～0.5 寸
气舍	ST 11	在胸锁乳突肌区，锁骨上小窝，锁骨胸骨端上缘，胸锁乳突肌胸骨头与锁骨头中间的凹陷中	1. 咽喉肿痛 2. 喘息，呃逆 3. 瘿气，瘰疬 4. 颈项强痛	直刺 0.3～0.5 寸，穴位深部有大动脉，不可深刺
缺盆	ST 12	在颈外侧区，锁骨上大窝，锁骨上缘凹陷中，前正中线旁开 4 寸	1. 咳嗽，气喘 2. 咽喉肿痛 3. 缺盆痛 4. 瘰疬	直刺 0.3～0.5 寸，穴位深部有肺脏，不可深刺
气户	ST 13	在胸部，锁骨下缘，前正中线旁开 4 寸	1. 咳喘，呃逆 2. 胸痛	斜刺或平刺 0.2～0.4 寸，穴位深部有肺脏，不可深刺
库房	ST 14	在胸部，第 1 肋间隙，前正中线旁开 4 寸	1. 咳嗽，气喘 2. 胸胁胀痛	斜刺或平刺 0.5～0.8 寸，穴位深部有肺脏，不可深刺
屋翳	ST 15	在胸部，第 2 肋间隙，前正中线旁开 4 寸	1. 咳嗽，气喘 2. 胸胁胀痛 3. 乳痈	斜刺或平刺 0.5～0.8 寸，穴位深部有肺脏，不可深刺
膺窗	ST 16	在胸部，第 3 肋间隙，前正中线旁开 4 寸	1. 咳嗽，气喘 2. 胸胁胀痛 3. 乳痈	斜刺或平刺 0.5～0.8 寸，穴位深部有肺脏，不可深刺

续表

穴名	代码	定位	主治	操作
乳中	ST 17	在胸部，乳头中央	只作为胸腹部腧穴定位标志	本穴不针不灸，只作为胸腹部腧穴定位标志
乳根	ST 18	在胸部，第5肋间隙，前正中线旁开4寸	1.乳痛，乳汁少 2.咳嗽，气喘，呃逆 3.胸痛	斜刺0.5～0.8寸，穴位深部有肺脏，不可深刺
不容	ST 19	在上腹部，脐中上6寸，前正中线旁开2寸	呕吐，胃痛，腹胀，食欲不振	直刺0.5～0.8寸，过饱或肝大者不宜针
承满	ST 20	在上腹部，脐中上5寸，前正中线旁开2寸	胃痛，呕吐，腹胀肠鸣，食欲不振	直刺0.5～0.8寸，过饱或肝大者不宜针
关门	ST 22	在上腹部，脐中上3寸，前正中线旁开2寸	腹痛，腹胀，肠鸣泄泻，食欲不振	直刺0.8～1.2寸
太乙	ST 23	在上腹部，脐中上2寸，前正中线旁开2寸	1.腹痛，腹胀 2.心烦，癫狂	直刺0.8～1.2寸
滑肉门	ST 24	在上腹部，脐中上1寸，前正中线旁开2寸	1.腹痛，呕吐 2.癫狂	直刺0.8～1.2寸
外陵	ST 26	在下腹部，脐中下1寸，前正中线旁开2寸	1.腹痛，疝气 2.痛经	直刺1～1.5寸
大巨	ST 27	在下腹部，脐中下2寸，前正中线旁开2寸	1.小腹胀满，小便不利 2.遗精，早泄 3.疝气	直刺0.8～1.2寸
水道	ST 28	在下腹部，脐中下3寸，前正巾线旁开2寸。	1.小腹胀痛，小便不利 2.痛经 3.疝气	直刺1～1.5寸
气冲	ST 30	在腹股沟区，耻骨联合上缘，前正中线旁开2寸，动脉搏动处	1.腹痛，疝气 2.月经不调，不孕，阳痿，阴肿痛	直刺0.8～1.2寸
髀关	ST 31	在股前区，股直肌近端，缝匠肌与阔筋膜张肌3条肌肉之间凹陷中	下肢痿痹、不遂，腰腿疼痛	直刺0.6～1.2寸
阴市	ST 33	在股前区，髌底上3寸，股直肌肌腱外侧缘	膝痛，下肢痿痹、不遂	直刺0.5～1寸
犊鼻	ST 35	在膝前区，髌韧带外侧凹陷中	膝肿痛、屈伸不利，脚气	向后内斜刺0.8～1.5寸
条口	ST 38	在小腿外侧，犊鼻穴下8寸，犊鼻与解溪连线上	1.下肢痿痹 2.脘腹疼痛 3.肩臂痛	直刺1～1.5寸

续表

穴名	代码	定位	主治	操作
冲阳	ST 42	在足背，第2跖骨基底部与中间楔状骨关节处，可触及足背动脉	1.胃痛，腹胀 2.口歪，面肿，齿痛 3.足背肿痛，足痿无力	避开动脉，直刺0.3～0.5寸
陷谷	ST 43	在足背，第2、3跖骨间，第2跖趾关节近端凹陷中	1.面目浮肿，水肿 2.肠鸣腹泻 3.足背肿痛	直刺0.3～0.5寸

小结

1.经脉循行 ①经脉的体表循行线：主要循行于面部，胸正中线旁开4寸，腹正中线旁开2寸，下肢外侧前缘。起于承泣，止于厉兑。②联系的脏腑器官：胃、脾、鼻、上齿、唇、喉咙等。

2.腧穴主治要点 ①胃肠病：上腹部诸穴及冲阳治疗胃痛、呕吐、食欲不振、腹胀、泄泻；下腹部诸穴、髀关、阴市、解溪、内庭治腹胀、腹痛；天枢治腹胀、腹痛、便秘、泄泻；梁丘治急性胃痛；足三里治疗一切脾胃肠腹疾病；上巨虚、下巨虚治疗肠中切痛、肠痈、便秘、泄泻。②头面五官病：承泣、四白、头维治目疾；巨髎、内庭、厉兑治鼻衄；面部诸穴、内庭、厉兑治齿痛；下关治耳病；头维、人迎治头痛、眩晕；颈部诸穴治咽喉肿痛、瘿瘤。③神志病：太乙、滑肉门、足三里、丰隆、解溪、厉兑治癫狂。④经脉循行所过外经病证：下肢诸穴可治下肢痿痹、腰膝冷痛、半身不遂。⑤其他病证：足三里可强身健体；丰隆可祛痰；水道可利水消肿；胸部诸穴治咳喘、胸痛及乳痛、乳汁少；下腹部诸穴可治月经不调、疝气等；内庭、厉兑可清热。

第四节 足太阴脾经与腧穴

一、足太阴脾经（Spleen Meridian of Foot-Taiyin，SP）

（一）经脉循行

足太阴脾经，从大趾末端开始，沿大趾内侧赤白肉际，经第1跖骨基底粗隆部后，上向内踝前边，再上小腿内侧，沿胫骨后，交出足厥阴肝经之前，上膝股内侧前边，进入腹部，属于脾，络于胃；通过膈肌，夹食管旁，连舌根，散布舌下。

胃部支脉：从胃部分出，向上通过膈肌，流注心中，接手少阴心经（图3-21）。

SP 19、周荣 SP 20、大包 SP 21（图 3-22）。

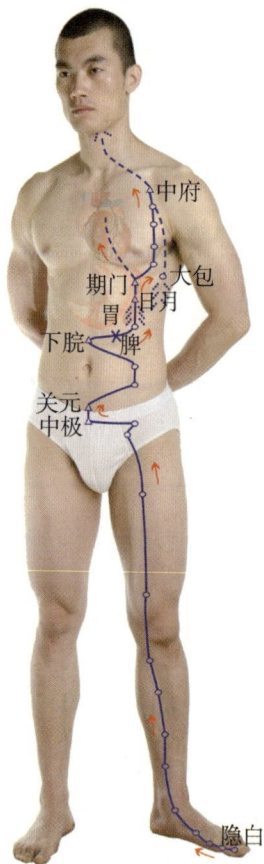

图 3-21 足太阴经脉循行示意图

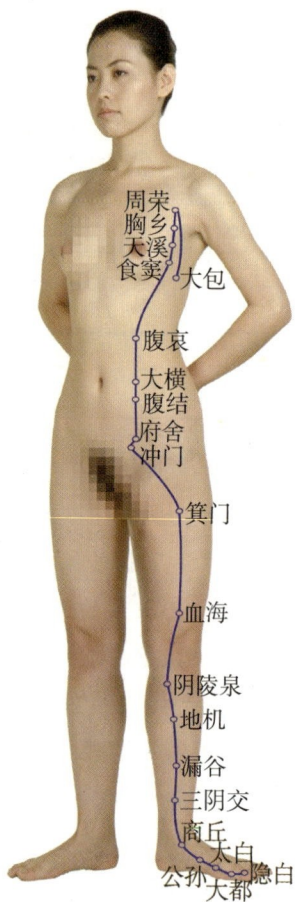

图 3-22 足太阴经脉经穴示意图

（二）经脉病候

舌根部发强，食后欲呕，胃脘痛，腹胀，好嗳气，排便或矢气后即感轻松，周身沉重乏力等症。

二、足太阴脾经腧穴

（一）腧穴名称与代码

隐白 SP 1、大都 SP 2、太白 SP 3、公孙 SP 4、商丘 SP 5、三阴交 SP 6、漏谷 SP 7、地机 SP 8、阴陵泉 SP 9、血海 SP 10、箕门 SP 11、冲门 SP 12、府舍 SP 13、腹结 SP 14、大横 SP 15、腹哀 SP 16、食窦 SP 17、天溪 SP 18、胸乡

（二）主治概要

本经腧穴主治脾胃病，泌尿生殖病，神志病及经脉循行所过部位的其他病证。

（三）常用腧穴

隐白（Yǐnbái，SP 1）井穴

【穴解】隐，隐蔽；白，白色。穴居隐蔽之处，其处色白，故名。

【定位】在足趾，大趾末节内侧，趾甲根角侧后方 0.1 寸（图 3-23）。

【取法】足大趾趾角内侧缘的垂直线与

趾甲下缘的水平线，两线交点处。

【解剖】分布有趾背动脉；为腓浅神经的趾背神经与趾底固有神经的吻合处。

【主治】①崩漏，月经过多，便血，尿血。②腹胀。③癫狂，多梦，惊风。

【操作】浅刺 0.1 寸，或点刺出血。止血多用灸法。

【配伍】配涌泉、大敦主治昏迷；配血海、三阴交主治月经不调。

【现代研究】肖氏等采用隐白穴直接灸观察对脾肾两虚夹瘀型崩漏快速止血的影响，治疗组较对照组疗效显著，表明艾炷直接灸疗法对脾肾两虚夹瘀证崩漏患者能快速止血，对改善崩漏患者精神状态、月经血块等亦有较好的效果。{肖静，胡茜莹，贺海霞.隐白穴直接灸对脾肾两虚夹瘀型崩漏快速止血的影响 [J].新中医，2012（8）：143-146.}

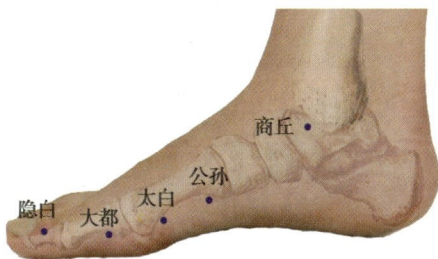

图 3-23

太白（Tàibái, SP 3）输穴；原穴

【穴解】太，甚大；白，白色。穴在大趾白肉际上，此处之白肉更为宽阔，故名。

【定位】在跖区，第 1 跖趾关节近端赤白肉际凹陷中（图 3-23）。

【取法】足大趾，第 1 跖趾关节后下方赤白肉际凹陷处。

【解剖】分布有足背静脉网，足底内侧

动脉及跗内侧动脉的分支；分布有隐神经与腓浅神经分支。

【主治】①胃痛，腹胀，腹痛，泄泻，痢疾，纳呆。②体重节痛。

【操作】直刺 0.5 ～ 0.8 寸。

【配伍】配公孙、大肠俞、三焦俞主治肠鸣腹痛；配足三里主治腹胀。

【现代研究】李氏采用电针太白穴观察对实验性脾虚家兔的影响，发现电针太白穴组的血清淀粉酶活性、D- 木糖排泄率、血清胃泌素明显升高，从而改善脾虚证。{李婷，陈小兵.电针太白穴对实验性脾虚家兔的影响 [J].中国中医药信息杂志，1999（5）：25-26.}

公孙（Gōngsūn, SP 4）络穴；八脉交会穴（通冲脉）

【穴解】公，有通的意思；孙，孙络。孙，在此特指络脉，脾经之络脉是从此通向胃经，故名。

【定位】在跖区，第 1 跖骨底的前下缘赤白肉际处（图 3-23）。

【取法】在第 1 跖趾关节内侧沿弓形骨往后推至跖骨底的凹陷处。

【解剖】分布有跗内侧动脉及足背静脉网；分布有隐神经及腓浅神经分支。

【主治】①胃痛，呕吐，腹胀，腹痛，泄泻，痢疾。②心痛，胸闷。

【操作】直刺 0.5 ～ 1 寸。

【配伍】配内关主治胃痛，胸闷；配足三里、阴陵泉主治泄泻。

【现代研究】陈氏在急性腹痛中采用针刺公孙、内关，取得良好治疗效果，总有效率为 98.31%，提示在急性腹痛中选用公孙、内关治疗急性腹痛有效。{陈苏华.针刺内关、公孙穴治疗急性腹痛 59 例 [J].中国中医急症，2002（6）：492.}

三阴交（Sānyīnjiāo, SP 6）足太阴、足厥阴、足少阴经交会穴

【穴解】三阴，指三条阴经；交，交会。此系脾、肝、肾三阴经之交会穴，故名。

【定位】在小腿内侧，内踝尖上 3 寸，胫骨内侧缘后际（图 3-24）。

【取法】根据手指同身寸法之一夫法，在内踝尖上 3 寸，胫骨内侧缘后际处。

【解剖】分布有大隐静脉，胫后动、静脉；分布有小腿内侧皮神经，深层后方有胫神经。

【主治】①腹痛，腹胀，肠鸣，泄泻。②月经不调，痛经，经闭，带下，阴挺，滞产，不孕，不育，阳痿，遗精。③小便不利，遗尿，水肿。④失眠，眩晕。⑤下肢痿痹，脚气。

【操作】直刺 1～1.5 寸；孕妇禁针。

【配伍】配阴陵泉、足三里主治腹痛；配合合谷、太冲主治月经不调。

【现代研究】秦氏等采用电针三阴交观察对围绝经期综合征患者生殖内分泌的影响，电针治疗组与西药对照组相比，血清卵泡刺激素、促黄体生成素和雌二醇水平显著降低，提示电针三阴交对围绝经期综合征具有较好的调整作用。{秦正玉，胡玲，夏晓红，等.电针三阴交对围绝经期综合征患者生殖内分泌影响的随机对照研究 [J].针刺研究，2007（4）：255-259.}

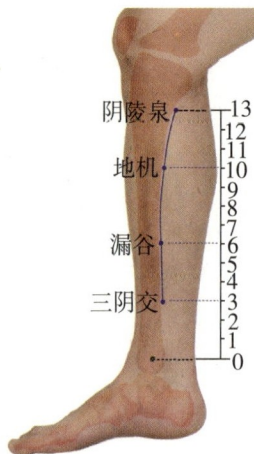

图 3-24

地机（Dìjī, SP 8）郄穴

【穴解】地，土地；机，机要。地，指下肢。穴在下肢，局部肌肉最为丰富，是小腿运动的机要部位，故名。

【定位】在小腿内侧，阴陵泉下 3 寸，胫骨内侧缘后际（图 3-24）。

【取法】下肢小腿内侧，根据手指同身寸之一夫法，胫骨内侧髁下缘凹陷的阴陵泉穴下 3 寸，胫骨内侧缘后际处。

【解剖】前方有大隐静脉及膝最上动脉的分支，深层有胫后动、静脉。神经分布同三阴交（SP 6）。

【主治】①腹胀，腹痛，泄泻。②月经不调，痛经，崩漏。③小便不利，水肿。④下肢痿痹。

【操作】直刺 0.5～0.8 寸。

【配伍】配关元、合谷、阴陵泉主治痛经；配合血海主治月经不调。

【现代研究】

1.李氏等采用针刺和推拿郄穴地机治疗原发性痛经，结果显示：针刺和推拿组 VAS 疼痛评分均下降，两组间止痛效果无差异，

提示地机穴的穴位特性与止痛疗效相关，验证了郄穴主治痛证、急症的理论。{李蔚江，赵琛．针刺郄穴地机治疗原发性痛经疗效观察 [J]．上海针灸杂志，2011（12）：817-818.}

2.顾氏运用温针灸地机穴治疗月经不调，治疗组总有效率为93.5%，药物对照组为67.7%，提示温针灸地机穴是一种治疗月经不调的有效方法。{顾忠平．温针灸地机穴治疗月经不调疗效观察 [J]．上海针灸杂志，2012（9）：662-663.}

阴陵泉（Yīnlíngquán, SP 9）合穴

【穴解】阴，阴阳之阴；陵，山陵；泉，水泉。内为阴，穴在胫骨内上髁下缘陷中，如山陵下之水泉，故名。

【定位】在小腿内侧，胫骨内侧髁下缘与胫骨内侧缘之间的凹陷中（图3-24）。

【取法】下肢小腿内侧，胫骨内侧缘向上推至胫骨内侧髁下缘凹陷处。

【解剖】前方有大隐静脉、膝最上动脉，深层有胫后动、静脉；分布有小腿内侧皮神经，深层有胫神经。

【主治】①腹胀，泄泻，黄疸。②小便不利，水肿。③遗精，阴痛。④膝肿痛。

【操作】直刺1～2寸。

【配伍】配三阴交、足三里主治泄泻；配水分、水道主治水肿。

【现代研究】沈氏等采用电针阴陵泉观察对尿道闭合压的影响，发现电针阴陵泉较电针足三里的静态最大尿道闭合压明显升高，表明电刺激阴陵泉能改善尿失禁。{沈泳，黄安康，程宗超．电针刺阴陵泉对尿道闭合压的影响 [J]．湖北中医学院学报，2001

（2）：31-32.}

血海（Xuèhǎi, SP 10）

【穴解】血，气血的血；海，海洋。本穴善治各种血证，犹如聚溢血重归于海，故名。

【定位】在股前内侧，髌底内侧端上2寸，股内侧肌隆起处（图3-25）。

【取法】患者屈膝，医生以左手掌心按于患者右膝髌骨上缘，食指至小指向上伸直，拇指约呈45°斜置，拇指指尖下即是此穴。

【解剖】有股动、静脉肌支；分布有股前皮神经及股神经肌支。

【主治】①月经不调，崩漏，经闭。②瘾疹，湿疹，丹毒。③膝肿痛。

【操作】直刺1～1.5寸。

【配伍】配合谷、血海、三阴交主治皮肤瘙痒；配犊鼻、阴陵泉、阳陵泉主治膝痛。

【现代研究】

1.杜氏运用振颤运气针法针刺血海穴配合TDP照射中极、关元和子宫穴治疗原发性痛经，针刺组较药物组（口服吲哚美辛肠溶片）效果显著，总有效率100%，提示针刺血海穴治疗原发性痛经有效。{杜丽芳．针刺血海穴为主治疗原发性痛经36例 [J]．陕西中医，2009（3）：330-331.}

2.秦氏采用温和灸血海穴治疗老年皮肤瘙痒症，取得良好治疗效果，有效率98.8%，提示本法治疗老年皮肤瘙痒症有效。{秦亮．温和灸血海穴治疗老年皮肤瘙痒症 [J]．中国针灸，2011（9）：849.}

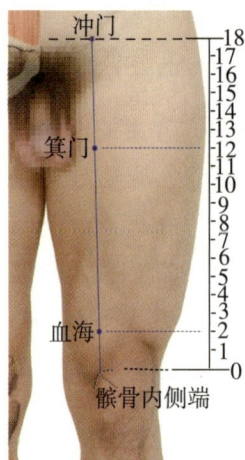

图 3-25

大横（Dàhéng，SP 15）足太阴经、阴维脉交会穴

【穴解】大，大小之大；横，横竖之横。穴位内应横行之大肠，故名。

【定位】在腹部，脐中旁开 4 寸（图 3-26）。

【取法】根据骨度分寸法，一侧乳头向下的垂直线与沿脐中向外的水平线，两线交点处。

【解剖】分布有第 10 肋间动、静脉及第 10 肋间神经。

【主治】①绕脐腹痛，泄泻，便秘。②小便不利。

【操作】直刺 1～1.5 寸。

【配伍】配关元、气海、足三里主治腹胀；配天枢、支沟、照海主治便秘。

【现代研究】

1. 王氏运用深刺大横穴治疗尿失禁和尿潴留，均取得良好治疗效果，尿失禁总有效率为 95.65%，尿潴留总有效率为 97%，提示深刺大横穴治疗尿失禁和尿潴留疗效肯定。{王宪利 . 深刺大横穴临床应用体会 [J]. 中国针灸，1994（5）：42.}

2. 龚氏采用推拿大横穴治疗内科腹痛，结果显示：穴位推拿组 2 分钟、5 分钟内有效人数明显多于 654-2 注射组，表明大横穴治疗内科腹痛有效。{龚小琦 . 推拿大横穴治疗内科腹痛的临床观察 [J]. 南方护理学报，2003（2）:53-54.}

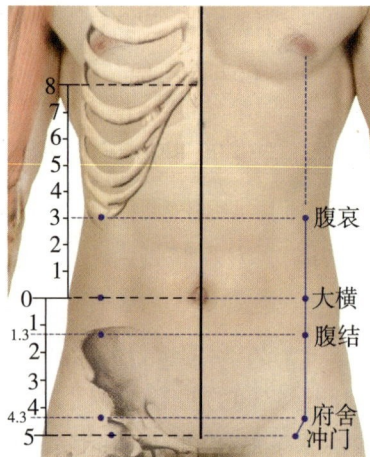

图 3-26

大包（Dàbāo，SP 21）脾之大络

【穴解】大，大小之大；包，包容。穴属脾之大络。脾土居中，与各脏腑有着最广泛的联系，故名。

【定位】在胸外侧区，第 6 肋间隙，在腋中线上（图 3-27）。

【取法】腋窝正中的垂直线与从乳头（约平第 4 肋间隙）向下循至第 6 肋间隙延伸线的交点处。

【解剖】分布有胸背动、静脉及第 7 肋间动、静脉；分布有第 7 肋间神经及胸长神经末支。

【主治】①咳喘。②胸胁痛。③全身疼

痛，四肢无力。

【操作】斜刺或平刺 0.5 ～ 0.8 寸，穴位深部有肺脏，不宜深刺。

【配伍】配肺俞、列缺主治咳嗽气喘；配气海、关元主治全身无力。

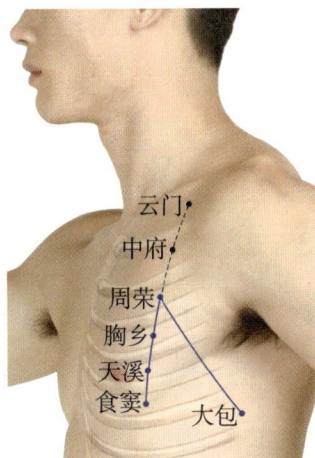

图 3-27

（四）其他腧穴（表3-4）

表3-4 其他腧穴的定位、主治和操作

穴名	代码	定位	主治	操作
大都	SP 2	在足趾，第1跖趾关节远端赤白肉际凹陷中	1. 腹胀，胃痛，泄泻，便秘 2. 热病无汗	直刺 0.3 ～ 0.5 寸
商丘	SP 5	在踝区，足内踝前下方，舟骨粗隆与内踝尖连线中点的凹陷中	1. 腹胀，肠鸣，泄泻，便秘，痔疾 2. 足踝痛	直刺 0.5 ～ 0.8 寸
漏谷	SP 7	在小腿内侧，内踝尖上 6寸，胫骨内侧缘后际	1. 腹胀，肠鸣 2. 小便不利 3. 遗精 4. 下肢痿痹	直刺 1 ～ 1.5 寸
箕门	SP 11	在股前区，髌底内侧端与冲门的连线上 1/3 与下 2/3交点，长收肌和缝匠肌交角的股动脉搏动处	1. 小便不通，遗尿 2. 腹股沟肿痛	直刺 0.3 ～ 0.5 寸。针刺时必须避开动脉
冲门	SP 12	在腹股沟区，腹股沟斜纹中，髂外动脉搏动处的外侧	1. 腹痛，疝气 2. 崩漏，带下	直刺 0.5 ～ 1 寸

续表

穴名	代码	定位	主治	操作
府舍	SP 13	在下腹部，脐中下4.3寸，前正中线旁开4寸	腹痛，疝气，结聚	直刺0.8～1.2寸
腹结	SP 14	在下腹部，脐中下1.3寸，前正中线旁开4寸	腹痛，腹泻，便秘	直刺1～1.5寸
腹哀	SP 16	在上腹部，脐中上3寸，前正中线旁开4寸	腹痛，泄泻，痢疾，便秘，消化不良	直刺1～1.5寸
食窦	SP 17	在胸部，第五肋间隙，前正中线旁开6寸	1. 嗳气，腹胀 2. 水肿 3. 胸胁胀痛	斜刺或平刺0.5～0.8寸。穴位深部有肺脏，不宜深刺
天溪	SP 18	在胸部，第4肋间隙，前正中线旁开6寸	1. 胸痛，咳嗽 2. 乳痈，乳汁少	斜刺或平刺0.5～0.8寸，穴位深部有肺脏，不宜深刺
胸乡	SP 19	在胸部，第三肋间隙，前正中线旁开6寸	胸胁胀痛	斜刺或平刺0.5～0.8寸。穴位深部有肺脏，不宜深刺
周荣	SP 20	在胸部，第2肋间隙，前正中线旁开6寸	1. 胸胁胀满 2. 咳嗽，气喘	斜刺或平刺0.5～0.8寸，穴位深部有肺脏，不宜深刺

小结

1. 经脉循行 ①经脉体表循行线：主要循行于小腿内侧中间，内踝上8寸后行于下肢内侧前缘，至腹行前正中线旁开4寸，至胸行前正中线旁开6寸。起于隐白，止于大包。②联系的脏腑器官：心、脾、胃、舌、咽喉。

2. 腧穴主治要点 ①脾胃病：大都、太白、公孙、商丘、三阴交、腹结、大横、腹哀治疗腹痛、腹胀、泄泻、便秘、痢疾、纳呆；公孙治疗呃逆。②泌尿生殖系统病：隐白治疗月经过多、崩漏；三阴交、地机、血海治月经不调、痛经、崩漏、带下等妇科疾病；三阴交、阴陵泉等治疗阴茎痛、疝气、遗精、阳痿、小便不利、遗尿等病证。③神志病：隐白治疗癫狂、梦魇；商丘治疗癫狂；三阴交治疗失眠。④经脉循行所过外经病证：商丘治疗足踝痛；三阴交、漏谷、阴陵泉、血海治疗下肢痿痹、膝痛等病证。

第五节　手少阴心经与腧穴

一、手少阴心经（Lung Meridian of Hand-Shaoyin，HT）

（一）经脉循行

手少阴心经，起于心中，出属"心系"（心与其他脏器相联系的部位），通过横膈，联络小肠。

"心系"支脉：夹着咽喉上行，连系于

"目系"（眼球连系于脑的部位）。

"心系"主脉：上行于肺部，再向下出于腋窝部（极泉），沿着上臂内侧后缘，行于手太阴经和手厥阴经的后面，到达肘窝，沿前臂内侧后缘，至掌后豌豆骨部进入掌内，沿小指内侧至末端（少冲），与手太阳小肠经相接（图 3-28）。

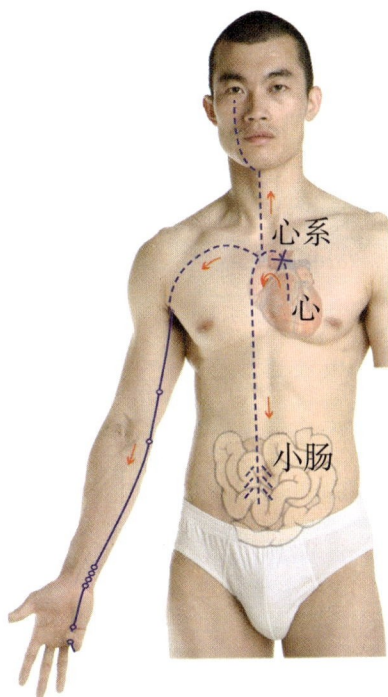

图 3-28　手少阴经脉循行示意图

（二）经脉病候

心痛，咽干，口渴，目黄，胁痛，上臂内侧痛，手心发热等症。

二、手少阴心经腧穴

（一）腧穴名称与代码

极泉 HT 1、青灵 HT 2、少海 HT 3、灵道 HT 4、通里 HT 5、阴郄 HT 6、神门 HT 7、少府 HT 8、少冲 HT 9（图 3-29）。

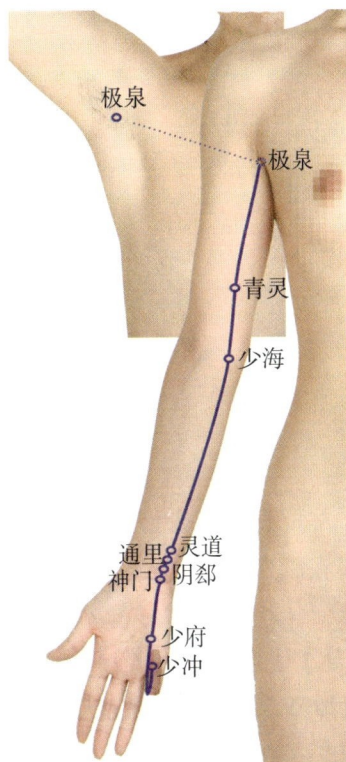

图 3-29　手少阴经脉经穴示意图

（二）主治概要

本经腧穴主治心、胸、神志病，以及经脉循行部位的其他病证。

（三）常用腧穴

极泉（Jíquán，HT 1）

【穴解】极，至高之意；泉，水之源也。手少阴之经气由本穴透出，循行于外，似泉水下流，故名。

【定位】在腋区，腋窝中央，腋动脉搏动处（图 3-30）。

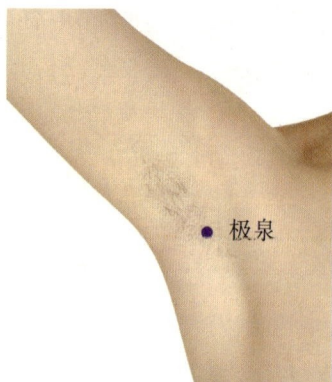

图 3-30

【取法】正坐位或仰卧位，嘱患者上臂外展，在腋窝中央，避开腋动脉搏动处取穴。

【解剖】浅层有肋间臂神经；深层有桡神经，尺神经，正中神经，前臂内侧皮神经及臂内侧皮神经，腋动、静脉等。

【主治】①心痛，心悸。②胸闷气短，胁肋疼痛。③项强，肩臂疼痛，上肢不遂。④腋臭，瘰疬。

【操作】上臂外展，直刺 0.5～0.8 寸，充分暴露腋窝，避开腋动脉。

【配伍】配极泉、侠白主治心痛、干呕、烦满。

【现代研究】

1. 周氏等运用苍龟探穴法针刺极泉穴观察对脑卒中腕－手功能的影响，结果发现苍龟探穴法针刺极泉疗效优于常规针刺，说明苍龟探穴法针刺极泉穴对腕－手功能的改善有较好的疗效。{周长山，孔德清，韩正勇. 苍龟探穴法针刺极泉穴对脑卒中腕－手功能的影响 [J]. 上海针灸杂志，2008（9）：34.}

2. 黄氏等采用极泉穴不同操作观察对

神经根型颈椎病疗效的影响，结果显示：提插组总有效率 91.9%，显著优于捻转组的 58.3% 和常规针刺组的 76.5%，提示极泉穴配合提插手法可显著改善神经根型颈椎病引起的上肢感觉异常。{黄元芳，王泰芬，刘艳，等. 极泉穴不同操作对神经根型颈椎病疗效的影响 [J]. 中国针灸，2008（6）：427-428.}

少海（Shàohǎi, HT 3）合穴

【穴解】少，指手少阴心经；海，为诸川之汇。因穴在肘内廉节后凹陷处，为手少阴脉气汇聚之处，所入为合之海也，故名。

【定位】在肘前区，横平肘横纹，肱骨内上髁前缘（图 3-31）。

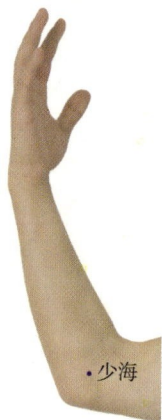

图 3-31

【取法】屈肘成直角，在肘横纹内侧端与肱骨内上髁连线的中点处取穴。

【解剖】浅层有前臂内侧皮神经、贵要静脉；深层有正中神经，尺侧返动、静脉和尺侧下副动、静脉的吻合支。

【主治】①心痛，癫症，神志病。②肘臂挛痛。③头项痛，腋胁痛。④瘰疬。

【操作】直刺 0.5 ～ 1 寸，不宜深刺，以免伤及血管和神经。

【配伍】配曲池主治肘臂挛痛；配天井主治瘰疬；配风池、后溪主治头痛项强。

【现代研究】乔氏采用神门透刺少海治疗焦虑症状，效果显著，总有效率 100%，提示神门透刺少海可作为避免长期服用苯二氮类药物而产生依赖的替代疗法。{乔岩岩.神门透刺少海治疗焦虑症状 30 例 [J].中国针灸，2001，20（2）：17-18.}

通里（Tōnglǐ，HT 5）络穴

【穴解】通，通达，通畅；里，邻里。本穴为手少阴经的络穴，横通手太阳经，故名。

【定位】在前臂前区，腕掌侧远端横纹上 1 寸，尺侧腕屈肌腱的桡侧缘（图 3-32）。

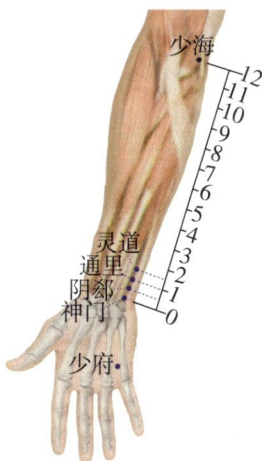

图 3-32

【取法】神门穴上 1 寸，豌豆骨上缘桡侧直上 1 寸取穴。

【解剖】浅层有前臂内侧皮神经，贵要静脉属支；深层有尺动、静脉，尺神经。

【主治】①心悸，怔忡。②暴喑，舌强不语。③腕臂痛。

【操作】直刺 0.3 ～ 0.5 寸，不宜深刺，以免伤及血管和神经。

【配伍】配廉泉、哑门主治不语；配内关、心俞主治胸痹，心痛；配太阳、风池、百会主治头痛，目眩。

【现代研究】

1. 吴氏等运用针刺通里穴结合言语康复训练观察对脑梗死后运动性失语患者言语功能的影响，发现刺激通里穴能明显改善语言功能，表明通里穴是治疗脑梗死后运动性失语症有效的穴位。{吴芳，杨万章，赵宁，等.针刺通里穴结合言语康复训练对脑梗死后运动性失语患者言语功能的影响 [J].中西医结合心脑血管病杂志，2010，9（3）：290-292.}

2. 王氏等采用针刺通里穴观察对健康青年人心率变异性的影响，发现针刺通里穴可使心交感神经紧张性增强、迷走神经紧张性减低，总体效应可影响到出针，行针时最强。{王欣波，朴勇洙.针刺通里穴对健康青年人心率变异性影响的研究 [J].针灸临床杂志，2012，29（7）：43-44.}

阴郄（Yīnxì，HT 6）郄穴

【穴解】阴，指阴经；郄，空隙、间隙之意。穴为手少阴经脉气深聚的部位，故名。

【定位】在前臂前区，腕掌侧远端横纹上 0.5 寸，尺侧腕屈肌腱的桡侧缘（图 3-32）。

【取法】神门穴上 0.5 寸，豌豆骨上缘桡侧直上 0.5 寸取穴。

【解剖】浅层有前臂内侧皮神经、贵要静脉属支；深层有尺动、静脉。

【主治】①心痛，惊悸，眩晕。②吐血，衄血。③骨蒸潮热，盗汗。

【操作】直刺 0.3 ～ 0.5 寸，避开尺动、静脉。

【配伍】配心俞、巨阙主治心痛；配大椎主治阴虚盗汗。

【现代研究】

1. 赵氏等将 72 例颅脑损伤术后气阴两虚汗证患者随机分为治疗组和对照组各 36 例，治疗组采用针刺阴郄配复溜穴为主穴对症加配穴治疗，对照组口服生脉饮，治疗 10 天后以总有效率评价两组的临床疗效，结果显示：治疗组临床总有效率 94.44%，明显高于对照组的 72.22%（$P < 0.05$）。{赵嘉勇，孟宏. 针刺治疗颅脑损伤术后气阴两虚汗证 36 例 [J]. 针灸临床杂志，2013，29（8）：37–39.}

2. 王氏等选择高血压 2、3 级患者 91 例，随机分为针刺阴郄穴组 30 例、舌下含开搏通组 30 例、舌下含心痛定组 31 例，治疗 20 分钟后测量血压，发现针刺与口含开搏通及心痛定均有即刻降压作用，针刺阴郄穴不仅降压效果确切，对兼有标实者的降压效果优于单纯虚证者，而且未出现明显不良反应。{王北，刘红旭，钱璟，等. 针刺阴郄穴即刻降压临床观察 [J]. 中国中医急症，2001，10（5）：268–269.}

神门（Shénmén，HT 7）输穴；原穴

【穴解】心者，君主之官，神明出焉。心藏神，主神；穴为心脉之输穴，为心气所转输出入之门户，故名。

【定位】在腕前区，腕掌侧远端横纹尺侧端，尺侧腕屈肌腱的桡侧缘（图 3-32）。

【取法】于豌豆骨上缘桡侧凹陷处，在腕掌侧远端横纹上取穴。

【解剖】浅层有前臂内侧皮神经、贵要静脉属支、尺神经掌支；深层有尺动、静脉，尺神经。

【主治】①心痛，惊悸，怔忡，心烦，健忘，不寐，痴呆，癫狂。②眩晕。③腕臂痛，胸胁痛。

【操作】直刺 0.3 ～ 0.5 寸，避开尺动、静脉。

【配伍】配心俞、内关主治心痛；配内关、三阴交、大陵主治健忘，失眠。

【现代研究】

1. 王氏利用针刺神门为主治疗失眠，取得良好治疗效果，痊愈率 72%，有效率 100%。{王鸿雁. 针刺神门为主治疗失眠 100 例疗效观察 [J]. 针灸临床杂志，2001，18（3）：43–44.}

2. 高氏等运用针刺神门治疗失眠 80 例，治疗 20 ～ 30 次，有效率 97.5%。{高建平，邱霞. 针刺神门穴治疗失眠症 80 例 [J]. 湖南中医杂志，2000，27（2）：33.}

少冲（shàochōng，HT 9）井穴

【穴解】少，小也；冲，通达也。本穴为手少阴经气初出之井穴，又居小指末节之冲要处，故名。

【定位】在小指，小指末节桡侧，指甲根角侧上方 0.1 寸（图 3-33）。

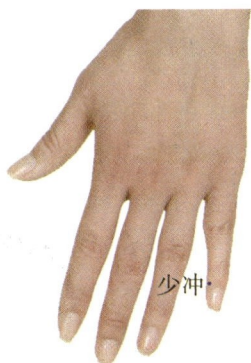

图 3-33

【取法】第 4、5 掌骨之间，握拳时，小指尖所指处，横平劳宫穴。

【解剖】布有尺神经的指掌侧固有神经指背支，指掌侧固有动、静脉指背支形成的动、静脉网。

【主治】①心痛，心悸，癫狂，痴呆，昏迷。②热病。③胸胁痛。

【操作】浅刺 0.1 寸或点刺出血。少灸。

【配伍】配太冲、中冲、大椎主治热病，昏迷；配合谷、太冲、水沟主治小儿惊风；配内关、心俞主治心悸，心痛。

【现代研究】韩氏等选取血管性痴呆受试患者 140 例，随机纳入井穴组、药物组和非经穴组，并给予相应处理：针刺每日 1 次，共治疗 20 次；药物组口服茴拉西坦 0.2g/ 次，每天 3 次，连服 20 天。结果显示：少冲组、中冲组、至阴组、大敦组、商阳组 MMSE 评分的改善与药物组比较，有统计学差异（$P < 0.05$）；少冲组、中冲组与其他井穴组比较在改善 ADL 评分效果更明显（$P < 0.05$）；少冲组、中冲组及大敦组均有 7 条以上脑血管平均流速改善幅度大于药物组。该结果提示针刺少冲等穴治疗血管性痴呆有一定疗效。{ 韩为，郭铁，张玲，等 . 针刺井穴治疗血管性痴呆的特异性研究 [J]. 上海针灸杂志，2012，31（2）：123-127.}

（四）其他腧穴（表 3-5）

表 3-5 其他腧穴的定位、主治和操作

穴名	代码	定位	主治	操作
青灵	HT 2	在臂前区，肘横纹上 3 寸，肱二头肌的内侧沟中	1. 头痛，振寒 2. 肩臂疼痛 3. 腋臭，瘰疬	直刺 0.5～1 寸
灵道	HT 4	在前臂前区，腕掌侧远端横纹上 1.5 寸，尺侧腕屈肌腱的桡侧缘	1. 心痛 2. 胁痛、肩臂疼痛	直刺 0.3～5 寸，不宜深刺，以免伤及血管和神经
少府	HT 8	在手掌，横平第 5 掌指关节近端，第 4、5 掌骨之间	1. 心悸、胸闷 2. 小便不利、遗尿、阴痒痛 3. 小指挛痛	直刺 0.3～5 寸

小结

1. 经脉循行 ①经脉的体表循行线：主要循行于上肢内侧后缘、掌内后缘。起于极泉，止于少冲。②联系的脏腑器官：心、小肠、肺、食管、目系；喉咙、目（经别）；舌本（络脉）。

2. 腧穴主治要点 ①心病：极泉治疗心痛；阴郄治疗心痛、盗汗；神门、少府治疗心痛、心悸、心烦。②神志病：少海治疗癫狂痫；灵道治疗悲恐惊；神门治疗失眠及一切神志病。③经脉循行所过外经病证：极泉、少海、青灵主治上肢内侧后缘冷痛、麻木。④其他病证：少海治疗瘰疬；少府治疗阴痒；阴郄治疗吐血、衄血；通里治疗舌强不语。

第六节　手太阳小肠经与腧穴

一、手太阳小肠经（Small Intestine Meridian of Hand–Taiyang，SI）

（一）经脉循行

手太阳小肠经，起于手小指外侧端，沿着手背外侧至腕部，出于尺骨茎突，直上沿着前臂外侧后缘，经尺骨鹰嘴与肱骨内上髁之间，沿上臂外侧后缘，出于肩关节，绕行肩胛部，交会于大椎，向下进入缺盆部，联络心脏，沿着食管，通过膈肌，到达胃部，属于小肠。

缺盆部支脉：沿着颈部，上达面颊，至目外眦，转入耳中。

颊部支脉：上行目眶下，抵于鼻旁，至目内眦，与足太阳膀胱经相接，而又斜行络于颧骨部（图3-34）。

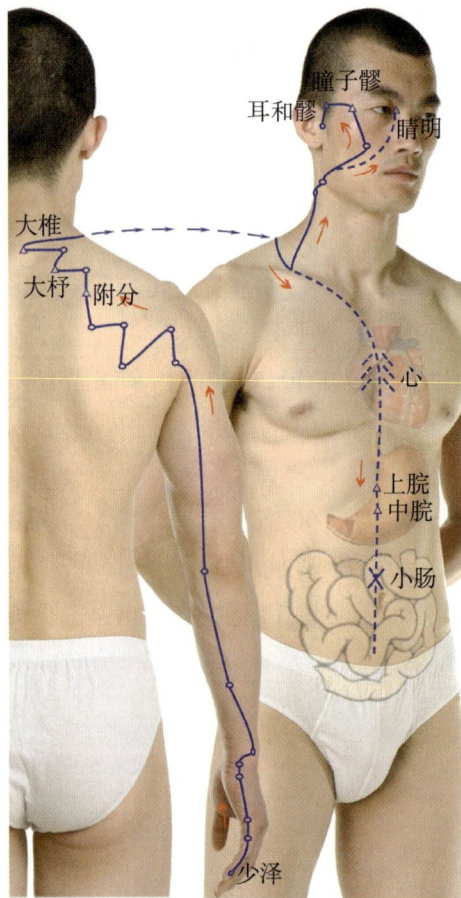

图3-34　手太阳经脉循行示意图

（二）经脉病候

耳聋，目赤，面颊肿胀，颈部、颔下、肩胛、上臂、肘以及前臂的外侧后缘疼痛。

二、手太阳小肠经腧穴
（一）腧穴名称与代码

少泽 SI 1 、前谷 SI 2 、后溪 SI 3 、腕骨 SI 4 、阳谷 SI 5 、养老 SI 6 、支正 SI 7 、

小海 SI 8、肩贞 SI 9、臑俞 SI 10、天宗 SI 11、秉风 SI 12、曲垣 SI 13、肩外俞 SI 14、肩中俞 SI 15、天窗 SI 16、天容 SI 17、颧髎 SI 18、听宫 SI 19（图 3-35）。

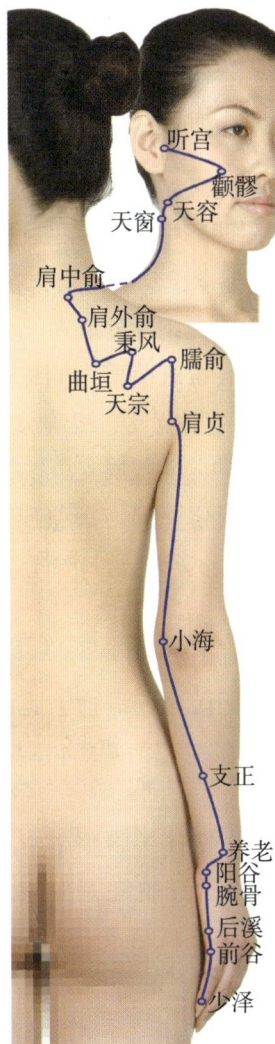

图 3-35　手太阳经脉经穴示意图

（二）主治概要

本经腧穴主治头面五官病、热病、神志病及经脉循行部位的其他病证。

（三）常用腧穴

少泽（Shàozé，SI 1）井穴

【穴解】手太阳之脉主液，有润泽全身的作用，穴在小指端，为脉气始发而微小，故名。

【定位】在手指，小指末节尺侧，指甲根角侧上方 0.1 寸（图 3-36）。

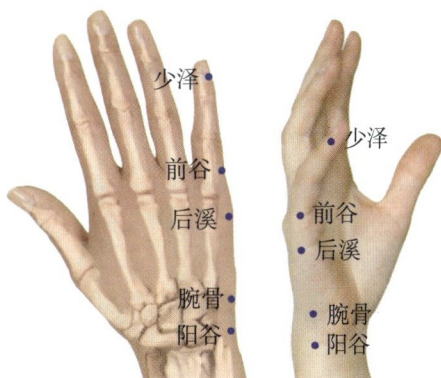

图 3-36

【取法】微握拳，掌心向下，伸小指，在小指尺侧，去指甲角 0.1 寸处取穴。

【解剖】布有尺神经指掌侧固有神经的指背支，小指尺掌侧动、静脉指背支形成的动、静脉网。

【主治】①头痛，咽喉肿痛，目翳，耳聋，耳鸣。②乳痈，乳汁分泌不足。③热病，中风，昏迷，癫狂。④肩臂后侧痛，小指麻木疼痛。

【操作】浅刺 0.1 ～ 0.2 寸，或点刺出血，孕妇慎用。

【配伍】配膻中、乳根主治乳汁分泌不足，乳痈；配天容、合谷、尺泽主治咽喉肿痛。

【现代研究】王氏等采用针刺少泽治疗

产后乳汁分泌不足，结果显示：治疗组愈显率为 97.8%，优于对照组的 24.3%，治疗组在改善患者证候积分、乳房充盈程度、提高泌乳量、升高产妇 PRL 水平等方面均优于对照组，表明针刺少泽穴治疗乳汁分泌不足疗效显著。{王宏才，安军明，韩颖，等.针刺少泽治疗产后乳汁分泌不足：多中心随机对照研究 [J].中国针灸，2007，27（2）：85-88.}

后溪（Hòuxī，SI 3）输穴；八脉交会穴（通于督脉）

【穴解】前谷、后溪两穴俱承少泽之泽，犹雨露充沛，沟渠盈溢，经气流行，如走溪谷，故称"前谷""后溪"。

【定位】在手内侧，第 5 掌指关节尺侧近端赤白肉际凹陷中（图 3-36）。

【取法】微握拳，在第 5 掌指关节尺侧后方，第 5 掌骨小头后缘，赤白肉际处取穴。

【解剖】浅层有尺神经手背支，尺神经掌支和皮下浅静脉等；深层有小指尺掌侧固有动、静脉和指掌侧固有神经。

【主治】①头项强痛，腰背痛，手指及肘臂挛痛。②耳聋，目赤，眩晕，咽喉肿痛。③癫痫。④热病，盗汗，疟疾。

【操作】直刺 0.5～1 寸，或向合谷透刺。

【配伍】配列缺、悬钟主治项强痛；配水沟主治急性腰扭伤；配环跳、阳陵泉主治腿痛。

【现代研究】吴氏等采用电针后溪穴治疗急性腰扭伤，结果显示：近期疗效比较，电针组有效率 97.3%，药物组 89.2%，而远期疗效比较，电针组有效率 99.3%，药物组 93.2%，表明近期疗效和远期疗效电针组均优于药物组。{吴耀持，张必萌，汪崇淼，等.电针后溪穴治疗急性腰扭伤的近远期疗效观察 [J].中国针灸，2007，27（1）：3-5.}

腕骨（Wàngǔ，SI 4）原穴

【穴解】穴在腕前方豌豆骨前凹陷处，骨穴同名，故名。

【定位】在腕区，第 5 掌骨底与三角骨之间的赤白肉际凹陷中（图 3-36）。

【取法】微握拳，掌心向前，在腕前方，三角骨的前缘，赤白肉际处取穴。

【解剖】浅层布有前臂内侧皮神经、尺神经掌支、尺神经手背支、浅静脉等，深层布有尺动、静脉的分支或属支。

【主治】①指挛腕痛，头项强痛。②耳鸣，耳聋，目翳。③黄疸，消渴。④热病，疟疾。

【操作】直刺 0.3～0.5 寸。

【配伍】配阳陵泉、肝俞、胆俞主治黄疸；配环跳、阳陵泉主治腿痛；配天柱、大杼主治颈项强痛。

【现代研究】艾氏等将脑卒中后手指拘挛患者随机分为治疗组和对照组各 35 例，对照组取患侧合谷穴向后溪穴方向透刺，治疗组单刺腕骨穴，均留针 30 分钟，每日 1 次，治疗 5 次休息 2 天，治疗 20 次后，单刺腕骨穴治疗有效率（97.1%）高于合谷透后溪穴（82.8%）（$P < 0.05$）。{艾诗奇，管艳，吴波，等.合谷透后溪穴与单刺腕骨穴治疗脑卒中后手指拘挛 70 例疗效观察 [J].医学理论与实践，2009，22（4）：436.}

支正（Zhīzhèng，SI 7）络穴

【穴解】穴为手太阳经络穴，正经由此别出分支而走手少阴经，故名。

【定位】在前臂后区，腕背侧远端横纹上 5 寸，尺骨尺侧与尺侧腕屈肌之间（图3-37）。

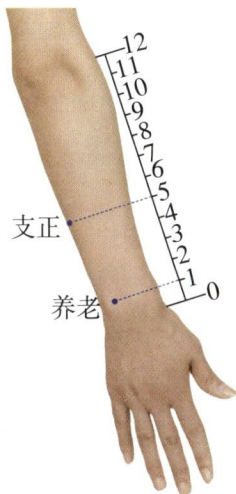

图 3-37

【取法】屈肘俯掌位，在腕后 5 寸，当阳谷与小海的连线上取穴。

【解剖】浅层布有前臂内侧皮神经、贵要静脉属支；深层布有尺动、静脉，尺神经。

【主治】①头痛，眩晕，项强。②热病，癫狂。③肘臂酸痛。

【操作】直刺或斜刺 0.5 ～ 0.8 寸。

【配伍】配合谷主治头痛；配内关、神门主治心痛；配曲池、肩髃主治肘臂手指麻痛。

天宗（Tiānzōng，SI 11）

【穴解】本穴当肩胛骨中央，与曲垣、秉风诸穴彼此相望，受曲垣、秉风外绕，有天宗之象焉，故仿星名以命名。

【定位】在肩胛区，肩胛冈中点与肩胛骨下角连线的上 1/3 与下 2/3 交点的凹陷中（图 3-38）。

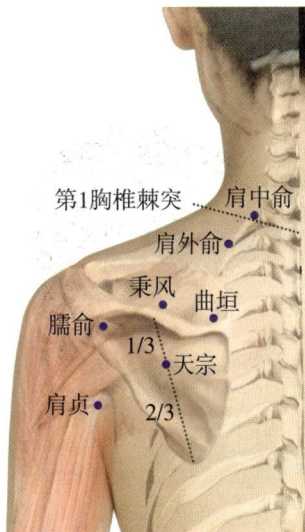

图 3-38

【取法】正坐，在肩胛冈下缘与肩胛骨下角之间连线上，当上、中 1/3 交点，与第 4 胸椎棘突下平齐，与臑俞、肩贞成正三角形处取穴。

【解剖】浅层布有第 3、4、5 胸神经后支的皮支重叠分布及其伴行的动、静脉；深层布有肩胛上神经的分支和肩胛动、静脉的分支或属支。

【主治】①肩胛疼痛，肩臂痛。②咳嗽，气喘。③乳痈，乳癖。

【操作】直刺或斜刺 0.5 ～ 1 寸，遇到阻力不可强行进针。

【配伍】配肩外俞主治肩胛痛；配膻中、足三里主治乳痈。

颧髎（Quánliáo, SI 18）手少阳、手太阳经交会穴

【穴解】颧，颧部；髎，骨之孔。穴在颧骨尖下凹陷中，故名。

【定位】在面部，颧骨下缘，目外眦直下的凹陷中（图3-39）。

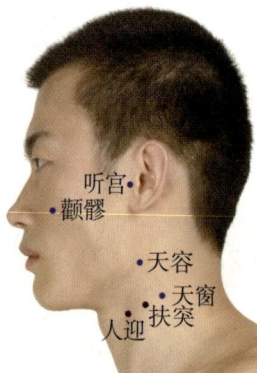

图 3-39

【取法】正坐或仰卧、仰靠姿势，目外眦直下，颧骨下缘处取穴。

【解剖】浅层布有上颌神经的眶下神经分支，面神经的颧支、颊支、面横动、静脉的分支或属支；深层布有三叉神经的下颌神经分支。

【主治】口眼歪斜，眼睑瞤动，齿痛，面痛，颊肿。

【操作】直刺0.3～0.5寸，斜刺或平刺0.5～1寸。

【配伍】配地仓、颊车主治口眼歪斜；配合谷、颊车、翳风主治齿痛，面痛；配肝俞、太冲主治面肌痉挛。

【现代研究】高氏等将假性球麻痹患者60例随机分为治疗组（深刺双侧颧髎穴）和对照组（常规针刺），用连续波中等量刺激30分钟，10次为一疗程，治疗1个疗程后观察其吞咽困难和构音障碍改善情况，比较两组的临床疗效。结果显示：治疗组中痊愈6例，显效18例，有效3例，愈显率为80.0%；对照组中痊愈2例，显效7例，有效18例，愈显率为30.0%。两组的愈显率比较差异有统计学意义（$P < 0.05$）。该结果提示深刺双侧颧髎穴治疗假性球麻痹的效果优于常规针刺法。{高慧，朱新太.深刺颧髎穴治疗假性球麻痹的临床研究[J].中国当代医药，2014，21（36）:129-131.}

听宫（Tīnggōng, SI 19）手少阳、手太阳、足少阳经交会穴

【穴解】穴在耳前上切迹之前，耳司听，故名。

【定位】在面部，耳屏正中与下颌骨髁状突之间的凹陷中（图3-39）。

【取法】正坐或仰卧、仰靠姿势，耳屏前，下颌骨髁状突的后方，张口时呈凹陷处。

【解剖】布有耳颞神经，颞浅动、静脉耳前支的分支或属支等。

【主治】①耳鸣，耳聋。②面痛，齿痛。③癫狂痫。

【操作】微张口，直刺1～1.5寸，留针时应保持一定的张口姿势。

【配伍】配翳风、中渚主治耳鸣，耳聋；配颊车、合谷、下关主治齿痛。

【现代研究】丁氏等将主观性耳鸣患者120例，针患侧听宫穴，平补平泻，不提插捻转，至针感向耳内放散，并结合电针，每次留针15分钟，每日1次，20次后，耳鸣消失10例，显效41例，有效43例，总有

效率78.4%，结果显示电针刺激听宫穴治疗神经性耳鸣效果肯定。{丁雷，王嘉玺，刘大新.针刺听宫穴治疗耳鸣疗效观察及影响因素分析[J].北京中医药大学学报，2011，34（6）：430-432.}

（四）其他腧穴（表3-6）

表3-6　其他腧穴的定位、主治和操作

穴名	代码	定位	主治	操作
前谷	SI 2	在手指，第5掌指关节尺侧远端赤白肉际凹陷中	1. 头痛，目痛，耳鸣耳聋，咽喉肿痛 2. 乳汁不足 3. 热病	直刺0.3～0.5寸
阳谷	SI 5	在腕后区，尺骨茎突与三角骨之间的凹陷中	1. 头痛，眩晕，耳鸣，耳聋 2. 热病，癫狂病 3. 腕臂痛	直刺0.3～0.5寸
养老	SI 6	在前臂后区，腕背横纹上1寸，尺骨头桡侧凹陷中	1. 目视不明 2. 肩、背、肘、臂酸痛，急性腰痛，项强	直刺或斜刺0.5～0.8寸
小海	SI 8	在肘后区，尺骨鹰嘴与肱骨内上髁之间凹陷处	1. 肘臂疼痛 2. 癫痫	直刺0.3～0.5寸
肩贞	SI 9	在肩胛区，肩关节后下方，腋后纹头直上1寸	1. 肩臂疼痛，上肢不遂 2. 瘰疬 3. 耳鸣	直刺1～1.5寸
臑俞	SI 10	在肩胛区，腋后纹头直上，肩胛冈下缘凹陷中	1. 肩臂疼痛 2. 瘰疬	直刺或斜刺0.5～1.5寸
秉风	SI 12	在肩胛区，肩胛冈中点上方冈上窝中	肩胛疼痛，上肢酸麻	直刺或斜刺0.5～1寸
曲垣	SI 13	在肩胛区，肩胛冈内侧端上缘凹陷中	肩胛、背项疼痛	直刺或斜刺0.5～1寸
肩外俞	SI 14	在脊柱区，第1胸椎棘突下，后正中线旁开3寸	肩背疼痛，颈项强急	斜刺0.5～0.8寸，不宜深刺
肩中俞	SI 15	在脊柱区，第7颈椎棘突下，后正中线旁开2寸	1. 咳嗽，气喘 2. 肩背疼痛 3. 目视不明	斜刺0.5～0.8寸，不宜深刺
天窗	SI 16	在颈部，横平喉结，胸锁乳突肌的后缘	1. 耳鸣，耳聋，咽喉肿痛，暴喑 2. 颈项强痛	直刺0.5～1寸
天容	SI 17	在颈部，下颌角后方，胸锁乳突肌的前缘凹陷中	1. 耳鸣，耳聋，咽喉肿痛 2. 头痛，颈项强痛	直刺0.5～1寸，不宜深刺

小结

1. 经脉循行分布　①经脉的体表循行线：主要循行于上肢外侧后缘、肩背部和面部。起于少泽，止于听宫。②联系的脏腑器官：小肠、心、咽、胃、耳、目。

2. 腧穴主治要点　①头面五官病：少泽治耳鸣耳聋、头痛、目翳、咽喉肿痛；头项痛常用后溪、养老、支正、天窗、天容；耳病常用听宫、后溪、前谷；老年目疾常用养老；齿痛常用听宫、颧髎；咽喉痛可用少泽、前谷、天窗、天容。②热病：后溪治发热、疟疾。③经脉循行部位病证：后溪治颈项强痛；肩臂背部疼痛常用后溪、养老、支正、肩贞、臑俞、天宗、秉风、曲垣、肩外俞、肩中俞等。

第七节　足太阳膀胱经与腧穴

一、足太阳膀胱经（Lung Meridian of Foot-Taiyang，BL）

（一）经脉循行

足太阳膀胱经，起于目内眦，上达额部，左右交会于头顶部。

颠顶部支脉：从头顶部分出，到耳上角部。

颠顶部主脉：从头顶部分别向后行至枕骨处，进入颅腔，络脑，回出分别下行到项部，下行交会于大椎穴，再分左右沿肩胛内侧与脊柱两旁（1.5 寸），到达腰部，进入脊柱两旁的肌肉，深入体腔，络肾，属膀胱。

腰部支脉：从腰部分出，沿脊柱两旁

下行，穿过臀部，从大腿后侧外缘下行至腘窝中。

后项部支脉：从项分出下行，经肩胛骨内侧缘下行，经臀部，沿着大腿外侧后缘，与腰部支脉在腘窝相合，从此向下，通过腓肠肌，经外踝后，沿着第 5 跖骨粗隆，至小趾外侧端，交足少阴肾经（图 3-40）。

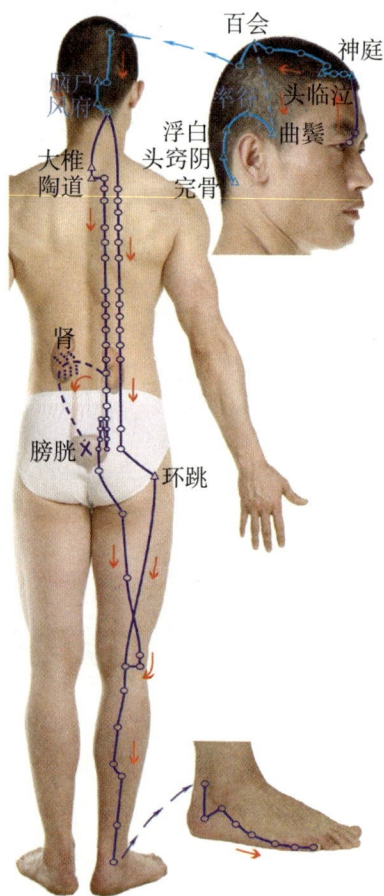

图 3-40　足太阳经脉循行示意图

（二）经脉病候

小便不通，遗尿，癫狂等；目痛，鼻塞多涕，头痛以及项、背、腰、股、臀部及下肢后侧本经循行部位疼痛。

二、足太阳经膀胱经腧穴

（一）腧穴名称与代码

睛明 BL 1、攒竹 BL 2、眉冲 BL 3、曲差 BL 4、五处 BL 5、承光 BL 6、通天 BL 7、络却 BL 8、玉枕 BL 9、天柱 BL 10、大杼 BL 11、风门 BL 12、肺俞 BL 13、厥阴俞 BL 14、心俞 BL 15、督俞 BL 16、膈俞 BL 17、肝俞 BL 18、胆俞 BL 19、脾俞 BL 20、胃俞 BL 21、三焦俞 BL 22、肾俞 BL 23、气海俞 BL 24、大肠俞 BL 25、关元俞 BL 26、小肠俞 BL 27、膀胱俞 BL 28、中膂俞 BL 29、白环俞 BL 30、上髎 BL 31、次髎 BL 32、中髎 BL 33、下髎 BL 34、会阳 BL 35、承扶 BL 36、殷门 BL 37、浮郄 BL 38、委阳 BL 39、委中 BL 40、附分 BL 41、魄户 BL 42、膏肓 BL 43、神堂 BL 44、譩譆 BL 45、膈关 BL 46、魂门 BL 47、阳纲 BL 48、意舍 BL 49、胃仓 BL 50、肓门 BL 51、志室 BL 52、胞肓 BL 53、秩边 BL 54、合阳 BL 55、承筋 BL 56、承山 BL 57、飞扬 BL 58、跗阳 BL 59、昆仑 BL 60、仆参 BL 61、申脉 BL 62、金门 BL 63、京骨 BL 64、束骨 BL 65、足通谷 BL 66、至阴 BL 67（图 3-41）。

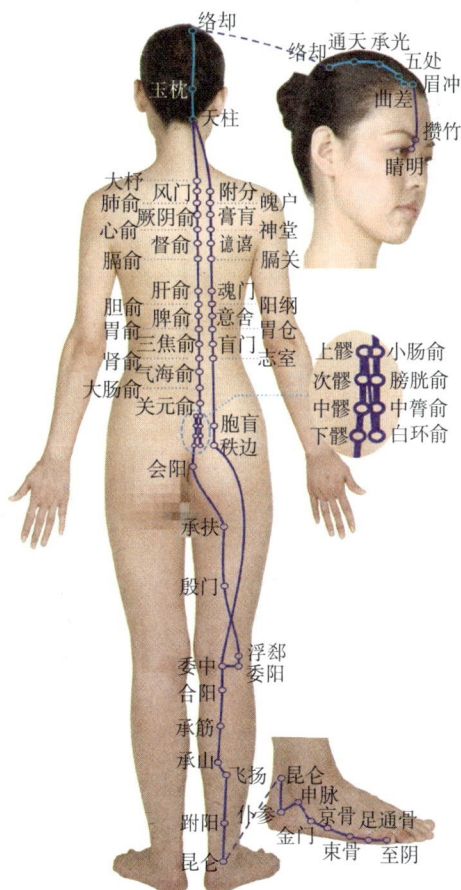

图 3-41　足太阳经脉经穴示意图

（二）主治概要

本经腧穴主治头面五官病，神志病，项、背、腰、下肢病证；位于背部两条侧线的背俞穴及其他腧穴主治相应的脏腑病证和有关的组织器官病证。

（三）常用腧穴

晴明（Jīngmíng，BL 1）手太阳、足太阳、足阳明经、阴跷、阳跷脉交会穴

【穴解】本穴在目内眦，近于晴，为手足太阳、足阳明、阴跷、阳跷五脉之会，主治一切目疾，以复其明，故名。

【定位】在面部，目内眦内上方眶内侧壁凹陷处（图3-42）。

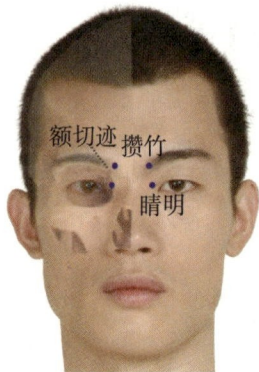

图 3-42

【取法】正坐位或仰卧位，嘱患者闭目，在目内眦内上方0.1寸的凹陷中取穴。

【解剖】浅层布有三叉神经眼支的滑车上神经，内眦动、静脉的分支或属支；深层有眼动、静脉的分支或属支，以及眼神经、动眼神经的分布。

【主治】①目赤肿痛，目眩，近视。②急性腰扭伤。③面瘫。

【操作】嘱患者闭目，医生押手轻轻固定眼球，刺手持针，于眶内侧壁和眼球之间，靠近但勿紧贴眶内侧壁缓慢直刺0.5～1寸，不宜提插捻转，以防刺破血管引起血肿。禁灸。

【配伍】配合谷、四白主治目生翳膜；配后溪、日窗、瞳子髎主治目赤；配行间主治雀目。

【现代研究】于氏等将60例颈性眩晕患者随机分为观察组和对照组，观察组和对照组分别针刺晴明穴和三阴交，观察针刺前后椎－基底动脉血液流速变化，结果显示：针刺晴明穴对改善椎动脉低流速型血流速度效果优于三阴交穴。{于慧，韩晶，谭奇纹.针刺晴明穴对颈性眩晕患者椎－基底动脉血流动力学影响的初步观察[J].针灸临床杂志，2011，27（10）：1-3.}

天柱（Tiānzhù，BL 10）

【穴解】人体以头为天，颈项犹如支柱，穴在斜方肌起始部，天柱骨（颈椎）的两旁，故名。

【定位】在颈后区，横平第2颈椎棘突上际，斜方肌外缘凹陷中（图3-43）。

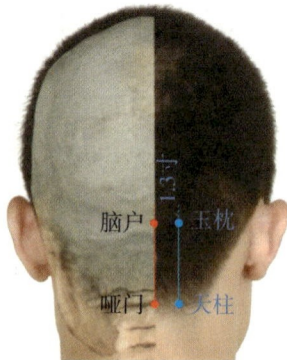

图 3-43

【取法】正坐位或俯卧位，当后发际正中直上 0.5 寸，斜方肌外缘凹陷中取穴。

【解剖】浅层有第 3 颈神经后支的内侧支，皮下静脉；深层有枕大神经。

【主治】①后头痛，眩晕，项强，肩背腰痛。②鼻塞。③癫狂痫，热病。

【操作】直刺或斜刺 0.5 ～ 0.8 寸，不可向内上方深刺，以免伤及延髓。

【配伍】配列缺、后溪主治头项强痛；配少商主治咳嗽。

【现代研究】朱氏等将 62 例颈性眩晕患者随机分为两组，治疗组以傍刺天柱穴为主，配合百会、后溪等，对照组取穴与治疗组同，常规单刺。两组均每日 1 次，治疗 5 次休息 2 天。治疗 20 次后，两组椎动脉、椎 - 基底动脉平均血流速有明显改善（$P < 0.05$），且总有效率及颅脑多普勒指标差异均有统计学意义（$P < 0.05$），同时傍刺天柱穴较单刺法在治疗颈性眩晕疗效更佳。{朱国祥，岳红，陈华德.傍刺天柱穴为主治疗颈性眩晕疗效观察 [J]. 中国针灸，2003，23（11）：36-38.}

风门（Fēngmén，BL 12）足太阳经、督脉交会穴

【穴解】"风"为阳邪，出入之处为"门"，是穴位于项背部，膀胱主一身之表，该穴为风邪侵入之门户，故名。

【定位】在脊柱区，第 2 胸椎棘突下，后正中线旁开 1.5 寸（图 3-44）。

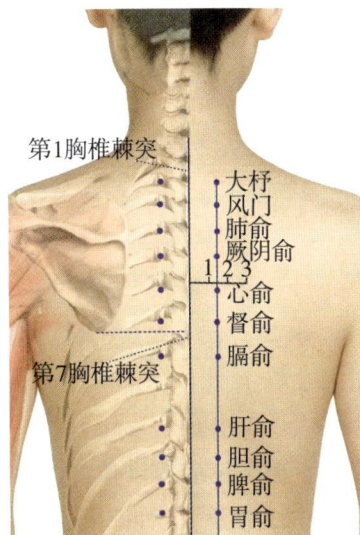

第1胸椎棘突　大杼　风门　肺俞　厥阴俞　心俞　督俞　膈俞　肝俞　胆俞　脾俞　胃俞　第7胸椎棘突　1 2 3

图 3-44

【取法】正坐位或俯卧位，当第 2 胸椎棘突下旁开 1.5 寸凹陷中取穴。

【解剖】浅层布有第 2、3 胸神经后支的内侧皮支，以及伴行的肋间后动、静脉背侧支的内侧皮支；深层有第 2、3 胸神经后支的肌支，以及相应的肋间后动、静脉背侧支的分支或属支。

【主治】①感冒，咳嗽，发热。②头痛，项强，胸背痛，腰腿痛。

【操作】斜刺 0.5 ～ 0.8 寸。

【配伍】配肩井、中渚、委中主治肩背酸痛；配列缺主治咳喘；配风池主治外感风寒。

【现代研究】李氏等在将 60 例慢性腰腿痛患者随机分为实验组和对照组，每组 30 例，对照组选腰夹脊、肾俞等为主穴，实验组在其基础上再加肺俞、风门穴治疗，针刺 30 分钟，治疗 15 次。结果显示：在基础取穴上通过加取肺俞、风门穴，提高了慢性腰腿痛的治愈率（$P < 0.05$），且缩短了治疗

时间，两组疗次之间差异有统计学意义（$P < 0.05$）。{李大伟，文洪.增加肺俞、风门穴治疗慢性腰腿痛的疗效观察[J].光明中医，2012，27（5）：958-960.}

肺俞（Fèishù，BL 13）背俞穴

【穴解】穴为肺气转输、输注之处，故名。

【定位】在脊柱区，第3胸椎棘突下，后正中线旁开1.5寸（图3-44）。

【取法】正坐位或俯卧位，第3胸椎棘突下，后正中线旁开1.5寸凹陷中取穴。

【解剖】浅层布有第3、4胸神经后支的内侧皮支，以及伴行的肋间后动、静脉背侧支的内侧皮支；深层有第3、4胸神经后支的肌支，以及相应的肋间后动、静脉背侧支的分支等。

【主治】①咳嗽，气喘，咯血，痰多，鼻塞。②骨蒸潮热，盗汗。③皮肤瘙痒，瘾疹。④阴暑。

【操作】斜刺0.5～0.8寸，不宜深刺。

【配伍】配列缺、合谷、外关主治风寒咳嗽；配尺泽、曲池、大椎主治风热咳嗽；配魄户、太渊、丰隆、合谷主治痰湿咳嗽。

【现代研究】孔氏等采用肺俞配中府的针刺法治疗慢性支气管炎、支气管哮喘患者30例，采用自身对照，分3次分别观察针刺肺俞、中府、肺俞配中府3个穴组对肺功能的影响，结果显示：肺俞穴配中府穴组对肺功能的改善最佳，提示肺俞募配穴具有协同治病的作用。{孔素平，单秋华，董安梅.肺俞募配穴对肺功能的协同或拮抗作用的观察[J].中国针灸，2004，24（12）：840-842.}

心俞（Xīnshù，BL 15）背俞穴

【穴解】穴为心气转输、输注之处，故名。

【定位】在脊柱区，第5胸椎棘突下，后正中线旁开1.5寸（图3-44）。

【取法】正坐位或俯卧位，当第5胸椎棘突下后正中线旁开1.5寸取穴。

【解剖】浅层布有第5、6胸神经后支的内侧皮支及伴行的动、静脉；深层有第5、6胸神经后支的肌支，以及相应的肋间后动、静脉背侧支的分支或属支。

【主治】①心痛，惊悸，心烦，不寐，健忘，梦遗，癫狂痫。②咳嗽，气喘，吐血，盗汗。

【操作】斜刺0.5～0.8寸，不宜深刺。

【配伍】配巨阙主治心痛；配脾俞、神门、足三里、三阴交主治失眠健忘；配大椎主治癫痫。

【现代研究】李氏取体重1.8～2.2kg的健康成年家兔，随机分模型组、内关组、神门组、心俞组、内关+神门组、心俞+神门组；另选来自同一窝别的家兔共8对随机分为A、B两组，均给予乌头碱。A组针刺神门，B组针刺内关+神门。实验发现：内关、神门、心俞单穴电针有显著疗效且作用相近，合用后疗效无显著提高或下降。实验结果提示：作用相似的腧穴配伍不一定能产生显著的协同作用，但也不易产生拮抗作用。{李学惠."内关""神门""心俞"间协同作用与拮抗作用实验研究[J].中国针灸，2002，22（12）：27-29.}

膈俞（Géshù，BL 17）八会穴之血会

【穴解】本穴内应横膈膜，而为之俞，故名。

【定位】在脊柱区，第7胸椎棘突下，后正中线旁开1.5寸（图3-44）。

【取法】正坐位或俯卧位，第7胸椎棘突下，后正中线旁开1.5寸凹陷中取穴。

【解剖】浅层布有第7、8胸神经后支的内侧皮支及伴行的动、静脉；深层有第7、8胸神经后支的肌支，以及相应的肋间后动、静脉背侧支的分支或属支。

【主治】①胃脘痛，呕吐，呃逆，饮食不下，便血。②咳嗽，气喘，吐血，潮热，盗汗。③瘾疹，皮肤瘙痒。

【操作】斜刺0.5～0.8寸，不宜深刺。

【配伍】配大椎、足三里主治血虚；配中脘、内关主治胃痛、呃逆。

肝俞（Gānshù，BL 18）背俞穴

【穴解】穴为肝气转输、输注之处，故名。

【定位】在脊柱区，第9胸椎棘突下，后正中线旁开1.5寸（图3-44）。

【取法】正坐位或俯卧位，第9胸椎棘突下，后正中线旁开1.5寸凹陷中取穴。

【解剖】浅层布有第9、10胸神经后支的内侧皮支及伴行的动、静脉；深层有第9、10胸神经后支的肌支，以及相应的肋间后动、静脉背侧支的分支或属支。

【主治】①黄疸，胸胁胀痛。②目疾。③癫狂痫，郁证。④脊背痛。

【操作】斜刺0.5～0.8寸，不宜深刺。

【配伍】配太冲主治胁肋疼痛；配肾俞、太溪主治健忘，失眠；配光明主治目昏。

【现代研究】张氏等将40例抑郁症患者随机分为治疗组和对照组，治疗组采用针刺额中线结合肝俞穴治疗为主，比口服黛力新疗效更好，两组HAMD评分比较差异具有统计学意义（$P < 0.05$）。{张魁魁，刘莉，韩雪燕.针刺额中线结合肝俞穴治疗肝气郁结型抑郁症的临床观察[J].针灸临床杂志，2012，28（1）：23-25.}

胆俞（Dǎnshù，BL 19）背俞穴

【穴解】穴为胆气转输、输注之处，故名。

【定位】在脊柱区，第10胸椎棘突下，后正中线旁开1.5寸（图3-44）。

【取法】正坐位或俯卧位，第10胸椎棘突下，后正中线旁开1.5寸取穴。

【解剖】浅层布有第10、11胸神经后支的内侧皮支及伴行的动、静脉。深层有第10、11胸神经后支的肌支，以及相应的肋间后动、静脉背侧支的分支或属支。

【主治】①黄疸，口苦，呕吐，食不化，胁痛。②肺痨，潮热。

【操作】斜刺0.5～0.8寸。

【配伍】配日月主治胁肋疼痛；配公孙、至阳、委中、神门、小肠俞主治黄疸。

【现代研究】张氏等采用胆囊穴和胆俞穴注射维生素K_4和庆大霉素治疗胆囊炎胆绞痛患者35例，结果显示：穴位注射明显优于常规药物治疗的33例患者，穴位注射组显效率94.3%，有效率100.0%，对照组显效率51.5%，有效率97.0%，两组显效率差异有显著性意义（$P < 0.01$）。{张仲前，

孙霞.穴位注射治疗胆囊炎胆绞痛疗效观察[J].中国针灸，2002，22（5）：11-12.}

脾俞（Píshù，BL 20）背俞穴

【穴解】穴为脾气转输、输注之处，故名脾俞。

【定位】在脊柱区，第 11 胸椎棘突下，后正中线旁开 1.5 寸（图 3-44）。

【取法】俯卧位取穴，肩胛下角平第 7 胸椎，往下找到第 11 胸椎棘突，旁开 1.5 寸取之。

【解剖】在背阔肌、最长肌和髂肋肌之间；浅层布有第 11、12 胸神经后支的皮支和伴行的动、静脉；深层有第 11、12 胸神经后支的肌支和相应的肋间、肋下动、静脉的分支或属支。

【主治】①腹胀，腹泻，呕吐，痢疾，便血，纳呆。②水肿，黄疸，目赤肿痛。③背痛。

【操作】斜刺 0.5 ～ 0.8 寸，不可深刺。

【配伍】配大肠俞主治食多身瘦；配胃俞、中脘、章门、足三里、关元俞主治泄泻；配肾俞、三阴交主治消渴。

【现代研究】潘氏以刺络法治疗临床 159 例麦粒肿患者，以脾俞为主穴，用一次性三棱针于脾俞穴快速点刺 5 ～ 7 下，用闪火法局部拔罐 10 ～ 15 分钟，出血以 5 ～ 10mL 为度，所有穴位治疗后按压针孔 1 ～ 3 分钟，以局部不渗血为度。每日 1 次，5 次为一疗程，1 个疗程后评定疗效。结果显示：痊愈 133 例，占 83.6%；显效 21 例，占 13.2%；有效 3 例，占 1.9%；无效 2 例，占 1.3%。总有效率为 98.7%。{潘华.以脾俞为主刺络法治疗麦粒肿 [J].中国针灸，2011，31（9）：782.}

胃俞（Wèishù，BL 20）背俞穴

【穴解】指胃腑之气由此处输注膀胱经，故名。

【定位】在脊柱区，第 12 胸椎棘突下，后正中线旁开 1.5 寸（图 3-44）。

【取法】俯卧位取穴，肩胛下角平第 7 胸椎，往下找到第 12 胸椎棘突，旁开 1.5 寸取之。

【解剖】在腰背筋膜、最长肌和髂肋肌之间；浅层布有第 12 胸神经和第 1 腰神经后支的皮支，以及伴行的动、静脉；深层有第 12 胸神经和第 1 腰神经后支的肌支，以及相应的动、静脉的分支或属支。

【主治】①胃脘痛，呕吐，腹胀，肠鸣。②胸胁痛。

【操作】斜刺 0.5 ～ 0.8 寸。

【配伍】配中脘主治胃痛、呕吐；配上巨虚主治泄泻。

肾俞（Shènshù，BL 23）背俞穴

【穴解】肾，肾脏也；俞，输也。肾俞意指肾脏之气由此处输注膀胱经，又名高盖。

【定位】在脊柱区，第 2 腰椎棘突下，后正中线旁开 1.5 寸（图 3-45）。

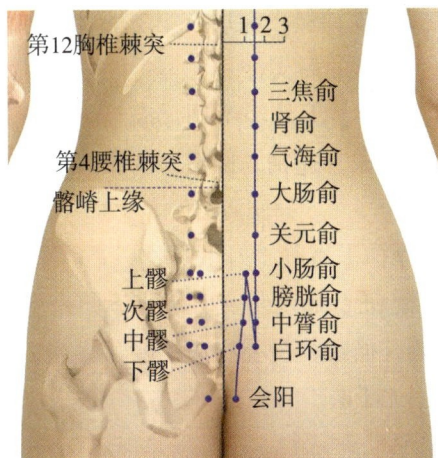

第12胸椎棘突

1 2 3

三焦俞
肾俞
气海俞

第4腰椎棘突

大肠俞

髂嵴上缘

关元俞

上髎
次髎
中髎
下髎

小肠俞
膀胱俞
中膂俞
白环俞

会阳

图 3-45

【取法】俯卧位，先取与脐相对的命门，再于命门旁 1.5 寸取穴；也可找到两侧髂嵴最高点，平对第 4 腰椎棘突，再向上 2 个腰椎棘突，旁开 1.5 寸取穴。

【解剖】在腰背筋膜、最长肌和髂肋肌之间；浅层布有第 2、3 腰神经后支的皮支和伴行的动、静脉；深层有第 2、3 腰神经后支的肌支和相应的腰动、静脉背侧支分支或属支。

【主治】①腰腿痛。②遗精，阳痿，月经不调，带下，遗尿，小便不利，水肿。③耳鸣，耳聋。

【操作】直刺 0.8 ～ 1.2 寸，不可深刺，以免伤及脏腑。

【配伍】配气海、三阴交、志室主治滑精；配关元、三阴交、水泉、太溪主治月经不调；配中脘、天枢、足三里，主治五更泄泻。

【现代研究】邹氏采用隔姜灸治疗腰肌劳损 52 例，使用直径 4cm、厚约 0.4cm 的姜片，用小号三棱针将姜片均匀穿刺数孔。将艾条截成约 2cm 长的艾炷，嘱患者俯卧

于治疗床上，将 2 片姜片分别贴于双侧肾俞穴，艾炷燃尽后换艾炷，每穴灸 5 壮。若姜片烤焦皱缩可换姜片。每日治疗 1 次，7 次为一疗程，治疗 3 个疗程后，52 例患者中显效 39 例，占 75.0%，有效 11 例，占 21.2%，无效 2 例，占 3.8%，总有效率 96.2%。{ 邹文 . 隔姜灸肾俞穴治疗腰肌劳损 52 例 [J]. 上海中医药杂志，2009，43（4）：32.}

大肠俞（Dàchángshù，BL 25）背俞穴

【穴解】穴为大肠腑气转输、输注之处，故名。

【定位】在脊柱区，第 4 腰椎棘突下，后正中线旁开 1.5 寸（图 3-45）。

【取法】俯卧位，在第 4 腰椎棘突下，后正中线旁开 1.5 寸处取穴，约与髂嵴高点相平。

【解剖】在腰背筋膜、最长肌和髂肋肌之间；浅层有第 4、5 腰神经后支的皮支和伴行的动、静脉；深层有第 4、5 腰神经后支的肌支和有关动、静脉的分支或属支。

【主治】①腰腿痛 .②腹胀，腹泻，便秘，痢疾，痔疾。

【操作】直刺或斜刺 0.8 ～ 1.2 寸，不可深刺，以免伤及脏腑。

【配伍】配肾俞、命门、腰阳关、委中主治腰脊强痛；配小肠俞主治二便不利；配阴陵泉主治急性泄泻，痢疾，水肿。

【现代研究】许氏等将 94 例腰椎间盘突出症患者随机分为治疗组 50 例和对照组 44 例，治疗组在牵引后采用常规针刺的基础上在大肠俞内侧傍刺，每日治疗 1 次，10 次为一疗程，疗程间歇 5 日再继行下个疗程治

疗，随访 1 年。治疗组总有效率为 92.0%，优于对照组的 79.6%，差异具有统计学意义（$P < 0.05$）。{许海，汪泓，程瑶．大肠俞傍刺配合牵引治疗腰椎间盘突出症疗效观察 [J]．上海针灸杂志，2012，31（5）：337-338.}

膀胱俞（Pángguāngshù，BL 28）背俞穴

【穴解】穴为膀胱腑气转输、输注之处，故名。

【定位】在骶区，横平第 2 骶后孔，骶正中嵴旁开 1.5 寸（图 3-45）。

【取法】俯卧位，先取次髎，于次髎旁开 1.5 寸取穴。

【解剖】位于竖脊肌起始部与臀大肌起始部之间；浅层布臀中皮神经；深层有臀下神经的属支和相应脊神经后支的肌支。

【主治】①小便不利，尿频，遗尿。②腹泻，便秘。③腰骶痛。

【操作】直刺 0.8 ～ 1.2 寸。

【配伍】配中极、阴陵泉、三阴交、行间主治小便不利；配阴陵泉、下巨虚、天枢主治腹痛泄泻。

次髎（Cìliáo，BL 32）

【穴解】髎，指骨之孔。穴在第 2 骶后孔中，居上髎之下，故名。

【定位】在骶区，髂后上棘与后正中线之间，正对第二骶后孔中（图 3-45）。

【取法】俯卧位取穴，髂后上棘与第 2 骶椎棘突连线的中点凹陷处，即第 2 骶后孔中。

【解剖】位于在臀大肌的起始部；浅层

布有臀中皮神经；深层有第 2 骶神经和骶外侧动、静脉的后支。

【主治】①月经不调，痛经，带下。②癃闭，遗尿，遗精，阳痿。③腰骶痛，下肢痿痹。

【操作】直刺 1 ～ 1.5 寸。

【配伍】配三阴交、子宫、归来主治月经不调，痛经；配委中主治腰骶疼痛；配商丘主治无子。

【现代研究】

1. 薛氏以深刺次髎穴为主，联合牵引、推拿治疗腰椎间盘突出症 120 例，治疗 24 次，总有效率 97.5%，随访半年复发率 8.6%，提示以深刺次髎穴为主综合治疗腰椎间盘突出症效果较好。{薛平武．次髎穴深刺为主治疗腰椎间盘突出症临床观察 [J]．中国针灸，2007，27（3）:182-184.}

2. 徐氏等采用深刺次髎配合艾条灸治疗尿潴留 293 例，首次治疗后 4 小时内可顺利自行排尿 235 例，提示深刺次髎穴对尿潴留有效。{徐慧卿，张风敏．针灸次髎穴治疗尿潴留 [J]．中国针灸，2001，21（11）:670.}

委阳（Wěiyáng，BL 39）下合穴

【穴解】委，堆积也；阳，阳气也。穴意指膀胱经阳气在此聚集，穴在膝腘横纹的外侧端，平于委中，故名。

【定位】在膝部，腘横纹外侧端，当股二头肌腱的内侧缘（图 3-46）。

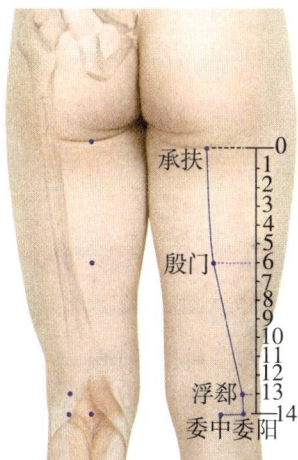

图 3-46

【取法】稍屈膝，即可显露明显的股二头肌腱，在其内侧缘取穴。

【解剖】位于股二头肌腱内侧；浅层有股后皮神经；深层有腓总神经和腓肠外侧皮神经。

【主治】①腹满，水肿，小便不利。②腰脊强痛，下肢挛痛。

【操作】直刺 1 ～ 1.5 寸。

【配伍】配殷门、太白、阴陵泉、行间主治腰痛不可以俯仰；配中极、三阴交、中髎主治小便淋漓。

【现代研究】孙氏治疗腰椎间盘突出症施以针刺委阳穴，以局部酸胀麻木为度，留针 30 分钟，配合整骨复位，有效率为 89%，提示针刺委阳穴对于腰椎间盘突出症有良好的治疗效果。{ 孙德斌 . 针灸委阳穴结合手法治疗腰突症的临床观察 [J]. 上海针灸杂志，1998，17（6）：12.}

委中（Wěizhōng，BL 40）合穴，下合穴

【穴解】委，指委顿、委屈；中，指正

中。穴在腘横纹中央，屈膝而得之，故名。本穴又名"血郄"，以其多以放血为治也。

【定位】在膝部，腘横纹中点，当股二头肌腱与半腱肌腱的中间（图 3-46）。

【取法】俯卧位，于腘横纹的中点处取穴。

【解剖】在腘窝正中，腓肠肌内外侧头之间；浅层有股后皮神经和小隐静脉；深层有胫神经，腘动、静脉和腓肠动脉等。

【主治】①腰背痛，下肢痿痹。②腹痛，急性吐泻。③小便不利，遗尿。④丹毒，瘾疹，皮肤瘙痒。

【操作】直刺 1 ～ 1.5 寸，或用三棱针点刺腘静脉出血，针刺不宜过快、过强、过深，以免损伤血管和神经。

【配伍】配百会、曲池、足三里主治丹毒；配隐白主治衄血不止；配肾俞、阳陵泉、腰阳关、志室、太溪主治腰痛；配长强、次髎、上巨虚、承山主治便血。

膏肓（Gāohuāng，BL 43）

【穴解】本穴平厥阴俞，上有肺之魄户，下有心之神堂，居两者之间，即肓之上、膏之下也，故名；又喻疾隐深难治为"病入膏肓"，是穴能治虚损重症，故名。

【定位】在脊柱区，第 4 胸椎棘突下，后正中线旁开 3 寸（图 3-47）。

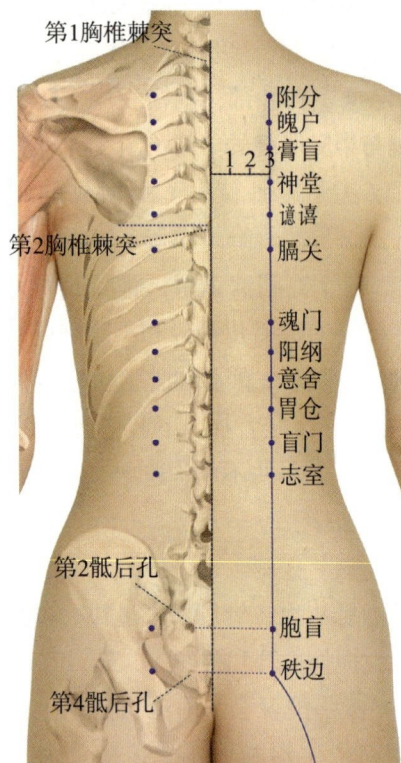

第1胸椎棘突
第2胸椎棘突
第2骶后孔
第4骶后孔

附分
魄户
膏肓
神堂
譩譆
膈关
魂门
阳纲
意舍
胃仓
肓门
志室
胞肓
秩边

图 3-47

【取法】俯卧位，在背部，于厥阴俞旁开 3 寸，于肩胛骨脊柱缘，第 4 胸椎棘突下，两手交叉抱肩取穴。

【解剖】位于肩胛骨脊柱缘；浅层布有第 4、5 胸神经后支的皮支和伴行的动、静脉；深层有肩胛背神经，肩胛背动、静脉，第 4、5 胸神经后支的肌支和相应的肋间后动、静脉背侧支的分支或属支。

【主治】①咳嗽，气喘，肺痨。②健忘、盗汗，遗精等虚损诸疾。③肩胛痛。

【操作】斜刺 0.5 ～ 0.8 寸。

【配伍】配尺泽、肺俞主治久咳；配肺俞、四花穴、腰眼主治骨蒸潮热；配肺俞、足三里主治肺痿；配百劳、足三里主治虚劳。

志室（Zhìshì, BL 52）

【穴解】位于肾俞旁，肾主水，藏精，水之精为志，《黄帝内经》云"肾藏志"，故名。

【定位】在腰区，第 2 腰椎棘突下，后正中线旁开 3 寸（图 3-47）。

【取法】正坐位或俯卧位，在腰区，第 2 腰椎棘突下，后正中线旁开 3 寸，横平命门、肾俞处取穴。

【解剖】浅层布有第 1、2 腰神经后支的外侧皮支和伴行的动、静脉；深层布有第 1、2 腰神经后支的肌支和相应的腰动、静脉背侧支的分支或属支，以及背阔肌腱膜、竖脊肌、腰方肌等，更深层接近肾脏。

【主治】①遗精，阳痿，月经不调。②癃闭，遗尿，水肿。③腰脊强痛。

【操作】斜刺 0.5 ～ 0.8 寸，不宜直刺深刺，以免伤及肾脏。

【配伍】配命门、委中主治腰痛；配肾俞、关元主治阳痿。

【现代研究】王氏等采用针刺志室穴治疗肾绞痛 35 例，针刺 1 次，显效 24 例，有效 7 例，有效率 88.6%。{王积安，张爱民.针刺志室穴治疗肾绞痛 35 例 [J]. 中国针灸，1996，12（29）：44-45.}

秩边（Zhìbiān, BL 54）

【穴解】足太阳膀胱经背部腧穴依次排列，各穴秩序整齐，本穴当其边际，故名。

【定位】在骶区，横平第 4 骶后孔，骶正中嵴旁开 3 寸（图 3-47）。

【取法】正坐位或俯卧位，在骶区，骶管裂孔旁开 3 寸，横平白环俞处取穴。

【解剖】浅层布有臀中皮神经和臀下皮神经；深层布有臀上、下动静脉，臀上、下神经。

【主治】①腰骶痛，下肢痿痹。②癃闭，便秘，痔疾，阴痛。

【操作】直刺 1.5 ～ 2 寸。

【配伍】配殷门、阳陵泉、委中主治腰腿痛。

【现代研究】刘氏采用秩边穴温针灸治疗慢性非细菌性前列腺炎 24 例，治疗 20 次，随访 3 个月，总有效率达 91.7%。{刘锦丽.秩边穴温针灸治疗慢性非细菌性前列腺炎 [J]. 中国针灸，2006，26（6）：450.}

承山（Chéngshān，BL 57）

【穴解】穴在比目鱼肌合缝处，其肌肉凸如山岭之巅，本穴犹在山麓之夹谷，承山巅气势之下行也，故名。

【定位】在小腿后区，腓肠肌两肌腹与肌腱交角处（图 3-48）。

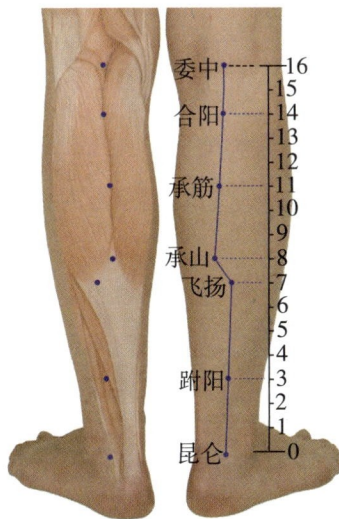

图 3-48

委中 —16
—15
合阳 —14
—13
—12
承筋 —11
—10
—9
承山 —8
飞扬 —7
—6
—5
—4
跗阳 —3
—2
—1
昆仑 —0

【取法】俯卧位，伸直小腿或足跟上提时，于腓肠肌肌腹下出现的尖角凹陷中（即腓肠肌内、外侧头分开处，呈"人"字形沟）处取穴。

【解剖】浅层布有小隐静脉、腓肠内侧皮神经；深层布有胫神经，胫后动、静脉。

【主治】①腰腿拘急疼痛，足跟痛，脚气。②痔疾，便秘。

【操作】直刺 1 ～ 2 寸，不宜做过强的刺激，以免引起腓肠肌痉挛。

【配伍】配环跳、阳陵泉主治下肢痿痹；配长强、百会、二白主治痔疾。

【现代研究】李氏等用电针承山、长强穴治疗痔疮疼痛 120 例，结果显示：电针承山、长强穴较口服止痛药联合马应龙麝香痔疮栓起效快，且疼痛明显减轻，提示承山与长强穴远近配伍对改善痔疮疼痛有效。{李宁，何洪波，王成伟，等.电针承山、长强穴治疗痔疮疼痛疗效观察 [J]. 中国针灸，2008，28（11）：792–794.}

飞扬（Fēiyáng，BL 58）络穴

【穴解】足太阳经脉由承山穴沿腓肠肌外侧头内缘斜行至本穴，由阴分转阳分，大有飞扬之势，故名。

【定位】在小腿后区，昆仑（BL 60）直上 7 寸，腓肠肌外下缘与跟腱的移行处（图 3-48）。

【取法】正坐或侧卧位，在小腿后区，承山（BL 57）外侧斜下方 1 寸，下直昆仑处取穴。

【解剖】浅层布有腓肠外侧皮神经；深层布有胫神经和胫后动、静脉。

【主治】①头痛，眩晕，鼻塞，鼻衄。

②颈痛，腰腿痛。③痔疾。

【操作】直刺1～1.5寸。

【配伍】配风池、上星、头维、合谷主治头痛目眩。

【现代研究】丁氏等针刺健侧飞扬穴治疗急性腰扭伤30例，同时活动腰部，留针20～30分钟，行针3次。结果显示：治疗3次以内痊愈者26例，有效率为86.7%，提示针刺飞扬对急性腰扭伤疗效确切。{丁庆兰，丁洪丽.针刺健侧飞扬穴治疗急性腰扭伤[J].中国针灸，1992，2（20）：28.}

昆仑（Kūnlún，BL 60）经穴

【穴解】昆仑原为山名，形容外踝高起，穴在其后，故名。

【定位】在踝区，外踝尖与跟腱之间的凹陷中（图3-49）。

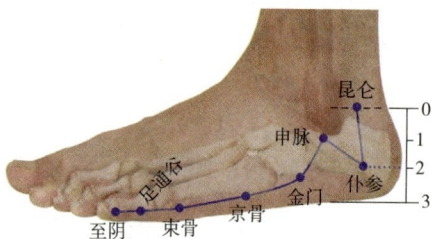

图 3-49

【取法】正坐垂足着地或俯卧位，在外踝尖与跟腱之间的凹陷处取穴。

【解剖】浅层布有腓肠神经和小隐静脉；深层布有腓动、静脉的分支或属支，以及腓骨短肌；若透刺太溪穴可刺到位于跟腱与内踝之间的胫神经和胫后动、静脉。

【主治】①后头痛，项强，腰骶疼痛，足踝肿痛。②癫痫。③滞产。

【操作】直刺0.5～0.8寸。孕妇禁用，经期慎用。

【配伍】配风池、天柱、中俞、后溪主治项强；配太溪、丘墟、三阴交主治足跟痛。

【现代研究】张氏采用针刺昆仑穴治疗急性腰扭伤110例，针刺1次痊愈者105例，治愈率为95%，提示针刺昆仑穴治疗急性腰扭伤有良好效果。{张显效.针刺昆仑穴治疗急性腰扭伤110例[J].上海针灸，1996，15（3）：215.}

申脉（Shēnmài，BL 62）八脉交会穴（通于阳跷脉）；足太阳经、阳跷脉交会穴

【穴解】申，同"伸"。穴在外踝之下，针之可使血脉畅通，筋脉得伸，主治筋脉拘急。足外翻，故名。

【定位】在踝区，外踝尖直下，外踝下缘与跟骨之间的凹陷中（图3-49）。

【取法】正坐垂足着地或俯卧位，在外踝正下方凹陷处取穴。

【解剖】布有小隐静脉，腓肠神经的分支，外踝前动、静脉。

【主治】①头痛，眩晕。②癫狂痫，嗜睡，不寐。③腰腿酸痛，项强，足外翻。

【操作】直刺0.3～0.5寸，不宜采用直接灸。

【配伍】配后溪、前谷主治癫狂；配金门、足三里主治头痛目眩。

【现代研究】刘氏采用补照海、泻申脉为主，辨证加减治疗失眠患者52例，前10天每日针刺30分钟，后20天隔日针刺，总有效率86.5%，表明针灸在改善患者睡眠质量方面有显著优势。{Liu W.52 cases of insomina treated with acupuncture on Shenmai

（BL 62）and Zhaohai（KI 6）[J].World Journal of Acupuncture-Moxibustion，2007，17（2）：771-772.}

束骨（Shùgǔ，BL 65）输穴

【穴解】因本穴位于束骨之侧，故名。

【定位】在跖区，第 5 跖趾关节的近端，赤白肉际处（（图 3-49）。

【取法】正坐垂足着地或俯卧位，在足跗外侧，第 5 跖骨小头后下方，赤白肉际处取穴。

【解剖】浅层布有足背外侧皮神经，足背静脉弓的属支；深层主要有趾足底固有神经和趾底固有动、静脉。

【主治】①头痛，项强，目眩。②腰腿痛。③癫狂。

【操作】直刺 0.3 ～ 0.5 寸。

【配伍】配风池、百会、印堂、太冲主治头痛；配风池、天柱、后溪主治项强；配大肠俞、腰阳关、委中、昆仑主治腰腿痛。

【现代研究】孟氏等对 120 例落枕患者采用针刺后溪、束骨，治疗后疼痛消失，颈部活动自如 109 例，占 90.8%，提示针刺后溪、束骨对落枕有较好的治疗效果。{孟庆良，孟凡辉.针刺后溪、束骨穴治疗落枕 120 例 [J].中国针灸，2009，29（2）:144.}

至阴（Zhìyīn，BL 67）井穴

【穴解】至，到；阴，指足少阴经。足太阳经由此处下至足少阴经，故名。

【定位】在足趾，小趾末节外侧，趾甲根角侧后方 0.1 寸（指寸）（图 3-49）。

【取法】正坐垂足着地或俯卧位，在足小趾外侧，距趾甲角 0.1 寸处取穴。

【解剖】布有足背外侧皮神经的趾背神经，趾背动、静脉网。

【主治】①胎位不正，滞产。②头痛，目痛，鼻塞，鼻衄。

【操作】浅刺 0.1 寸，或点刺出血。胎位不正用灸法。孕妇禁针。

【配伍】配太冲、百会主治头痛。

【现代研究】吴氏临床观察发现，至阴穴纠正胎位不正，妊娠小于 36 周者效佳，臀位明显优于横位，受试者多在 5 次以内转胎成功。吴氏在实验研究中对妊娠 2 周半和未妊娠的实验用家兔各 10 只，分别针灸三阴交和至阴穴，并分别在 3、5、10、12 分钟时从心脏抽血 2mL 进行测定。观察表明：针灸三阴交或至阴穴有加强子宫收缩致胎动及提高血中催产素含量的作用，提示针灸转胎的作用途径有可能为针灸后兴奋下丘脑、垂体后叶，释放催产素，导致宫缩胎动。{吴耀持.温针转胎临床与实验观察 [J].上海针灸杂志，1994，13（4）：149.}

（四）其他腧穴（表3-7）

表 3-7 其他腧穴的定位、主治和操作

穴名	代码	定位	主治	操作
攒竹	BL 2	眉头凹陷中，眶上切迹处，约在目内眦直上	目赤肿痛，流泪，视物不明，目眩，近视，夜盲，色盲	可向眉中或向眼眶内缘平刺或斜刺0.5～0.8寸，禁灸
眉冲	BL 3	在头部，当攒竹穴直上入发际0.5寸，神庭与曲差的连线之间	1. 头痛，眩晕 2. 鼻塞 3. 癫痫	平刺0.3～0.5寸
曲差	BL 4	在头部，前发际正中直上0.5寸，旁开1.5寸	1. 头痛，眩晕 2. 鼻塞，鼻衄	平刺0.5～0.8寸
五处	BL 5	在头部，前发际正中直上1寸，旁开1.5寸	1. 头痛，眩晕 2. 鼻塞，鼻衄 3. 癫痫	平刺0.5～0.8寸
承光	BL 6	在头部，前发际正中直上2.5寸，旁开1.5寸	1. 头痛，眩晕 2. 视物不明 3. 鼻塞，鼻衄	平刺0.3～0.5寸
通天	BL 7	在头部，前发际正中直上4寸，旁开1.5寸	1. 鼻塞，鼻衄，鼻渊 2. 头痛，眩晕	平刺0.3～0.5寸
络却	BL 8	在头部，前发际正中直上5.5寸，旁开1.5寸	1. 头痛，眩晕，癫狂 2. 目视不明，耳鸣	平刺0.3～0.5寸
玉枕	BL 9	在头部，后发际正中直上2.5寸，旁开1.3寸，约横平枕外隆凸上缘	1. 头项痛，眩晕 2. 目痛，目视不明	平刺0.3～0.5寸
大杼	BL 11	第1胸椎棘突下，后正中线旁开1.5寸	1. 发热，咳嗽，鼻塞 2. 肩胛、背酸痛，颈项强痛	斜刺0.5～0.8寸，不宜直刺、深刺
厥阴俞	BL 14	第4胸椎棘突下，后正中线旁开1.5寸	1. 心痛，惊悸，心烦，不寐，健忘 2. 咳嗽，胸闷，呕吐	斜刺0.5～0.8寸，不宜直刺、深刺
督俞	BL 16	第6胸椎棘突下，后正中线旁开1.5寸	1. 心痛，胸闷，气喘 2. 胃痛，腹痛，腹胀，呃逆	斜刺0.5～0.8寸，不宜直刺、深刺
三焦俞	BL 22	第1腰椎棘突下，后正中线旁开1.5寸	1. 水肿，小便不利 2. 腹胀，肠鸣，泄泻，痢疾 3. 腰背强痛	直刺0.5～1寸
气海俞	BL 24	第3腰椎棘突下，后正中线旁开1.5寸	1. 腹痛，腹胀，肠鸣，泄泻 2. 小便频数或不利，遗尿	直刺0.5～1寸

续表

穴名	代码	定位	主治	操作
关元俞	BL 26	第5腰椎棘突下，后正中线旁开1.5寸	1.腹痛，腹胀，肠鸣，泄泻 2.小便频数或不利，遗尿	直刺0.8～1.2寸
小肠俞	BL 27	俯卧位，在骶区，横平第1骶后孔，骶正中嵴旁开1.5寸	1.遗精，遗尿，尿血，尿痛，带下 2.腹痛，泄泻，痢疾 3.腰骶痛	直刺或斜刺0.8～1.2寸
中膂俞	BL 29	俯卧位，在骶区，横平第3骶后孔，骶正中嵴旁开1.5寸	1.腹泻 2.疝气 3.腰骶痛	直刺1～1.5寸
白环俞	BL 30	俯卧位，在骶区，横平第4骶后孔，骶正中嵴旁开1.5寸	1.月经不调，痛经，带下 2.疝气 3.腰骶疼痛	直刺1～1.5寸
上髎	BL 31	俯卧位，在骶区，正对第1骶后孔中	1.大小便不利 2.月经不调，痛经，带下 3.遗精，阳痿 4.腰骶疼痛	直刺1～1.5寸
中髎	BL33	俯卧位，在骶区，正对第3骶后孔中	1.月经不调，痛经，带下 2.便秘，泄泻 3.腰骶痛	直刺1～1.5寸
下髎	BL 34	俯卧位，在骶区，正对第4骶后孔中	1.月经不调，痛经，带下 2.腹痛，便秘 3.腰骶痛	直刺1～1.5寸
会阳	BL 35	俯卧位，在骶区，尾骨旁开0.5寸	1泄泻，便秘，痔疾 2.阳痿，带下	直刺1～1.5寸
承扶	BL 36	在股后区，臀沟的中点	1.腰腿痛，下肢痿痹 2.痔疾	直刺1～2寸
殷门	BL 37	在股后区，臀沟下6寸，股二头肌与半腱肌之间	腰腿痛，下肢痿痹	直刺1～2寸
浮郄	BL 38	在膝后区，腘横纹上1寸，股二头肌腱的内侧缘	1.膝腘部疼痛，麻木 2.便秘	直刺1～2寸
附分	BL 41	在脊柱区，第2胸椎棘突下，后正中线旁开3寸	颈项僵痛，肩背拘急，肘臂麻木	斜刺0.5～0.8寸，不宜直刺、深刺
魄户	BL 42	在脊柱区，第3胸椎棘突下，后正中线旁开3寸	1.咳嗽，气喘，肺痨 2.肩背痛	斜刺0.5～0.8寸，不宜直刺、深刺
神堂	BL 44	在脊柱区，第5胸椎棘突下，后正中线旁开3寸	1.心痛，心悸 2.咳嗽，气喘，胸闷 3.肩背痛	斜刺0.5～0.8寸，不宜直刺、深刺

续表

穴名	代码	定位	主治	操作
谚谚	BL 45	在脊柱区，第6胸椎棘突下，后正中线旁开3寸	1. 咳嗽，气喘 2. 肩背痛 3. 疟疾，热病	斜刺 0.5～0.8 寸，不宜直刺、深刺
膈关	BL 46	在脊柱区，第7胸椎棘突下，后正中线旁开3寸	1. 胸闷，呃逆，嗳气，呕吐，食不下，噎闷 2. 脊背强痛	斜刺 0.5～0.8 寸，不宜直刺、深刺
魂门	BL 47	在脊柱区，第9胸椎棘突下，后正中线旁开3寸	1. 胸胁痛，呕吐，嗳气，泄泻，黄疸 2. 背痛	斜刺 0.5～0.8 寸
阳纲	BL 48	在脊柱区，第10胸椎棘突下，后正中线旁开3寸	1. 肠鸣，腹痛，泄泻 2. 黄疸，消渴	斜刺 0.5～0.8 寸
意舍	BL 49	在脊柱区，第11胸椎棘突下，后正中线旁开3寸	1. 腹胀，肠鸣，呕吐，泄泻 2. 脊背疼痛	斜刺 0.5～0.8 寸
胃仓	BL 50	在脊柱区，第12胸椎棘突下，后正中线旁开3寸	1. 胃痛，腹胀，小儿食积 2. 水肿 3. 背脊痛	斜刺 0.5～0.8 寸
肓门	BL 51	在腰区，第1腰椎棘突下，后正中线旁开3寸	1. 腹痛，痞块，便秘 2. 乳疾	斜刺 0.5～0.8 寸
胞肓	BL 53	在骶区，横平第2骶后孔，骶正中嵴旁开3寸	1. 肠鸣，腹胀，便秘，小便不利，癃闭 2. 腰脊强痛	直刺 1～1.5 寸
合阳	BL 55	在小腿后区，腘横纹下2寸，腓肠肌内、外侧头之间	1. 腰脊强痛，下肢痿痹 2. 疝气，崩漏	直刺 1～2 寸
承筋	BL 56	在小腿后区，腘横纹下5寸，腓肠肌两肌腹之间	1. 腰腿拘急，疼痛 2. 痔疾	直刺 1～1.5 寸
跗阳	BL 59	在小腿后区，昆仑（BL 60）直上3寸，腓骨与跟腱之间	1. 腰骶痛，下肢痿痹，外踝肿痛 2. 头痛，头重	直刺 0.8～1.2 寸
仆参	BL 61	在跟区，昆仑（BL 60）直下，跟骨外侧，赤白肉际处	1. 下肢痿痹，足跟痛 2. 癫痫	直刺 0.3～0.5 寸
金门	BL 63	在足背，外踝前缘直下，第5跖骨粗隆后方，骰骨下缘凹陷中	1. 头痛，腰痛，下肢痿痹，外踝痛 2. 癫痫 3. 小儿惊风	直刺 0.3～0.5 寸
京骨	BL 64	在跖区，第5跖骨关节粗隆前下方，赤白肉际处	1. 头痛，项强，目翳 2. 腰腿痛 3. 癫痫	直刺 0.3～0.5 寸
足通谷	BL 66	在跖区，第5跖趾关节的远端，赤白肉际处	1. 头痛，项强，鼻衄 2. 癫狂	直刺 0.2～0.3 寸

小结

1. 经脉循行 ①经脉的体表循行线，主要循行于头颈部、背腰部距后正中线1.5寸及3寸的两条侧线以及下肢后侧正中。起于睛明，止于至阴。②联系的脏腑器官：膀胱、肾、目、耳、脑。

2. 腧穴主治要点 ①经脉循行所过外经病证：睛明、攒竹治目疾；天柱治头项病；委中治腰背痛；背腰部腧穴治背腰痛。②脏腑病：背俞穴主治所属脏腑的病证及脏腑相关组织器官的病变；腰骶腧穴治前阴病；委阳治三焦病。③神志病：申脉治癫狂病、不寐。④其他病证：膈俞治血虚、血证；委中治热证；膏肓治虚证；承山治大肠病；昆仑、至阴治难产；至阴纠正胎位不正。

第八节 足少阴肾经与腧穴

一、足少阴肾经（Kidney Meridian of Foot-Shaoyin，KI）

（一）经脉循行

足少阴肾经，起于足小趾的下方，斜向脚心，出于舟骨粗隆之下，沿内踝后，此处有一分支进入足跟中，主干经过小腿内侧，到达腘窝内侧，沿大腿内侧后缘上行，通过脊柱，属于肾，络于膀胱。

肾部支脉：从肾脏分出，通过肝脏、膈肌，进入肺中，沿喉咙，到达舌根两旁。

肺部支脉：从肺脏发出分支，联络心脏，流注于胸中（图3-50）。

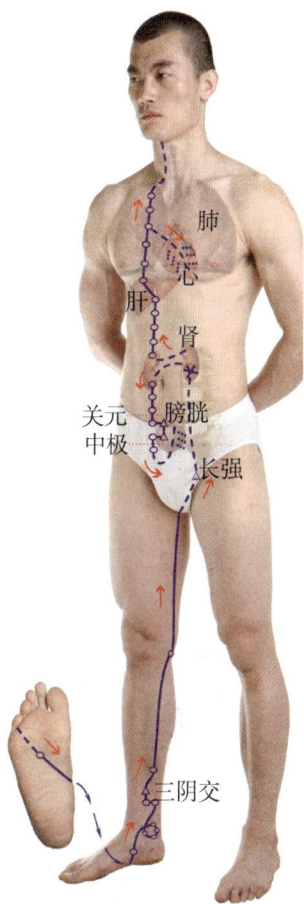

图3-50 足少阴经脉循行示意图

（二）经脉病候

遗尿，小便不利，水肿，泄泻，月经不调，痛经，遗精，阳痿。耳聋，耳鸣，咽喉肿痛，腰脊强痛，胭内廉痛，小腿内侧痛，内踝肿痛，足跟痛等症。

二、足少阴经肾经腧穴

（一）腧穴名称与代码

涌泉KI 1、然谷KI 2、太溪KI 3、大钟KI 4、水泉KI 5、照海KI 6、复溜KI 7、交信KI 8、筑宾KI 9、阴谷KI 10、

横骨 KI 11、大赫 KI 12、气穴 KI 13、四满 KI 14、中注 KI 15、肓俞 KI 16、商曲 KI 17、石关 KI 18、阴都 KI 19、腹通谷 KI 20、幽门 KI 21、步廊 KI 22、神封 KI 23、灵墟 KI 24、神藏 KI 25、或中 KI 26、俞府 KI 27（图 3-51）。

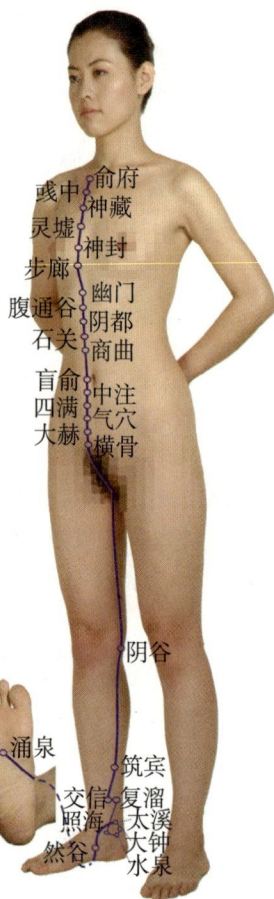

图 3-51　足少阴经脉经穴示意图

（二）主治概要

本经腧穴主治妇科病、前阴病，肺、肾、咽喉以及经脉循行部位的其他病证。

（三）常用腧穴

涌泉（Yǒngquán，KI 1）井穴

【穴解】穴为足少阴之"井"穴，肾属水，喻经气初出如泉之涌出于下，故名。

【定位】在足底，屈足卷趾时足心最凹陷处（图 3-52）。

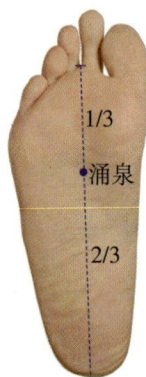

图 3-52

【取法】卧位或伸腿坐位，卷足，约当足底第 2、3 趾蹼缘与足跟连线的前 1/3 与后 2/3 交点的凹陷中。

【解剖】浅层布有足底内侧神经的分支；深层有第 2 趾足底总神经和第 2 趾足底总动、静脉。

【主治】①头痛，眩晕，癫狂，小儿惊风，不寐。②咽喉肿痛，舌干，失音。③便秘，小便不利。④足心热。⑤肺痨。

【操作】直刺 0.5～1 寸，少灸。

【配伍】配大钟主治咽痛不可纳食；配太冲主治胫酸；配四神聪、强间主治风痫。

【现代研究】阮氏在常规药物的基础上采用艾灸双足涌泉穴观察肺结核咯血患者的平均出血量、平均止血时间，总有效率为 91.4%，且平均出血量及出血时间明显优于

常规药物治疗，提示艾灸双足涌泉穴对治疗肺结核咯血有较好的临床疗效。{阮春逢.艾灸双足涌泉穴对肺结核咯血病人的疗效观察[J].亚太传统医药，2010，6（10）：52-53.}

然谷（Rángǔ，KI 2）荥穴

【穴解】然，即"燃"的本字。穴属荥火，在足内踝前起大骨下凹陷处，喻穴如火之燃于谷间，故名。

【定位】在足内侧，足舟骨粗隆下方，赤白肉际处（图 3-53）。

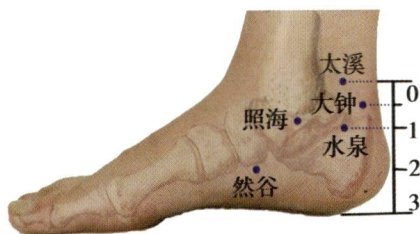

图 3-53

【取法】先找到足舟骨粗隆，在其内下方赤白肉际处取穴。

【解剖】浅层布有隐神经的小腿内侧皮支，足底内侧神经皮支和足背静脉网的属支；深层有足底内侧神经和足底内侧动、静脉。

【主治】①月经不调，阴挺，阴痒，遗精，小便不利。②消渴。③小儿脐风，口噤。④咽喉肿痛，咳血。⑤下肢痿痹，足跗痛。

【操作】直刺 0.5～1 寸。

【配伍】配命门、肾俞、气海、然谷主治阳痿不起；配昆仑主治疟疾、多汗；配太溪主治厥心痛，多汗。

太溪（Tàixī，KI 3）原穴；输穴

【穴解】太，大也；溪，指山间之流水。穴在内踝后跟骨上动脉凹陷处，为肾脉气血所注，穴处凹陷大如溪，故名。

【定位】在踝区，内踝尖与跟腱之间的凹陷中（图 3-53）。

【取法】在内踝尖与跟腱之间的凹陷中取穴。

【解剖】浅层布有隐神经的小腿内侧皮支，大隐静脉的属支；深层有胫神经和胫后动、静脉。

【主治】①头痛，目眩，咽喉肿痛，齿痛，耳聋，耳鸣。②月经不调，遗精，阳痿，小便频数。③腰脊痛、下肢痿痹冷痛，内踝及足跟肿痛。④咳喘，咳血。⑤消渴。⑥不寐，健忘。

【操作】直刺 0.5～1 寸。

【配伍】配昆仑、申脉主治足肿难行；配隐白、风门、兑端、脑空主治衄血不止；配仆参、内庭主治两足酸麻。

【现代研究】张氏应用针刺太溪穴联合降压点与常规降压药比较，观察对高血压的临床疗效，结果显示：针刺组较常规药物组收缩压及舒张压下降更明显，提示在高血压治疗中应用针灸太溪穴及降压点降压效果显著。{张艳丽.针灸太溪穴及降压点对高血压病疗效的临床观察[J].中医临床研究，2014，35（6）：40-41.}

大钟（Dàzhōng，KI 4）络穴

【穴解】钟，注也，聚也。穴在足跟后冲（踵）中，是少阴大络别注之处，足少阴脉气由太溪至此汇聚得以深大，故名。

【定位】在跟区，内踝后下方，跟骨上缘，跟腱附着部前缘的凹陷中（图3-53）。

【取法】在太溪穴斜后方取穴。

【解剖】浅层布有隐神经的小腿内侧皮支，大隐静脉的属支；深层有胫后动脉的内踝支和跟支构成的动脉网。

【主治】①癃闭，遗尿，便秘。②咳血，气喘。③痴呆，嗜卧。④腰脊强痛，足跟痛。

【操作】直刺0.3～0.5寸。

【配伍】配郄门主治惊恐；配然谷、心俞主治咳唾血；配大包主治喉鸣。

【现代研究】秦氏等以独刺大钟穴为主治疗虚证腰肌劳损70例，与常规针刺比较，治疗组治愈率为81.4%，对照组为47.1%，提示独刺大钟对治疗虚证腰肌劳损有良好的治疗效果。{秦玉革，王峰，李梅，等.独刺大钟穴为主治疗虚证腰肌劳损疗效观察[J].上海针灸杂志，2011，30（11）：749-752.}

照海（Zhàohǎi, KI 6）八脉交会穴（通阴跷脉）

【穴解】穴为阴跷脉所生，足少阴脉气归聚处，因穴处脉气阔大如海，而下有然谷相对，穴如火之照于海也，故名。

【定位】在踝区，内踝尖下1寸，内踝下缘边际凹陷中（图3-53）。

【取法】由内踝尖向下推，至其下缘凹陷中，与申脉（BL 62）相对。

【解剖】浅层布有隐神经的小腿内侧皮支，大隐静脉的属支；深层有跗内侧动、静脉的分支或属支。

【主治】①不寐，癫痫。②月经不调，痛经，带下，阴挺，阴痒，癃闭。③咽喉干痛，目赤肿痛。④下肢痿痹。

【操作】直刺0.5～0.8寸。

【配伍】配支沟主治便秘；配外关主治胎衣不下；配申脉主治足踝以下病。

【现代研究】王氏采用补照海、泻申脉为主治疗不寐，与常规取穴组相比，治疗组总有效率为97.5%，较对照组疗效明显，提示针刺照海、申脉为主治疗不寐有较好疗效。{王世广.针刺照海申脉为主治疗不寐临床观察[J].中国针灸，2005，25（11）：771-772.}

复溜（Fùliū, KI 7）经穴

【穴解】复，指返还；溜，同"流"。足少阴脉气由涌泉然谷、内踝后的太溪，下行大钟、水泉，再绕至照海，复从太溪直上而流于本穴，故名。

【定位】在小腿内侧，内踝尖上2寸，跟腱前缘（图3-54）。

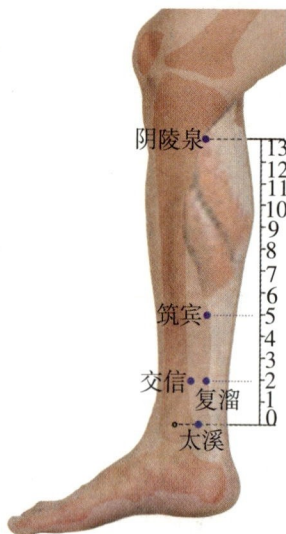

阴陵泉
筑宾
交信 复溜
太溪

13
12
11
10
9
8
7
6
5
4
3
2
1
0

图3-54

【取法】于太溪至阴陵泉连线（13 寸）上，先取其一半，再在一半的 1/3 偏下取穴。

【解剖】浅层布有隐神经的小腿内侧皮支，大隐静脉的属支；深层有胫神经和胫后动、静脉。

【主治】①水肿，腹胀，泄泻。②盗汗，热病无汗或汗出不止。③下肢痿痹。

【操作】直刺 0.5 ～ 1 寸。

【配伍】配中封、公孙、太白、水分、三阴交主治臌胀；配劳宫主治善怒；配合谷主治有汗或无汗。

【现代研究】张氏辨证针刺合谷、复溜治疗原发性多汗症 46 例，总有效率为 93.5%，提示针刺合谷、复溜对原发性多汗症有良好疗效。{ 张继庆 . 辨证针刺合谷、复溜治疗原发性多汗症 46 例 [J]. 中国针灸，2006，26（11）:838.}

俞府（Shùfǔ，KI 27）

【穴解】俞同"输"，有传输之意；府，聚也。足少阴脉气由足至胸传输、汇聚于本穴，故名。

【定位】在胸部，锁骨下缘，前正中线旁开 2 寸（图 3-55）。

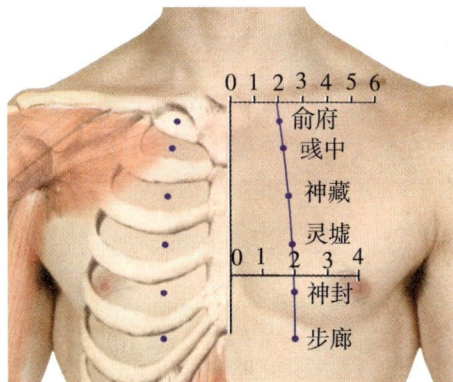

图 3-55

【取法】前正中线至乳头连线为 4 寸，在其 1/2 处直上，锁骨下缘取穴。

【解剖】浅层布有锁骨上内侧神经；深层有胸内、外侧神经的分支。

【主治】①咳嗽，气喘，胸痛。②呕吐。

【操作】斜刺或平刺 0.5 ～ 0.8 寸，不可深刺，以免伤及心、肺。

【配伍】配灵墟、天府、巨阙主治呕吐；配神藏、天府主治上气喘不得息。

（四）其他腧穴（表3-8）

表 3-8 其他腧穴的定位、主治和操作

穴名	代码	定位	主治	操作
水泉	KI 5	在跟区，太溪（KI 3）直下 1 寸，跟骨结节内侧凹陷中	1. 月经不调，痛经，挺 2. 小便不利，淋痛	直刺 0.3 ～ 0.5 寸，不宜采用直接灸
交信	KI 8	在小腿内侧，内踝尖上 2 寸，胫骨内侧缘后际凹陷中	1. 月经不调，崩漏，阴挺，阴痒 2. 泄泻，便秘	直刺 0.5 ～ 1 寸
筑宾	KI 9	在小腿内侧，太溪（KI 3）直上 5 寸，比目鱼肌与跟腱之间	1. 癫狂，痫证，呕吐 2. 疝气 3. 小腿疼痛痉挛	直刺 1 ～ 1.5 寸

穴名	代码	定位	主治	操作
阴谷	KI 10	在膝后区，腘横纹上，半腱肌肌腱外侧缘	1.阳痿，疝气，崩漏 2.癫狂 3.膝股痛	直刺1～1.5寸，不宜采用直接灸
横骨	KI 11	在下腹部，脐中下5寸，前正中线旁开0.5寸	1.少腹胀痛，小便不利，遗尿 2.遗精，阳痿，疝气，阴痛	直刺1～1.5寸
大赫	KI 12	在下腹部，脐中下4寸，前正中线旁开0.5寸	遗精，阳痿，阴挺，带下，遗尿，癃闭，五淋	直刺1～1.5寸
气穴	KI 13	在下腹部，脐中下3寸，前正中线旁开0.5寸	1.月经不调，带下，经闭，崩漏，小便不利 2.泄泻	直刺1～1.5寸
四满	KI 14	在下腹部，脐中下2寸，前正中线旁开0.5寸	1.月经不调，带下，遗精，遗尿，疝气； 2.便秘，腹痛，水肿	直刺1～1.5寸
中注	KI 15	在下腹部，脐中下1寸，前正中线旁开0.5寸	1.腹痛，便秘，泄泻 2.月经不调，痛经	直刺1～1.5寸
肓俞	KI 16	在腹部，脐中旁开0.5寸	1.腹痛，腹胀，呕吐，泄泻，便秘 2.月经不调，疝气，腰脊痛	直刺1～1.5寸
商曲	KI 17	在上腹部，脐中上2寸，前正中线旁开0.5寸	腹痛，泄泻，便秘	直刺1～1.5寸
石关	KI 18	在上腹部，脐中上3寸，前正中线旁开0.5寸	1.呕吐，腹痛，便秘 2.不孕，月经不调，痛经	直刺1～1.5寸
阴都	KI 19	在上腹部，脐中上4寸，前正中线旁开0.5寸	1.腹痛，腹胀，便秘 2.不孕	直刺1～1.5寸
腹通谷	KI 20	在上腹部，脐中上5寸，前正中线旁开0.5寸	1.腹痛，腹胀，呕吐 2.心痛，心悸	直刺0.5～1寸
幽门	KI 21	在上腹部，脐中上6寸，前正中线旁开0.5寸	腹痛，腹胀，呕吐，泄泻	直刺0.5～0.8寸
步廊	KI 22	在胸部，第5肋间隙，前正中线线旁开2寸	1.咳嗽，气喘，胸胁胀满 2.呕吐，不欲食	斜刺或平刺0.5～0.8寸

续表

穴名	代码	定位	主治	操作
神封	KI 23	在胸部，第 4 肋间隙，前正中线旁开 2 寸	1. 咳嗽，气喘 2. 胸胁胀满，乳痈 3. 呕吐	斜刺或平刺 0.5～0.8 寸
灵墟	KI 24	在胸部，第 3 肋间隙，前正中线旁开 2 寸	1. 咳嗽，气喘 2. 胸胁胀满，乳痈 3. 呕吐	斜刺或平刺 0.5～0.8 寸
神藏	KI 25	在胸部，第 2 肋间隙，前正中线旁开 2 寸	1. 咳嗽，气喘，胸痛 2. 呕吐	斜刺或平刺 0.5～0.8 寸
彧中	KI 26	在胸部，第 1 肋间隙，前正中线旁开 2 寸	1. 咳嗽，气喘 2. 胸胁胀满	斜刺或平刺 0.5～0.8 寸

小结

1. 经脉循行 ①经脉的体表循行线：主要循行于下肢内侧后缘，腹部前正中线旁开 0.5 寸，胸部前正中线旁开 2 寸。起于涌泉，止于俞府。②联系的脏腑器官：肾、膀胱、肝、肺、心、喉咙、舌根、阴器（经筋）。

2. 腧穴主治要点 ①头面五官病：涌泉治颠顶痛、失音、咽喉肿痛；太溪治咽喉痛、耳鸣；照海治咽干痛、目痛。②神志病：涌泉、阴谷治癫狂；大钟治痴呆、嗜卧；照海治不寐、痫证；筑宾治癫狂痫；涌泉治昏迷。③泌尿生殖系统病：然谷、太溪、大钟、水泉、照海、交信、阴谷治月经不调、遗精、阳痿等生殖器系统病；大钟、太溪、交信治二便不利。④经脉循行部位的病证：涌泉治足心热；然谷治下肢痿痹、足跗痛；太溪治腰脊痛、下肢痿痹冷痛、内踝及足跟肿痛；大钟治腰脊强痛、足跟痛；照海、复溜治下肢痿

痹；俞府治胸痛等。

第九节　手厥阴心包经与腧穴

一、手厥阴心包经（Pericardium Meridian of Hand-Jueyin，PC）

（一）经脉循行

手厥阴心包经，起始于胸中，出属心包络，向下经过膈肌，依次联络三焦。

胸部支脉：沿胸内出胁部，至腋下 3 寸处，向上抵达腋下，沿上臂内侧，于手太阴经、手少阴经之间，进入肘中，再向下到前臂，沿两筋（桡侧腕屈肌腱与掌长肌腱之间），进入掌中，沿中指到指端。

手部支脉：从掌中分出，沿无名指到指端，连接手少阳三焦经（图 3-56）。

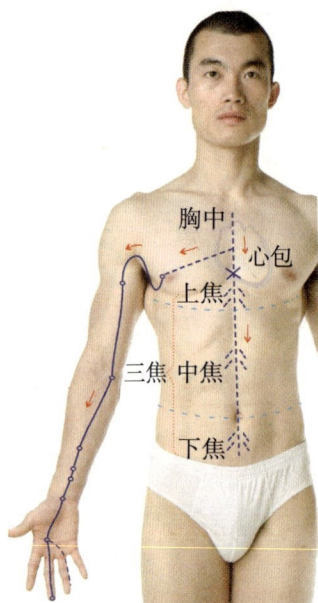

图 3-56 手厥阴经脉循行示意图

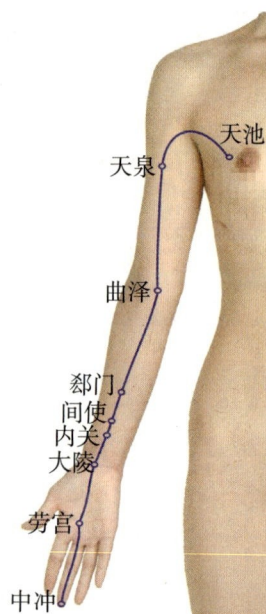

图 3-57 手厥阴经脉经穴示意图

（二）经脉病候

心痛，胸闷，心悸，心烦，喜笑不止，面赤，目黄，腋肿，手臂内侧中间部拘挛疼痛，掌心热等症。

二、手厥阴心包经腧穴

（一）腧穴名称与代码

天池 PC 1、天泉 PC 2、曲泽 PC 3、郄门 PC 4、间使 PC 5、内关 PC 6、大陵 PC 7、劳宫 PC 8、中冲 PC 9（图 3-57）。

（二）主治概要

本经腧穴主治心、胸、胃、神志疾患，以及经脉循行所过部位的其他病证。

（三）常用腧穴

天池（Tiānchí，PC 1）手厥阴、足少阳经交会穴

【穴解】上部为天。穴当乳房，乳峰似山巅，有乳涌出，状若天池，故名。

【定位】在胸部，第 4 肋间隙，前正中线旁开 5 寸（图 3-58）。

【取法】仰卧位或仰靠坐位，先找到第 4 肋间隙，再根据前正中线到一侧肩胛骨喙突内侧缘为 6 寸进行折量，找到距前正中线旁开 5 寸并平行于前正中线的线，在其与第 4 肋间隙相交处取穴。

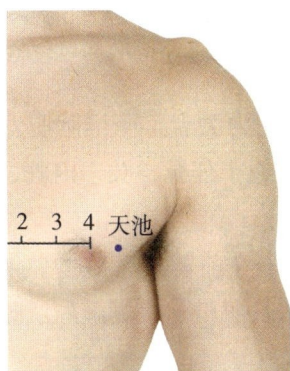

图 3-58

【解剖】浅层有第 4 肋间神经外侧皮支，胸腹壁静脉的属支；深层有胸内、外侧神经，胸外侧动、静脉的分支或属支。

【主治】①咳嗽，痰多，气喘，胸闷，胸痛。②腋下肿痛，乳痛，乳少。③心痛，心悸。④瘰疬。

【操作】斜刺或平刺 0.3～0.5 寸。不可向内深刺，以免伤及肺脏和心脏。

【配伍】配内关主治心绞痛；配委阳、极泉主治腋窝淋巴腺炎。

曲泽（Qūzé, PC 3）合穴

【穴解】穴在肘内，微屈肘始得，属合水穴，故名。

【定位】在肘前区，肘横纹上，肱二头肌腱的尺侧缘凹陷中（图 3-59）。

【取法】仰卧位或仰靠坐位，仰掌，肘部微弯曲，于肘横纹上，肱二头肌腱尺侧缘凹陷处取穴。

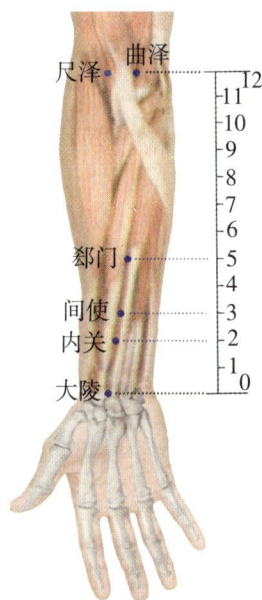

图 3-59

【解剖】浅层有前臂内侧皮神经、肘正中静脉；深层有正中神经的主干以及肱动、静脉，尺侧返动、静脉的掌侧支与尺侧下副动、静脉前支构成的动、静脉网。

【主治】①心痛，心悸，善惊。②胃痛，呕吐，泄泻。③热病，中暑。④肘臂挛痛。

【操作】直刺 1～1.5 寸，或点刺出血。不宜采用直接灸。

【配伍】配大陵主治心悸；配内关、中脘主治呕吐，胃痛；配委中、曲池主治中暑。

【现代研究】修氏等在健康志愿者急性缺氧期加以电针曲泽穴，能够显著降低急性轻度缺氧导致的相关症状，提示电针曲泽穴对调整急性缺氧状态下的心功能有一定的特异性。｛修春英，董亚琴，许金森 . 电针曲泽穴对急性缺氧心功能作用的相对特异性研究 [J]. 中华中医药杂志，2014, 29（6）：

2015-2017.}

间使（Jiānshǐ，PC 5）经穴

【穴解】间，间隙也，穴在掌后两筋间陷者中。使，使令也。心主血，心包主脉，心包为臣使，本穴为君相兼行之使道也，故名。

【定位】在前臂前区，腕掌侧远端横纹上3寸，掌长肌腱与桡侧腕屈肌腱之间（图3-59）。

【取法】仰卧位或仰靠坐位。伸臂，仰掌。将腕掌侧远端横纹与肘横纹连线分为4等份，在腕掌侧远端横纹上1等份，掌长肌腱与桡侧腕屈肌腱之间取穴。

【解剖】浅层有前臂内侧皮神经和前臂外侧皮神经的分支，前臂正中静脉；深层有正中神经及伴行的动、静脉，骨间前神经和骨间前动脉等。

【主治】①心痛，心悸。②胃痛，呕吐。③热病，疟疾。④癫狂痫。⑤肘臂挛痛。

【操作】直刺0.5～1寸。不可刺激过强，以免损伤正中神经。

【配伍】配心俞主治心悸；配大杼主治疟疾。

【现代研究】张氏等在间使、内关穴采用经皮电针治疗化疗后引起的恶心、呕吐，发现与假电针组相比，在疾病的慢性期，其能显著的降低症状，且其机制可能与血清中5-羟色胺与多巴胺水平的降低有关。{张兴，范一宏.电针对化疗所致恶心呕吐的效应及其作用机制[J].中国针灸，2014，（11）：1061-1064.}

内关（Nèiguān，PC 6）络穴，八脉交会穴（通阴维脉）

【穴解】内关者，阴维脉所发，是心包经之络脉且通于任脉，关于内脏、血脉之连络，故名。

【定位】在前臂前区，腕掌侧远端横纹上2寸，掌长肌腱与桡侧腕屈肌腱之间（图3-59）。

【取法】仰卧位或仰靠坐位，伸臂，仰掌，将腕掌侧远端横纹与肘横纹连线分为6等份，在腕掌侧远端横纹上1等份，掌长肌腱与桡侧腕屈肌腱之间取穴。

【解剖】浅层有前臂内侧皮神经和前臂外侧皮神经的分支，前臂正中静脉；深层有正中神经及伴行的动、静脉，骨间前动、静脉，骨间前神经。

【主治】①心痛，心悸，胸闷。②胃痛，呕吐，呃逆。③中风，不寐，眩晕，郁病，癫狂痫。④胁痛，胁下痞块。⑤肘臂挛痛。

【操作】直刺0.5～1寸。不可刺激过强，以免损伤正中神经。

【配伍】配太渊主治无脉症；配足三里、中脘主治胃脘痛；配神门主治失眠；配公孙主治呃逆。

【现代研究】刘氏等用内关配太冲穴治疗膝骨性关节炎，发现较常规针刺组（阳陵泉、阴陵泉、犊鼻等）疗效相当，但取穴更精简、更便捷。{刘康，田丽芳.针刺内关、太冲穴治疗膝骨性关节炎[J].中国针灸，2013，33（2）：105-108.}

大陵（Dàlíng，PC 7）输穴；原穴

【穴解】大，高大；陵，丘陵。穴在掌

后高骨形如丘陵之下也，故名。

【定位】在腕前区，腕掌侧远端横纹中，掌长肌腱与桡侧腕屈肌腱之间（图3-59）。

【取法】仰卧位或仰靠坐位，伸臂，仰掌，在腕掌侧远端横纹上，掌长肌腱和桡侧腕屈肌腱之间取穴。

【解剖】浅层有前臂内、外侧皮神经，正中神经掌支，腕掌侧静脉网；深层有正中神经干。

【主治】①心痛，心悸，胸闷。②癫狂痫。③胃痛，呕吐。④手、臂痛，腕下垂。

【操作】直刺0.3～0.5寸。刺激不可过强，以免损伤正中神经。不宜采用直接灸。

【配伍】配心俞、膈俞主治心悸；配丰隆、太冲主治癫狂；配神门、列缺主治腕下垂。

【现代研究】徐氏采用大陵透劳宫穴为主治疗痛证437例，总有效率97.25%。{徐慧卿.大陵透劳宫为主治疗痛证437例[J].针灸临床杂志，2009，25（9）：36-37.}

劳宫（Láogōng，PC 8）荥穴

【穴解】劳，操作也；宫，中室也。手任劳作，穴在掌心，故名。

【定位】在掌区，横平第3掌指关节近端，第2、3掌骨之间偏于第3掌骨（图3-60）。

【取法】仰卧位或仰靠坐位，伸臂，仰掌，在手掌面，第2、3掌骨之间偏于第3掌骨侧，握拳屈指时中指尖处取穴。

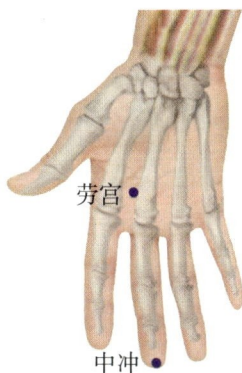

图3-60

【解剖】浅层有正中神经的掌支和手掌侧静脉网；深层有指掌侧总动脉，正中神经的指掌侧固有神经。

【主治】①中风昏迷，中暑。②心痛，烦闷，癫狂。③口疮，口臭。④鹅掌风。

【操作】直刺0.3～0.5寸。少灸。

【配伍】配太冲、内庭主治口疮、口臭；配水沟、涌泉主治中暑、中风昏迷；配曲泽、大陵主治鹅掌风。

【现代研究】

1.李氏以针刺劳宫穴治疗口臭22例，得气后，行捻转泻法，留针30分钟，每日1次，有效率90.9%。{李震.针刺劳宫穴治疗口臭22例[J].针灸临床杂志，2009，25（3）：23.}

2.刘氏等以涌泉穴、劳宫穴为主治疗偏瘫30例，平补平泻为主，留针20～30分钟，每日1次，15次为一疗程，并以常规西医治疗对照，针刺有效率90%，西医有效率83.3%（P＜0.05），提示针刺涌泉、劳宫治疗偏瘫效果较好。{刘智权，夏忠诚.以涌泉穴、劳宫穴为主治疗偏瘫30例[J].中国中医急症，2008，17（12）：1720.}

中冲（Zhōngchōng，PC 9）井穴

【穴解】中，中指；冲，直上曰冲。手厥阴之脉，循中指直出其端，穴在其处，故名。

【定位】在手指，中指末端最高点（图3-60）。

【取法】仰卧位或仰靠坐位，伸臂，仰掌，手指自然屈曲，在中指末节尖端，距指甲缘0.1寸处取穴。

【解剖】分布有正中神经的指掌侧固有神经末梢，指掌侧固有动、静脉的动、静脉网。皮下组织内富含纤维束；纤维束外连皮肤，内连远节指骨骨膜。

【主治】①中风昏迷，中暑，小儿惊风。②心烦，舌强肿痛。③热病。④掌中热。

【操作】浅刺0.1寸；或用三棱针点刺出血。

【配伍】配水沟、廉泉主治舌强肿痛；配少商、合谷主治小儿惊风；配劳宫、大陵主治掌中热。

【现代研究】

1. 章氏运用中冲穴放血配合针刺治疗失眠35例，有效率为71.4%，优于对照组的54.3%。{章振永.中冲穴放血配合针刺治疗失眠35例[J].浙江中西医结合杂志，2014，24（12）：1126.}

2. 赵氏点刺中冲放血治疗小儿夜啼100例，1～3次治疗，有效率100%。{赵坚新.针刺中冲穴治疗小儿夜啼症100例[J].上海中医药杂志，1999，1：43.}

（四）其他腧穴（表3-9）

表3-9　其他腧穴的定位、主治和操作

穴名	代码	定位	主治	操作
天泉	PC 2	在臂前区，腋前纹头下2寸，肱二头肌的长、短头之间	1. 心痛，咳嗽，胸胁胀满 2. 胸背及上臂内侧痛	直刺1～1.5寸
郄门	PC 4	在前臂前区，腕掌侧远端横纹上5寸，掌长肌腱与桡侧腕屈肌腱之间	1. 心痛，心悸，心烦，胸痛 2. 咳血，呕血，衄血 3. 疔疮 4. 癫痫	直刺0.5～1寸

小结

1. 经脉循行　①经脉的体表循行线：主要循行于上肢内侧中央。起于天池，止于中冲。②联系的脏腑器官：心包、三焦。

2. 腧穴主治要点　①心病：本经腧穴均可治疗心病，如心痛、心悸。②胸部疾病：天池治咳嗽痰多、气喘、胸闷、胸痛；天泉治咳嗽、胸胁胀满；郄门治胸痛、咳血；大陵、内关治胸闷。③胃病：曲泽、间使、大陵治胃痛、呕吐；曲泽治泄泻；内关治呃逆。④神志病：曲泽治善惊；间使、内关、大陵、劳宫、郄门治癫

狂痫；内关治中风、不寐、郁病；劳宫治中风昏迷、烦闷；中冲治中风昏迷、小儿惊风、心烦；郄门治心烦。⑤热病：曲泽、中冲治热病、中暑；间使治热病、疟疾；劳宫治口疮、口臭。⑥皮肤病：郄门治疔疮；劳宫治疗口疮、鹅掌风。⑦经脉循行体表部位病证：天池治腋下肿痛、乳痛、乳少、瘰疬；天泉治胸背及上臂内侧痛；曲泽、间使、内关治肘臂挛痛；内关治胁痛、胁下痞块；大陵治手、臂痛，腕下垂；劳宫治鹅掌风；中冲治掌中热。

第十节　手少阳三焦经与腧穴

一、手少阳三焦经（Triple Energizer Meridian of Hand-Shaoyang，TE）

（一）经脉循行

手少阳三焦经，起于无名指尺侧末端，上行小指与无名指之间，沿着手背，出于前臂伸侧尺骨、桡骨之间，向上通过肘尖，沿上臂外侧，向上通过肩部，交出足少阳经的后面，进入锁骨上窝，分布于膻中（胸部心脏之外、两肺之间的部位），散络心包，向下通过膈肌，依次属上、中、下三焦。

胸部支脉：从膻中上行，出锁骨上窝，上项部，沿耳后直上，出耳部，上行额角，再屈而下行至面颊，到达眼眶下颧骨部。

耳部支脉：从耳后进入耳中，浅出到耳前，经过上关穴部、面颊，到外眼角，接足少阳胆经（图3-61）。

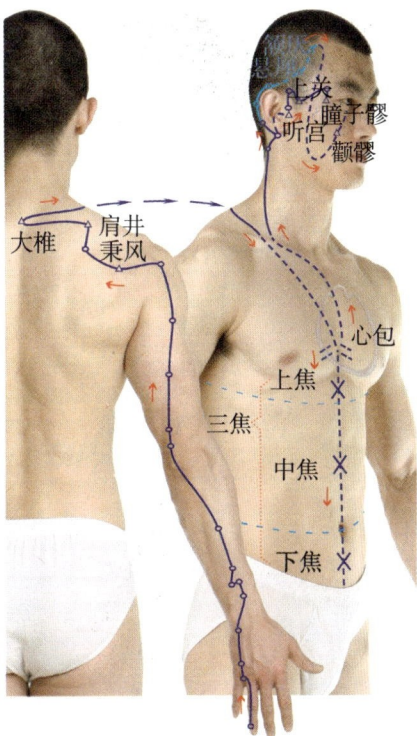
图3-61　手少阳经脉循行示意图

（二）经脉病候

耳聋，耳鸣，咽喉肿痛，汗出，外眼角痛，面颊肿，耳后、肩部、上臂、肘部、前臂外侧部痛，无名指运用欠灵活等症。

二、手少阳三焦经腧穴

（一）腧穴名称与代码

关冲 TE 1、液门 TE 2、中渚 TE 3、阳池 TE 4、外关 TE 5、支沟 TE 6、会宗 TE 7、三阳络 TE 8、四渎 TE 9、天井 TE 10、清冷渊 TE 11、消泺 TE 12、臑会 TE 13、肩髎 TE 14、天髎 TE 15、天牖 TE 16、翳风 TE 17、瘈脉 TE 18、颅息 TE 19、角孙 TE 20、耳门 TE 21、耳和髎 TE 22、丝竹空 TE 23（图3-62）。

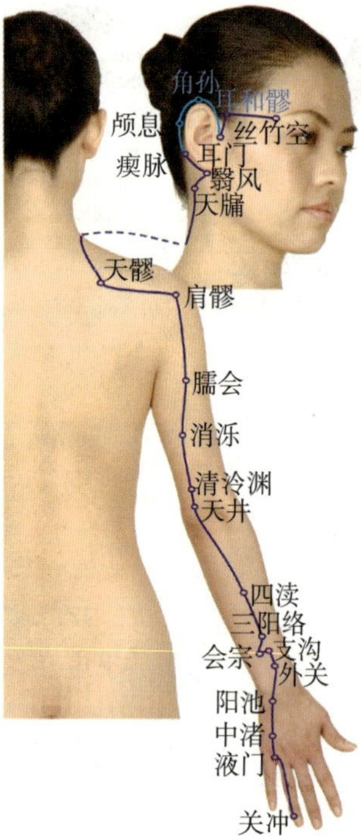

图 3-62　手少阳经脉经穴示意图

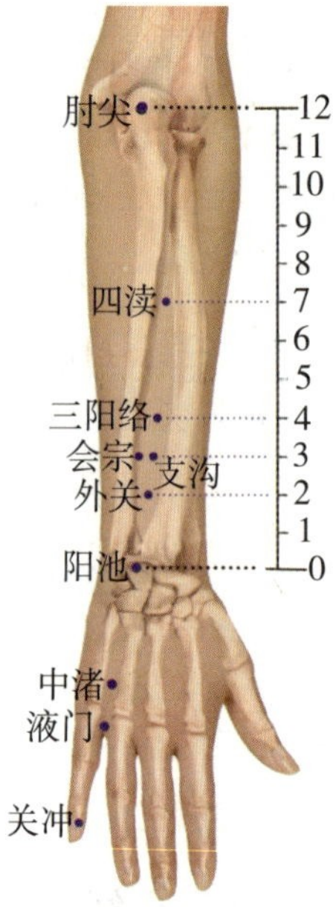

图 3-63

（二）主治概要

本经腧穴主治头、目、耳、颊、咽喉等头面五官病，热病，以及经脉循行所过部位的其他病证。

（三）常用腧穴

关冲（Guānchōng，TE 1）井穴

【穴解】关，有关联、联络之义；冲，有冲要之义。此穴为手厥阴脉与手少阳脉传注、关联的冲要部位，故名。

【定位】在手指，第 4 指末节尺侧，指甲根角侧上方 0.1 寸（指寸）（图 3-63）。

【取法】坐位或卧位，俯掌，沿第 4 指爪甲尺侧面画一直线，其与爪甲基底缘水平线的交点处即为此穴。

【解剖】有尺神经指掌侧固有神经的指背支的分支，指掌侧固有动、静脉指背支的动、静脉网。

【主治】①头痛，目赤，咽喉痛，耳鸣，耳聋，舌强。②热病，中暑。

【操作】浅刺 0.1 寸，或点刺出血。

【配伍】配少商、少泽主治咽喉肿痛；配水沟、劳宫主治中暑；配风池、商阳主治热病无汗。

中渚（Zhōngzhǔ，TE 3）输穴

【穴解】小洲曰渚。穴在手小指与次指掌指关节近心端凹陷中，故名。

【定位】在手背，第 4、5 掌骨间，第 4 掌指关节近端的凹陷中（图 3-63）。

【取法】坐位或卧位，俯掌，在第 4、5 掌骨间，掌指关节近心端的凹陷处取穴。

【解剖】浅层有手背静脉网的尺侧部

和尺神经的指背神经；深层有第 4 掌背动脉等。

【主治】①头痛，耳鸣，耳聋，聤耳，耳痛，目赤，咽喉肿痛。②热病，疟疾。③手指屈伸不利，肘、臂、肩、背痛。

【操作】直刺 0.3 ～ 0.5 寸。

【配伍】配八邪、外关主治手指不能屈伸；配听宫、翳风主治耳鸣，耳聋。

【现代研究】

1. 李氏等针刺中渚治疗周围性面瘫急性期耳后疼痛，结果显示：针刺双侧中渚穴效果好于常规取穴和口服强的松。{李艳，沈特立.针刺中渚穴治疗周围性面瘫急性期耳后疼痛疗效观察[J].上海针灸杂志，2012，31（4）：243-244.}

2. 喻氏等针刺中渚治疗脑源性头痛 33 例，总有效率 96.78%。{喻言芬，苟勇.针刺中渚穴治疗脑源性头痛 33 例[J].河南中医，2002，22（2）：58-58.}

阳池（Yángchí，TE 4）原穴

【穴解】两筋间凹陷似池；阳，手背。穴位于手背两筋之间的凹陷中，故名。

【定位】在腕后区，腕背侧远端横纹上，指伸肌腱的尺侧缘凹陷中（图 3-63）。

【取法】坐位或卧位，俯掌，沿第 4、5 掌骨间向上至腕背侧远端横纹，在指伸肌腱的尺侧缘凹陷中，横平阳溪、阳谷取穴。

【解剖】浅层有尺神经的手背支、前臂后皮神经的末支和腕背静脉网；深层有尺动脉腕背支的分支。

【主治】①耳聋，目赤肿痛，咽喉肿痛，头痛。②消渴。③手指屈伸不利、疼痛、麻木，腕痛，肘臂痉挛。

【操作】直刺 0.3 ～ 0.5 寸。不宜采用直接灸。

【配伍】配外关、曲池主治前臂肌痉挛，麻痹；配少商、廉泉主治咽喉肿痛；配胃脘下俞、脾俞、太溪主治糖尿病。

【现代研究】潘氏缪刺阳池穴治疗踝关节扭伤 56 例，总有效率 100%。{潘庆兵.缪刺阳池穴治疗踝关节扭伤 56 例[J].上海针灸杂志，2014，33（4）：366.}

外关（Wàiguān，TE 5）络穴；八脉交会穴（通阳维脉）

【穴解】外，对内而言；关，有关联、联络之义。本穴为手少阳三焦经络脉别出与手厥阴心包联络处，与内关相对而属外，故名。

【定位】在前臂后区，腕背侧远端横纹上 2 寸，尺骨与桡骨间隙的中点（图 3-63）。

【取法】坐位或卧位，俯掌，将阳池与肘尖的连线分为 12 等份，每等份为 1 寸。在阳池向上 2 寸，尺骨与桡骨之间的凹陷中取穴。

【解剖】浅层有前臂后皮神经，头静脉和贵要静脉的属支；深层有骨间后神经和骨间后动、静脉。

【主治】①耳鸣，耳聋，聤耳，耳痛，目赤肿痛，目生翳膜，目眩，咽喉肿痛，口噤，口歪，齿痛，面痛，头痛。②热病，疟疾，伤风感冒。③胁痛，颈项及肩部疼痛，上肢痹痛。

【操作】直刺 0.5 ～ 1 寸。

【配伍】配阳池、中渚主治手指疼痛，腕关节疼痛；配太阳、率谷主治偏头痛；配后溪主治落枕；配足临泣主治耳、目、颈项及肩部病证。

【现代研究】陈氏等运用 fMRI 脑功能成像技术，观察针刺外关穴对脑区的激活情况，发现针刺外关穴小脑激活概率较高，提示针刺外关穴在维持躯体平衡、改善肌张力障碍及调节随意运动方面发挥了较为突出的作用。{陈俊琦，黄泳，邹燕齐，等．针刺外关穴与外关配伍内关穴的 fMRI 脑功能成像比较研究 [J]．辽宁中医杂志，2010，37（6）：1127-1129.}

支沟（Zhīgōu，TE 6）经穴

【穴解】支，同"肢"；狭长之低洼处为沟，为通水之道路。穴在上肢尺骨、桡骨间的沟中，为脉气所经过处，故名。

【定位】在前臂后区，腕背侧远端横纹上 3 寸，尺骨与桡骨间隙的中点（图 3-63）。

【取法】坐位或卧位，俯掌，将阳池与肘尖的连线分为 12 等份，每等份为 1 寸。在阳池向上 3 寸，尺骨与桡骨之间的凹陷中取穴。

【解剖】浅层有前臂后皮神经，头静脉和贵要静脉的属支；深层有骨间后神经和骨间后动、静脉。

【主治】①便秘。②耳鸣，耳聋，咽喉肿痛，暴喑，头痛。③热病。④落枕，胁肋痛，肘臂痛，手指震颤。

【操作】直刺 0.8～1.2 寸。

【配伍】配阳池、八邪主治手指震颤；配足三里主治便秘；配章门主治胁肋痛。

【现代研究】

1. 文氏等电针支沟和足三里穴，治疗粘连性肠梗阻，结果显示：较非穴位相比，电针支沟、足三里能明显改善患者腹痛、腹胀等症状，促进肠道蠕动，且具有明显优势。{文谦，陈炜炜，李佳，等．电针支沟、足三里穴治疗粘连性肠梗阻：随机对照研究 [J]．中国针灸，2012，32（11）：961-965.}

2. 张氏等以随机对照试验观察电针支沟治疗便秘之气秘的疗效，观察组 126 例，电针支沟穴，对照组 129 例，电针支沟旁开 1 寸，治疗 28 次，结果显示：观察组总有效率为 94.4%，对照组总有效率的 61.3%，提示电针支沟穴治疗气秘效果肯定。{张智龙，吉学群，赵淑华，等．电针支沟穴治疗便秘之气秘多中心随机对照研究 [J]．中国针灸，2007，27（7）：475-478.}

肩髎（Jiānliáo，TE 14）

【穴解】髎，骨之空隙。穴当肩峰外下端之凹陷中，故名。

【定位】在三角肌区，肩峰角与肱骨大结节两骨间的凹陷中（图 3-64）。

【取法】坐位或俯卧位，上臂外展，在肩峰外侧缘前后端呈现两个凹陷，在后一凹陷处取穴。垂肩时，在肩髃后约 1 寸的凹陷中取穴。

【解剖】浅层有锁骨上外侧神经、深层有腋神经和旋肱后动、静脉。

【主治】①肩臂挛痛、不遂。②风疹。

【操作】直刺 0.8～1.2 寸。

【配伍】配肩井、天宗主治肩重不能举；配风池、曲池主治风疹。

【现代研究】郭氏等针刺肩髎、臂臑穴结合康复技术治疗脑卒中患者偏瘫肩，总有效率 96.7%。{郭天龙，李美华．针刺肩髎、臂臑穴结合康复治疗脑卒中患者偏瘫肩 60 例临床疗效观察 [J]．中医药信息，2015，32

（3）：107-109.}

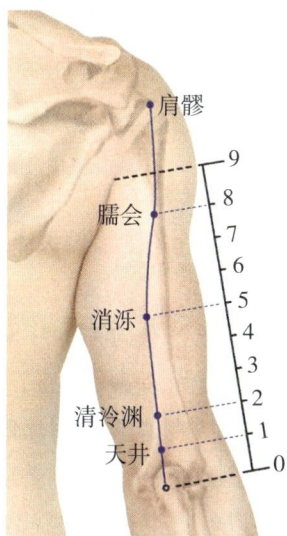

图 3-64

翳风（Yifēng，TE 17）手少阳、足少阳经交会穴

【穴解】翳，蔽也。风为六淫之一。穴在耳后凹陷处，因喻以耳为之避风，穴有驱风邪之效，故名。

【定位】在颈部，耳垂后方，乳突下端前方的凹陷中（图 3-65）。

【取法】坐位或俯卧位。在耳垂的后方，当乳突和下颌骨之间凹陷处取穴。

【解剖】浅层有颈外静脉的属支和耳大神经；深层颈外动脉的分支耳后动脉，面神经等。

【主治】①耳鸣，耳聋，聤耳。②眼睑眴动，口歪，口噤，齿痛。③呃逆。④瘰疬，颊肿。

【操作】直刺 0.5 ~ 1 寸。不宜采用直接灸。

【配伍】配听宫、听会主治耳鸣，耳聋；配地仓、颊车、阳白、承泣主治口眼歪斜；

配下关、颊车、合谷主治颊肿。

【现代研究】研究人员针刺翳风穴为主治疗 338 例 Bell 氏面瘫患者，发现得气组面部功能恢复优于不得气组，且生活质量更高；线性回归分析显示得气与疗效成正相关。{Xu SB，Huang B，Zhang CY，et al. Effectiveness of strengthened stimulation during acupuncture for the treatment of Bell Palsy: a randomized controlled trial[J].Canadian Medical Association Journal，2013，185（6）：473-479.}

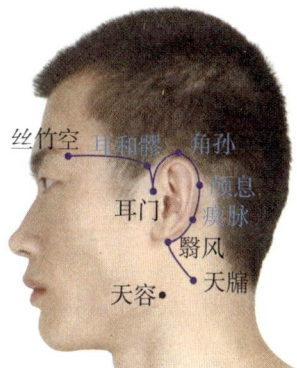

图 3-65

耳门（Ěrmén，TE 21）

【穴解】穴居外耳道口，功能聪耳助听，有如声音入耳之门户，故名。

【定位】在耳区，耳屏上切迹与下颌骨髁突之间的凹陷中（图 3-65）。

【取法】坐位或卧位，在耳屏上切迹的前方，下颌骨髁突后缘的凹陷处取穴。

【解剖】有颞浅动、静脉耳前支，耳颞神经，面神经颞支等。

【主治】①耳鸣，耳聋，聤耳。②面痛，齿痛，口噤，口歪。

【操作】微张口，直刺 0.5 ~ 1 寸。不宜采用直接灸。

【配伍】配听宫、听会、翳风主治耳鸣，耳聋、聤耳；配颊车、下关、合谷主治齿痛；配颧髎、颊车、翳风主治下颌关节痛。

【现代研究】张氏等针刺耳门与西药对照治疗偏头痛216例，发现针刺组治愈率为63.2%，疗效优于西药组的21.8%。{张月成，宋丽华.针刺耳门与西药对照治疗偏头痛疗效观察[J].中国针灸，2002，22（3）：159-160.}

丝竹空（Sīzhúkōng，TE 23）

【穴解】细小为丝，空指小窍。眉形有如细小之竹叶，穴近眉梢陷处，故名。

【定位】在面部，眉梢凹陷中（图3-65）。

【取法】坐位或卧位，在眉梢外侧的凹陷处取穴。

【解剖】有眶上神经，颧面神经，面神经颞支和颧支，颞浅动、静脉的额支。

【主治】①头痛，面痛，齿痛，口噤，口歪。②眩晕，目赤肿痛，眼睑𥆧动，视物不清。③癫痫。

【操作】平刺0.3～0.5寸。

【配伍】配瞳子髎、睛明、攒竹主治目赤肿痛；配太阳、外关主治偏头痛。

【现代研究】

1. 黄氏针刺丝竹空为主治疗偏头痛168例，半年以上无复发者占57.1%，总有效率100.0%。{黄宗勖.针刺辨证治疗偏头痛168例[J].福建中医药，1991，22（2）：2-3.}

2. 饶氏等以丝竹空透刺率谷治疗顽固性失眠50例，同时设常规针刺组40例，结果显示：治疗组有效率98.0%，对照组有效率77.5%（$P < 0.05$），提示该法治疗顽固性失眠效果较好。{饶忠东，温明.丝竹空透率谷为主治疗顽固性失眠50例疗效观察[J].中国针灸，2001，21（7）：407-408.}

（四）其他腧穴（表3-10）

表3-10 其他腧穴的定位、主治和操作

穴名	代码	定位	主治	操作
液门	TE 2	在手背，第4、5指间，指蹼缘上方赤白肉际凹陷中	1.手背痛，上肢及手指屈伸不利、疼痛、麻木 2.头痛，咽喉肿痛，目赤，热病 3.疟疾	直刺0.3～0.5寸。不宜采用直接灸
会宗	TE 7	在前臂后区，腕背侧远端横纹上3寸，尺骨的桡侧缘	1.耳聋，耳鸣 2.上肢痹痛，胸胁痛，头痛 3.癫痫	直刺0.5～1寸
三阳络	TE 8	在前臂后区，腕背侧远端横纹上4寸，尺骨与桡骨间隙中点	1.上肢痹痛 2.耳聋，暴喑，齿痛	直刺0.5～1寸
四渎	TE 9	在前臂后区，肘尖（EX-UE 1）下5寸，尺骨与桡骨间隙中点	1.耳聋，暴喑，齿痛，咽喉肿痛，面痛，偏头痛 2.前臂痛	直刺0.5～1寸

续表

穴名	代码	定位	主治	操作
天井	TE 10	在肘后区，肘尖（EX-UE 1）上 1 寸凹陷中	1. 肘臂痛，偏头痛 2. 瘰疬，瘿气 3. 癫狂，癫痫，善惊，瘈疭 4. 耳鸣，耳聋	直刺 0.3～0.5 寸
清冷渊	TE 11	在臂后区，肘尖（EX-UE 1）与肩峰角连线上，肘尖（EX-UE 1）上 2 寸	1. 肩臂疼痛，项背强痛，胁痛，目痛，头痛 2. 黄疸	直刺 0.3～0.5 寸
消泺	TE 12	在臂后区，肘尖（EX-UE 1）与肩峰角连线上，肘尖（EX-UE 1）上 5 寸	1. 头痛，齿痛 2. 上肢痹痛，颈项强痛	直刺 0.5～0.8 寸
臑会	TE 13	在臂后区，肩峰角下 3 寸，三角肌的后下缘	1. 上肢痹痛，项背强痛，头痛 2. 瘿气，瘰疬	直刺 0.5～0.8 寸
天髎	TE 15	在肩胛区，肩胛骨上角骨际凹陷中	肩臂痹痛，颈项强痛	直刺 0.3～0.5 寸。不宜深刺，以免伤及肺脏
天牖	TE 16	在颈部，横平下颌角，胸锁乳突肌的后缘凹陷中	1. 头痛，项强，面肿，目痛，耳鸣，耳聋，喉痹 2. 瘰疬	直刺 0.3～0.5 寸。不宜采用直接灸
瘈脉	TE 18	在头部，乳突中央，角孙与翳风沿耳轮弧形连线的上 2/3 与下 1/3 的交点处	1. 耳鸣，耳聋 2. 头痛 3. 小儿惊风，癫痫	平刺 0.3～0.5 寸，或点刺出血。不宜采用直接灸
颅息	TE 19	在头部，角孙与翳风沿耳轮弧形连线的上 1/3 与下 2/3 的交点处	1. 耳鸣，耳聋 2. 头痛 3. 小儿惊风	平刺 0.3～0.5 寸。不宜采用直接灸
角孙	TE 20	在头部，耳尖正对发际处	1. 耳部肿痛，耳聋，痄腮，齿痛，颊肿，目赤肿痛，视物不明，目翳 2. 偏头痛，项强	平刺 0.3～0.5 寸。治疗痄腮常用灯心草灸。不宜采用直接灸
耳和髎	TE 22	在头部，鬓发后缘，耳郭根的前方，颞浅动脉的后缘	1. 耳鸣 2. 头痛，颌痛，齿痛，口噤，口歪	避开动脉，平刺 0.3～0.5 寸。不宜采用直接灸

小结

1. 经脉循行 ①经脉的体表循行线：主要循行于上肢外侧中间、耳后及侧头部。起于关冲，止于丝竹空。②联系的脏腑器官：三焦、心包、头、耳、目。

2. 腧穴主治要点 ①头面五官病：多数穴可以治疗头痛、耳聋、耳鸣、咽喉肿痛；支沟、三阳络、四渎治暴喑；外关、三阳络、四渎、消泺、翳风、角孙、耳门、丝竹空治齿痛；外关、翳风、耳门、耳和髎、丝竹空治口歪、口噤；角孙治疬腮。②神志病：天井治癫狂；会宗、天井、瘛脉、丝竹空治癫痫；瘛脉、颅息治惊风。③热病：关冲、液门、中渚、外关、支沟治热病。④疟疾：液门、中渚、外关治疟疾。⑤经脉循行体表部位病证：多数腧穴都可治手指屈伸不利，肘、臂、肩、背痛等病证。⑥其他病证：阳池治消渴；支沟治便秘；天井、臑会治瘰疬、瘿气；天牖、翳风治瘰疬；翳风治呃逆；肩髎治风疹。

第十一节　足少阳胆经与腧穴

一、足少阳胆经（Gallbladder Meridian of Foot-Shaoyang，GB）

（一）经脉循行

足少阳胆经，起于外眼角，上行到额角，下耳后，沿颈旁，行手少阳三焦经之前，至肩上再向后，交出手少阳三焦经之后，向下进入锁骨上窝。

耳部支脉：从耳后进入耳中，走耳前，至外眼角后。

眼部支脉：从外眼角分出，下走大迎穴，会合手少阳三焦经至眼眶下；下行经过颊车穴，下行颈部，会合前脉于锁骨上窝。由此下向胸中，通过膈肌，络肝，属胆；沿胁里，出于腹股沟动脉处，绕阴部毛际，横行进入髋关节部。

其直行的经脉：从锁骨上窝下向腋下，沿胸侧，过季胁，向下会合于髋关节部。由此向下，沿大腿外侧、膝外侧，经腓骨头前，直下到腓骨下段，至外踝之前，沿足背

进入第4趾外侧。

足部支脉：从足背分出，进入大趾趾缝间，沿第1、2跖骨间，出大趾端，回转来通过爪甲，出于趾背毫毛部，接足厥阴肝经（图3-66）。

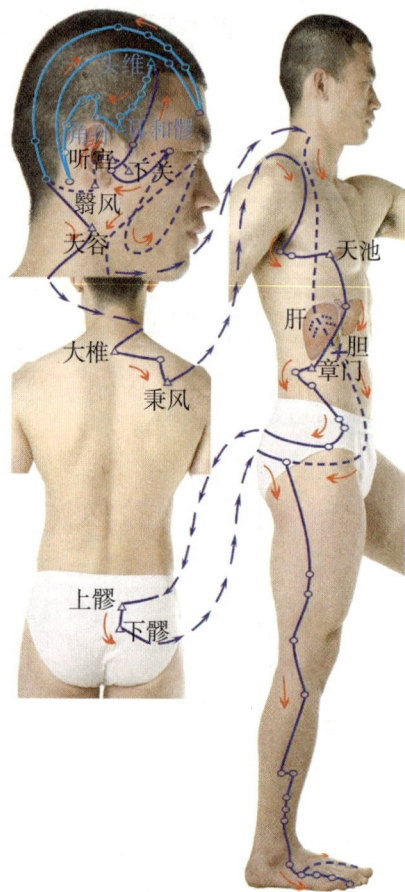

图3-66　足少阳经脉循行示意图

（二）经脉病候

口苦，善太息，汗出，疟疾，面部暗，全身皮肤没有光泽，头痛，外眼角痛，颔痛，缺盆部肿痛，腋下肿，胸、胁、股及下肢外侧痛，足外侧痛，足外侧发热，足第4趾运用不灵活等症。

二、足少阳胆经腧穴

（一）腧穴名称与代码

瞳子髎GB 1、听会GB 2、上关GB 3、颔厌GB 4、悬颅GB 5、悬厘GB 6、曲鬓GB 7、率谷GB 8、天冲GB 9、浮白GB 10、头窍阴GB 11、完骨GB 12、本神GB 13、阳白GB 14、头临泣GB 15、目窗GB 16、正营GB 17、承灵GB 18、脑空GB 19、风池GB 20、肩井GB 21、渊腋GB 22、辄筋GB 23、日月GB 24、京门GB 25、带脉GB 26、五枢GB 27、维道GB 28、居髎GB 29、环跳GB 30、风市GB 31、中渎GB 32、膝阳关GB 33、阳陵泉GB 34、阳交GB 35、外丘GB 36、光明GB 37、阳辅GB 38、悬钟GB 39、丘墟GB 40、足临泣GB 41、地五会GB 42、侠溪GB 43、足窍阴GB 44（图3-67）。

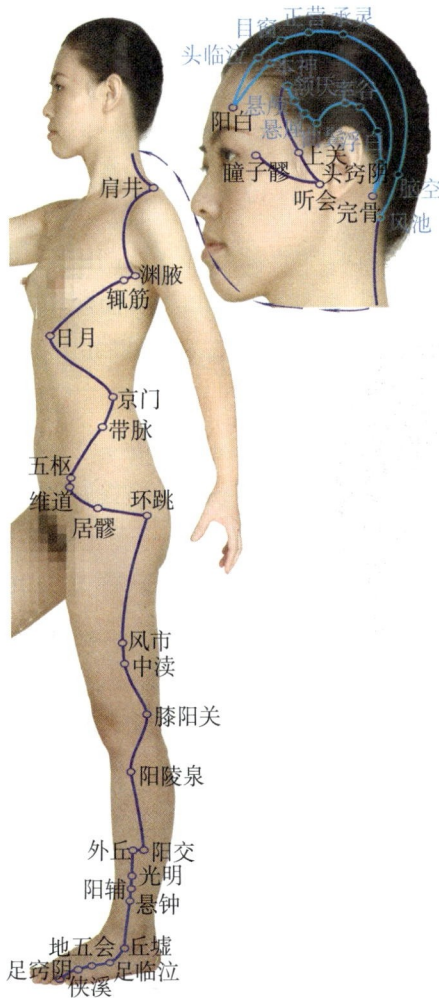

图 3-67　足少阳经脉经穴示意图

（二）主治概要

本经腧穴主治肝、胆病、侧头、目、耳、咽喉、胸胁病，神志病，热病，以及经脉循行所过部位的其他病证。

（三）常用腧穴

瞳子髎（Tóngzǐliáo，GB 1）手太阳、足少阳、手少阳经交会穴

【穴解】瞳子，指瞳孔；髎，骨空也。穴近眼球，横直瞳孔，有明目之功，有如瞳子之孔窍，故名。

【定位】在面部，目外眦外侧 0.5 寸凹陷中（图 3-68）。

【取法】坐位或卧位，在目外眦外侧，眶骨外侧缘凹陷中取穴。

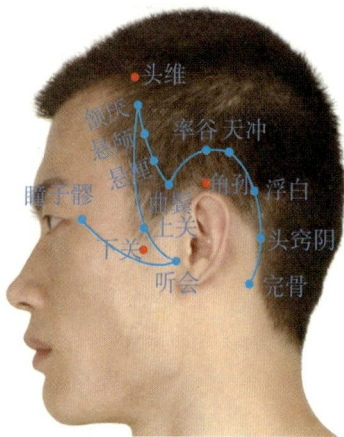

图 3-68

【解剖】浅层有颧神经的颧面支与颧颞支；深层有颞深前、后神经，颞深前、后动脉的分支。

【主治】①目痛，目赤，目翳。②头痛，口歪，面痛。

【操作】平刺 0.3～0.5 寸；或点刺出血。

【配伍】配睛明、丝竹空、攒竹主治目痛，目赤，目翳；配头维、印堂、太冲主治头痛。

听会（Tīnghuì，GB 2）

【穴解】耳受声为听。会，有会合、聚会之义。此穴位于耳前，为音声会聚之处，主耳鸣、耳聋，故名。

【定位】在面部，耳屏间切迹与下颌骨髁突之间的凹陷中（图 3-68）。

【取法】坐位或卧位，在屏间切迹前凹陷中取穴，张口时凹陷明显。

【解剖】浅层有耳颞神经、耳大神经；深层有颞浅动、静脉，面神经丛等。

【主治】①耳鸣，耳聋，聤耳。②齿痛，口歪，面痛。

【操作】张口，直刺 0.5～1 寸。

【配伍】配听宫、翳风主治耳鸣，耳聋；配颊车、地仓、阳白主治口眼㖞斜；配太阳、率谷、头维主治偏头痛。

【现代研究】

1. 蒋氏以电针听会穴治疗面神经麻痹 100 例，一周 5 次，治疗 20 次后，痊愈 66 例，总有效率为 97%。{蒋宏.电针刺听会穴为主治疗面神经麻痹 [J].中国临床康复，2003，7（10）：1557.}

2. 沈氏以针刺双侧听会治疗哮喘急性发作 75 例，平补平泻 1 分钟，治疗 1 次，有效率为 99%。{沈群.针刺听会穴治疗哮喘急性发作 75 例 [J].上海针灸杂志，1997，16（4）：16.}

阳白（Yángbái，GB 14）足少阳、阳维脉交会穴

【穴解】穴在眉上，直瞳子，为足少阳、阳维之会穴。白，明也。该穴主治目疾，使目光明，故名。

【定位】在头部，眉上 1 寸，瞳孔直上（图 3-69）。

【取法】坐位或卧位，双目向前直视，在瞳孔直上，眉毛上 1 寸凹陷处取穴。

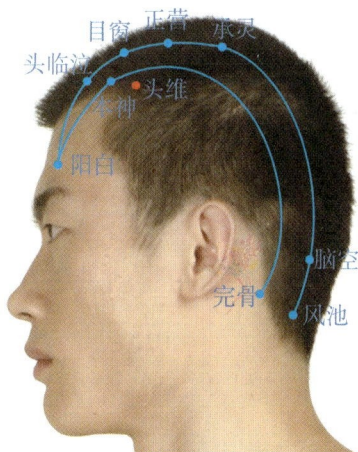

图 3-69

【解剖】有眶上神经外侧支，眶上动、静脉外侧支。

【主治】①头痛，眩晕。②视物模糊，目痛，眼睑下垂，口眼歪斜。

【操作】平刺 0.3 ～ 0.5 寸。

【配伍】配太阳、风池、外关主治偏头痛；配颧髎、颊车、合谷主治口眼歪斜；配睛明、太阳主治目赤肿痛。

【现代研究】苏氏采用阳白穴"井"字针法治疗 47 例面瘫后遗症，结果显示：37 例临床控制，6 例临床显效，1 例有效，总有效率 93.6%。{苏美莲 . 阳白穴"井"字针法治疗面瘫后遗症 47 例临床疗效观察 [J]. 中国民族民间医药杂志，2014，23（1）：74-75.}

头临泣（Tóulínqì，GB 15）足太阳、足少阳经、阳维脉交会穴

【穴解】因穴在头部，居目上，治目疾泣出，故名。

【定位】在头部，前发际上 0.5 寸，瞳孔直上（图 3-69）。

【取法】坐位或仰卧位，自前发际向上量取 0.5 寸，当神庭与头维弧形连线（其弧度与前发际弧度相应）的中点取穴。

【解剖】有眶上神经和眶上动、静脉。

【主治】①头痛，眩晕，流泪，鼻塞，鼻渊。②小儿惊风，癫痫。

【操作】平刺 0.3 ～ 0.5 寸。

【配伍】配百会、印堂、头维主治头痛；配攒竹、丝竹空、合谷主治目赤肿痛。

【现代研究】秦氏等采用"头八针"治疗帕金森病，选取双侧风池、头临泣等穴，治疗 9 次后能够有效缓解帕金森病的进展，改善患者运动、认知和情感障碍，减轻患者痛苦，提高患者生存质量。该结果提示秦氏"头八针"对于神经系统的疾病有较好的疗效。{董珺，崔花顺 . 秦氏"头八针"为主针刺治疗帕金森病 [J]. 中国针灸，2014，（5）：491-494.}

风池（Fēngchí，GB 20）足少阳经、阳维脉交会穴

【穴解】穴在后发际凹陷处，穴处似池，为治风之要穴，故名。

【定位】在颈后区，枕骨之下，胸锁乳突肌上端与斜方肌上端之间的凹陷中（图3-69）。

【取法】俯卧位或俯伏坐位，横平风府，在胸锁乳突肌上端与斜方肌上端之间的凹陷处取穴。

【解剖】浅层有枕小神经，枕动、静脉的分支或属支；深层有枕大神经。

【主治】①头痛，眩晕，不寐，癫痫，中风。②目赤肿痛，视物不明，鼻塞，鼻衄，鼻渊，耳鸣，耳聋，咽喉肿痛。③感冒，热病，颈项强痛。

【操作】向鼻尖方向斜刺0.8～1.2寸；或平刺透风府。穴下深部向内侧为延髓和椎动脉，必须严格掌握针刺的角度和深度。

【配伍】配大椎、后溪主治颈项强痛；配睛明、太阳、太冲主治目赤肿痛；配阳白、颧髎、颊车主治口眼歪斜。

【现代研究】

1. 陈氏等以针刺风池穴治疗晕车后遗症90例，留针30分钟，隔天1次，5次为一疗程，治愈84例，5例改善，1例无效。｛陈贵林，刘素洁，刘喜俊.针刺风池穴治疗晕车后遗症90例[J].世界针灸杂志，2008（3）：10.｝

2. 陈氏等观察针刺曲池、风池穴对原发性高血压的降压效果，将60例患者随机分为针刺组30例（针刺曲池、风池穴）、对照组30例（口服西药酒石酸美托洛尔），结果显示：针刺组总有效率为83.3%，对照组总有效率为56.7%，两组疗效比较差异有统计学意义（$P < 0.05$），提示针刺曲池、风池穴治疗高血压疗效明显优于药物治疗。｛陈琴，陈邦国.针刺曲池及风池穴治疗高血压

病疗效观察[J].上海针灸杂志，2011，30（10）：659-660.｝

肩井（Jiānjǐng, GB 21）手少阳、足少阳经、阳维脉交会穴

【穴解】颈项之下，臂与身连属处为肩，凹陷深处为井。本穴在肩部正中凹陷如井之处，故名。

【定位】在肩胛区，第7颈椎棘突与肩峰最外侧点连线的中点（图3-70）。

【取法】坐位或俯卧位，在第7颈椎棘突与肩峰最外侧点连线的中点取穴。

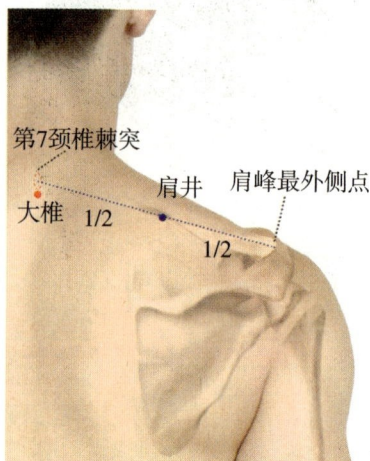

图 3-70

【解剖】浅层有锁骨上神经，颈浅动、静脉的分支或属支；深层有颈横动、静脉的分支或属支，肩胛背神经的分支。

【主治】①头项强痛，肩背疼痛，上肢不遂。②乳痈，乳少，难产，胞衣不下。③瘰疬。

【操作】直刺0.5～0.8寸。其下部为肺尖，不可深刺。孕妇禁用。

【配伍】配肩髃、天宗主治肩背痹痛；

配乳根、少泽主治乳汁不足，乳痈；配合谷、三阴交主治难产。

【现代研究】

1. 温氏等用针刺肩井穴治疗慢性胆囊炎，将患者随机分为肩井穴组和非穴组（各30例），留针30分钟后，肩井穴组总有效率为90.0%，非穴位组有效率为56.7%，提示肩井穴能够双向调节胆囊炎患者的胆囊收缩功能，明显缓解胆绞痛及其引起的肩背部牵扯痛。{温峰云，李双成，王国明，等.针刺肩井穴对慢性胆囊炎患者胆囊收缩功能影响的随机对照研究[J].针刺研究，2012，37（5）：398-402.}

2. 李氏等运用电针结合推拿治疗脑卒中后肩痛，将患者随机分为针推组和康复组。针推组针刺选取肩髃、肩髎、肩井等穴，予以电针结合推拿治疗，每日1次，治疗6周及随访12周，结果显示：针推组患者症状明显好转，疼痛症状改善情况优于康复组，提示电针配合推拿治疗中风后肩痛有效。{李宁，田丰玮，王成伟，等.电针配合推拿治疗脑卒中后肩痛：双中心随机对照试验[J].中国针灸，2012，32（2）：101-105.}

日月（Rìyuè，GB 24）募穴；足太阴、足少阳经、阳维脉交会穴

【穴解】胆为清净之府，决断所出，而人体十一脏皆取决于胆，决断务求其明，明字从日月。本穴为胆募，故命名为日月。

【定位】在胸部，第7肋间隙中，前正中线旁开4寸（图3-71）。

【取法】坐位或仰卧位，在乳头直下，向下寻找3个肋间隙，即于第7肋间隙处取穴。女性根据两肩胛骨喙突内侧缘为12寸，折量出前正中线旁开4寸，在该线与第7肋间隙交点处取穴。

【解剖】浅层有第7、8、9肋间神经外侧支及伴行的肋动、静脉；深层有第7肋间神经，第7肋间后动、静脉。

【主治】①黄疸，呕吐，吞酸，呃逆，胃脘痛。②胁肋胀痛。

【操作】斜刺或平刺0.5～0.8寸。不宜针刺过深，以免伤及内脏。

【配伍】配丘墟、阳陵泉、支沟主治胁肋痛；配内关、中脘主治呕吐；配大椎、至阳、肝俞、阴陵泉主治黄疸。

【现代研究】秦氏等针刺胆囊炎患者双侧日月穴，发现可使胆囊运动功能增强，有利于胆汁排泄、炎症恢复。{秦研，张晓彤.针刺日月穴对胆囊炎患者胆囊收缩功能的影响[J].山西中医，2014，30（11）：33-34.}

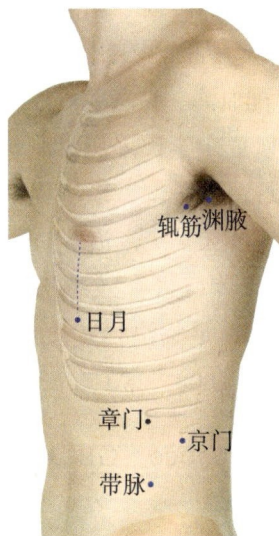

图3-71

带脉（Dàimài, GB 26）足少阳经、带脉交会穴

【穴解】穴位季胁，环绕腰间一周，状如束带，又为带脉经气所过之处，因名带脉。

【定位】在侧腹部，第 11 肋骨游离端垂线与脐水平线的交点上（图 3-71）。

【取法】仰卧位或侧卧位，沿肋弓向下向外触按，在侧腹部可触及第 11 肋骨游离端，在其垂线与脐水平线的交点处取穴。

【解剖】浅层有第 9、10、11 胸神经前支的外侧皮支及伴行的肋动、静脉；深层有第 9、10、11 胸前支的肌支，以及相应的动、静脉。

【主治】①带下，月经不调，阴挺，经闭，疝气，小腹痛。②胁痛，腰痛。

【操作】直刺 0.8～1 寸。

【配伍】配白环俞、阴陵泉、三阴交主治带下病；配中极、三阴交、地机主治痛经，闭经；配血海、膈俞主治月经不调。

【现代研究】李氏采用针刺带脉、足临泣治疗腰骶疼痛 46 例，采用提插泻法，留针 20 分钟，每天 1 次，治疗 7 次后，40 例治愈，6 例好转，总有效率 100%。{李亚军.针刺带脉、足临泣治疗腰骶疼痛 46 例[J].中国针灸，2008，28（7）：544-544.}

环跳（Huántiào, GB 30）足太阳、足少阳经交会穴

【穴解】穴当髀枢，人患腿部风痹则不能伸屈跳跃，针此疾去，可使其人跳跃如常，故名环跳。

【定位】在臀区，股骨大转子最凸点与骶管裂孔连线的外 1/3 与内 2/3 交点处（图 3-72）。

【取法】侧卧位，伸直下腿，上腿屈髋屈膝，在股骨大转子最高点与骶管裂孔连线的外 1/3 与内 2/3 交点处取穴。

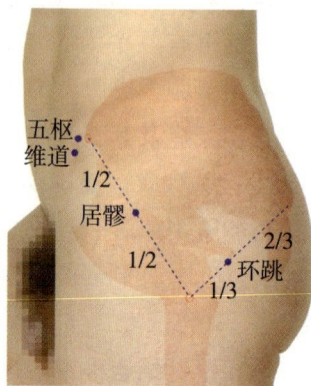

图 3-72

【解剖】浅层有臀上皮神经；深层有坐骨神经，臀下神经，股后皮神经，臀下动、静脉等。

【主治】①下肢痿痹，半身不遂，腰腿痛。②遍身风疹。

【操作】直刺 2～3 寸。

【配伍】配殷门、阳陵泉、委中、昆仑主治坐骨神经痛；配居髎、委中、悬钟主治风寒湿痹；配风池、曲池主治遍身风疹。

【现代研究】

1. 秦氏以温针环跳穴加拔罐治疗顽固性腓肠肌痉挛 150 例，将患者随机分为观察组（100 例）和对照组（50 例）。两组均采用温针环跳穴加拔罐的综合治疗方法，观察组从环跳穴刺中坐骨神经，对照组则浅刺环跳不刺中坐骨神经。两组均隔日治疗 1 次，共治疗 6 次。治疗结束后 6 个月，观察组有效率为 98.0%，优于对照组的 86%（$P < 0.05$），

提示温针环跳刺中坐骨神经加拔罐是治疗顽固性腓肠肌痉挛的有效方法。{秦玉革.温针环跳穴加拔罐治疗顽固性腓肠肌痉挛疗效观察 [J]. 中国针灸，2009（7）：533-535.}

2. 柴氏等运用循经催气刺法治疗缺血性中风肢体瘫痪患者，将患者随机分为循经催气组和常规针刺组，选取上星、百会、环跳等穴。两组均每日治疗 1 次，治疗 30 次后，循经催气组总有效率为 70.0%，常规针刺组总有效率为 46.0%。该结果提示：循经催气针刺法配合常规针刺治疗缺血性中风肢体瘫痪患者疗效明显优于单纯常规针刺，并且循经催气法能明显提高肌力，缩短病程。{柴玉华，张瑞霞，薛成爱，等.循经催气刺法治疗中风肢体瘫痪：随机对照研究 [J]. 中国针灸，2014，34（6）：534-538.}

风市（Fēngshì，GB 31）

【穴解】本穴为祛风之要穴，如偏枯麻痹、湿痒、中风不语等风证均可取此，犹如治疗诸风之市集也，因名风市。

【定位】在股部，直立垂手，掌心贴于大腿时，中指尖所指的凹陷中，髂胫束后缘处（图 3-73）。

【取法】卧位或立位，伸髋，双臂置于体侧，掌心贴于大腿，五指并拢，在中指尖所指凹陷处取穴。

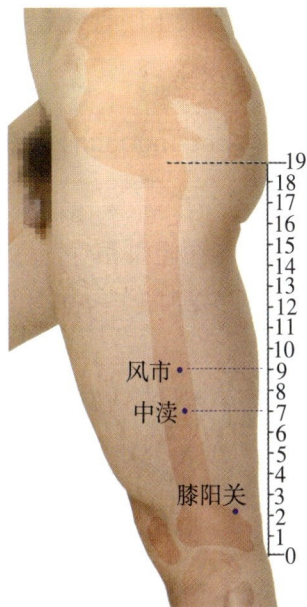

图 3-73

【解剖】浅层有股外侧皮神经；深层有旋股外侧动脉降支的肌支，股神经的肌支。

【主治】①下肢痿痹。②遍身瘙痒。

【操作】直刺 1～2 寸。

【配伍】配阳陵泉、悬钟主治下肢痿痹；配风池、曲池、血海主治荨麻疹；配委中、行间主治腰痛。

【现代研究】

1. 李氏运用贺氏三通法治疗寒冷性多形红斑，选取环跳、风市、足三里等穴，治疗 14 天后总有效率为 68.9%，提示贺氏三通法治疗臀部多形红斑有效。{李和.贺氏三通法治疗寒冷性多形红斑疗效观察 [J]. 中国针灸，2009，29（10）：807-809.}

2. 彭氏等运用皮内针配合推拿治疗腰椎间盘突出，选取患侧肾俞、腰阳关、风市等，治疗 10 次后总有效率为 94.7%，提示皮内针配合推拿治疗腰椎间盘突出症有较好的临床疗效。{彭科志，向开维，崔瑾.皮

内针配合推拿治疗腰椎间盘突出症疗效观察
[J]. 中国针灸，2008，28（12）：894-896.}

阳陵泉（Yánglíngquán，GB 34）合
穴；八会穴之筋会；下合穴

【穴解】穴与阴陵泉相对，位于小腿阳
侧，隆起的腓骨头前下凹陷中，比作高陵出
泉之处，故名。

【定位】在小腿外侧，腓骨头前下方凹
陷中（图 3-74）。

【取法】找到腓骨头，在其前下方凹陷
处取穴。

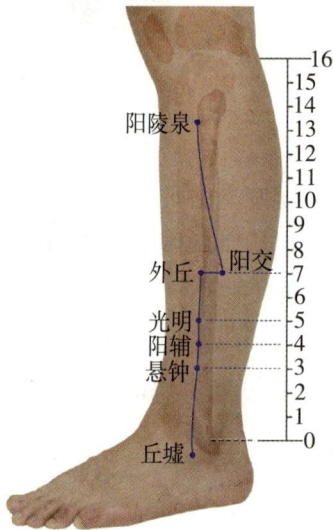

图 3-74

【解剖】浅层有腓骨外侧皮神经；深层
有胫前返动、静脉，膝下外侧动、静脉的分
支或属支，腓总神经分支。

【主治】①黄疸，口苦，呕吐，胁痛。
②下肢痿痹，膝髌肿痛，肩痛。③小儿
惊风。

【操作】直刺 1～1.5 寸。

【配伍】配环跳、风市、委中、悬钟主

治半身不遂，下肢痿痹；配阴陵泉、中脘主
治胁肋痛；配水沟、中冲、太冲主治小儿
惊风。

【现代研究】

1. 周氏等运用针刺肾俞、关元、阳陵泉
等穴治疗抑郁症，将患者随机分为针刺组和
西药组各 40 例，每日治疗 1 次，治疗 36 次
后，汉密尔顿抑郁量表评分针刺组较西药氟
西汀组明显下降，且血清中 5- 羟色胺含量
增加，提示针刺治疗抑郁症优于西药氟西
汀。{ 周秀芳，李燕，周振华，等 . 针刺治
疗抑郁症临床观察及对血清 5- 羟色胺的影
响 [J]. 中国针灸，2015，（2）：123-126.}

2. 路氏用针刺阳陵泉、后溪配合药物治
疗腰椎间盘突出症，将患者随机分为针药治
疗组和药物对照组各 30 例，每日治疗 1 次，
治疗 14 天后，治疗组总有效率为 96.7%，
对照总有效率为 70.0%。该结果提示：针刺
阳陵泉、后溪配合药物是一种治疗腰椎间盘
突出症的有效方法，能减轻患者痛苦，改善
功能障碍。{ 路连香 . 针刺阳陵泉、后溪穴
配合药物治疗腰椎间盘突出症疗效观察 [J].
上海针灸杂志，2015，34（5）：449-451.}

光明（Guāngmíng，GB 37）络穴

【穴解】穴属胆经络穴，别走足厥阴肝
经，肝开窍于目，该穴主治目昏不明、眼痒
目痛，针后使重见光明，因名光明。

【定位】在小腿外侧，外踝尖上 5 寸，
腓骨前缘（图 3-74）。

【取法】将腘横纹至外踝尖之间的距离
分为 16 等份，每等份为 1 寸。在外踝尖上 5
寸，腓骨前缘处取穴。

【解剖】浅层有腓浅神经，腓肠外侧皮

神经；深层有腓深神经，胫前动、静脉。

【主治】①目痛，夜盲，目视不明。②乳房胀痛，乳少。

【操作】直刺 1～1.5 寸。

【配伍】配睛明、承泣、瞳子髎主治目痛；配阳陵泉、昆仑主治下肢痿痹。

【现代研究】

1. 黄氏采用温热刺激光明穴缓解视疲劳，治疗后症状改善明显，提示温热刺激光明穴可以缓解患者视疲劳。{Huang T.A Pilot Study:Warm Stimulation on Guangming（GB 37）to Relief Asthenopia[J].Evidence-based Complementary and Alternative Medicine，2015:1-4.}

2. 张氏等采用反复脉冲刺激光明穴观察脑电图的变化，结果显示：反复的脉冲刺激光明穴能唤起脑部不同的脑电信号，这些复杂变化的脑电信号区位于体壁区、中央脑回和颞区。{Zhang X，Fu L，Geng Y，et al.Analysis of the effect of repeated-pulse transcranial magnetic stimulation at the Guangming Point on electroencephalograms[J]. Neural regeneration research，2014，9（5）：549.}

悬钟（Xuánzhōng，GB 39）八会穴之髓会

【穴解】穴在外踝之上，其下外踝形如钟，此处如悬钟之象，故名。

【定位】在小腿外侧，外踝尖上 3 寸，腓骨前缘（图 3-74）。

【取法】将腘横纹至外踝尖之间距离分为 16 等份，每等份为 1 寸。在外踝尖上 3 寸，腓骨前缘处取穴。

【解剖】浅层有腓肠外侧皮神经；深层有腓深神经的分支；如穿透小腿骨间膜可刺中腓动、静脉。

【主治】①颈项强痛，偏头痛，咽喉肿痛。②胸胁胀痛。③下肢痿痹。

【操作】直刺 0.5～0.8 寸。

【配伍】配肾俞、膝关、阳陵泉主治腰腿痛；配风池、后溪主治颈项强痛；配环跳、风市、阳陵泉主治坐骨神经痛。

【现代研究】

1. 郭氏针刺患侧悬钟穴为主治疗偏头痛，每日 1 次，留针 30 分钟，治疗 10 次后，总有效率为 100%。{郭学梅.针刺悬钟穴为主治疗偏头痛 120 例 [J].中国针灸，2001，21（6）：340.}

2. 房氏采用针刺悬钟穴治疗落枕 56 例，每日 1 次，留针 20～30 分钟，治疗 2 次后，总有效率为 100%。{房晓宇.针刺悬钟穴治疗落枕 56 例 [J].中国针灸，2004，24（1）：56-56.}

丘墟（Qiūxū，GB 40）原穴

【穴解】四旁高中央下曰丘。丘、墟，古字通。穴在高大如丘的外踝基底之空软处，正如丘墟之象，故名。

【定位】在踝区，外踝的前下方，趾长伸肌腱的外侧凹陷中（图 3-74）。

【取法】仰卧位，足用力背伸时，可显现趾长伸肌腱。在外踝的前下方，趾长伸肌腱的外侧凹陷处取穴。

【解剖】有足背浅静脉，足背外侧皮神经，足背中间皮神经，外踝前动、静脉。

【主治】①胸胁胀痛。②下肢痿痹，外踝肿痛。③疟疾。

【操作】直刺 0.5 ～ 0.8 寸。不宜采用直接灸。

【配伍】配风池、太冲主治目赤肿痛；配昆仑、申脉主治外踝肿痛；配阳陵泉、期门主治胆囊炎。

【现代研究】

1. 赵氏等采用丘墟透刺照海治疗心悸 30 例，治疗 12 次后临床症状有效改善，总有效率为 90.0%，提示丘墟透刺照海治疗心悸有效，且安全无副作用。{赵丹，李平. 丘墟透照海治疗心悸 30 例 [J]. 中国针灸，2014，34（9）：862-62.}

2. 张氏等采用针刺丘墟穴治疗胆绞痛 25 例，针刺得气后施以快速捻转手法强刺激 5 ～ 10 分钟，留针 30 分钟，针刺后总有效率为 96.0%，提示针刺丘墟穴治疗胆绞痛有效。{张军，高岚. 针刺丘墟穴治疗胆绞痛 25 例 [J]. 中国针灸，2009（S1）：76-76.}

足临泣（Zúlínqì，GB 41）输穴；八脉交会穴（通带脉）

【穴解】穴临于足，其气上通于目，泣从目出。本穴主目疾，名曰足临泣。该穴与头临泣的功用有相近之处，故上下同名。

【定位】在足背，第 4、5 跖骨底结合部的前方，第 5 趾长伸肌腱外侧的凹陷中（图 3-75）。

【取法】仰卧位，在第 4、5 跖骨底结合部的前方，第 5 趾长伸肌腱外侧的凹陷中取穴。

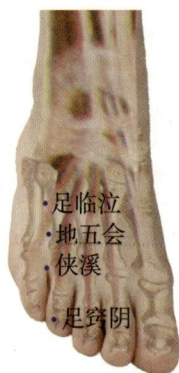

图 3-75

【解剖】有足背静脉网，足背中间皮神经，第 4 跖背动、静脉，足底外侧神经的分支。

【主治】①偏头痛，目赤肿痛，眩晕，目涩，耳聋，耳鸣。②乳痈，乳胀，月经不调。③胁肋胀痛，足跗肿痛。④瘰疬。⑤疟疾。

【操作】直刺 0.3 ～ 0.5 寸。

【配伍】配丘墟、解溪、昆仑主治足跗肿痛；配风池、太阳、外关主治偏头痛；配乳根、肩井主治乳痈。

【现代研究】

1. 杨氏等以电针、灸法和走罐综合疗法治疗腓总神经麻痹，将患者随机分为综合组和西药组各 45 例。综合组电针选取阳陵泉、足三里、足临泣等穴，每日 1 次，治疗 30 次后有效率为 97.8%；西药组口服甲钴胺，每日 3 次，服药 30 天后有效率为 82.2%。该结果提示综合疗法治疗腓总神经麻痹较西药治疗疗效显著。{杨丽娟，刘亚丽，王淑斌，等. 综合疗法治疗腓总神经麻痹的临床观察 [J]. 中国针灸，2014，34（4）：334-336.}

2. 王氏针刺足临泣配阿是穴治疗偏头痛120 例，每日 1 次，留针 30 分钟，治疗 20次后，总有效率为 100%，提示针刺配阿是穴治疗偏头痛有效。{ 王俊富 . 针刺足临泣配阿是穴治疗偏头痛 120 例 [J]. 世界针灸，2010，20（3）：54–56.}

足窍阴（Zúqiàoyīn，GB 44）井穴

【穴解】窍指孔窍。五脏诸窍皆属阴，该穴主治目疾、耳聋、舌强、鼻塞、口中恶苦诸疾，与头窍阴主治相同，但穴在足部，故名。

【定位】在足趾，第 4 趾末节外侧，趾甲根角侧后方 0.1 寸（指寸）（图 3–75）。

【取法】仰卧位，沿第 4 趾爪甲外侧面画一直线，其与爪甲基底缘水平线交点处即是该穴。

【解剖】有足背中间皮神经的趾背神经，趾背动、静脉和趾底固有动、静脉构成的动、静脉网。

【主治】①目赤肿痛，耳鸣，耳聋，咽喉肿痛。②偏头痛，不寐，多梦。③热病。④胁痛，足跗肿痛。

【操作】浅刺 0.1 ～ 0.2 寸，或点刺出血。

【配伍】配头维、太阳主治偏头痛；配翳风、听会、外关主治耳鸣，耳聋；配少商、商阳主治喉痹。

【现代研究】

1. 林氏等针刺足窍阴穴治疗头痛，将患者随机分为治疗组（50 例）和对照组（30例）。治疗组每日 1 次，治疗 6 次后有效率为 96.0%；对照组口服西比灵，每晚 1 次，连续服用 4 周有效率为 76.7%。该结果提示针刺足窍阴治疗偏头痛较西药疗效显著。{ 林汉芳，周少林，谢中灵 . 针刺足窍阴穴治疗头痛疗效观察 [J]. 上海中医药杂志，2008，42（1）：41.}

2. 于氏采用井穴放血配合针刺治疗肢体感觉障碍，将患者随机分为治疗组和对照组各 18 例。治疗组选取少商、商阳、足窍阴等井穴进行放血，治疗 10 次后有效率为 94.4%；对照组采用常规穴治疗有效率为61.1%。该结果提示井穴放血配合针刺治疗肢体感觉障碍疗效较好。{ 于琪 . 井穴放血配合针刺治疗肢体感觉障碍疗效观察 [J]. 辽宁中医杂志，2013，40（7）：1442–1443.}

（四）其他腧穴（表3–11）

表 3–11　其他腧穴的定位、主治和操作

穴名	代码	定位	主治	操作
上关	GB 3	在面部，颧弓上缘中央凹陷中	1. 耳鸣，耳聋，聤耳 2. 偏头痛，面痛，齿痛，口歪，口噤 3. 癫狂痫	直刺 0.5 ～ 1 寸

穴名	代码	定位	主治	操作
颔厌	GB 4	在头部，从头维至曲鬓的弧形连线（其弧度与鬓发弧度相应）的上 1/4 与下 3/4 的交点处	1. 偏头痛，眩晕，癫痫 2. 齿痛，耳鸣，口歪，目外眦痛 3. 癫痫	平刺 0.5～0.8 寸
悬颅	GB 5	在头部，从头维至曲鬓的弧形连线（其弧度与鬓发弧度相应）的中点处	1. 偏头痛 2. 目赤肿痛，齿痛，面肿，鼻衄 3. 干呕，烦满	平刺 0.5～0.8 寸
悬厘	GB 6	在头部，从头维至曲鬓的弧形连线（其弧度与鬓发弧度相应）的上 3/4 与下 1/4 的交点处	1. 偏头痛 2. 目赤肿痛，齿痛，面痛，耳鸣	平刺 0.5～0.8 寸
曲鬓	GB 7	在头部，耳前鬓角发际后缘与耳尖水平线的交点处	1. 偏头痛，颔颊肿 2. 目赤肿痛，暴喑，牙关禁闭	平刺 0.5～0.8 寸
率谷	GB 8	在头部，耳尖直上入发际 1.5 寸	1. 偏头痛，眩晕，耳鸣，耳聋 2. 小儿急、慢惊风	平刺 0.5～0.8 寸
天冲	GB 9	在头部，耳根后缘直上，入发际 2 寸	1. 头痛，耳鸣，耳聋，齿痛 2. 癫痫	平刺 0.5～0.8 寸
浮白	GB 10	在头部，耳后乳突的后上方，从天冲至完骨的弧形连线（其弧度与耳郭弧度相应）的上 1/3 与下 2/3 交点处	1. 头痛，耳鸣，耳聋，目痛 2. 瘿气	平刺 0.5～0.8 寸
头窍阴	GB 11	在头部，耳后乳突的后上方，从天冲到完骨的弧形连线（其弧度与耳郭弧度相应）的上 2/3 与下 1/3 交点处	1. 耳鸣，耳聋 2. 头痛，眩晕，颈项强痛	平刺 0.5～0.8 寸
完骨	GB 12	在头部，耳后乳突的后下方凹陷中	1. 不寐，癫痫 2. 头痛，颈项强痛 3. 齿痛，口歪，口噤，颊肿	直刺 0.5～0.8 寸
本神	GB 13	在头部，前发际上 0.5 寸，头正中线旁开 3 寸	1. 头痛，眩晕，目赤肿痛 2. 癫痫，小儿惊风，中风昏迷	平刺 0.3～0.5 寸
目窗	GB 16	在头部，前发际上 1.5 寸，瞳孔直上	1. 目赤肿痛，青盲，视物模糊，鼻塞 2. 头痛，眩晕 3. 小儿惊风	平刺 0.3～0.5 寸
正营	GB 17	在头部，前发际上 2.5 寸，瞳孔直上	1. 头痛，项强，眩晕 2. 齿痛，唇吻急强	平刺 0.3～0.5 寸
承灵	GB 18	在头部，前发际上 4 寸，瞳孔直上	1. 头痛，眩晕 2. 目痛，鼻塞，鼻衄	平刺 0.3～0.5 寸

续表

穴名	代码	定位	主治	操作
脑空	GB 19	在头部，横平枕外隆凸的上缘，风池（GB 20）直上	1. 头痛，眩晕，颈项强痛 2. 癫狂痫、惊悸	平刺 0.3～0.5 寸
渊腋	GB 22	在胸外侧区，第 4 肋间隙中，在腋中线上	1. 胸满，胁痛 2. 上肢痹痛	平刺 0.5～0.8 寸
辄筋	GB 23	在胸外侧区，第 4 肋间隙中，在腋中线前 1 寸	1. 胸满，胁痛，腋肿 2. 呕吐，吞酸 3. 气喘	平刺 0.3～0.5 寸
京门	GB 25	在上腹部，第 12 肋骨游离端的下际	1. 小便不利，水肿 2. 腹胀，泄泻，肠鸣，呕吐 3. 腰痛，胁痛	直刺 0.5～1 寸
五枢	GB 27	在下腹部，横平脐下 3 寸，髂前上棘内侧	1. 腹痛，便秘 2. 带下，月经不调，阴挺，疝气	直刺 1～1.5 寸
维道	GB 28	在下腹部，髂前上棘内下 0.5 寸	1. 阴挺，带下，月经不调 2. 疝气，少腹痛 3. 便秘，肠痛	直刺 1～1.5 寸
居髎	GB 29	在臀区，髂前上棘与股骨大转子最凸点连线的中点处	1. 腰痛，下肢痿痹 2. 疝气	直刺 1～1.5 寸
中渎	GB 32	在股部，腘横纹上 7 寸，髂胫束后缘	下肢痿痹，半身不遂	直刺 1～2 寸
膝阳关	GB 33	在膝部，股骨外上髁后上缘，股二头肌腱与髂胫束之间的凹陷中	半身不遂，膝髌肿痛、挛急，小腿麻木	直刺 1～1.5 寸
阳交	GB 35	在小腿外侧，外踝尖上 7 寸，腓骨后缘	1. 胸胁胀痛 2. 下肢痿痹 3. 癫狂	直刺 1～1.5 寸
外丘	GB 36	在小腿外侧，外踝尖上 7 寸，腓骨前缘	1. 胸胁胀痛 2. 颈项强痛，下肢痿痹 3. 癫痫 4. 狂犬伤毒不出	直刺 1～1.5 寸
阳辅	GB 38	在小腿外侧，外踝尖上 4 寸，腓骨前缘	1. 偏头痛，目外眦痛，咽喉肿痛 2. 腋下肿痛，胸胁胀痛，瘰疬 3. 下肢痿痹 4. 恶寒发热	直刺 0.8～1.2 寸
地五会	GB 42	在足背，第 4、5 跖骨间，第 4 跖趾关节近端凹陷中	1. 头痛，目赤，耳鸣，耳聋 2. 乳痈，乳胀 3. 胁肋胀痛，足跗肿痛	直刺 0.3～0.5 寸

续表

穴名	代码	定位	主治	操作
侠溪	GB 43	在足背，第4、5趾间，趾蹼缘后方赤白肉际处	1. 头痛，眩晕，目赤肿痛，耳鸣，耳聋 2. 胁痛，乳痈 3. 热病	直刺0.3～0.5寸

小结

1. 经脉循行　①经脉的体表循行线：主要循行于侧头部、躯干两侧以及下肢外侧中间。起于瞳子髎，止于足窍阴。②联系的脏腑器官：胆、肝、目、耳。

2. 腧穴主治要点　①头面五官病：听会、上关、率谷、天冲、浮白、头窍阴、足临泣、地五会、侠溪、足窍阴均治耳聋、耳鸣；颔厌、悬厘治耳鸣；听会、上关、悬厘治面痛；听会、上关、颔厌、完骨、阳白治口眼歪斜；听会、上关、颔厌、悬颅、悬厘、天冲、完骨、正营治齿痛；悬钟、阳辅、足窍阴治咽喉肿痛；悬颅、头临泣、目窗、承灵治鼻塞、鼻渊等鼻疾；多数头部、项背穴位及小腿部以下穴位都治头痛、眩晕、目疾；风池治各类头面五官之疾。②神志病：上关、脑空治癫狂痫；颔厌、天冲、完骨、头临泣、本神、风池、外丘治癫痫；阳交治癫狂；头临泣、目窗、本神、率谷、阳陵泉治惊风；脑空治惊悸；完骨、风池、足窍阴治不寐；足窍阴治多梦。③肝胆病：日月、阳陵泉治黄疸。④妇科病：带脉、五枢、维道治阴挺、带下、月经不调；肩井治难产、胞衣不下；肩井、足临泣、地五会、光明、地五会、侠溪治乳痈、乳房胀痛、乳少等。⑤经脉循行所过外经病证：肩井、阳陵泉治肩背痛；渊腋、辄筋、日月、京门、带脉、阳陵泉、阳交、外丘、阳辅、悬钟、丘墟、足临泣、地五会、侠溪、足窍阴治胁痛；居髎、环跳、风市、中渎、阳陵泉、阳交、外丘、阳辅、悬钟、丘墟治下肢痿痹。⑥其他病证：肩井、阳辅、足临泣治瘰疬；丘墟、足临泣治疟疾；风池、足临泣、侠溪治热病；风市治遍身瘙痒；环跳治遍身风疹；外丘治狂犬伤毒不出。

第十二节　足厥阴肝经与腧穴

一、足厥阴肝经（Liver Meridian of Foot-Jueyin，LR）

（一）经脉循行

足厥阴肝经，从大趾背毫毛部开始，向上沿着足背内侧，离内踝1寸，上行于小腿内侧，离内踝8寸处交出足太阴脾经之后，上膝腘内侧，沿着大腿内侧，进入阴毛中，环绕阴部，至小腹，夹胃旁边，属肝，络胆；向上通过膈肌，分布胁肋部，沿气管之后，向上进入喉头部，连接目系，上行出于额部，与督脉交会于头顶。

眼部支脉：从"目系"下向颊里，环绕

唇内。

肝部支脉：从肝分出，通过膈肌，向上流注于肺，连接手太阴肺（图 3-76）。

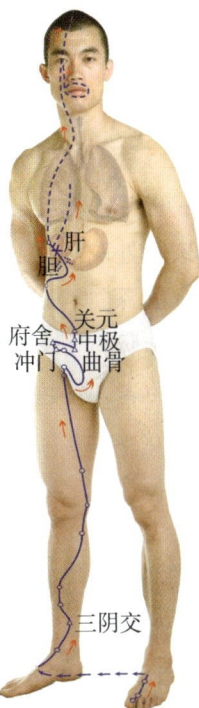

图 3-76 足厥阴经脉循行示意图

（二）经脉病候

咽干，面色晦暗，胸满，呃逆，呕吐，腹泻，腰痛不能俯仰，遗尿，小便不利，疝气，少腹肿等症。

二、足厥阴肝经腧穴

（一）腧穴名称与代码

大敦 LR 1、行间 LR 2、太冲 LR 3、中封 LR 4、蠡沟 LR 5、中都 LR 6、膝关 LR 7、曲泉 LR 8、阴包 LR 9、足五里 LR 10、阴廉 LR 11、急脉 LR 12、章门 LR 13、期门 LR 14（图 3-77）。

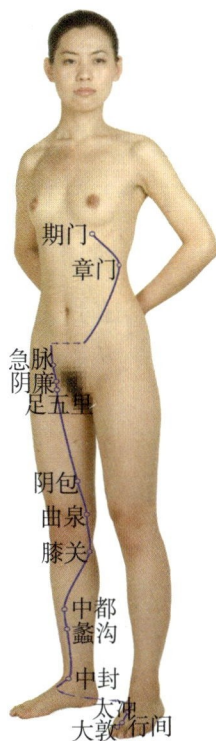

图 3-77 足厥阴经脉经穴示意图

（二）主治概要

本经腧穴主治肝、胆、脾、胃病，妇科病，少腹、前阴病，以及经脉循行所过部位的其他病证。

（三）常用腧穴

大敦（Dàdūn，LR 1）井穴

【穴解】敦，厚也。本穴为足厥阴之首穴，承少阳交与之气聚于足之大趾。凡阴气之聚于下者，至博至厚，故名。

【定位】在足趾，大趾末节外侧，趾甲根角侧后方 0.1 寸（指寸）（图 3-78）。

【取法】沿大趾爪甲外侧面画一直线，在其与爪甲基底缘水平线的交点处取穴。

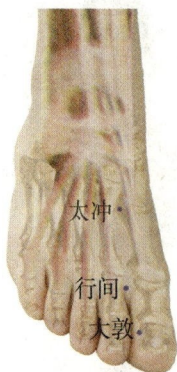

图 3-78

【解剖】有腓深神经的背外侧（趾背）神经，趾背动、静脉。

【主治】①疝气，遗尿，癃闭，月经不调，经闭，崩漏，阴挺。②癫痫。

【操作】浅刺 0.1 ～ 0.2 寸，或点刺出血。止血多用灸法。

【配伍】配太冲、气海、地机主治疝气；配隐白治疗崩漏；配百会、三阴交、照海主治子宫脱垂。

【现代研究】

1. 张氏等以艾炷灸大敦穴为主治疗功能失调性子宫出血 60 例，并辨证取穴针刺，治疗 10 次后，90% 停止出血，随访半年总有效率 85%。{张磊，贾春生.艾炷灸大敦穴为主治疗功能失调性子宫出血 60 例 [J].中国针灸，2004，24（8）:550.}

2. 张氏采用针刺大敦治疗中风后遗症 60 例，每日 1 次，留针 1 小时，治疗 20 次后有效率为 88.3%，提示针刺大敦穴治疗中风后遗症疗效显著。{张秀明.针刺大敦治疗中风后遗症 60 例 [J].中国针灸，2000，7（21）：416-417.}

行间（Xíngjiān，LR 2）荥穴

【穴解】行，指经过的意思。该穴位于足大趾、次趾之间，为肝经经气所过之处，故名。

【定位】在足背，第 1、2 趾之间，趾蹼缘的后方赤白肉际处（图 3-78）。

【取法】在足背，第 1、2 趾之间，趾蹼缘的后方赤白肉际处取穴。

【解剖】有腓深神经的背外侧（趾背）神经，趾背动、静脉。

【主治】①头痛，目眩，目赤肿痛，青盲，口歪。②月经不调，崩漏，痛经，经闭，带下，疝气，遗尿，癃闭，尿痛。③中风，癫痫。④胁痛，黄疸，呕吐。⑤腰痛。

【操作】直刺 0.5 ～ 0.8 寸。

【配伍】配睛明、太阳主治目赤肿痛；配气海、地机、三阴交主治痛经；配百会、风池、率谷主治偏头痛。

【现代研究】

1. 张氏等以针刺行间穴治疗产后缺乳 36 例，每日 1 次，治疗 14 次，全部治愈，随访半年无复发。{张润民，蒋凤芹.针刺行间穴治疗产后缺乳 [J].中国针灸，2010，30（10）：844.}

2. 黄氏等采用行间透刺涌泉治疗失眠 38 例，每日 1 次，治疗 10 次后总有效率为 89.5%，提示行间透刺涌泉穴治疗失眠疗效显著。{黄应飞，陈贻华.行间透刺涌泉治疗失眠 [J].中国针灸，2013，33（4）：313.}

太冲（Tàichōng，LR 3）输穴；原穴

【穴解】穴当冲脉与足厥阴脉气交汇之处，穴底部又与肾经涌泉相对，合肾气而盛

大，故名。

【定位】在足背，第1、2跖骨间，跖骨底结合部前方凹陷中，或触及动脉搏动（图3-78）。

【取法】在足背，第1、2跖骨间，跖骨底结合部前方凹陷处取穴。

【解剖】浅层有足背静脉网，足背内侧皮神经等；深层有腓深神经，第1趾背动、静脉。

【主治】①头痛，眩晕，目赤肿痛，口歪，青盲，咽喉干痛，耳鸣，耳聋。②月经不调，崩漏，阴挺、疝气，遗尿，癃闭。③癫痫，小儿惊风，中风。④黄疸，胁痛，呕逆，泄泻，大便难。⑤腰痛，下肢痿痹。

【操作】直刺0.5～1寸。

【配伍】配合谷主治头痛，眩晕，小儿惊风；配足三里、中封主治行步艰难；配气海、急脉主治疝气。

【现代研究】

1. 刘氏等采用针刺内关、太冲治疗膝骨性关节炎，将患者随机分为内关、太冲组（20例）和常规组（24例），常规组选取阳陵泉、阴陵泉、足三里等穴。每周一、三、五治疗，治疗12次后，发现针刺内关、太冲治疗膝骨性关节炎与常规局部取穴治疗疗效相当，但针刺内关、太冲穴取穴更精简、更便捷。{刘康，田丽芳.针刺内关、太冲治疗膝骨性关节炎 [J].中国针灸，2013，33（2）：105-108.}

2. 吴氏等采用针刺太冲穴治疗肝阳上亢型高血压病65例，每日1次，治疗7次。每日针刺后患者收缩压、舒张压均下降，提示针刺太冲穴即时降血压效果良好，降压幅度与针刺前呈正相关，不良反应少。{吴焕林，李晓庆，王侠.针刺太冲穴对65例肝阳上亢型高血压病患者的即时降压效应 [J].中医杂志，2008，49（7）：622-624.}

曲泉（Qūquán，LR 8）合穴

【穴解】穴居膝关节屈曲之凹陷处。本经为合穴，经气深邃如泉也，故名。

【定位】在膝部，腘横纹内侧端，半腱肌肌腱内缘凹陷中（图3-79）。

【取法】仰卧位，屈膝，在膝内侧横纹端最明显的肌腱（半腱肌肌腱）内侧凹陷处取穴。

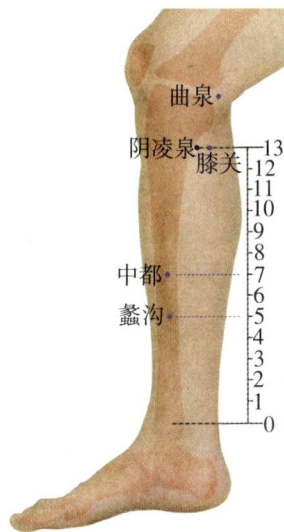

图3-79

【解剖】浅层有隐神经，大隐静脉；深层有膝上内侧动、静脉的分支或属支。

【主治】①小腹痛，淋证，癃闭，疝气。②月经不调，痛经，带下，阴挺，阴痒，遗精，阳痿。③膝股疼痛。

【操作】直刺0.8～1寸。

【配伍】配膝眼、梁丘、血海主治膝髌肿痛；配百会、气海主治阴挺；配中极、阴陵泉主治小便不利。

【现代研究】

1. 王氏等以巨刺曲泉治疗肱骨外上髁炎30 例，每日 1 次，10 次后，治愈 24 例，好转 6 例，有效率为 100%。{王红娥，李运峰 . 巨刺曲泉治疗肱骨外上髁炎 30 例 [J]. 中国针灸，2002，22（7）：476.}

2. 朱氏等采用针刺五泉穴治疗脑卒中后肢体瘫痪，将患者随机分为治疗组和对照组各 30 例。治疗组选取极泉、曲泉、涌泉等穴，每日 1 次，治疗 27 次后总有效率为 97%；对照组选取手三里、合谷、阳陵泉等穴，每日 1 次，治疗 27 次后总有效率为 87%。该结果提示针刺五泉穴治疗脑卒中后肢体瘫痪疗效显著。{朱现民，刘小庆 . 针刺五泉穴治疗脑卒中后肢体瘫痪 [J]. 中医学报，2013，28（3）：452-453.}

章门（Zhāngmén，LR 13）募穴；八会穴之脏会；足厥阴、足少阳经交会穴

【穴解】古称礼服为章服，门为禁要守护。穴处当章服启闭之处，亦为内脏之屏障也，故名。

【定位】在侧腹部，在第 11 肋游离端的下际（图 3-80）。

【取法】仰卧位，沿肋弓向下向外触按，在侧腹部可触及第十一肋骨游离端，在该游离端下方取穴。

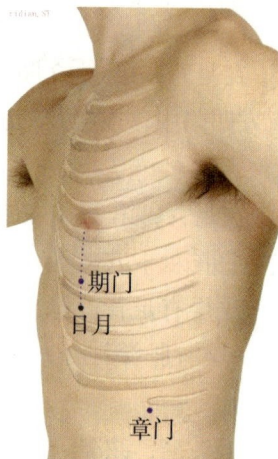

图 3-80

【解剖】浅层有第 10、11 胸神经前支的外侧皮支，胸腹壁浅静脉的属支；深层有第 10、11 胸神经，肋间后动、静脉的分支或属支。

【主治】①腹胀，呕吐，泄泻，痞块。②胁痛，黄疸。③腰痛。

【操作】直刺 0.8～1 寸。不可深刺，以免伤及内脏。

【配伍】配足三里、梁门主治腹胀；配内关、阳陵泉主治胸胁痛；配足三里、太白主治呕吐。

期门（Qīmén，LR 14）募穴；足厥阴、足太阴、阴维脉交会穴

【穴解】期，指一周。本穴为肝经最后一穴，经脉由此而入于肝脏，穴处正为经气运行一周期所入之门户，故名。

【定位】在胸部，第 6 肋间隙，前正中线旁开 4 寸（图 3-80）。

【取法】仰卧位，在乳头直下 2 个肋间隙（第 6 肋间隙）取穴。女性根据两肩胛骨喙突内侧缘为 12 寸，折量出前正中线旁开 4

寸，在该线与第 6 肋间隙交点处取穴。

【解剖】浅层有第 6 肋间神经的外侧皮支，胸腹壁静脉的属支；深层有第 6 肋间神经，第 6 肋间后动、静脉的分支或属支。

【主治】①胸胁胀痛.②腹胀，呕吐，呃逆，吞酸，泄泻。③奔豚气。④乳痈。

【操作】斜刺 0.5 ～ 0.8 寸。不可直刺、深刺，以免伤及内脏。

【配伍】配肝俞、膈俞主治胸胁胀痛；配内关、足三里主治呃逆。

【现代研究】

1. 刁氏等用电针期门为主治疗肝内胆管结石症 52 例，经 2 周治疗，电针组的排石率为 93.3%，药物组为 63.7%，差异有显著性意义（P < 0.05）。{刁永红，刘文娟，马华，等 . 电针募穴为主治疗肝内胆管结石的临床观察 [J]. 针灸临床志，2013，（8）：1-2.}

（四）其他腧穴（表3-12）

表 3-12　其他腧穴的定位、主治和操作

穴名	代码	定位	主治	操作
中封	LR 4	在踝区，内踝前，胫骨前肌肌腱的内侧缘凹陷中	1. 疝气，腹痛，癃闭，遗精 2. 下肢痿痹，足跗肿痛	直刺 0.5 ～ 0.8 寸
蠡沟	LR 5	在小腿内侧，内踝尖上 5 寸，胫骨内侧面的中央	1. 睾丸肿痛，阳强，癃闭，遗尿，月经不调，带下，阴挺、阴痒，痛经，疝气 2. 足胫疼痛	平刺 0.5 ～ 0.8 寸
中都	LR 6	在小腿内侧，内踝尖上 7 寸，胫骨内侧面的中央	1. 胁痛，疝气，小腹痛，崩漏，恶露不尽 2. 泄泻 3. 下肢痿痹	平刺 0.5 ～ 0.8 寸
膝关	LR 7	在膝部，胫骨内侧踝的下方，阴陵泉（SP 9）后 1 寸	膝股疼痛，下肢痿痹	直刺 1 ～ 1.5 寸
阴包	LR 9	在股前区，髌底上 4 寸，股薄肌与缝匠肌之间	1. 月经不调，癃闭，遗尿 2. 腰骶痛引小腹	直刺 1 ～ 2 寸
足五里	LR 10	在股前区，气冲（ST 30）直下 3 寸，动脉搏动处	癃闭，遗尿，小腹胀痛，阴囊湿痒，睾丸肿痛	直刺 1 ～ 1.5 寸
阴廉	LR 11	在股前区，气冲（ST 30）直下 2 寸	小腹胀痛，月经不调，带下	直刺 1 ～ 2 寸
急脉	LR 12	在腹股沟区，横平耻骨联合上缘，前正中线旁开 2.5 寸	疝气，少腹痛，阴挺，阴茎痛，外阴肿痛	避开动脉，直刺 0.5 ～ 0.8 寸

小结

1.经脉循行　①经脉的体表循行线：主要循行于下肢内侧中间，在内踝上8寸以下则是行于下肢内侧前缘。起于大敦，止于期门。②联系的脏腑器官：胃、肝、胆、肺、阴器、喉、目系。

2.腧穴主治要点　①肝胆脾胃病：行间、太冲、章门治胁痛、黄疸；章门、期门治腹胀、呕吐、泄泻；太冲治呕逆、泄泻、大便难；行间治呕吐。②少腹前阴病：大敦、行间、太冲、中封、蠡沟、中都、曲泉、急脉均治疝气；大敦、行间、太冲、蠡沟、阴包、足五里治遗尿、癃闭；曲泉、中封治小便不利；急脉治阴茎痛、外阴肿痛；足五里治阴囊湿痒、睾丸肿痛；蠡沟治睾丸肿痛；中封治遗精；曲泉治阴痒、遗精、阳痿、淋证。③妇科病：大敦、行间、太冲治月经不调、崩漏、中都治崩漏，恶露不尽；阴包、阴廉治月经不调；蠡沟、曲泉治月经不调、痛经、阴挺；大敦、太冲、急脉治阴挺；行间、蠡沟、曲泉、阴廉治带下。④神志病：大敦、行间、太冲治癫痫；太冲治惊风、中风。⑤经脉循行体表部位病证：行间、太冲治头目五官病证；膝关节以下腧穴治疗下肢痿痹。⑥其他病证：章门治痞块；期门治奔豚气、乳痈；行间、太冲、阴包、章门治腰痛。

第十三节　督脉与腧穴

一、督脉（Governor Vessel，GV）

（一）经脉循行

起于少腹，以下腹中央（胞中），下出会阴，经长强，行于后背正中，上至风府，入属于脑，上颠，循额，至鼻柱，经素髎、水沟，会手足阳明，至兑端，入龈交。分支：其少腹直上者，贯脐中央，上贯心，入喉，上颐，环唇，上系两目之下中央。络脉：督脉之别，名曰长强，夹膂上项，散头上，下当肩胛左右，别走太阳，入贯膂（图3-81）。

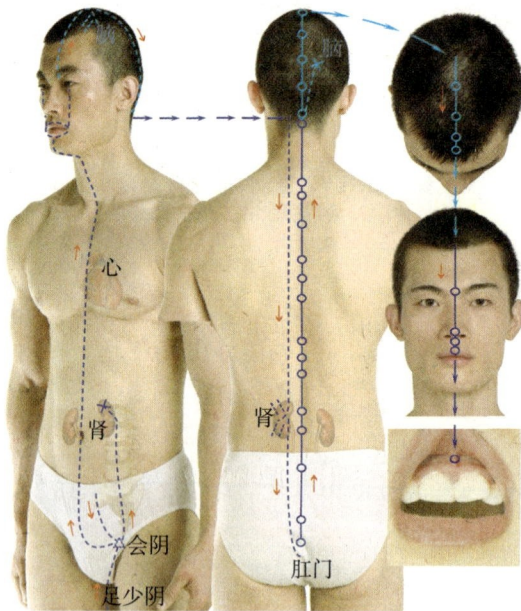

图3-81　督脉循行示意图

（二）经脉病候

腰脊强痛，头重头痛，神志病以及髓海不足的证候，如头晕、耳鸣、眩晕、目无所见、懈怠、嗜睡等症。

二、督脉腧穴

（一）腧穴名称与代码

长强 GV 1、腰俞 GV 2、腰阳关 GV 3、命门 GV 4、悬枢 GV 5、脊中 GV 6、中枢 GV 7、筋缩 GV 8、至阳 GV 9、灵台 GV 10、神道 GV 11、身柱 GV 12、陶道 GV 13、大椎 GV 14、哑门 GV 15、风府 GV 16、脑户 GV 17、强间 GV 18、后顶 GV 19、百会 GV 20、前顶 GV 21、囟会 GV 22、上星 GV 23、神庭 GV 24、素髎 GV 25、水沟 GV 26、兑端 GV 27、龈交 GV 28、印堂 GV 29（图3-82）。

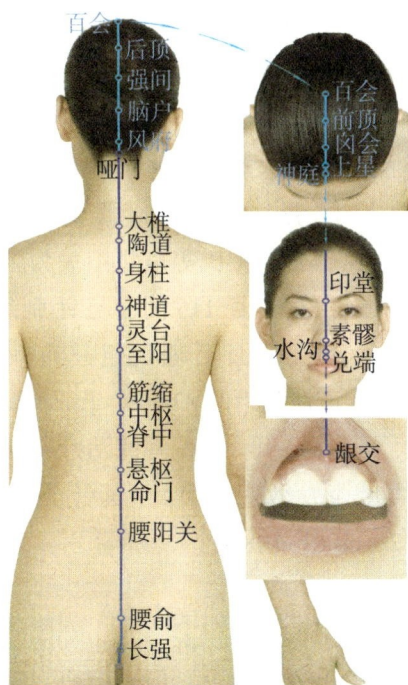

图 3-82　督脉经穴示意图

（二）主治概要

本经腧穴主要用于治疗神志病，热病，腰骶、背项、头部病证及相应的内脏病证。

（三）常用腧穴

长强（Chángqiáng，GV 1）络穴；足少阳、足少阴经、督脉交会穴

【穴解】长，长短之长；强，强弱之强。脊柱长而强韧，穴在其下端，故名。

【定位】在会阴区，尾骨下方，尾骨端与肛门连线的中点处（图3-83）。

【取法】跪膝位，肛门与尾骨端连线的中点处。

【解剖】浅层主要布有尾神经的后支；深层有阴部神经的分支，肛神经，阴部内动、静脉的分支或属支，肛动、静脉。

【主治】①痔疾，脱肛，泄泻，便秘。②癫狂痫。③腰痛，尾骶骨痛。

【操作】斜刺，针尖向上与骶骨平行刺入0.5～1寸。注意避免刺穿直肠，严格消毒以防感染。

【配伍】配百会主治脱肛；配承山主治痔疮。

【现代研究】吕氏等采用温和悬灸长强穴治疗肛周脓肿术后换药疼痛患者80例，设立远红外线对照组80例。结果显示：艾灸组治疗后疼痛缓解时间短于远红外线组（$P < 0.05$），且艾灸组治疗意愿评分优于远红外组（$P < 0.05$）。{吕建琴，伍静，杨春梅，等.艾灸对肛周脓肿术后换药疼痛的影响：随机对照研究 [J]. 中国针灸，2014，34（1）：15-19.}

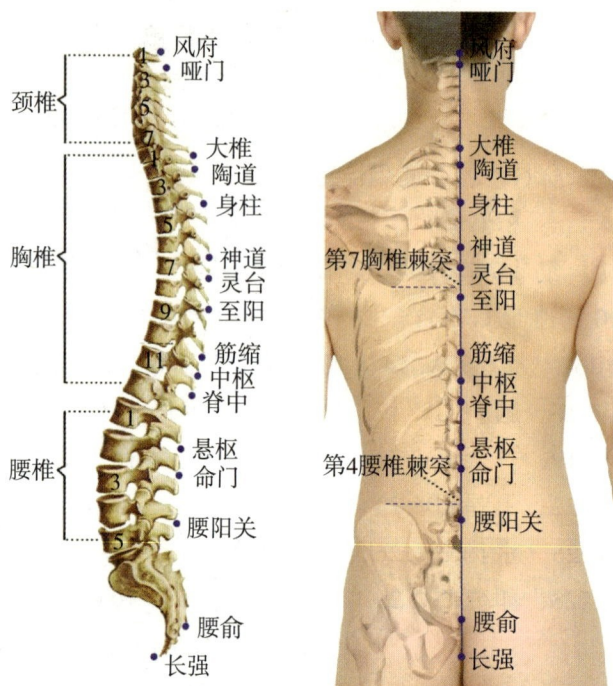

图 3-83

腰阳关（Yāoyángguān，GV 3）

【穴解】腰，腰部；阳，阴阳之阳；关，机关。督脉为阳。穴属督脉，位于腰部转动处，如腰之机关，故名。

【定位】在脊柱区，第4腰椎棘突下凹陷中，后正中线上（图 3-83）。

【取法】先触及两髂嵴高点，两点水平线与后正中线的交点为第4腰椎棘突，在此下方凹陷处取穴。

【解剖】浅层主要布有第4腰神经后支的内侧和伴行的动、静脉。深层有棘突间的椎外静脉丛，第4腰神经后支的分支和第4腰动、静脉的背侧支的分支或属支。

【主治】①腰骶疼痛，下肢痿痹。②月经不调，带下，遗精，阳痿。

【操作】直刺 0.5～1 寸。

【配伍】配大肠俞、肾俞、委中主治腰痛；配命门、肾俞主治遗精、阳痿。

【现代研究】王氏等以腰阳关为主穴埋线治疗慢性盆腔炎 115 例，与针刺组 103 例对照，治疗 60 日后埋线组总有效率为 93.0%，优于针刺组的 83.5%。{ 王秋朝，陈煜民，贾美君，等 . 穴位埋线治疗不同证型慢性盆腔炎疗效观察 [J]. 中国针灸，2012，32（12）:1081-1083.}

命门（Mìngmén，GV 4）

【穴解】命，生命；门，门户。肾为生命之源，穴在肾俞之间，相当于肾气出入之门户，故名。

【定位】在脊柱区，第2腰椎棘突下凹

陷中，后正中线上（图 3-83）。

【取法】先触及两髂嵴高点，两点水平线与后正中线的交点为第 4 腰椎棘突，向上循至第 2 腰椎棘突，在此下方凹陷处取穴。

【解剖】浅层主要布有第 2 腰神经后支的内侧支和伴行的动、静脉；深层有棘突间的椎外静脉丛，第 2 腰神经后支的分支和第 2 腰动、静脉背侧支的分支或属支。

【主治】①腰膝疼痛，下肢痿痹。②遗精，阳痿，早泄，月经不调，赤白带下，遗尿。③泄泻。

【操作】直刺 0.5 ～ 1 寸。

【配伍】配天枢、气海、关元主治五更泻；配肾俞主治遗精、阳痿。

【现代研究】谢氏等采用温和灸命门穴为主治疗阳虚寒凝型膝骨性关节炎 29 例，对照组 30 例（温和灸内外膝眼），治疗后患者在关节疼痛、晨僵、关节肿胀等方面均好转（$P < 0.05$），命门穴组总有效率为 89.66%，明显优于对照组的 70.00%。｛谢秀俊，焦琳，付勇，等. 不同方案温和灸治疗阳虚寒凝型膝骨性关节炎临床疗效观察 [J]. 针刺研究，2014，39（9）：496-499.｝

至阳（Zhìyáng, GV 9）

【穴解】至，到达；阳，阴阳之阳。本穴与横膈平，经气至此从膈下的阳中之阴到达膈上的阳中之阳，故名。

【定位】在脊柱区，第 7 胸椎棘突下凹陷中，后正中线上（图 3-83）。

【取法】俯卧位，上臂自然下垂，从两侧肩胛下角引一水平线，其与后正中线的交点为第 7 胸椎棘突，在此下方凹陷处取穴。

【解剖】浅层主要布有第 7 胸神经后支的内侧支和伴行的动、静脉；深层有棘突间的椎外静脉丛，第 7 胸神经后支的分支和第 7 肋间动、静脉背侧支的分支或属支。

【主治】①黄疸，胸胁胀痛，身热。②咳嗽，气喘。③胃痛，脊背强痛。

【操作】斜刺 0.5 ～ 1 寸。

【配伍】配阳陵泉、日月主治胁肋部疼痛；配大椎主治热病。

大椎（Dàzhuī, GV 14）手、足三阳经、督脉交会穴

【穴解】大，巨大；椎，椎骨。古称第七颈椎棘突为大椎，穴适在其下方，故名。

【定位】在脊柱区，第 7 颈椎棘突下凹陷中，后正中线上（图 3-83）。

【取法】低头时，在后正中线上，颈背交界处，椎体凸起最高处为第 7 颈椎棘突，在此下方凹陷处取穴。

【解剖】浅层主要布有第 8 颈神经后支的内侧支和伴行的动、静脉；深层有棘突间的椎外静脉丛和第 8 颈神经后支的分支。

【主治】①热病，疟疾，骨蒸盗汗，咳嗽，气喘。②癫痫，小儿惊风。③感冒，畏寒，风疹，头项强痛。

【操作】斜刺 0.5 ～ 1 寸。

【配伍】配肺俞、合谷、曲池主治外感发热；配百会、四神聪主治头晕。

哑门（Yǎmén, GV 15）阳维脉、督脉交会穴

【穴解】哑，音哑；门，门户。此穴深刺可以致哑，故比喻为音哑的门户，故名。

【定位】在颈后区，第 2 颈椎棘突上际凹陷中，后正中线上（图 3-84）。

【取法】在后发际正中直上 0.5 寸处可循到第 2 颈椎棘突，在第 2 颈椎棘突上际凹陷处或先触摸后枕部枕骨粗隆，其下缘与后发际连线的中点处。

【解剖】浅层有第 3 枕神经和皮下静脉。深层有第 2、3 颈神经后支的分支，椎外（后）静脉丛和枕动、静脉的分支或属支。

【主治】①暴喑，舌强不语。②癫狂痫。③头痛，项强，中风。

【操作】取伏案正坐位，使头微前倾，项肌放松，向下颌方向缓慢刺入 0.5～1 寸。

【配伍】配金津、玉液主治中风舌强不语；配风池主治颈椎病。

【现代研究】李氏等采用项五针针刺哑门等穴治疗中风后假性球麻痹吞咽困难患者30 例，对照组 30 例常规针刺。治疗 4 周后，患者洼田氏饮水试验评分得到显著改善，项五针组有效率 93.3%，常规针刺组 80.0%。{李敏，孙建华，陆军伟，等. 项五针治疗中风后延髓麻痹吞咽困难疗效观察 [J]. 中国针灸，2009，29（11）：873-875.}

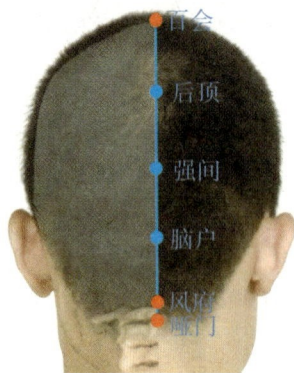

图 3-84

风府（Fēngfǔ，GV 16）督脉、阳维脉交会穴

【穴解】风，风邪；府，处所。本穴为治风邪之处，故名。

【定位】在颈后区，枕外隆凸直下，两侧斜方肌之间的凹陷中（图 3-84）。

【取法】在后枕部，后发际正中直上1 寸，枕骨粗隆下方，两斜方肌之间的凹陷处。

【解剖】浅层布有枕大神经和第 3 枕神经的分支及枕动、静脉的分支或属支；深层有枕下神经的分支。

【主治】①头痛，眩晕，项强，中风不语，半身不遂，癫狂痫。②目痛，鼻衄，咽喉肿痛。

【操作】伏案正坐，使头微前倾，项肌放松，向下颌方向缓慢刺入 0.5～1 寸。针尖不可向上，以免刺入枕骨大孔而误伤延髓。

【配伍】配风池、百会主治中风；配大椎、颈百劳主治颈椎病。

【现代研究】刘氏等采用随机对照研究观察针刺风府等穴治疗中风慢性期中重度吞咽障碍的疗效，针刺组 60 例，对照组 30例，采用康复疗法。结果显示：总有效率针刺组 85%，对照组 60%。{刘保延. 针刺治疗中风慢性期中重度吞咽障碍 [J]. 中国针灸，2002，22（5）：291-294.}

百会（Bǎihuì，GV 20）足太阳经、督脉交会穴

【穴解】百，多的意思；会，交会。穴在颠顶部，是足三阳经、肝经和督脉等多经

之交会处，故名。

【定位】在头部，前发际正中直上 5 寸（图 3-85）。

【取法】两耳尖之间连线与前后正中线相交处；或按骨度分寸法，前、后发际连线中点为 6 寸，再向前额 1 寸处。

【解剖】分布有枕大神经、额神经的分支，左、右颞浅动脉与左、右颞浅静脉及枕动、静脉吻合网。

【主治】①头痛，眩晕，中风失语，癫狂痫。②失眠，健忘，郁证。③脱肛，阴挺，久泻。

【操作】平刺 0.5 ～ 1 寸。

【配伍】配印堂、安眠穴主治失眠；配水沟、涌泉主治昏迷。

【现代研究】赵氏等采用针刺百会穴治疗中风后抑郁症患者 138 例，对照组 138 例口服安拿芬尼，治疗 4 周后，两组患者的汉密尔顿评分均得到显著改善（$P < 0.05$），且针刺组不良事件发生率为 2.2%，西药组为 7.2%，说明针刺治疗中风后抑郁有效并且副作用较少。{ 赵红，赵文莉 . 针刺百会穴治疗中风后抑郁症的现代研究 [J]. 中华中医药学刊，2007，25（2）：275-277.}

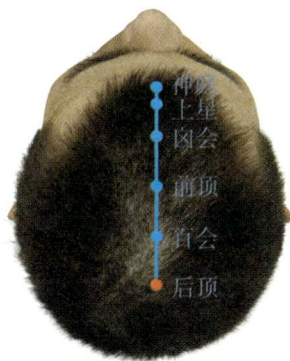

图 3-85

上星（Shàngxīng, GV 23）

【穴解】上，上方；星，星球。入头像天，穴在头上，如星在天，故名。

【定位】在头部，前发际正中直上 1 寸（图 3-85）。

【取法】两耳尖直上与前后发际连线交点，与前发际连线之间 1/5 与 4/5 交点处；或在头前部，根据中指同身寸法，前发际正中直上 1 寸处。

【解剖】分布有额神经的分支和额动、静脉的分支或属支。

【主治】①鼻渊，鼻衄，目痛，头痛，眩晕，癫狂。②热病，疟疾。

【操作】平刺 0.5 ～ 0.8 寸。

【配伍】配迎香、印堂主治鼻炎；配百会、印堂主治头晕。

素髎（Sùliáo, GV 25）

【穴解】素，鼻软骨；髎，骨隙。穴在鼻软骨下端的骨隙中，故名。

【定位】在面部，鼻尖正中（图 3-86）。

【取法】取正坐或仰卧位，在面部鼻尖的正中最高点处取穴。

【解剖】分布有筛前神经鼻外支及面动、静脉的鼻背支。

【主治】①鼻塞，鼻渊，鼻衄，酒渣鼻，目痛。②惊厥，晕迷。

【操作】向上斜刺 0.3 ～ 0.5 寸，或点刺出血。一般不灸。

【配伍】配水沟主治昏迷；配迎香主治鼻病。

【现代研究】许氏等采用针刺素髎为主治疗重型颅脑损伤昏迷患者 42 例，与针刺水沟穴为主40例对照。结果显示：针刺素髎穴能促进重型颅脑损伤昏迷患者尽早苏醒，且疗效优于水沟穴。{许凯声，宋建华，黄迢华，等.针刺素髎为主对重型颅脑损伤昏迷促苏醒的临床疗效观察 [J]. 中国针灸，2014，34（6）：529–533.}

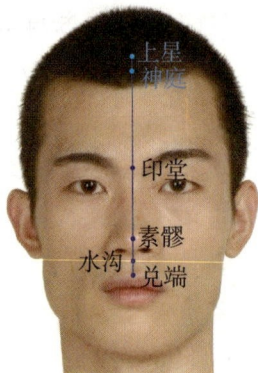

图 3-86

水沟（Shuǐgōu，GV 26）手阳明、足阳明经、督脉交会穴

【穴解】水，水液；沟，沟渠。穴在人中沟中，人中沟形似水沟，故名。

【定位】在面部，在人中沟的上 1/3 与下 2/3 交界处（图 3-86）。

【取法】取仰靠或仰卧位，面部人中沟上 1/3 与下 2/3 交界处。

【解剖】分布有眶下神经的分支和上唇动、静脉。

【主治】①昏迷，晕厥，中风，癫狂痫，抽搐。②口歪，唇肿，齿痛，鼻塞，鼻衄，牙关紧闭。③闪挫腰痛，脊痛。④消渴，黄疸，水肿。

【操作】向上斜刺 0.3 ～ 0.5 寸（或用指甲按掐）。一般不灸。

【配伍】配百会、涌泉、中冲主治昏迷；

配委中主治急性腰扭伤。

【现代研究】

1. 郭氏等采用针刺水沟穴干预治疗急诊抽搐休克患者 84 例，对照组肌注安定 64 例。结果显示：针刺水沟穴组有效率 97.62%，对照组有效率 90.63%，提示针刺水沟穴治疗抽搐休克有效。{郭华林，郭杰，陈玲.针刺水沟穴干预治疗急诊抽搐休克 [J]. 中国针灸，2001，21（4）:205–206.}

2. 高氏等采用针刺水沟穴为治疗脑血管疾病 162 例，并设药物对照组 216 例，治疗 30 天，针刺水沟穴总有效率为 94.45%，优于对照组的 82.41%（$P < 0.05$）。{高碧霄，孙瑜，丛爱明，等.针刺治疗脑血管疾病 162 例疗效观察 [J]. 中国针灸，2004，24（1）:17–19.}

印堂（Yìntáng，GV 29）

【穴解】印，泛指圆章；堂，庭堂。古代指额部两眉头之间为"阙"，星相家称之为印堂，穴在其上，故名。

【定位】在头部，两眉毛内侧端中间的凹陷中（图 3-86）。

【取法】取坐位或仰卧位，两眉头连线的中点处。

【解剖】分布有额神经的分支滑车上神经、眼动脉的分支额动脉及伴行的静脉。

【主治】①头痛、眩晕、失眠、小儿惊风。②鼻塞，鼻渊、鼻衄。③眉棱骨痛，目痛。

【操作】提捏进针，从上向下平刺 0.3 ～ 0.5 寸；或向左、右透刺攒竹、睛明等，深 0.5 ～ 1 寸。

【配伍】配迎香、合谷主治鼻病；配神

门、三阴交、百会主治失眠。

【现代研究】何氏等采用印堂透刺鼻根等为主治疗过敏性鼻炎患者 60 例；对照组 60 例，采用口服鼻炎康片。两组治疗 20 日，结果显示：透刺组总有效率为 85.0%，对照组总有效率为 60.0%，差异有显著性意义（$P < 0.05$）。{ 何天有，李惠琴，赵耀东，等 . 透刺为主治疗过敏性鼻炎 60 例 [J]. 中国针灸，2006，26（2）：110–112.}

（四）其他腧穴（表3-13）

表 3-13　其他腧穴的定位、主治和操作

穴名	代码	定位	主治	操作
腰俞	GV 2	在骶区，正对骶管裂孔，后正中线上	1.腰脊强痛，下肢痿痹 2.月经不调，痔疾，脱肛，便秘 3.癫痫	向上斜刺 0.5～1 寸
悬枢	GV 5	在脊柱区，第 1 腰椎棘突下凹陷中，后正中线上	1.腰痛，泄泻，肠鸣 2.腰脊强痛	直刺 0.5～1 寸
脊中	GV 6	在脊柱区，第 11 胸椎棘突下凹陷中，后正中线上	1.泄泻，脱肛，痔疾，黄疸，小儿疳积 2.癫痫 3.腰脊强痛	斜刺 0.5～1 寸
中枢	GV 7	在脊柱区，第 10 胸椎棘突下凹陷中，后正中线上	1.胃病，呕吐，腹痛，黄疸 2.腰背疼痛	斜刺 0.5～1 寸
筋缩	GV 8	在脊柱区，第 9 胸椎棘突下凹陷中，后正中线上	1.脊强 2.癫痫，抽搐 3.胃痛	斜刺 0.5～1 寸
灵台	GV 10	在脊柱区，第 6 胸椎棘突下凹陷中，后正中线上	1.疔疮 2.气喘，咳嗽 3.胃痛，脊背强痛	斜刺 0.5～1 寸
神道	GV 11	在脊柱区，第 5 胸椎棘突下凹陷中，后正中线上	1.心悸，健忘，小儿惊痫 2.咳喘，脊背强痛	斜刺 0.5～1 寸
身柱	GV 12	在脊柱区，第 3 胸椎棘突下凹陷中，后正中线上	1.咳嗽，气喘 2.身热，癫痫 3.脊背强痛	斜刺 0.5～1 寸
陶道	GV 13	在脊柱区，第 1 胸椎棘突下凹陷中，后正中线上	1.热病，骨蒸潮热，疟疾。 2.头痛，脊强 3.癫狂病	斜刺 0.5～1 寸
脑户	GV 17	在头部，枕外隆凸的上缘凹陷中	1.头痛，项强，眩晕 2.癫痫	平刺 0.5～1 寸

续表

穴名	代码	定位	主治	操作
强间	GV 18	在头部，后发际正中直上4寸	1. 头痛，目眩，项强 2. 癫狂，失眠	平刺 0.5～0.8 寸
后顶	GV 19	在头部，后发际正中直上5.5寸	1. 头痛，项强，眩晕 2. 癫狂痫	平刺 0.5～1 寸
前顶	GV 21	在头部，前发际正中直上3.5寸	1. 头痛，眩晕，中风偏瘫，癫痫 2. 目赤肿痛，鼻渊	平刺 0.3～0.5 寸
囟会	GV 22	在头部，前发际正中直上2寸	1. 头痛，眩晕，鼻渊，鼻衄 2. 癫痫	平刺 0.3～0.5 寸，小儿前囟未闭者禁针
兑端	GV 27	在面部，上唇结节的中点	1. 口歪，齿龈肿痛，鼻塞，鼻衄 2. 癫疾，晕厥	斜刺 0.2～0.3 寸
龈交	GV 28	在上唇内，上唇系带与上牙龈的交点	1. 牙龈肿痛，鼻渊，鼻衄。 2. 癫狂病 3. 腰痛，项强 4. 痔疾	向上斜刺 0.2～0.3 寸

小结

1. 经脉循行 ①经脉的体表循行线：主要循行于腰背后正中线上和头部正中线上。起于长强，止于龈交。②联系的脏腑器官：生殖器、脊髓、脑、鼻。

2. 腧穴主治要点 ①肛肠病：长强主治肛肠病。②脊背痛、腰痛、下肢痿痹：身柱主治脊背痛；腰俞、腰阳关、命门主治腰痛及下肢痿痹。③神志病：神道、风府主治神志病。④热病、外感：大椎、陶道主治热病、外感及疟疾。⑤昏迷：百会、水沟、素髎等穴可用于昏迷。⑥内脏脱垂：百会治疗内脏脱垂。⑦鼻病：上星治疗鼻病。⑧中风：哑门、风府治疗舌缓不语及中风。

第十四节　任脉与腧穴

一、任脉（Conception Vessel，CV）

（一）经脉循行

任脉，起于小腹内，下出会阴部，向前上行于阴毛部，在腹内，沿前正中线向上，经过关元等穴到达咽喉部，再上行环绕口唇，经过面部，进入目眶下，联系于目（图3-87）。

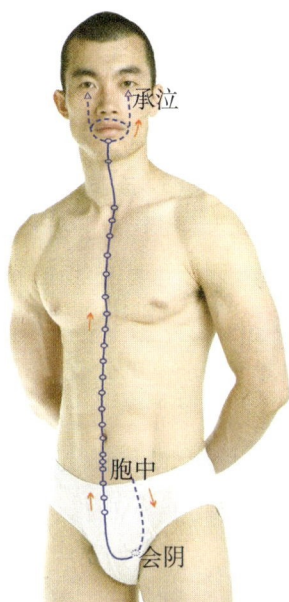

图 3-87 任脉循行示意图

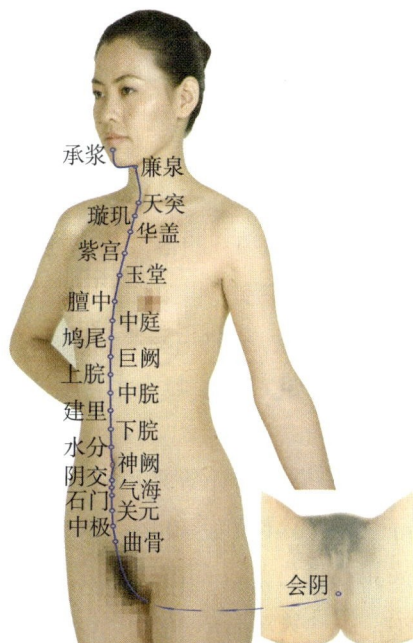

图 3-88 任脉经穴示意图

（二）经脉病候

泌尿、生殖系统病证和下腹部病痛，如带下、不孕、少腹疼痛、月经不调、阳痿、早泄、遗精、遗尿、男子疝气、女子盆腔肿块等。

二、任脉腧穴

（一）腧穴名称与代码

会阴 CV 1、曲骨 CV 2、中极 CV 3、关元 CV 4、石门 CV 5、气海 CV 6、阴交 CV 7、神阙 CV 8、水分 CV 9、下脘 CV 10、建里 CV 11、中脘 CV 12、上脘 CV 13、巨阙 CV 14、鸠尾 CV 15、中庭 CV 16、膻中 CV 17、玉堂 CV 18、紫宫 CV 19、华盖 CV 20、璇玑 CV 21、天突 CV 22、廉泉 CV 23、承浆 CV 24（图 3-88）。

（二）主治概要

本次腧穴主要用于治疗腹、胸、颈、咽喉、头面等局部病证和相应的内脏器官病证，部分腧穴有强壮作用，少数腧穴可治疗神志病。

（三）常用腧穴

中极（Zhōngjí，CV 3）募穴；足太阴、足少阴、足厥阴经、任脉交会穴

【穴解】中，中间；极，正是。穴位正是在人身上下左右之中间，故名。

【定位】在下腹部，脐中下 4 寸，前正中线上（图 3-89）。

【取法】取仰卧位，按骨度分寸法，脐中与耻骨联合中点的连线上，上 4/5 与下 1/5 交点处（即耻骨联合上 1 寸处）。

【解剖】浅层主要布有髂腹下神经的前

皮支，腹壁浅动、静脉的分支或属支；深层主要有髂腹下神经的分支。

【主治】①癃闭，遗尿，尿频。②月经不调，带下，痛经，崩漏，阴挺，遗精，阳痿，疝气。

【操作】直刺 1～1.5 寸，需在排尿后进行针刺。孕妇禁针。

【配伍】配膀胱俞主治小便不利；配合谷、三阴交、足三里、归来主治月经不调，闭经。

【现代研究】曾氏等采用温针灸中极穴治疗子宫内膜异位症 40 例；取对照组 40 例，采用普通针刺。两组均治疗 60 日，结果显示：温针灸组有效率 95.0%，高于单纯针刺组的 77.5%（$P < 0.05$），提示温针灸治疗子宫内膜异位症有效。{曾睿，洪文.温针灸治疗子宫内膜异位症 40 例 [J].中医学报，2010，25（2）：342-343.}

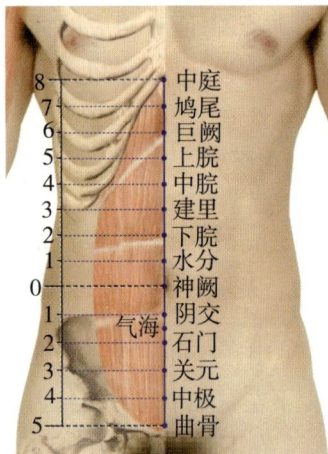

图 3-89

关元（Guānyuán, CV 4）募穴；足太阴、足少阴、足厥阴经、任脉交会穴

【穴解】关，关藏；元，元气。此穴位关藏人身元气之处，故名。

【定位】在下腹部，脐中下 3 寸，前正中线上（图 3-89）。

【取法】取仰卧位，按骨度分寸法，脐中与耻骨联合中点的连线上，上 3/5 与下 2/5 交点处（即耻骨联合上 2 寸处）。

【解剖】浅层主要有第 12 胸神经前皮支，腹壁浅动、静脉的分支或属支；深层主要有第 12 胸神经前支的分支。

【主治】①少腹痛，吐泻，带下，遗精，阳痿，痛经，尿频，尿闭。②中风脱证。

【操作】直刺 1～2 寸，需在排尿后进行针刺；多用灸法。孕妇禁用。

【配伍】配神阙、足三里主治泄泻；配命门、气海主治遗精、阳痿等男科病证。

【现代研究】沈氏等采用针刺关元穴为主治疗慢性非细菌性前列腺炎患者 30 例，设对照组 30 例服用西药舍尼通。经 20 日的治疗后，针灸组在改善临床症状和体征，降低前列腺液白细胞等方面，疗效均优于西药组（$P < 0.05$），提示针刺对于慢性非细菌性前列腺炎有较好的疗效。{沈卫东.针灸治疗慢性非细菌性前列腺炎临床观察 [J].上海中医药杂志，2000，34（5）：32-33.}

气海（Qìhǎi, CV 6）

【穴解】气，元气；海，海洋。穴在脐下，为人身元气之海，故名。

【定位】在下腹部，脐中下 1.5 寸，前正中线上（图 3-89）。

【取法】取仰卧位，按骨度分寸法，脐中与耻骨联合中点的连线上，上 3/5 与下 2/5 交点处与肚脐连线之间（即肚脐与关元穴之间）。

【解剖】浅层主要布有第 11 胸神经前支的前皮支和脐周静脉网；深层主要有第 11 胸神经前支的分支。

【主治】①下腹痛，大便不通，泄利不止。②癃淋，遗尿，遗精，阳痿，闭经，崩漏。③中风脱证，气喘。

【操作】直刺 1～2 寸；多用灸法。孕妇禁用。

【配伍】配关元、阴陵泉、三阴交主治小便不利；配血海、足三里、三阴交主治月经不调。

神阙（Shénquē, CV 8）

【穴解】神，神气；阙，宫门。穴在脐中，脐为胎儿气血运行之要道，如神气出入之宫门，故名。

【定位】在脐区，脐中央（图 3-89）。

【取法】取仰卧位，肚脐正中处。

【解剖】浅层主要布有第 10 胸神经前支的前皮支和腹壁脐周静脉网；深层主要有第 10 胸神经前支的分支。

【主治】①绕脐冷痛，泄泻，脱肛，五淋。②中风脱证，风痫。③水肿。

【操作】禁刺；多用艾条灸或艾柱隔盐灸法。

【配伍】配气海、关元主治泄泻；配百会、水沟、涌泉等主治昏迷。

【现代研究】王氏用神阙隔药灸疗法治疗溃疡性结肠炎 30 例，结果显示：患者 IgG 显著降低，T 细胞亚群与 NK 细胞含量均不同程度增高，总有效率为 86.7%。{王松梅，李兴国，张立群，等．神阙隔药灸疗法治疗溃疡性结肠炎的临床观察 [J]．中国针灸，2006，26（2）：97-99.}

下脘（Xiàwǎn, CV 10）足太阴经、任脉交会穴

【穴解】下，下方；脘，胃脘。穴当胃脘之下部，故名。

【定位】在上腹部，脐中上 2 寸，前正中线上（图 3-89）。

【取法】取仰卧位，按骨度分寸法，胸剑联合与肚脐连线的中点处，再与肚脐连线的中点处（即肚脐正中上 2 寸）。

【解剖】浅层主要布有第 9 胸神经前支的前皮支和腹壁浅静脉的属支；深层主要有第 9 胸神经前支的分支。

【主治】①腹痛，腹胀，食不化，泄泻．②虚肿，痞块。

【操作】直刺 1～2 寸。

【配伍】配中脘主治腹胀；配足三里主治消化不良。

中脘（Zhōngwǎn, CV 12）募穴；腑会；手太阳、足阳明经、任脉交会穴

【穴解】中，中间；脘，胃脘。穴当胃脘之中部，故名。

【定位】在上腹部，脐中上 4 寸，前正中线上（图 3-89）。

【取法】取仰卧位，按骨度分寸法，胸剑联合与肚脐连线的中点处。

【解剖】浅层主要布有第 8 胸神经前支的前皮支和腹壁浅静脉的属支；深层主要有第 8 胸神经前支的分支。

【主治】①胃痛，腹痛，腹胀，呕逆，食不化，泄泻，便秘。②癫痫。

【操作】直刺 1～1.5 寸。

【配伍】配内关、天枢、关元主治呕吐

泄泻；配胃俞、足三里主治胃脘胀满。

【现代研究】牛氏等用多中心对照试验验证针刺中脘穴治疗消化性溃疡的有效性及安全性。138 例患者经治疗，有效率为90.6%，提示针刺中脘穴治疗消化性溃疡安全可靠。{牛红月，杨铭，强宝全，等.针刺中脘治疗消化性溃疡：多中心随机对照研究 [J]. 中国针灸 2007, 27（2）：89-92.}

膻中（Dànzhōng, CV 17）募穴；气会

【穴解】膻，袒露；中，中间。胸部袒露出的中间部位古称膻中，穴当其处，故名。

【定位】在胸部，横平第 4 肋间，当前正中线上（图 3-90）。

【取法】取胸骨角，此处平对第 2 肋，向下循至第 4 肋间，在其水平线与前正中线的交点处取穴；或两乳头之间水平线与前正中线的交点处取穴。

【解剖】主要分布有第 4 肋间神经前皮支和胸廓内动、静脉的穿支。

【主治】①胸闷，气短，胸痛，心悸，咳嗽，气喘。②乳汁少，乳痈。

【操作】平刺 0.3 ~ 0.5 寸。

【配伍】配内关、公孙主治胸闷；配乳根、天池、天宗主治乳腺增生。

【现代研究】

1. 王氏等用针灸膻中穴为主穴配拔火罐治疗哮喘 155 例，取得了良好的治疗效果，总有效率为 76.7%。{王金仁，李纲，王朝社，等.针灸膻中穴配拔火罐治疗哮喘 155 例疗效观察 [J]. 中国针灸，1993, 13（1）:17-18.}

2. 倪氏比较艾灸膻中穴结合中成药与单纯中成药治疗心肌缺血的临床疗效，结果显示：艾灸组总有效率为 90.9%，优于单纯服用复方丹参滴丸。{倪承浩.艾灸膻中穴为主治疗心肌缺血的疗效观察.[J] 上海针灸杂志，2002, 21（6）: 17-18.}

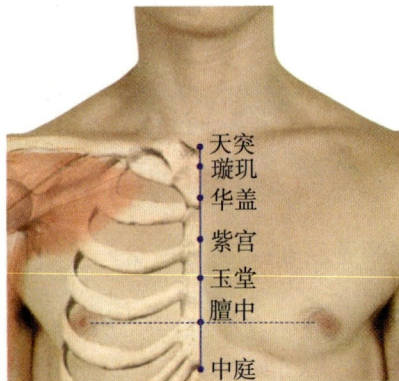

图 3-90

天突（Tiāntū, CV 22）任脉、阴维脉交会穴

【穴解】天，天空；突，突出。穴位于气管上段，喻为肺气上通于天的部位，故名。

【定位】在颈前区，胸骨上窝中央，前正中线上（图 3-90）。

【取法】取仰卧位或仰靠坐位，前正中线，在胸骨上窝中央的凹陷处。

【解剖】浅层布有锁骨上内侧神经，皮下组织内有颈阔肌和颈静脉弓；深层有头臂干动脉、左颈总动脉、主动脉弓和头臂静脉等重要结构。

【主治】①咳嗽，哮喘，胸痛。②咽喉肿痛，暴喑，瘿气，梅核气，呃逆。

【操作】先直刺 0.2 ~ 0.3 寸，当针尖超过胸骨柄内缘后，即沿胸骨柄后缘、气管前

缘缓慢向下刺入 0.5 ～ 1 寸。注意针刺的角度和深度，以防刺伤肺脏和血管。

【配伍】配列缺、照海主治咳嗽、咽干；配膻中主治气喘。

【现代研究】丁氏等运用针刺天突穴配合按揉膻中穴治疗癌性呃逆，效果显著，26 例患者经治疗总有效率为 96.2%。{丁秀芳，刘方铭 . 针刺天突配合按揉膻中治疗癌性呃逆 26 例 [J]. 中国针灸 2014，34（8）：746.}

廉泉（Liánquán，CV 23）任脉、阴维脉交会穴

【穴解】廉，清；泉，水泉。舌下两脉古名为廉泉。穴在喉结上缘，靠近此脉，故名。

【定位】在颈前区，喉结上方，舌骨上缘凹陷中，前正中线上（图 3-91）。

【取法】取仰卧位或仰靠坐位，从下颌沿颈前正中线向下推，在喉结上方可触及舌骨体，舌骨上缘中点凹陷处即为此穴。

【解剖】浅层布有面神经颈支和颈横神经上支的分支；深层有舌动、静脉的分支或属支，舌下神经的分支和下颌舌骨肌神经等。

【主治】①舌强不语，舌下肿痛，舌本挛急，暴喑，吞咽困难。②口舌生疮，咽喉肿痛。

【操作】向舌根斜刺 0.5 ～ 0.8 寸。

【配伍】配金津、玉液主治舌强不语；配列缺、少商、天突主治咽干，咳嗽。

【现代研究】程氏等在常规药物治疗的基础上针刺廉泉穴治疗卒中后吞咽困难，总有效率 95.0%，同时美国国立卫生研究院卒中量表（NIHSS）评分、电视 X 线透视吞咽功能检（VESS）评分均明显改善（$P < 0.05$），提示在常规药物治疗的基础上，针刺廉泉穴能有效改善卒中后的吞咽困难，改善神经功能缺损。{程富香，陈恬 . 针刺廉泉穴治疗卒中后吞咽困难疗效观察 [J]. 中国针灸，2014，34（7）：627-630.}

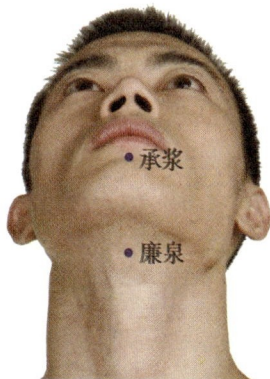

图 3-91

承浆（Chéngjiāng，CV 24）足阳明经、任脉交会穴

【穴解】承，承受；浆，水浆。穴在颏唇沟正中的凹陷中，为承受从口流出的水浆之处，故名。

【定位】在面部，颏唇沟的正中凹陷处（图 3-89）。

【取法】取仰卧位或仰靠坐位，在颏唇沟正中的凹陷处取穴。

【解剖】布有下牙槽神经的终支颏神经和颏动、静脉。

【主治】①口歪，齿龈肿痛，流涎，暴喑，口舌生疮，面痛，面瘫。②消渴，癫痫。

【操作】斜刺 0.3 ～ 0.5 寸。

【配伍】配地仓、下关主治三叉神经痛；配劳宫主治口舌生疮。

【现代研究】庞氏采用针刺夹承浆为主穴，治疗中风后面部感觉障碍患者48例，结果显示：治疗后患者面部感觉功能的恢复明显，总有效率为93.75%。{庞莹.针刺夹承浆治疗中风后面部感觉障碍48例[J]河南中医，2014，34（3）：428.}

（四）其他腧穴（表3-14）

表3-14　其他腧穴的定位、主治和操作

穴名	代码	定位	主治	操作
会阴	CV 1	在会阴部，男性当阴囊根部与肛门连线的中点，女性当大阴唇后联合与肛门连线的中点	1.阴痒，阴痛，小便难，闭经，遗精，脱肛 2.溺水，产后昏迷，癫狂	直刺0.5～1寸。孕妇慎用
曲骨	CV 2	在下腹部，耻骨联合上缘，前正中线上	1.月经不调，痛经，带下 2.小便不利，遗尿，遗精，阳痿	本穴深部为膀胱，故应在排尿后进行针刺。孕妇禁针。直刺0.5～1寸
石门	CV 5	在下腹部，脐中下2寸，前正中线上	1.少腹痛，小便不利，水肿 2.泄痢，遗精，阳痿	直刺0.8～1寸。孕妇慎用
阴交	CV 7	在下腹部，脐中下1寸，前正中线上	1.绕脐冷痛，腹满水肿，泄泻 2.疝气，血崩	直刺0.8～1寸
水分	CV 9	在上腹部，脐中上1寸，前正中线上	1.绕脐痛，腹胀，肠鸣，泄泻 2.水肿	直刺0.8～1寸
建里	CV 11	在上腹部，脐中上3寸，前正中线上	1.胃痛，腹痛，腹胀，呕逆 2.水肿	直刺1～1.5寸
上脘	CV 13	在上腹部，脐中上5寸，前正中线上	1.胃痛，呕吐，腹胀，吞酸，食不化，吐血，黄疸 2.癫痫	直刺1～1.5寸
巨阙	CV 14	在上腹部，脐中上6寸，前正中线上	1.胃痛，吞酸，呕吐 2.胸痛，心悸 3.癫狂病	直刺0.3～0.6寸
鸠尾	CV 15	在上腹部，剑胸结合下1寸，前正中线上	1.胸闷，心悸，心痛 2.噎膈，呕吐，腹胀 3.癫狂病	直刺0.3～0.6
中庭	CV 16	在胸部，剑胸结合中点处，前正中线上	1.胸胁胀满，心痛 2.呕吐	直刺0.3～0.5寸

续表

穴名	代码	定位	主治	操作
玉堂	CV 18	在胸部,横平第3肋间隙,前正中线上	1. 胸痛, 胸闷, 咳嗽, 气喘 2. 呕吐	直刺 0.3～0.5 寸
紫宫	CV 19	在胸部,横平第2肋间隙,前正中线上	咳嗽, 气喘, 胸痛, 胸闷	直刺 0.3～0.5 寸
华盖	CV 20	在胸部,横平第1肋间隙,前正中线上	1. 咳嗽, 气喘, 胸痛 2. 咽喉肿痛	直刺 0.3～0.5 寸
璇玑	CV 21	在胸部,胸骨上窝下1寸,前正中线上	1. 咳嗽, 气喘, 胸痛 2. 咽喉肿痛 3. 胃中积滞	直刺 0.3～0.5 寸

小结

1. 经脉循行 ①经脉的体表循行线:主要循行于胸腹前正中线上。起于会阴,止于承浆。②联系的脏腑器官:生殖器、咽喉、口齿、目。

2. 腧穴主治要点 ①妇科及前阴病:脐下诸穴如气海、关元、中极、曲骨等主治妇科及前阴病。②胃肠疾病:关元、气海、神阙、中脘、下脘、建里等主治脾胃肠道疾患。③心肺疾病:胸部诸穴如膻中、华盖、璇玑、天突等穴主治胸闷、心痛、咳嗽、气喘等心肺病证。④虚脱急救及强身保健:关元、神阙、气海有回阳救逆的功效,应用于各种虚脱急救,且有强身保健的作用。

第十五节 常用经外奇穴

一、头面部奇穴

四神聪（Sìshéncōng, EX-HN 1）

【穴解】原名神聪,具有镇静安神、清头明目、醒脑的作用,在百会前、后、左、右各开1寸处,因共有4穴,又名四神聪。

【定位】在头部,百会穴前、后、左、右旁开1寸处,共4穴（图3-92）。

【取法】坐位,先取百会穴（前发际正中直上5寸）,百会穴前、后、左、右旁开1寸处,共4个穴点。

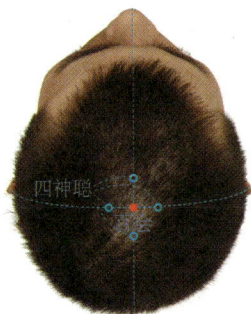

图 3-92

【解剖】分布有枕动静脉、颞浅动静脉、眶上动静脉的吻合网，枕大神经、耳颞神经及眶上神经的分支。

【主治】①头痛，头晕。②失眠，健忘。③癫狂痫。④目疾。⑤中风偏瘫。

【操作】平刺 0.5 ～ 0.8 寸。

【配伍】配风池、太冲主治头痛，头晕；配神门、三阴交主治失眠。

太阳（Tàiyáng, EX-HN 5）

【穴解】太，盛大的意思。阳，手足少阳经和足阳明经近于此，手阳明、手太阳和手足少阳之经筋结于此，诸阳经经气可弥散到此处，故名。

【定位】在头部，眉梢与目外眦之间，向后约一横指的凹陷中（图 3-93）。

【取法】正坐位或侧伏位，在颞部，取眉梢与目外眦连线的中点，用拇指同身寸，向后约一横指的凹陷处。

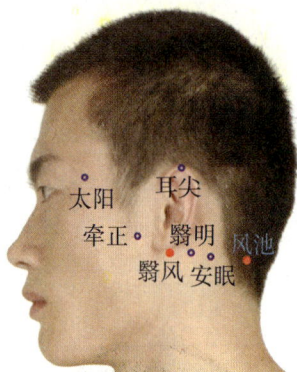

图 3-93

【解剖】分布有颧神经的分支颧面神经、面神经的颞支和颧支，下颌神经的颞神经和颞浅动、静脉的分支或属支。

【主治】①目赤肿痛等目疾。②偏正头痛。③口眼歪斜。

【操作】直刺或斜刺 0.3 ～ 0.5 寸，或用三棱针点刺出血。

【配伍】配攒竹、光明、太冲、合谷主治目疾；配头维、率谷、风池主治偏正头痛。

球后（Qiúhòu, EX-HN 7）

【穴解】根据穴位部位命名，该穴位于眼球斜下方，主治眼部疾患，故名。

【定位】在面部，眶下缘外 1/4 与内 3/4 交界处（图 3-94）。

【取法】仰靠坐位，将眶下缘分为 4 等份，当外 1/4 与内 3/4 交界处。

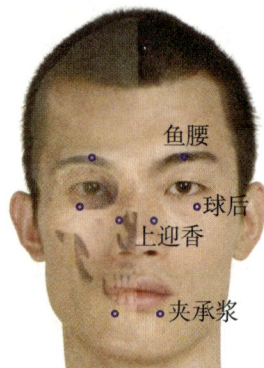

图 3-94

【解剖】分布有颞浅动、静脉的耳前支，耳后动、静脉的耳后支，耳颞神经耳前支、枕小神经耳后支和面神经耳支等。

【主治】目疾。

【操作】直刺 0.5 ～ 0.8 寸；禁灸。操作时，嘱患者眼睛向上看，医生押手固定眼球，刺手持针沿眶缘、缓慢直刺 0.5 ～ 0.8 寸，不提插，不捻转；出针后轻轻压迫局部 1 ～ 2 分钟，以防出血。

【配伍】配太阳、攒竹、养老、光明主治目疾。

金津（Jīnjīn, EX-HN 12）

【穴解】刺激舌下系带可促进分泌津液，有 2 穴，左为金津，右为玉液。

【定位】在口腔内，舌下系带左侧的静脉上（图 3-95）。

【取法】正坐位，张口，舌体上翘，在舌下系带左侧的静脉处取穴。

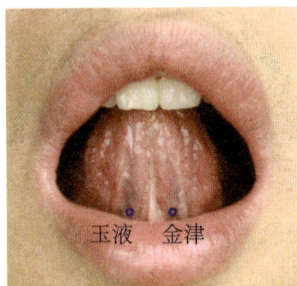

玉液　金津

图 3-95

【解剖】分布有下颌神经的颌神经，面神经鼓索的神经纤维，舌动脉的分支舌深动脉，舌静脉的属支舌深静脉。

【主治】①舌强，舌肿，失语，口疮。②消渴。

【操作】三棱针点刺出血。

玉液（Yùyè, EX-HN 13）

【穴解】刺激舌下系带可促进分泌津液，有 2 穴，左为金津，右为玉液。

【定位】在口腔内，当舌下系带右侧的静脉上（图 3-95）。

【取法】正坐位，张口，舌体上翘，在舌下系带右侧的静脉处取穴。

【解剖】分布有下颌神经的颌神经，面神经鼓索的神经纤维，舌动脉的分支舌深动脉，舌静脉的属支舌深静脉。

【主治】①舌强，舌肿，失语，口疮。②消渴。

【操作】三棱针点刺出血。

【配伍】配廉泉、哑门主治舌强，失语；配少商主治口疮；配承浆主治消渴。

翳明（Yìmíng, EX-HN 14）

【穴解】翳，蔽也，有遮掩的意思；明，指明亮。该穴使遮蔽之处敞开，故名。

【定位】在项部，当翳风后 1 寸（图 3-93）。

【取法】正坐位，头略前倾；或侧俯位。在项部，先找到翳风穴（当乳突与下颌骨之间的凹陷处，平耳垂），翳风后 1 寸。

【解剖】分布有下颌神经的颌神经，舌下神经，面神经鼓索的神经纤维，舌动脉的分支舌深动脉，舌静脉的属支舌深静脉。

【主治】①近视，远视，目疾。②失眠。③头痛，眩晕。

【操作】直刺 0.5～1 寸。

【配伍】配太阳、承泣、光明主治目疾；配神门、三阴交主治失眠；配百会、太阳主治头痛，眩晕。

牵正（Qiānzhèng, EX-HN 16）

【穴解】牵，引前也，即牵拉的意思。正，不偏斜。牵拉至原处，此穴主治口歪，故名。

【定位】在面颊部，耳垂前方 0.5～1 寸的压痛处（见图 3-93）。

【取法】正坐位或侧伏位，在耳垂前 0.5～1 寸的范围内，找到的压痛或酸胀点。

【解剖】皮肤由下颌神经的颊神经支配，皮下组织由咬肌动、静脉支支配，咬肌由下颌神经的咬肌支支配。

【主治】①面神经麻痹，口眼歪斜。②口疮，下牙痛，腮腺炎等。

【操作】向前斜刺 0.5 ～ 0.8 寸。

【配伍】配地仓、阳白、承浆、合谷、外关主治口眼歪斜；配金津、玉液主治口疮。

二、胸腹腰背部奇穴

子宫（Zǐgōng, EX-CA 1）

【穴解】在下腹部，靠近子宫的位置，与子宫具有特定对应关系，在子宫发生疾患时，此穴表现出相应变化。同样，此穴也主要用以治疗妇科疾患，故名。

【定位】在下腹部，当脐中下 4 寸，前正中线旁开 3 寸（图 3-96）。

【取法】仰卧位，在下腹部，肚脐下 4 寸，前正中线旁开 3 寸取穴。

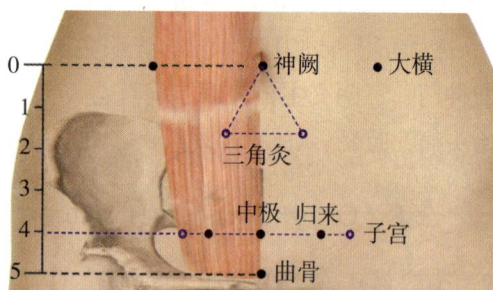

图 3-96

【解剖】分布有腹壁浅动、静脉，腹下神经。

【主治】①月经不调，痛经，功能性子宫出血，不孕症等妇科病证。②腰痛。

【操作】直刺 0.8 ～ 1.2 寸。

【配伍】配关元、三阴交、血海主治妇科病证；配委中、昆仑主治腰痛。

三角灸（Sānjiǎojiǔ, EX-CA 5）

【穴解】又名疝气穴。《世医得效方》："治疝气偏坠，量患人口角，两角为一折断，如此则三折，成三角如△样，以一角安脐心，两角在脐之下，两旁尽处是穴。左偏灸右，右偏灸左，二七壮；若灸两边亦无害。"穴由三角形的三点组成，故名。

【定位】在腹中部，以患者两口角的长度为底边，以脐中神阙穴为顶点，作一底边水平的三角形，两下角是穴（图 3-96）。

【取法】仰卧位，在腹部，以患者两口角的长度为一边，作一等边三角形，将顶角置于患者脐心，底边呈水平线，两底角处是该穴。

【解剖】分布有腹壁下动、静脉和第 10 肋间神经。

【主治】①疝气。②腹痛。

【操作】艾炷灸。

【配伍】配急脉、曲泉、太冲主治疝气；配关元、三阴交主治腹痛。

定喘（Dìngchuǎn, EX-B 1）

【穴解】定，安定、镇静之意；喘，哮喘咳嗽之意。此穴有止咳平喘之功，故名。

【定位】在脊柱区，横平第 7 颈椎棘突下，后正中线旁开 0.5 寸（图 3-97）。

【取法】俯卧位或正坐低头，后正中线上，第 7 颈椎棘突下定大椎穴，旁开 0.5 寸处。

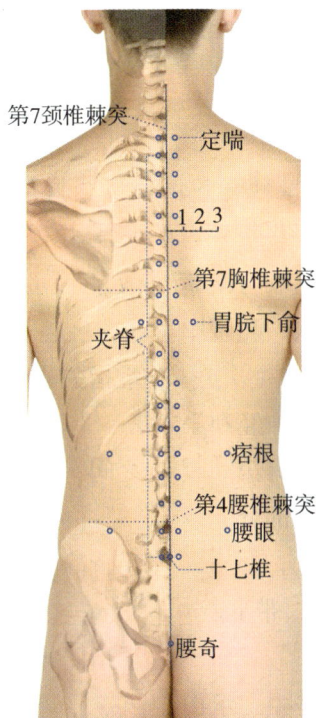

图 3-97

【解剖】分布有第 7、8 颈神经后支，颈深动、静脉和颈横动、静脉的分支。

【主治】①哮喘，咳嗽。②落枕，肩背痛。

【操作】直刺 0.5～0.8 寸。不可向内下深刺，以免伤及肺脏而引起气胸。

【配伍】配肺俞、中府、列缺、膻中主治哮喘，咳嗽；配列缺、后溪、昆仑主治落枕，肩背痛。

夹脊（Jiájǐ，EX-B 2）

【穴解】夹脊，即位于脊柱两旁，故名。

【定位】位于脊柱区，第 1 胸椎棘突至第 5 腰椎棘突下两侧，后正中线旁开 0.5 寸，一侧 17 穴（图 3-97）。

【取法】俯伏或俯卧位，找到第 1 胸椎至第 5 腰椎棘突，当棘突间两侧，后正中线旁开 0.5 寸处取穴。

【解剖】浅层有第 1 胸神经至第 5 腰神经的内侧皮支和伴行的动、静脉；深层布有第 1 胸神经至第 5 腰神经后支的肌支，肋间后动、静脉背侧支的分支或属支。

【主治】上胸部穴位治疗心肺、上肢疾病，下胸部穴位治疗胃肠疾病，腰部的穴位治疗腰、腹及下肢疾病。

【操作】直刺 0.3～0.5 寸；梅花针叩刺。胸部夹脊穴不可向内深刺，以免伤及肺脏而引起气胸。

【配伍】配心经、肺经穴位主治心肺、上肢疾病；配胃经、大肠经、小肠经穴位主治胃肠疾病；配膀胱经、肾经穴位主治腰、腹及下肢疾病。

腰眼（Yāoyǎn，EX-B 7）

【穴解】腰，腰部；眼，有凹陷之意。穴当腰部两侧凹陷之处，故名。

【定位】在腰部，位于第4腰椎棘突下，后正中线旁开3.5寸凹陷中（图3-97）。

【取法】俯卧位，在腰部，先取与髂嵴相平的第4腰椎棘突下的腰阳关穴，与腰阳关穴相平旁开3.5寸处即为此穴。

【解剖】浅层主要布有臀上皮神经和第4腰神经后支的皮支；深层主要布有第4腰神经后支的肌支和第4腰动、静脉的分支或属支。

【主治】①腰痛。②月经不调，带下。

【操作】直刺1～1.5寸。

【配伍】配大肠俞、肾俞、委中、承山主治腰痛；配三阴交、关元、血海主治月经不调。

三、四肢部奇穴

腰痛点（Yāotòngdiǎn，EX-UE 7）

【穴解】腰部疼痛时，此穴有明显压痛，主治急性腰扭伤等疾病，故名。

【定位】在手指背面，当第2、3掌骨及第4、5掌骨之间，当腕背侧远端横纹与掌指关节中点处，一手2穴（图3-98）。

【取法】伏掌，在手指背面，当第2、3掌骨及第4、5掌骨之间，将腕背侧远端横纹与掌指关节连成一条线，取其中点。

【解剖】分布有桡神经的浅支和尺神经的手背支，手背静脉网和掌背动脉。

【主治】急性腰扭伤。

【操作】直刺0.3～0.5寸。

【配伍】配水沟、手三里治疗急性腰扭伤。

外劳宫（Wàiláogōng，EX-UE 8）

【穴解】劳，操作也；宫，中室也。手任劳作，穴在手背，与掌中劳宫穴相对，故名。

【定位】在手背侧，第2、3掌骨之间，掌指关节后0.5寸凹陷中（图3-98）。

【取法】伏掌，在手背侧，第2、3掌骨之间，掌指关节后0.5寸凹陷中。

【解剖】分布有桡神经浅支的指背神经，手背静脉网，掌背动脉。

【主治】①颈椎病，落枕。②手指麻木，手指屈伸不利。③腹痛，腹泻，消化不良。

【操作】直刺0.5～0.8寸。

【配伍】配风池、定喘、后溪主治颈椎病，落枕；配八邪主治手指麻木，手指屈伸不利。

八邪（Bāxié，EX-UE 9）

【穴解】邪，指邪气、不正。穴在手背指蹼缘后方赤白肉际处，左右两手共8个，具有祛邪通络、清热解毒的作用，故名。

【定位】在手指背侧，第1～5指间，指蹼缘后方赤白肉际处，左右共8个穴位（图3-98）。

【取法】微握拳，在手指背侧，第一至第五指间，指蹼缘后方赤白肉际处取穴。

四缝（Sìfèng，EX-UE 10）

【穴解】在除拇指外的其余4指掌侧的近端指关节的横纹中，一手4穴，故名。

【定位】在手指，第2～5指掌面的

近侧指间关节横纹的中央，一手4穴（图3-99）。

【取法】仰掌伸指，在第二至第五指掌面的近侧指间关节横纹的中央取穴。

【解剖】浅层有掌侧固有神经和指掌侧固有动脉分布；深层有正中神经肌支（桡侧2个半手指）和尺神经肌支（尺侧1个半手指）分布。

【主治】①小儿消化不良。②小儿腹泻。③蛔虫病。

【操作】直刺0.1～0.2寸；用三棱针点刺，挤出黄白色黏液或少许血液。

【配伍】一般单独使用。

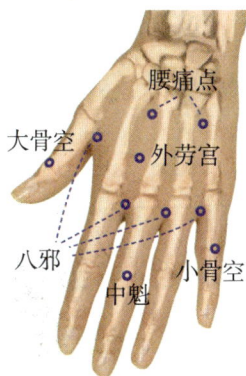

图3-98

【解剖】分布有桡神经浅支和尺神经指背支，掌背动静脉和指背动静脉。

【主治】①手指关节疾病，手指麻木，手指拘挛，手背红肿。②头痛，咽痛，目痛，齿痛。④毒蛇咬伤。

【操作】向下斜刺0.5～0.8寸；或用三棱针点刺出血。

【配伍】配曲池、外关、合谷、中渚等治疗手指麻木，疼痛。

十宣（Shíxuān，EX-UE 11）

【穴解】宣，有宣布、公开、宣泄之意。穴在手指尖端，左右共10个，具有开窍泻热之功，故名。

【定位】在手指尖端，距指甲游离缘0.1寸，左右共10个穴位（图3-99）。

【取法】仰掌，手指微屈，在10个手指尖端，距指甲游离缘0.1寸取穴。

【解剖】拇指到中指有正中神经分布；无名指有桡侧的正中神经和尺神经双重分布；小指有尺神经分布。

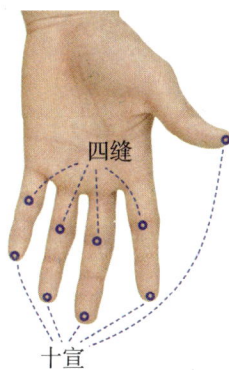

图3-99

【主治】①昏迷，中暑。②高热，急性咽喉炎。③手指麻木。

【操作】浅刺0.1～0.2寸；或用三棱针点刺出血。

【配伍】配十二井穴主治昏迷，中暑；配曲池、大椎主治高热。

肩前（Jiānqián，EX-UE 12）

【穴解】肩，即肩部；前，指前方。该穴位于肩部腋前皱襞之上方，故名。

【定位】位于肩前部，腋前皱襞直上1.5

寸（图 3-100）。

【取法】正坐垂臂，将腋前皱襞尽端与其上方之肩锁关节内侧凹陷连成一条线，其中点即是肩前穴。

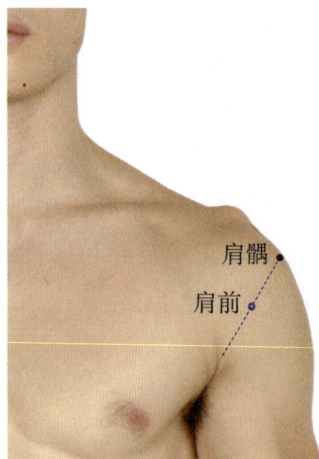

图 3-100

【解剖】浅层有锁骨上神经外侧支分布；深层有腋神经、肌皮神经和胸肩峰动脉分布。

【主治】肩臂痛，上肢关节痛，麻痹，偏瘫。

【操作】直刺 0.5 ～ 1 寸。不可向内深刺，以免伤及肺脏而引起气胸。

【配伍】配手三里、臂臑、肩贞、肩髎主治肩臂痛。

鹤顶（Hèdǐng，EX-LE 2）

【穴解】在膝关节的上部，根据取象比类法，穴处犹如仙鹤头顶，故名。

【定位】膝前区，髌底中点的上方凹陷中（图 3-101）。

【取法】正坐屈膝或仰卧位，膝前区，髌底中点的上方凹陷中。

【解剖】分布有股前皮神经和膝关节的动、静脉网。

【主治】各种膝关节病。

【操作】直刺 0.8 ～ 1 寸。

【配伍】配阳陵泉、膝阳关、膝眼、阴陵泉主治膝关节病。

百虫窝（Bǎichóngwō，EX-LE 3）

【穴解】百，数字，意为多；虫，泛指各种虫毒邪气；窝，指巢穴。本穴可治各类虫毒邪气所致之病证，针刺如直捣其巢穴，故名。

【定位】股前区，髌底内侧端上 3 寸（图 3-97）。

【取法】正坐屈膝或仰卧位，在大腿内侧，髌底内侧端上 3 寸，即脾经血海穴上 1 寸取之。

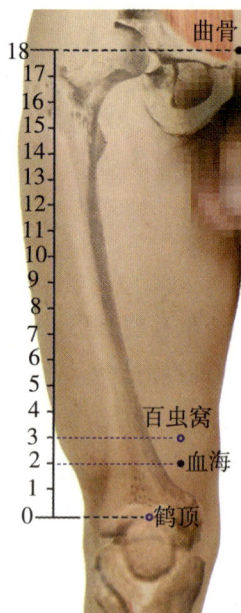

图 3-101

【解剖】分布有股前皮神经，大隐静脉

和股动静脉。

【主治】①虫积。②荨麻疹，皮肤瘙痒症，湿疹等。

【操作】直刺 1.5～2 寸。

【配伍】配四白、迎香主治虫积；配曲池、大椎、合谷、神阙主治荨麻疹，皮肤瘙痒症。

膝眼（Xīyǎn, EX-LE 5）

【穴解】膝，指膝部；眼，有凹陷之意。穴在膝关节下两侧凹陷处，且穴处似两只眼睛，故名。

【定位】在膝部，髌韧带两侧凹陷中，在内者称内膝眼，在外者称外膝眼（图3-102）。

【取法】正坐屈膝或仰卧位，位于膝关节部伸侧面，髌韧带两侧之凹陷中，内侧取内膝眼，外侧取外膝眼。

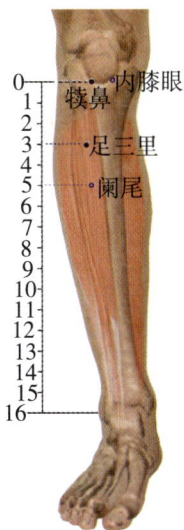

图 3-102

【解剖】分布有隐神经的髌下支及胫、腓总神经的膝下内、外关节支，膝关节动、

静脉网。

【主治】①膝痛，腿脚重痛。②下肢麻痹。

【操作】向膝中斜刺 0.5～1 寸；透刺对侧膝眼。不可向内深刺，以免伤及滑膜腔。

【配伍】配鹤顶、梁丘、阳陵泉、膝阳关主治膝关节病。

胆囊（Dǎnnáng, EX-LE 6）

【穴解】此穴与胆囊具有特定的对应关系，在胆囊发生疾患时而表现出相应变化，同样，此穴也主要用以治疗胆囊疾患，故名。

【定位】在小腿外侧，当腓骨小头前下方凹陷处直下 2 寸（图 3-103）。

【取法】正坐位或侧卧位，于阳陵泉直下 2 寸左右之压痛最明显处取穴。

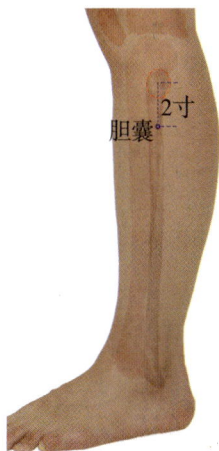

图 3-103

【解剖】分布有腓肠外侧皮神经，腓浅、深神经，胫前动、静脉。

【主治】①急慢性胆囊炎，胆石症，胆道蛔虫症，胆道感染，胸胁痛。②下肢痿痹。

【操作】直刺 1 ～ 1.5 寸。

【配伍】配日月、胆俞、阳陵泉主治胆囊及胆经相关疾病。

阑尾（Lánwěi, EX-LE 7）

【穴解】该穴与阑尾具有特定的对应关系，在阑尾发生疾患时而表现出相应变化，同样，此穴也主要用以治疗阑尾疾患，故名。

【定位】在小腿外侧，髌韧带外侧凹陷下 5 寸，胫骨前嵴外一横指（中指）（图 3-102）。

【取法】正坐位或侧卧位，于足三里直下 2 寸左右之压痛最明显处取穴。

【解剖】分布有腓肠外侧皮神经，腓深神经，胫前动静脉。

【主治】①急慢性阑尾炎，急慢性肠炎。②下肢麻痹或瘫痪。

【操作】直刺 1 ～ 1.5 寸。

【配伍】配天枢、上巨虚、下巨虚主治急慢性阑尾炎，急慢性肠炎。

八风（Bāfēng, EX-LE 10）

【穴解】在足背各趾间的缝纹端，风与"缝"谐音，两足共 8 穴，故名。

【定位】在足背，第 1 ～ 5 趾间，趾蹼缘后方赤白肉际处，一侧 4 穴（图 3-104）。

【取法】正坐位或仰卧位，于足五趾各趾间缝纹头尽处取穴。

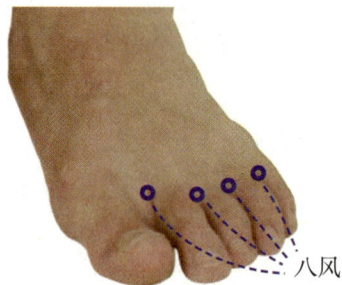

图 3-104

【解剖】分布有腓浅神经和腓肠神经，趾背动脉。

【主治】①足跗肿痛。②脚气。③毒蛇咬伤。

【操作】斜刺 0.5 ～ 0.8 寸；或三棱针点刺出血。

【配伍】一般单独使用。

小结

经外奇穴主治要点　太阳、球后、翳明主治目疾；金津、玉液主治舌疾；牵正主治面神经瘫痪；子宫、三角灸主治妇科疾病；腰眼、腰痛点主治腰痛；四缝主治小儿消化不良；十宣主治昏迷、高热；外劳宫主治落枕、颈椎病；百虫窝主治皮肤瘙痒、虫积；鹤顶、膝眼主治关节病；胆囊主治胆囊相关病证；阑尾主治阑尾相关病证。

思考题

1.列缺归属于手太阴肺经，该经不行于头颈部，却是治疗头项疾病的常用穴，道理何在？

2.位于腕横纹上的穴位分别归属于何经？分别归属于哪类特定穴？

3.风池穴应如何操作？操作时应注意什么？

4.合谷、中渚、太冲、丰隆都可以治疗头痛，其间有什么区别？

5.请比较手厥阴心包经与手少阴心经腧穴主治的异同。

6.大椎、百会、水沟都可以主治神志病，其主治特点分别是什么？为什么？

7.十二经脉中和耳有联系的经脉有哪几条？

8.哪些经外奇穴擅长治疗妇科疾病？

中　篇

刺灸技法

第四章

毫针针刺的基本技法

导学： 本章主要介绍毫针的基本构造与规格、针刺法的准备与操作、针刺的异常情况及处理等。要求重点掌握进针、行针的基本手法、单式补泻手法、辅助手法、得气和针刺的注意事项；熟悉毫针的构造、分类与规格、消毒方法与废弃针物的处理（含手部卫生）、针刺异常情况的处理和预防等。

第一节　毫针的构造与规格

一、毫针的构造

毫针是用金属制作而成的针具，以不锈钢为制针材料者最常用。不锈钢毫针，具有较高的强度和韧性，针体挺直滑利，能耐高热、防锈，不易被化学物品腐蚀。临床一般使用的毫针为无菌毫针，即一次性针灸针，经过灭菌处理（多采用环氧乙烷灭菌，少数采用 γ 射线灭菌，有效期一般为 2 年）后密封包装，取出针后 10 分钟内使用，使用一次后即弃针。其他金属制作的毫针，如金针、银针，其传热、导电性能虽优于不锈钢针，但针体较粗，强度韧性不如不锈钢针，加之价格昂贵，除特殊需要外，一般临床很少使用。

毫针的构造，分为针尖、针身、针根、针柄、针尾 5 个部分（图 4-1）。

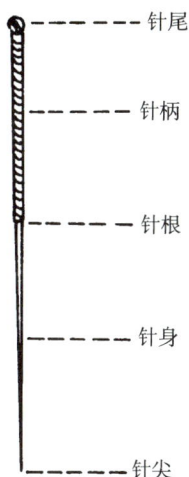

图 4-1　毫针的构造

针尖是指针身的尖端锋锐部分，亦称针芒，是刺入腧穴肌肤的关键部分；针身是指针尖至针柄间的主体部分，又称针体，是毫针刺入腧穴内相应深度的主要部分；针根是指针身与针柄连接的部位，为观察针身刺入穴位深度和提插幅度的外部标志；针柄一般用金属丝缠绕，呈螺旋状，为针根至针尾的部分，是医生持针、运针的操作部位，也是温针灸法装置艾绒之处；针尾是指针柄的末端部分，亦称针顶。

二、毫针的规格

毫针的规格，是以针身的直径和长度区分（表 4-1、表 4-2）。

表 4-1　毫针的长度规格表

寸	0.5	1.0	1.5	2.0	2.5	3.0	3.5	4.0	5
mm	13	25	40	50	65	75	90	100	125

表 4-2　毫针的粗细规格表

号数	28	29	30	31	32	33	34	35	36	38
直径（mm）	0.38	0.34	0.32	0.30	0.28	0.26	0.22	0.21	0.20	0.18

一般临床以粗细为 29～33 号（0.26～0.34mm）和长短为 1～2 寸（25～50mm）者最为常用。美容针灸针直径可为 0.20mm，短毫针主要用于耳穴和浅表部位的腧穴，作浅刺之用，长毫针多用于肌肉丰厚部位的腧穴，作深刺和某些腧穴作横向透刺之用。

三、毫针的检查

使用前，应对毫针进行检查，以免影响进针和疗效。检查时应注意以下几点：①针灸针包装盒上应有国家准许的医疗器械生产许可证、产品注册证书编号（器械准字号）、毫针规格、灭菌方式、有效期等。②针灸针的针尖端无毛钩，尖中带圆，圆而不钝，形如"松针"，锐利适度；针身光滑挺直，坚韧而富有弹性；针根牢固，不易折断；针柄的金属丝要缠绕均匀，牢固而不松脱或断丝；针柄的长短、粗细应适中，以便于持针和运针。

第二节　针刺法的练习

针刺练习，主要是对指力和手法的训练。指力，是指医生持针之手进针操作的力度。良好的指力是掌握针刺手法的基础，熟练的手法是运用针刺治病的重要条件。指力和手法必须常练，达到熟练程度后，方能在施术时运用自如，否则施术时难以控制针体，进针困难，痛感明显，行针时动作不协调，影响针刺疗效。因此，初学者必须努力练好指力和手法的基本功。针刺练习一般分为指力练习、手法练习和实体练习 3 种。

一、指力练习

指力主要在纸垫上练习。纸垫的制作，是用松软的纸张折叠成长约 8cm、宽约 5cm、厚 2～3cm 的纸块，用线如"井"字形扎紧而做成。练针时，左手持纸垫，选择 1～1.5 寸毫针，右手拇、食、中三指夹持针柄，使针尖垂直地抵在纸块上，刺入后，右手拇指与食、中指交替捻动针柄，并渐加一定的压力，待针穿透纸垫后另换一处，反复练习（图4-2）。纸垫练习主要锻炼指力和捻转的基本手法。

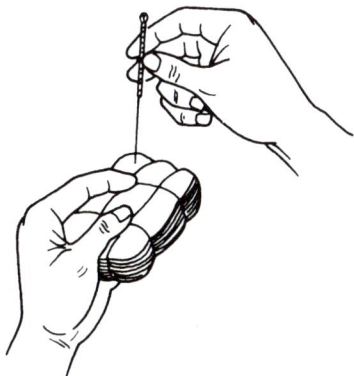

图4-2 指力练习

二、手法练习

手法练习主要在棉团上进行：取棉花一团，用棉线缠绕，外紧内松，做成直径6～7cm的圆球，外包白布一层缝制即可练针。因棉团松软，可以练习提插、捻转、进针、出针等各种毫针操作手法的模拟动作。提插练针时，右手以执笔式持针，将针刺入棉球，在原处做上提下插的动作，要求深浅适宜、幅度均匀、针身垂直。提插与捻转动作可配合练习，要求提插幅度上下一致、捻转角度来回一致、操作频率快慢一致，达到动作协调、得心应手、运用自如、手法熟练的程度（图4-3）。

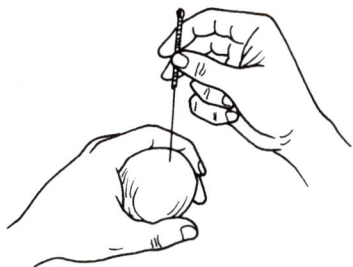

图1-3 手法练习

三、实体练习

通过纸垫、棉团的物体练针，掌握了一定的指力和手法后，就可以在自己身上进行试针练习了，以亲身体会指力的强弱、针刺的感觉、行针的手法等。自身练针时要求能逐渐做到进针无痛或微痛，针身挺直不弯，刺入顺利，提插、捻转自如，指力均匀，手法熟练；同时要仔细体会指力与进针、手法与得气的关系，以及持针手指及受刺部位的感觉。

第三节 针刺前的准备

一、针具选择

毫针的选择，现在多选用不锈钢所制针具。在临床使用前，首先注意检查，以免在针刺施术过程中给患者造成不必要的痛苦。

在选择毫针时，应根据患者的性别、年龄、形体的肥瘦、体质的强弱、病情的虚实、病变部位的表里深浅和腧穴所在部位，选择长短、粗细适宜的毫针。如男性、体壮、形肥、病变部位较深者，可选粗且略长的毫针；反之，女性、体弱、形瘦，且病变部位较浅者，就应选用较短、较细的毫针。另外，还应根据腧穴所在的具体部位进行选针，一般皮薄肉少、针刺较浅的腧穴，选针宜短而针身宜细；皮厚肉多、针刺宜深的腧穴，宜选用针身稍长、稍粗的毫针。选择毫针应长于腧穴应至之深度，针身应有约1/4的部分露在皮肤外，以防断针。

二、体位选择

针刺时患者选择适宜的体位，对于腧穴的正确定位、针刺的施术操作、持久的留针以及防止针刺意外的发生有重要的意义。如病重体弱或精神紧张的患者采用坐位，易使患者感到疲劳，往往易于发生晕针。若体位选择不当，进针后，患者无法保持原位，常因移动体位而造成弯针、滞针，甚至发生折针事故。因此，选择体位应以既有利于腧穴的正确定位，又便于针灸的施术操作和较长时间的留针而不致患者疲劳为原则。临床上常用体位主要有以下几种。

1. 仰卧位　适宜于取头、面、胸、腹部腧穴和上、下肢部分腧穴（图 4-4）。

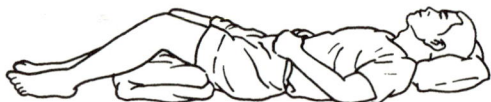

图 4-4　仰卧位

2. 侧卧位　适宜取身体侧面少阳经腧穴和上、下肢部分腧穴（图 4-5）。

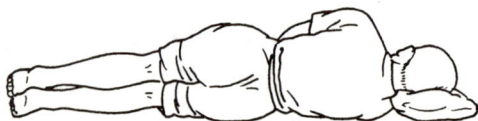

图 4-5　侧卧位

3. 俯卧位　适宜于取头、项、脊背、腰骶部腧穴和下肢背侧及上肢部分腧穴（图 4-6）。

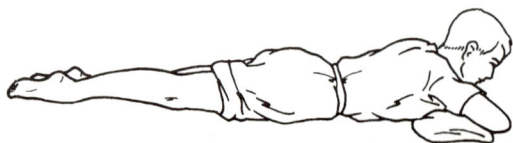

图 4-6　俯卧位

4. 仰靠坐位　适宜于取前头、颜面和颈前等部位的腧穴（图 4-7）。

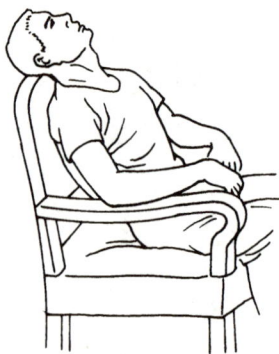

图 4-7　仰靠坐位

5. 俯伏坐位　适宜于取后头和项、背部的腧穴（图 4-8）。

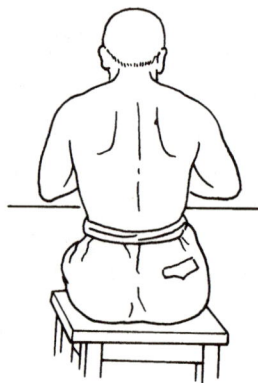

图 4-8　俯伏坐位

6. 侧伏坐位　适宜于取头部的一侧、面颊及耳前后部位的腧穴（图 4-9）。

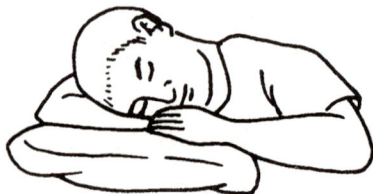

图 4-9　侧伏坐位

除上述常用体位外，对某些腧穴则应根据具体情况采取不同的体位。同时也应注意根据处方所取腧穴的位置，尽可能用一种体位取穴针刺。若必须采用两种不同体位时，应根据患者的体质、病情等情况灵活掌握。对初诊、精神紧张或年老、体弱、病重的患者，应采取卧位，以防患者感到疲劳甚至发生晕针等。

三、消毒方法与废弃针物的处理

在针灸执业环境中，主要的病原体传播途是直接接触（医生与患者之间）、间接接触（受感染的设备和工作台面）、飞沫和空气传播。针灸医生必须重视防止艾滋病病毒和血源性肝炎病毒的传播，常见如乙型肝炎病毒、丙型肝炎病毒。针刺治病要有严格的无菌观念，切实做好消毒工作以防交叉感染和感染的发生。

（一）消毒方法

消毒包括针灸医疗器械、医生的双手、患者的体表部位、治疗室的消毒等。

1. 针灸医疗器械的消毒　针灸医疗器械消毒方法包括灭菌、高水平消毒、中水平消毒、低水平消毒。

（1）灭菌　是指可杀灭一切微生物（包括细菌芽孢）的方法，包括热力灭菌、电离辐射灭菌、微波灭菌、等离子体灭菌等物理灭菌方法，此外，不耐高温湿热者可用甲醛、戊二醛、环氧乙烷、过氧乙酸、过氧化氢等消毒剂进行灭菌。

（2）高水平消毒　是指可杀灭一切细菌繁殖体（包括结核分枝杆菌）、病毒、真菌及其孢子和绝大多数细菌芽孢的方法，包括热力、电力辐射、微波，以及用含氯消毒剂、过氧乙酸、过氧化氢、含溴消毒剂、臭氧、甲基乙内酰脲类化合物（二溴海因）和一些复配的消毒剂等进行消毒的方法。

（3）中水平消毒　是指可杀灭和去除细菌芽孢以外的各种病原微生物的消毒方法，包括超声波、碘类消毒剂（碘伏、碘酊等）、醇类、醇类和氯己定的复方、醇类和季铵盐类化合物的复方、酚类等消毒剂进行消毒的方法。

（4）低水平消毒　是指只能杀灭细菌繁殖体（分枝杆菌除外）和亲脂病毒的化学消毒剂，以及通风换气、冲洗等机械除菌法，包括单链季铵盐类消毒剂（苯扎溴铵等）、双胍类消毒剂（氯己定）、植物类消毒剂和汞、银、铜等金属离子消毒剂等进行消毒的方法。

针灸医疗器械消毒时，凡进入无菌组织（包括血管）或与破损的组织、皮肤、黏膜密切接触的器材和用品，一般需要灭菌；凡仅和黏膜、破损皮肤相接触，而不进入无菌组织内的器材，如压舌板、体温计、火罐和针灸脉冲仪，可选用中水平或高水平消毒法；凡只有受到一定量的病原微生物污染时才会造成危害的物品和器材，仅直接或间接与健康无损的皮肤接触，如医护人员及患者的生活卫生用品及工作环境中的物品，一般可用低水平消毒方法，但当有病原微生物污染时，必须针对所污染病原微生物的种类选用相应有效的消毒方法；接触到经血传播病原体（艾滋病病毒、乙型肝炎病毒、丙型肝炎病毒等）和细菌芽孢、真菌孢子、结核分枝杆菌污染的物品，必须选用灭菌法或高水平消毒法。

2. 医生手指消毒　执业针灸医师必须在

给每个患者针刺前和针刺后洗手；当手部有或怀疑有血液或其他体液污染时，或当手部有肉眼可见的污染时，必须用肥皂（皂液）和流动水洗手，然后才能进行速干手消剂消毒；当手部没有肉眼可见的污染时，没有接触到血液、体液、分泌物污染时，在不具备良好洗手设施的条件下，可使用速干手消剂消毒双手代替洗手。

为防止经手传播艾滋病病毒及肝炎病毒，针刺前手必须反复按"六步洗手法"使用皂液清洗干净（一般至少2次，每次手揉搓的时间不少于20秒，若达到手部卫生强制洗手要求条件时，则须洗手至少3次），干手后再用速干手消剂处理；或按前法洗手3次，干手后用70%～75%的酒精棉球擦拭，方能持针操作。持针施术时，医生应尽量避免手指直接接触针身。当有下列情况出现时必须戴手套：①在操作过程中有可能碰到出血和其他潜在的感染性体液。②接触患者黏膜、脓液分泌物、未确诊的皮疹或破皮的皮肤。③如执业者手部皮肤有破损，或是艾滋病病毒、乙型肝炎病毒阳性。④在治疗中采用放血疗法。⑤触诊或针刺口腔或生殖器部位。

3. 针刺部位消毒　在患者需要针刺的穴位皮肤上用70%～75%的酒精棉球擦拭消毒，或先用2%碘酊涂擦，稍干后，再用75%酒精棉球擦拭脱碘，或用0.5%～1.5%碘伏擦拭。擦拭时应从腧穴部位的中心点向外绕圈消毒。明显污染的区域应先洗涤再消毒。皮肤消毒后，切忌接触污物，保持洁净，防止二次污染。

4. 治疗室消毒　室内所有物体表面都要用稀释洗涤溶液进行例行或定期清洁，清洁时宜穿戴相应的工作衣和手套，一般常用含氯漂白剂溶液（例如1：100的次氯酸钠或家庭漂白剂）或有效氯500mg/L的含氯消毒液、3%过氧化氢、酚化合物、洗必泰（氯己定）等进行日常清洁。此外，也可用标准强度的紫外线灯进行照射。

（1）病室空气的消毒　除可用含氯消毒剂喷洒外，也可用0.5%过氧乙酸溶液30mL/m³加热蒸发喷雾。对一般污染表面的消毒，亦可用0.2%～0.4%（2g/L～4g/L）过氧乙酸喷洒，作用30～60分钟。因喷洒后室内会有强烈的刺激性气味，所有人员应离开现场。

（2）工作衣的消毒　一般的工作衣用含1000mg/L有效氯的含氯消毒液浸泡30分钟后再用至少75℃水温下皂液洗10分钟，或单用6000mg/L含氯消毒液浸泡30分钟后，常温下皂液清洗。明显血污的工作衣需要用1:10的家用漂白剂或含有效氯达5000mg/L的消毒液先处理1～2小时后再温水同前清洗，也可煮沸或高压灭菌。上有大量血污的工作衣可作为医疗垃圾处理。含氯消毒液对织物有腐蚀和漂白作用，不宜做有色织物的消毒。口罩能防止飞沫或飞溅物的传播，在距离患者2米以内工作时，宜戴上口罩。

（3）现场血污的清洁　如有污染或飞溅血风险时，执业者和工作人员应穿上医用长袍或围裙。量小的血污需穿上医用长袍、戴一次性橡胶手套处理，量大的血污需戴上重型家用手套、塑料围裙甚至护目镜进行清洗。量小的血污选择6000mg/L含氯消毒剂处理10分钟至1小时，再用肥皂和水清洗。由于含氯消毒剂的作用受有机物的影响较大，量大的血污可先选择1：5的家用漂白剂或 10000mg/L 含氯消毒剂处理至少 1 小时，含氯消毒剂必须当现配制使用，时限不超过 24 小时。血污的处理也可使用中度医院用级别的消毒液，并按照生产商的使用说明进行消毒。

（二）废弃针物的处理

废弃物大致可以分为一般废弃物和生物医疗废弃物。生物医疗废弃物指由具有潜在感染危险的生物源所产生的固体、液体及锐器。生物医疗废弃物必须谨处理，以防止人员感染。针灸治疗最常见的生物医疗废弃物是锐器（如针灸针、皮肤针、三棱针、皮内针以及其他可能刺入皮肤的针具）、含有血液及体液的物品（如棉签）。使用针灸器具者必须有责任保证针具等锐器被安全处理掉，一次性锐器必须丢入一个防刺穿的坚硬盒子内，盒子在正常情况下无法被锋锐物刺破，不容易泄漏。为了运输安全，建议使用有把手和盖子的盒子，在盒面贴上显示危害环境的标签，并放在儿童无法触及的地方。处理针时，手不能触碰到锐器盒以免受污染，锐器盒装 2/3 ～ 3/4 容量的针就应该置换。非锐器的生物医疗废弃物应当丢入黄色或红色的专用袋，并贴上标签，按照当地规定程序处理。移走生物医疗废弃物时，必须交付持有许可证的医用废弃物处理公司进行无害化处理。

第四节　进针法

进针法，指将毫针刺入腧穴皮下的操作方法。在针刺操作时，一般多双手协同操作，紧密配合。《标幽赋》云："左手重而多按，欲令气散；右手轻而徐入，不痛之因。"

临床上一般用右手持针操作，主要是用拇、食、中指夹持针柄，其状如持笔（图 4-10），故称右手为"刺手"。左手爪切按压所刺部位或辅助针身，故称左手为"押手"。

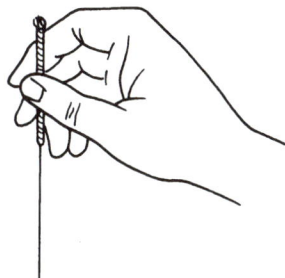

图 4-10　持针姿势

刺手的作用为掌握针具，施行手法操作。进针时，运指力于针尖，而使针刺入皮肤，行针时便于左右捻转、上下提插、弹震刮搓以及出针时手法操作等。押手的作用主要是固定腧穴的位置，夹持针身，协助刺手进针，使针身有所依附，保持针身垂直，力达针尖，以利于进针，减少刺痛、协助调节、控制针感。进针的方法，临床常用有以下几种。

一、单手进针法

单手进针法是仅运用刺手将毫针刺入穴法的方法，适用于较短毫针的进针操作。操作时用右手拇、食指夹持针柄，中指端紧靠穴位，指腹抵住针体中部，当拇、食指向下用力时，中指也随之屈曲，将针刺入，直至所需的深度（图 4-11）；或单用右手拇、食指或拇、中指夹住针身下端，使针尖露出 2 ～ 3 分，对准腧穴的位置，迅速将针垂直刺入腧穴，随后拇、食、中指配合夹持针柄，施术行针手法，将针刺入一定深度。

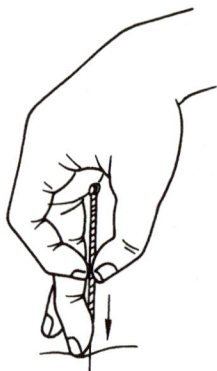

图 4-11　单手进针法

二、双手进针法

双手进针法是刺手与押手相互配合将针刺入穴位的方法。常用的双手进针法有以下 4 种。

（一）指切进针法

指切进针法是指用左手拇指或食指端切按在腧穴位置上，右手持针，紧靠左手指甲面将针刺入腧穴（图 4-12）。此法适用于短针进针。

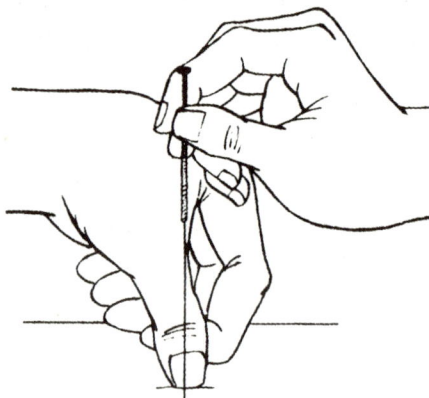

图 4-12　指切进针法

（二）夹持进针法

夹持进针法是指用左手拇、食指夹住针身下端，将针尖固定在所刺腧穴的皮肤表面位置，双手协同用力，将针刺入腧穴（图 4-13），再捻转进入一定深度。此法适用于长针的进针。

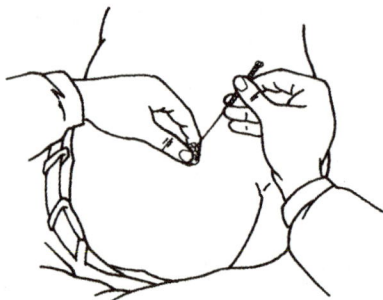

图 4-13　夹持进针法

（三）舒张进针法

舒张进针法是用左手食、中二指或拇、食二指将所刺腧穴部位的皮肤向两侧撑开，使皮肤绷紧，右手持针，使针从左手食、中二指或拇、食二指的中间刺入（图 4-14）。此法主要适用于皮肤松弛部位的腧穴。

（四）提捏进针法

提捏进针法是指用左手拇、食二指将所刺腧穴部位的皮肤提起，右手持针，从捏起的上端将针刺入（图 4-15）。此法主要适用于皮肉浅薄部位的腧穴，如印堂穴。

临床上应根据腧穴所在部位的解剖特点、针刺深浅和手法的要求灵活选用以上进针方法，以便于进针和减少患者的疼痛为原则。

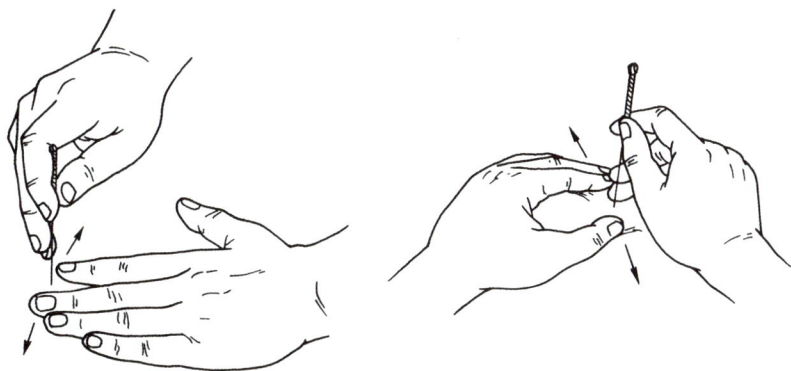

图 4-14 舒张进针法

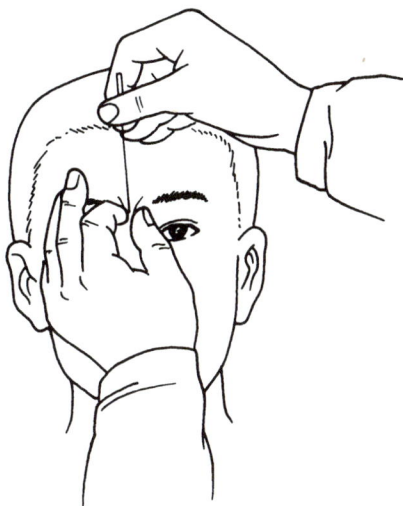

图 4-15 提捏进针法

三、针管进针法

针管进针法是利用针管将针刺入腧穴的方法，是目前最清洁卫生的进针法。此法是将针先插入用玻璃，或塑料，或金属制成的比针短 3 分左右的小针管内，放在穴位皮肤上，押手压紧针管，刺手食指对准针柄一击，使针尖迅速刺入皮肤，然后将针管去掉，再将针刺入穴内（图 4-16）。此法进针疼痛感较轻。

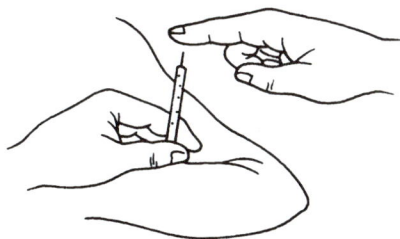

图 4-16 针管进针法

第五节 针刺的方向、角度和深度

在针刺操作中，掌握正确的针刺方向、角度和深度，是增强针感，提高疗效，防止意外发生的关键。

一、针刺的方向

针刺的方向指针刺时针尖的指向，一般根据经脉循行方向、腧穴所在解剖部位、病情治疗的需要而确定。

1. 依经脉循行定方向 可按照迎随补泻的要求，针刺时顺经而刺或逆经而刺，从而达到针刺补泻的目的。

2. 依腧穴所在解剖部位定方向 为保证针刺的安全，针刺时应根据针刺腧穴所在部位的特点确定针刺的方向。如针刺哑门穴时，针尖应朝向下颌方向缓慢刺入；针刺背部的腧穴时，针尖宜指向脊柱；针刺四白穴时，针尖宜直刺或向下方斜刺。

3. 依病情治疗需要定方向 为使得气感向病变部位传导，即气至病所，以提高治疗效果，针刺时可调整针尖方向，或将针尖朝向病变所在部位，并结合相关行气催气手法。如针刺印堂穴治疗鼻部疾病时，可将针尖朝向鼻根部。

二、针刺的角度

针刺的角度是指进针时针身与皮肤表面所形成的夹角（图4-17）。它是根据腧穴所在的位置和医生针刺时所要达到的目的结合起来确定。一般分为以下3种角度。

（一）直刺

直刺是指针身与皮肤表面成90°垂直刺入。此法适用于人体大部分腧穴。

（二）斜刺

斜刺是指针身与皮肤表面成45°左右倾斜刺入。此法适用于肌肉浅薄处，或内有重要脏器，或不宜直刺、深刺的腧穴。

（三）平刺

平刺即横刺、沿皮刺，是指针身与皮肤表面呈15°左右或沿皮以更小的角度刺入。此法适用于皮薄肉少部位的腧穴，如头部的腧穴等。

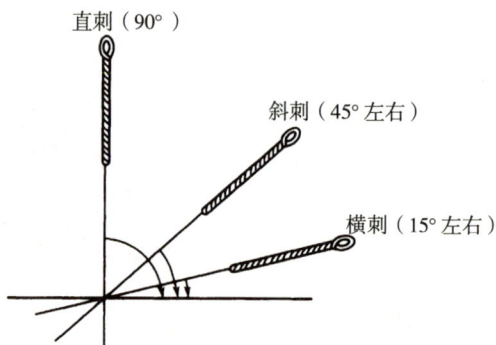

图4-17 针刺的角度

三、针刺的深度

针刺的深度是指针身刺入人体内的深浅度，每个腧穴的针刺深度在腧穴的各论中已有详述，在此仅从患者的体质、年龄、病情、部位等方面作介绍。

（一）年龄

老人体弱，气血衰退，小儿娇嫩，稚阴稚阳，均不宜深刺；中青年身强体壮者，可适当深刺。

（二）体质

形瘦体弱者宜浅刺；形盛体强者宜深刺。

（三）病情

阳证、新病宜浅刺；阴证、久病宜深刺。

（四）部位

头面、胸背及皮薄肉少处的腧穴宜浅刺；四肢、臀、腹及肌肉丰厚处的腧穴宜深刺。

针刺的角度和深度关系极为密切，一般来说，深刺多用直刺，浅刺多用斜刺、平刺。对天突、风府、哑门等穴以及眼区、胸背和重要脏器部位的腧穴，尤其应注意掌握好针刺的角度和深度。至于不同季节对针刺深浅的影响，也应予以重视。

第六节 行针与得气

毫针进针后，为了使患者产生针刺感应，或进一步调整针感的强弱，或使针感向某一方向扩散传导而采取的操作方法，称为"行针"。行针手法包括基本手法和辅助手法两类。

一、行针基本手法

行针的基本手法是毫针刺法的基本操作技能，主要有提插法和捻转法两种。基本手法临床施术时既可单独运用，又可配合运用。

（一）提插法

提插法是将针刺入腧穴一定深度后，施以上提下插的操作的手法。使针由浅层向下刺入深层的操作谓之插，从深层向上引退至浅层的操作谓之提，如此反复地做上下纵向运动就构成了提插法（图4-18）。对于提插幅度的大小、层次的变化、频率的快慢和操作时间的长短，应根据患者的体质、病情、腧穴部位和针刺目的等灵活掌握。使用提插法时的指力一定要均匀一致，幅度不宜过大，一般以3～5分为宜；频率不宜过快，每分钟60次左右；保持针身垂直，不改变针刺角度、方向。通常认为行针时提插的幅度大，频率快，刺激量就大；反之，提插的幅度小，频率慢，刺激量就小。

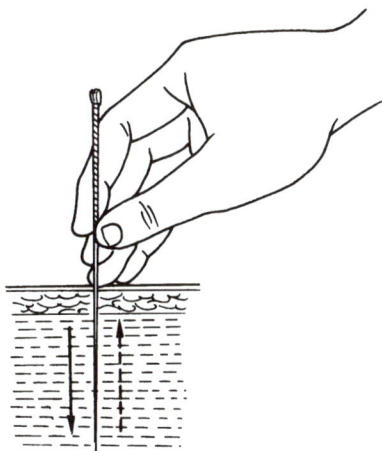

图4-18 提插法

（二）捻转法

针刺入腧穴一定深度后，施向前向后捻转动作使针在腧穴内反复前后来回旋转的行针手法为捻转法（图4-19）。捻转角度的大小、频率的快慢、时间的长短等，需根据患者的体质、病情、腧穴的部位、针刺目的等具体情况而定。使用捻转法时，指力要均匀，角度要适当，一般应掌握180°左右，不能单向捻针，否则针身易被肌纤维等缠绕，引起局部疼痛和导致滞针而使出针困难。一般认为捻转角度大，频率快，其刺激量则大；捻转角度小，频率慢，其刺激量则小。

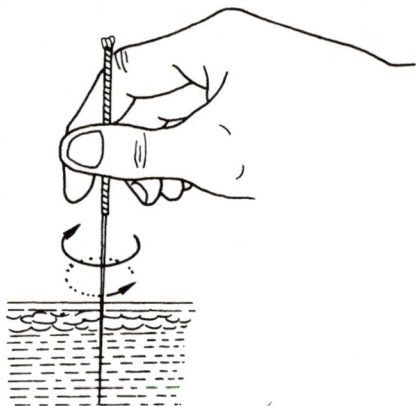

图 4-19　捻转法

二、行针辅助手法

行针的辅助手法，是行针基本手法的补充，是以促使得气和加强针刺感应为目的的操作手法。临床常用的行针辅助手法有以下6种。

（一）循法

循法是指医生用手指顺着经脉的循行径路，在腧穴的上下部轻柔循按的方法。针刺后，若气不至，可用指于腧穴所属经络之路上下循按，促使气血往来，致使针下自然气至沉紧。临床针刺不得气时，可以用循法催气；在得气的基础上施行本法可促使气行。

（二）弹法

弹法是指针刺后在留针过程中，以手指轻弹针尾或针柄，使针体微微振动的方法（图 4-20）。本法可加强针感，有催气、行气的作用。

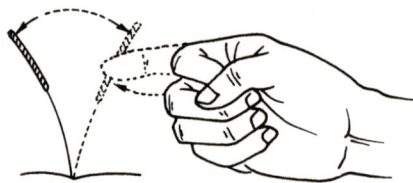

图 4-20　弹法

（三）刮法

刮法是指毫针刺入一定深度后，经气未至，以拇指或食指的指腹抵住针尾，用拇指、食指或中指指甲，由下而上或由上而下频频刮动针柄的方法（图 4-21）。本法在针刺不得气时用之可激发经气，在已得气者用之可以加强针刺感应的传导和扩散。

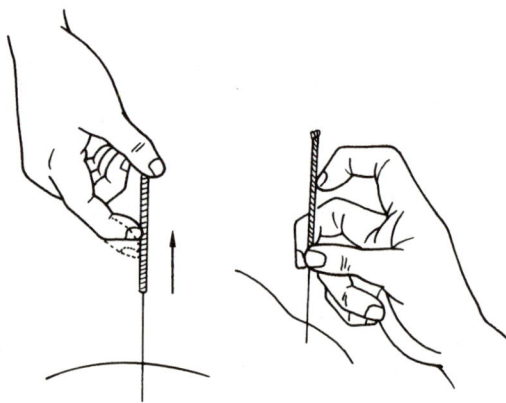

图 4-21　刮法

（四）摇法

毫针刺入一定深度后，手持针柄，将针轻轻摇动的方法称为摇法。其法有二：一是直立针身而摇，以加强得气的感应，或边摇边退，摇大针孔，以泻其气；二是卧倒针身而摇，使经气向一定方向传导。

（五）飞法

毫针刺入不得气者，用右手拇、食指执

持针柄，细细捻搓数次，然后张开两指，一搓一放，反复数次，状如飞鸟展翅，称为飞法（图4-22）。本法具有催气、行气，并使针刺感应增强。

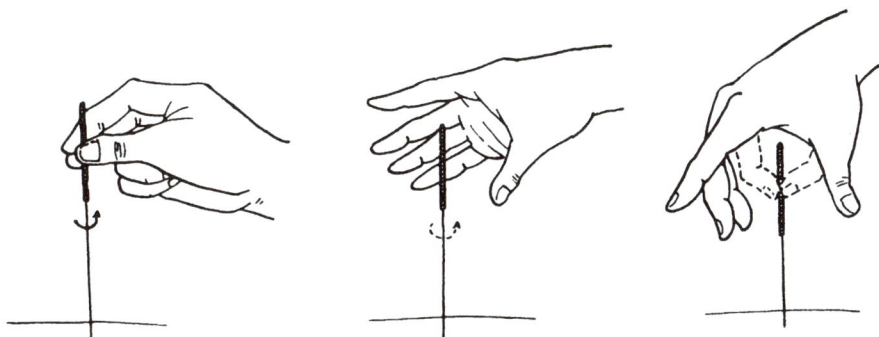

图4-22　飞法

（六）震颤法

针刺入一定深度后，右手持针柄，用小幅度、快频率的提插、捻转手法，使针身轻微震颤的方法称为震颤法。本法可使针下得气，增强针刺感应。

毫针行针手法以提插、捻转为基本操作方法，并根据临证情况，选用相应的辅助手法。

刮法、弹法可应用于一些不宜施行大角度捻转的腧穴；飞法可应用于某些肌肉丰厚部位的腧穴；摇法、震颤法可用于较为浅表部位的腧穴。通过行针基本手法和辅助手法的施用，主要促使针后气至或加强针刺感应。

三、得气

得气，又称"针感"，是指毫针刺入腧穴一定深度后，施以提插或捻转等行针手法，使针刺部位获得经气感应。针下是否得气，可以从两个方面分析判断，一是患者对针刺的感觉、反应，二是医生持针手指下的感觉。当针刺腧穴得气时，患者的针刺部位有酸胀、麻重等自觉反应，有时还出现热、凉、痒、痛、抽搐、蚁行等感觉，或呈现沿着一定方向和部位传导和扩散的现象；少数患者还会出现循经性肌肤瞤动、震颤等反应，有时还可见到针刺腧穴部位的循经性皮疹带或红、白线状现象。当患者有自觉反应的同时，医生的持针手亦能体会到针下沉紧、涩滞或针体颤动等反应。若针刺后未得气，患者则无任何特殊感觉或反应，医生持针手则感觉到针下空松、虚滑。

得气与否以及气至的迟速，直接关系到针刺的临床治疗效果。一般而言，得气迅速，疗效较好；得气较慢，疗效欠佳；若不得气，就可能无治疗效果。因此，在临床上若刺之而不得气时，就要分析经气不至的原因，或因取穴定位不准确，或为针刺角度有误、深浅失度，对此重新调整腧穴的针刺部位、角度和深度，另外还可运用催气、候气等方法。

（一）候气

当针下不得气时，可采取较长时间的留针，其间亦配合间歇行针，施以提插、捻转等手法，以待气至。前者称为静留针候气法，后者为动留针候气法。

（二）催气

通过各种手法，催促经气速至的方法为催气。操作时可用右手大指及食指持针，细细摇动、进退、搓捻，或用刮动针柄、弹摇针柄、沿经循摄等辅助手法促使得气。

（三）守气

当针刺得气后，医生需采取守气方法，守住针下经气，以保持针感持久；也可配以辅助手法，如震颤法，守住针下经气，保持针感持久。只有守住针下之气，才能使针刺对机体持续发挥调整作用。

（四）行气

行气是指针刺得气后，通过采用相应的手法，促使针感循经而行，达到病所，故又称为运气法。循法、弹法、刮法摇法、飞法均有一定的行气作用。临床经验表明，针刺感应通过一定的方向和距离达到病变部位可提高疗效。

第七节　针刺补泻

一、单式补泻手法
（一）基本补泻

1. 捻转补泻　针下得气后，捻转时拇指向前用力重，向后用力轻为补法；捻转时拇指向后用力重，向前用力轻者为泻法。

2. 提插补泻　针下得气后，先浅后深，重插轻提，以下插用力为主者为补法；先深后浅，轻插重提，以上提用力为主者为泻法。

（二）其他补泻

1. 徐疾补泻　进针时，针刺由浅向深缓慢刺入，出针时由深向浅快速出针为补法；针刺由浅向深快速刺入，出针时由深向浅缓慢出针为泻法。

2. 迎随补泻　进针时，针尖随着经脉循行的方向刺入为补法，针尖迎着经脉循行来的方向刺入为泻法。

3. 呼吸补泻　患者呼气时进针，吸气时出针为补法；其吸气时进针，呼气时出针为泻法。

4. 开阖补泻　出针后迅速按针孔为补法；出针时摇大针孔而不按为泻法。

5. 平补平泻　指进针得气后，均匀地行使提插、捻转等手法。

二、复式补泻手法
（一）烧山火

该手法以穴位的可刺深度分为浅、中、深三层（天、地、人三部），先浅后深，每层依次各做紧按慢提（或用捻转补法）九数，然后退至浅层，称为一度（图4-23）。如此反复操作数度，即将针按至深层留针。在操作过程中，可配合呼吸补泻法中的补法。该手法多用于治疗冷痹顽麻、虚寒性疾病等。

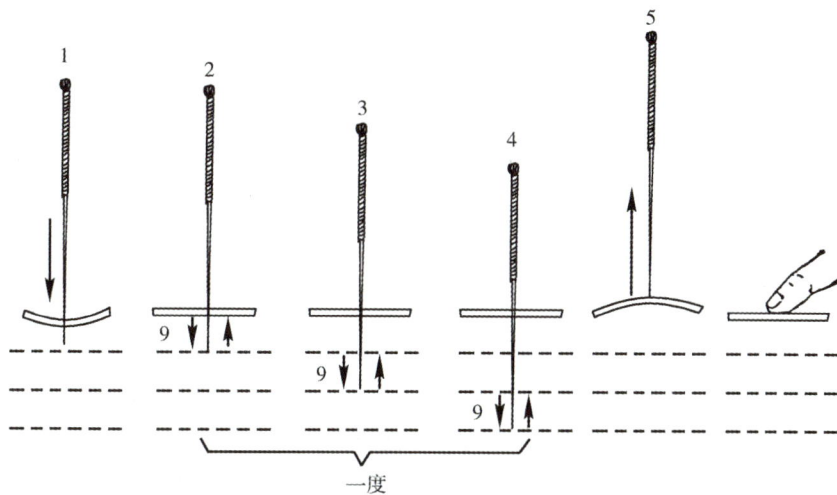

图 4-23　烧山火

（二）透天凉

该手法以针刺入后直插深层，按深、中、浅的顺序，在每一层中紧提慢按（或捻转泻法）六数，然后插针至深层，称为一度（图 4-24）。如此反复操作数度，将针紧提至天部留针。在操作过程可配台呼吸补泻法中的泻法。该手法多用于治疗热痹、急性痈肿等实热性疾病。

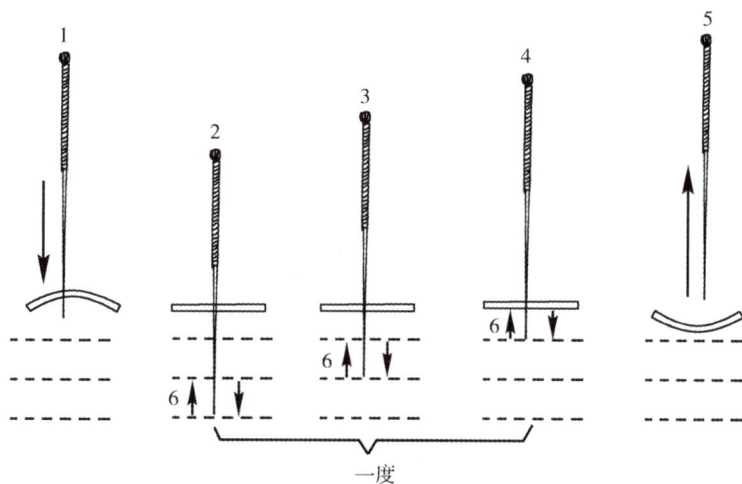

图 4-24　透天凉

三、影响针刺补泻效应的因素

准确的辨证和正确的手法操作是获得针刺补泻效果的基本保证，而机体的功能状态、腧穴的特异性作用以及针具和手法的合理使用等因素均与补泻效应有着密切的关系，临床针刺补泻时应予重视。

（一）机体的功能状态

在不同的病理状态下，针刺可起到一定的双向调节作用。如当机体处于虚弱状态而呈虚证时，针刺可以起到一定的补虚作用；若机体处于虚脱状态时，针刺配合灸法还可以起到回阳固脱的作用；当机体处于邪盛状态而呈现实热、邪闭实证时，针刺可以起到清热启闭、祛邪泻实的作用。例如，当胃肠功能亢进而痉挛疼痛时，针刺可解痉止痛；当胃肠功能抑制而蠕动缓慢、腹胀纳呆时，针刺可加强胃肠蠕动，提高消化功能，消除腹胀，增进食欲。大量的临床实践研究表明，针刺当时的机体功能状态是产生针刺补泻效果的主要因素。针灸医生根据辨证判断机体的功能状态而采用相应的补泻手法是非常重要的。

（二）腧穴的特异性作用

腧穴的主治功用不仅具有普遍性，而且具有相对特异性。人体有一些腧穴，如关元、气海、命门、膏肓等穴，能鼓舞人体正气，促使功能旺盛，具有强壮作用，适用于补虚；一些腧穴，如水沟、委中、十二井、十宣等穴，都能疏泄病邪，抑制人体功能亢进，具有祛邪作用，适用于泻实。施行针刺补泻时，腧穴的相对特异性作用也是影响疗效的重要因素。

（三）针具和手法等因素

针刺补泻的效果与使用的针具粗细、材质、行针时的手法等因素有直接关系。粗毫针刺激量大，细毫针刺激量小；提插幅度大、捻转角度大、频率快者刺激量大，反之则刺激量小。行针手法的轻重与补泻手法操作是否准确都会影响针刺补泻效应。一般而言，补法的刺激量相对小，泻法的刺激量相对大。

第八节　留针与出针

一、留针法

将针刺入腧穴并施行手法后，使针留置穴内，称为留针。留针的目的是加强针刺的作用和便于继续行针施术。一般病证只要针下得气而施以适当的补泻手法后，即可出针或留针 10 ～ 30 分钟。但对一些特殊病证，如急性腹痛、破伤风、角弓反张、寒性、顽固性疼痛或痉挛性病证，即可适当延长留针时间，有时留针可达数小时，以便在留针过程中做间歇性行针，以增强、巩固疗效。在临床上留针与否或留针时间的长短不可一概而论，应根据患者的具体病情而定。

二、出针法

出针，又称起针、退针。在施行针刺手法或留针达到预定针刺目的和治疗要求后，即可出针。出针的方法，一般是以左手拇、食指两指持消毒干棉签轻轻按压于针刺部位，右手持针沿着针的轴线向外缓慢提至皮下拔出，同时配合做轻微的小幅度捻转（不可单手用力过猛以免折针），出针时，依补泻的不同要求，分别采取"疾出"或"徐出"以及"疾按针孔"或"摇大针孔"的方法出针。

出针后，除特殊需要外，都要用消毒棉签轻压针孔片刻，以防出血或针孔疼痛。当针退出后，要仔细查看针孔是否出血，询问针刺部位有无不适感，检查核对针数有否遗漏，还应注意有无晕针延迟反应现象。

第九节　针刺异常情况的处理和预防

针刺治疗虽然比较安全，但如操作不慎，疏忽大意，或犯刺禁，或针刺手法不当，或对人体解剖部位缺乏全面了解，也会出现一些异常情况。常见的异常情况有以下几种。

一、晕针

晕针是指在针刺过程中患者发生晕厥现象。

（一）原因

患者体质虚弱，精神紧张，或疲劳、饥饿、大汗、大泻、大出血之后，或体位不当，或医生在针刺时手法过重，而致一过性的脑缺血而发生此现象。

（二）现象

患者首先突然出现眩晕、心慌、恶心欲吐，随即出现精神疲倦、面色苍白、多汗、四肢发冷、血压下降、脉象沉细，甚至神志不清，仆倒在地，唇甲青紫，二便失禁，脉微细欲绝。

（三）处理

停止针刺，将针全部起出。使患者平卧，保持头低脚高位。轻者给予饮温开水或糖水后，片刻即可恢复正常。重者在上述处理的基础上，可刺水沟、素髎、内关、足三里，灸百会、关元、气海等穴，即可恢复。若仍不省人事，呼吸细微，脉细弱者，可考虑配合其他治疗或采用急救措施。

（四）预防

对于晕针应注重预防。如初次接受针刺治疗或精神过度紧张、身体虚弱者，应先做好解释，消除对针刺的顾虑，同时选择舒适持久的体位，最好采用卧位。选穴宜少，手法要轻。若饥饿、疲劳、大渴时，应令进食、休息、饮水后少时再予针刺。医生在针刺治疗过程中要精神专一，随时注意观察患者的神色，询问患者的感觉，一旦患者有不适等晕针先兆，应及早采取处理措施，防患于未然。

二、滞针

滞针是指在针刺过程中发生的针下滞涩、行针、出针困难的现象。

（一）原因

患者精神紧张，当针刺入腧穴后，患者局部肌肉强烈收缩；或患者突然改变体位，或行针手法不当，向单一方向捻针太过，以致肌肉组织缠绕针体而成滞针。若留针时间过长，有时也可出现滞针。

（二）现象

针在体内，捻转不动，提插、出针均感困难，若勉强捻转、提插时，则患者痛不可忍。

（三）处理

若患者精神紧张，局部肌肉过度收缩时，可稍延长留针时间，或于滞针腧穴附近进行循按或叩弹针柄，或在附近再刺一针，以宣散气血而缓解肌肉的紧张。由患者突然改变体位而致者，可恢复原有体位。若因行针不当或单向捻针而致者，可向相反方向将针捻回，并用刮柄、弹柄法使缠绕的肌纤维回释，即可消除滞针。

（四）预防

对精神紧张者，应先做好解释工作，消

除患者的顾虑。注意行针的操作手法和避免单向捻转，嘱患者针后不可随意变动体位。若用搓法，应注意搓法与提插法的配合，以避免肌纤维缠绕针身而发生滞针。

三、弯针

弯针是指进针时或将针刺入腧穴后，针身在体内形成弯曲的现象。

（一）原因

医生进针手法不熟练，用力过猛、过速，以致针尖碰到坚硬的组织器官，或患者在针刺或留针时移动体位，或针柄受到某种外力压迫、碰击等，均可造成弯针。

（二）现象

针柄改变了进针或刺入留针时的方向和角度，医生在提插、捻转及出针均感困难，同时患者感到疼痛。

（三）处理

出现弯针后，即不得再行提插、捻转等手法。如针柄轻微弯曲，应慢慢将针起出。若弯曲角度过大，应顺着弯曲方向将针起出。若由患者移动体位所致弯针者，应使患者慢慢恢复原来体位，待局部肌肉放松后，再将针缓缓起出。切忌强行拔针，以免将针体折断留在体内。

（四）预防

医生进针手法要熟练，指力要均匀，并要避免进针过速、过猛；选择适当体位，在留针过程中嘱患者不要随意更动体位；注意保护针刺部位，使针柄不受外物硬碰和压迫。

四、断针

断针是指针体折断在人体内，又称折针。

（一）原因

针具质量欠佳，针身或针根有损伤剥蚀，进针前失于检查；针刺时将针身全部刺入腧穴，行针时强力提插、捻转，肌肉猛烈收缩；留针时患者随意变更体位，弯针、滞针未能进行及时正确的处理等，均可造成断针。

（二）现象

行针时或出针后发现针身折断，其断端部分针身尚露于皮肤外，或断端全部没入皮肤之下。

（三）处理

医生必须从容镇静，嘱患者切勿更动原有体位，以防断针向肌肉深部陷入。若断端部分针身显露于体外，可用手指或镊子将针起出。若断端针身与皮肤相平或稍凹陷于体内，可用左手拇、食二指垂直向下挤压针孔两旁，使断针暴露于体外，右手持镊子将针取出。若断针完全深入皮下或肌肉深层，应在 X 线下定位，手术取出。

（四）预防

为了防止折针，针刺前应认真仔细地检查针具，对不符合质量要求的针具应剔出不用；避免过猛、过强地行针；应给予患者舒适持久的体位，并嘱患者在留针时不要随意更换体位。针刺时更不宜将针身全部刺入腧穴，应留至少 1/4 针身在体外，以便于针根折断时取针。在进针、行针过程中，如发现弯针，应立即出针，切不可强行刺入、行针。对于滞针等亦应及时正确地处理，不可强行硬拔。

五、血肿

血肿是指针刺部位出现皮下出血而引起的肿痛。

（一）原因

针尖弯曲带钩，使皮肉受损，或刺伤血管所致。

（二）现象

出针后，针刺部位肿胀疼痛，继则皮肤呈现青紫色。

（三）处理

若微量皮下出血而局部只有小块青紫时，一般不必处理，可以自行消退。若局部胀疼痛剧烈，青紫面积大而且影响到活动功能时，可先做冷敷止血后，再做热敷或在局部轻轻揉按，以促使局部淤血消散吸收。

（四）预防

仔细检查针具；熟悉人体解剖部位，针刺时避开血管；出针时立即用消毒棉签按压针孔。

六、气胸

气胸是指毫针刺伤肺组织，使空气进入胸腔，引起肺萎陷的情况。

（一）原因

由于针刺胸、背、腋、胁、缺盆等部位腧穴时，刺入过深，伤及肺脏，引起创伤性气胸。

（二）现象

轻者出现胸闷、心慌、呼吸不畅，严重者可见呼吸困难、唇甲发绀、出汗、血压下降等症。体检时，可见患侧胸胁部间隙饱满，胸部叩诊呈鼓音，气管向健侧移位，听诊时呼吸音明显减弱或消失。有部分病例针刺当时并无明显异常现象，隔数小时后才逐渐出现胸闷、呼吸困难等症状。

（三）处理

一旦发生气胸，应立即起针，并让患者采取半卧位休息，切勿翻转体位，并安慰患者以消除其紧张恐惧心理。漏气量少者，可自行吸收。医生要密切观察，随时对症处理，一般首先给患者吸氧，并根据气胸的严重程度，给予休养观察或胸腔穿刺抽气及其他治疗。对于严重病例，如出现张力性气胸者，需及时组织抢救。

（四）预防

体位选择应合适。肺的下界在锁骨中线第 6 肋间隙、腋中线第 8 肋间隙、背部第 10 胸椎水平，肺的上界在锁骨内 1/3 上 3cm，胸膜顶上界可高达第 6 颈椎，第 6 颈椎旁穴位过深针刺仍然可能伤及肺尖，故在肺界区域针刺过程中，医生必须精神高度集中，严格掌握进针的角度、深度，避免直刺、深刺而导致气胸。肺气肿、肺心病患者，其肺界可能超出正常范围，医生尤应注意。

七、刺伤内脏

刺伤内脏是指由于针刺的角度和深度不当，造成相应的内脏损伤。

（一）原因

医生对腧穴和脏器的部位不熟悉，因针刺过深，或提插幅度过大，造成相应的内脏损伤。

（二）表现

刺伤内脏的主要表现有疼痛和出血。刺伤肝、脾，可引起内出血，表现为肝区或脾区疼痛，有的可向背部放射；若出血量过大，会出现腹痛、腹肌紧张，并有压痛及反跳痛等急腹症症状。刺伤心脏时，轻者可出现强烈的刺痛，重者有剧烈的撕裂痛，引起心外射血，导致休克等危重情况。刺伤肾脏，可出现腰痛、血尿，严重时血压下降、休克。刺伤胆囊、膀胱、胃、肠等空腔脏器时，可引起疼痛，甚至急腹症等症状。

（三）处理

轻者，卧床休息一段时间后，一般即可自愈。如损伤较重，或有继续出血倾向者，应用止血药等对症处理。密切观察病情及血压变化。若损伤严重，出血较多，出现失血性休克时，则必须迅速进行输血等急救或外科手术治疗。

（四）预防

医生应熟悉人体解剖部位，明确腧穴下的脏器组织。如中脘穴针刺前，要触摸肝脾是否肿大至中脘，肿大则禁刺；常规针刺以 0.5 寸为安全，避免过深针刺而刺穿胃壁。针刺胸腹、腰背部的腧穴时，掌握好针刺的方向、角度、深度，行针幅度不宜过大。

八、刺伤脑或脊髓

刺伤脑或脊髓是指针刺过深造成脑及脊髓的损伤。

（一）原因

针刺项部穴时，若针刺的方向及深度不当，则伤及延髓，造成脑组织损伤，严重者出现脑疝等严重后果；针刺胸腰段以及棘突间腧穴时，若针刺过深，或手法太强，可误伤脊髓。

（二）表现

误伤延髓时，可出现头痛、恶心、呕吐、呼吸困难、休克和神志不清等。如刺伤脊髓，可出现触电样感觉向肢端放射，甚至引起暂时性肢体瘫痪，有时可危及生命。

（三）处理

及时出针。轻者，需安静休息，经过一段时间后，可自行恢复。重者请神经外科及时抢救。

（四）预防

针刺头项及背腰部腧穴时，注意掌握正确的针刺角度和方向，不宜大幅度提插，禁深刺。凡针刺风府、哑门穴，针尖方向不可上斜，不可过深与捣针；上述腧穴只宜行捻转手法，不宜大幅度提插，禁用捣刺手法。

九、外周神经损伤

外周神经损伤是指针刺操作不当造成相应的外周神经损伤。

（一）原因

针刺或使用粗针强刺激出现触电感后仍然大幅度提插。

（二）表现

当神经受损后，多出现麻木、灼痛等症状，甚至出现神经分布区域及所支配脏器的功能障碍或末梢神经炎等症状。

（三）处理

应用 B 族维生素类药物治疗。严重者可在相应经络腧穴上进行 B 族维生素类药物穴位注射；或根据病情需要应用激素冲击以对症治疗。

（四）预防

针刺神经干附近的穴位时，手法宜轻；若出现触电感时，不可再使用强刺激手法。

第十节　针刺的注意事项

由于针刺受人体的生理功能状态和生活环境条件等因素的影响，医生在针刺治疗时还应注意以下几方面。

1. 患者在过于饥饿、疲劳或精神过度紧张时，不宜立即进行针刺；对于身体瘦弱、气虚血亏的患者，手法不宜过强，并应尽量选用卧位。

2. 妇女怀孕 3 个月以内者，不宜针刺小腹部的腧穴；怀孕 3 个月以上者，腹部、腰骶部腧穴不宜针刺。至于三阴交、合谷、昆仑、至阴等一些通经活血的腧穴，在怀孕期亦应予禁刺；如逢妇女行经期，若非为了调经，以上穴位亦不应针刺。

3. 小儿囟门未合时，头顶部的腧穴不宜针刺。

4. 常有自发性出血或损伤后出血不止的患者，不宜针刺。

5. 皮肤有感染、溃疡、瘢痕或肿瘤的部位，不宜针刺。

6. 针刺尿潴留等患者小腹部的腧穴时，应掌握适当的针刺方向、角度、深度等，以免误伤膀胱等器官出现意外事故。

7. 针刺眼区和项部的风府、哑门等穴时，应掌握一定的角度，不宜大幅度提插、捻转和长时间留针，以免伤及重要组织器官，产生严重的不良后果。

8. 注意胸、胁、腰、背脏腑所居之处的腧穴，不宜直刺、深刺，肝大、脾大、肺气肿患者尤应注意。

第十一节　针刺手法的现代研究

实验及临床研究表明，针刺手法与临床疗效密切相关，不同的手法其临床疗效不同。

张氏等[1] 报道于肾阳虚家兔的肾俞、足三里施加针刺提插补法可升高血清超氧化物歧化酶（SOD）含量，降低脂质过氧化物丙二醛（MDA）的含量，清除体内自由基，且作用优于电针及提插泻法。陈氏等[2] 采用提插补泻手法针刺健康家兔及类脾虚模型兔的足三里穴，利用放射免疫分析法观察针刺前后血浆环核普酸水平的变化，结果显示：补泻手法只有在病理情况下才起调整作用，对于正常家兔阴阳已经平衡的，不论针刺补法还是泻法，其所起的效应都不显著。姜氏等[3] 的研究结果发现：捻转角度大于 180°、提插深度大于 0.5cm 的拮抗肌强刺激与捻转角度小于 90°、提插深度小于 0.3cm 的弱刺激均能够明显改善患者的痉挛程度与临床痉挛指数，其中以弱刺激组效果更佳，且能够提高运动功能和日常生活能力。

Zaslawski 等[4] 观察了不同针刺手法对压力痛阈的影响，结果显示：针刺合谷穴并行捻转手法能显著提高身体 10 个部位的压痛痛阈，针刺合谷穴而不行手法只能提高 6 个部位的压痛痛阈，而非活性激光照射合谷穴对全部 10 个部位的痛阈无显著影响。喻氏等[5] 的研究结果表明：用提插捻转补法刺激合谷穴后，曲池穴的 PO_2 值开始上升；改用提插捻转泻法后，可见曲池穴的 PO_2 值逐渐下降。李氏等[6] 应用红外线热像技术研究发现：补法能使皮温升高，泻法能使皮温降低。王氏等[7] 于应激性高血压大鼠左侧太冲穴行针刺捻转泻法可降低大鼠收缩压、升高血浆及下丘脑降钙素基因相关肽（CCRP）和一氧化氮（NO）的含量，而针刺补法对大鼠收缩压、CCRP、NO 并无明显影响。王氏等[8] 应用磁共振灌注加权成像的研究结果表明：针刺可改善家兔脑出血血肿周围脑组织局部血流量的减少，小幅度快速捻转的"平补平泻"针刺手法（捻转频率200次/分，1分钟）组优于留针组。

刘氏[9]通过研究提插补法、捻转补法和烧山火对阳虚大鼠血浆睾酮的影响，发现手法组（A、B、C）与模型组（M）有非常显著性差异，提示3种手法均能对雄性大鼠的下丘脑—垂体—睾丸性腺轴有良性调节作用，并且烧山火手法的效果优于提插补法及捻转补法。郑氏等[10]实验观察到热补针法可以升高失血性休克家兔的血压，而凉泻针刺法对家兔失血性休克无治疗作用。周氏等[11]研究烧山火和透天凉法治疗热证模型家兔的疗效，将白兔24只随机分为空白对照组、模型组、烧山火组、透天凉组，利用大肠杆菌内毒素（ET）造模，治疗组两组动物曲池穴分别进行烧山火和透天凉治疗，结果显示：与模型组比较，治疗两组肛温及ET含量均显著降低；与烧山火相比，透天凉组ET含量下降更显著。该结果证明烧山火、透天凉均能使实热模型家兔血清ET含量有效降低，而透天凉有更好的退热疗效，因此凉泻针法应该是治疗实热证的首选方法。

参考文献

[1] 张轶，姜云武，汤晓云，等.针刺提插补泻对肾阳虚家兔血清SOD、MDA的影响[J].云南中医中药杂志，2005，26（3）：41-42.

[2] 陈芝喜，贾可亮，李志强，等.补泻手法对类脾虚模型兔血浆环核普酸水平的影响[J].放射免疫学杂志，1995，8（6）:43.

[3] 姜桂美，吴思平，贾超，等.不同刺激量针刺拮抗肌与主动肌治疗脑卒中后痉挛性偏瘫的临床疗效观察[J].针灸临床杂志，2008，24（11）:1-3.

[4] 马良宵，周辛，李春华，等.国外针灸刺法研究进展[J].针灸临床杂志，2010，26（9）：67-70.

[5] 喻凤兰，孔鄂生，刘汉安，等.不同针刺手法对健康人经穴氧分压的影响[J].中国针灸，1996，16（10）：15-16.

[6] 李平，关卫，王芳，等.捻转补泻手法针刺合谷穴对其局部皮肤温度的影响[J].天津中医学院学报，2002，21（3）：31-33.

[7] 王丽，井明鑫，支建梅，等.捻转补泻手法对应激性高血压大鼠CCRP、NO含量的影响[J].中国针灸，2011，31（4）：337-341.

[8] 王凡，刘婧，焦志华，等.针刺捻转手法对脑出血家兔磁共振灌注加权成像的影响[J].中华中医药杂志，2014，29（7）：2193-2197.

[9] 刘轲.三种热感手法对阳虚大鼠血浆睾酮（T）的影响[J].国医论坛，2000，15（3）：47-48.

[10] 郑魁山，徐鸿达.热补和凉泻不同针刺手法以对失血性休克家兔的实验观察[J].针灸临床杂志，1993，9（5）：22.

[11] 周海燕，杨洁，冯跃，等."烧山火、透天凉"针法对热证模型家兔肛温及血清内毒素含量的影响[J].针刺研究，2012，37（4）：277-280.

思考题

1.针灸时常用的体位有哪些？为什么针灸要选择合适的体位？

2.针刺治疗中的消毒包含哪几方面？灭菌、高水平消毒、中水平消毒、低水平消毒方法的区别是什么？

3.在什么情况下针灸医师应戴手套操作？

4.进针法分为哪几种？分别适用于哪些情况的进针？

5.捻转与提插补泻的操作要领分别是什么？复式补泻手法有哪些？

6.什么是针刺得气？它有何临床意义？

第五章

灸法

导学：本章介绍灸法的作用、灸法的种类及其应用、灸感及灸法补泻、灸法的注意事项与禁忌、灸法的现代研究。要求重点掌握灸法的适应证、操作方法和灸法的注意事项；熟悉灸法的作用、种类、灸感及灸法补泻；了解灸法的现代研究进展。

灸法，是指借灸火的热力和药物的作用，作用于人体的腧穴或特定部位，通过经络的传导，达到防治疾病目的的一种疗法。

第一节 灸法的作用

灸法是通过给腧穴机体刺激，激发腧穴、经络、脏腑调整机体组织器官功能，以达到防治疾病的目的。《医学入门》云："寒热虚实，皆可灸之。"

一、防病保健

《备急千金要方》记载："凡入吴蜀地游宦，体上常须两三处灸之，勿令疮暂瘥，则瘴疠、温疟毒气不能著人也。"《扁鹊心书》记载："人于无病时，常灸关元、气海、命门、中脘，虽未得长生，亦可保百年寿也。"《医说》亦云："若要安，三里莫要干。"以上论述说明艾灸足三里可以起到强身健体、防病保健的作用。现代医者认为艾灸具有激发

人体正气，增强抗病能力的作用，可使人体精力充沛，长寿不衰。

二、温经散寒

灸法可温通经络、散寒驱邪，治疗寒邪凝滞之证。临床上常用灸法治疗寒凝血滞、经络痹阻所引起的寒湿痹痛、痛经、闭经、胃脘痛、寒疝腹痛、泄泻、痢疾等病证。

三、扶阳固脱

《伤寒论》中记载："下利，手足逆冷，无脉者，灸之。"由此可见，阳气下陷或欲脱之危证皆可用灸法，说明灸法具有扶助阳气、举陷固脱的作用。临床上灸法多用于治疗脱证和中气不足、阳气下陷而引起的遗尿、脱肛、阴挺、崩漏、带下、久泻、久痢、痰饮等病证。

四、消瘀散结

气为血帅，血随气行，气得温则行，气行则血亦行。灸能通调气机，调和营卫，故使瘀结自散，所以临床常用于治疗气血凝滞之疾，如乳痈初起、瘰疬、瘿瘤等病证。

五、引热外行

《医学入门》记载："实者灸之，使实邪随火气而发散也……热者灸之，可引郁热之

气外发，火就燥之义也。"以上论述表明灸法治疗热证，可以热引热，使热外泄，故热证并不禁灸。因此，临床上用灯火灸治疗痄腮，直接灸角孙、内关穴治疗喉痹，灸少商穴治疗鼻衄等病。

第二节　灸法的种类及其应用

灸法的种类很多，常用的灸法见表 5-1。

表 5-1　灸法的种类

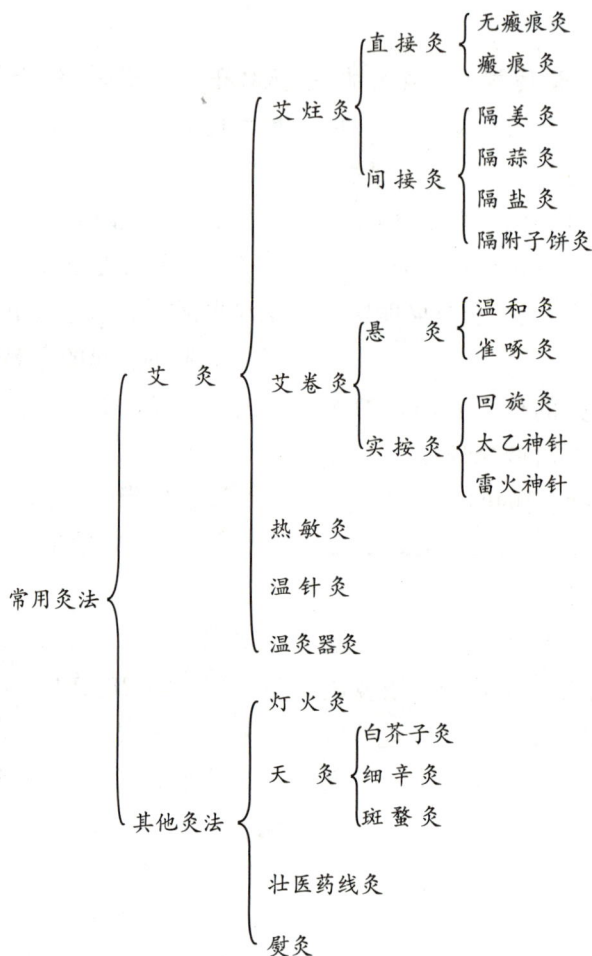

```
                                  直接灸 ┬ 无瘢痕灸
                                        └ 瘢痕灸
                           艾炷灸 ┤
                                        ┌ 隔姜灸
                                  间接灸 ┤ 隔蒜灸
                                        │ 隔盐灸
                                        └ 隔附子饼灸

                                        ┌ 温和灸
                                   悬  灸 ┤ 雀啄灸
            艾  灸 ┤ 艾卷灸 ┤
                                        ┌ 回旋灸
                                  实按灸 ┤ 太乙神针
                                        └ 雷火神针
常用灸法 ┤
                    热敏灸
                    温针灸
                    温灸器灸

                    灯火灸
                                ┌ 白芥子灸
                    天  灸 ┤ 细辛灸
            其他灸法 ┤         └ 斑蝥灸
                    壮医药线灸
                    熨灸
```

一、艾炷灸

艾炷灸是将纯净的艾绒放在平板上，用手搓捏成大小不等的圆锥形艾炷（图 5-1），将艾炷置于施灸部位点燃而治病的方法。每点燃 1 个艾炷，称为灸 1 壮。常用的艾炷或如麦粒，或如苍耳子，或如莲子，或如半截橄榄。艾炷灸又分为直接灸与间接灸两类。

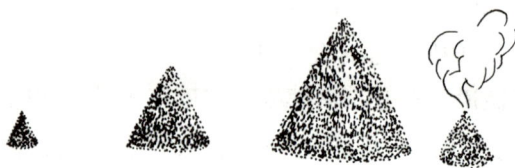

图 5-1　艾炷

（一）直接灸

将大小适宜的艾炷直接放在皮肤上施灸的方法为直接灸，又称为着肤灸、着肉灸。若施灸时将皮肤烧伤化脓，愈后留有瘢痕者，称为瘢痕灸；若不使皮肤烧伤化脓，不留瘢痕者，称为无瘢痕灸。

1. 瘢痕灸　又名化脓灸。施灸时先将所灸腧穴部位涂以少量的大蒜汁，以增加黏附和刺激作用，然后将大小适宜的艾炷置于腧穴上，用火点燃艾炷施灸。每壮艾炷必须燃尽，除去灰烬，继续易炷再灸，直至灸完规定壮数为止。施灸时，由于艾火烧灼皮肤，因此可产生剧痛，此时可用手在施灸腧穴周围轻轻拍打（抚摸），借以缓解疼痛。在正常情况下，灸后1周左右，施灸部位化脓形成灸疮，5～6周左右灸疮自行痊愈，结痂脱落后而留下瘢痕。因此，施灸前必须征求患者同意后，方可使用本法。瘢痕灸临床上常用于各系统顽固病证而又适合用灸法者，如哮喘、瘰疬、肺结核、慢性肠胃病、骨髓炎、关节病等。

2. 无瘢痕灸　施灸时先在所灸腧穴部位涂以少量的凡士林（便于艾炷黏附），然后将大小适宜的（约如苍耳子大）艾炷置于腧穴上点燃施灸，当艾炷燃剩2/5或1/4而患者感到微有灼痛时，即可易炷再灸，待将规定壮数灸完为止。一般应以局部皮肤出现红晕而不起疱为度。因其皮肤无灼伤，故灸后不化脓，不留瘢痕，适用于气血虚弱、小儿发育不良及虚寒轻证等病证。

（二）间接灸

用药物或其他材料将艾炷与施灸腧穴部位的皮肤隔开而进行施灸的方法称为间接灸，又称隔物灸、间隔灸。其所用间隔药物或材料因病证而异，如以生姜间隔者称隔姜灸，以食盐间隔者称隔盐灸，以附子间隔者称隔附子饼灸。常用的间接灸有如下几种。

1. 隔姜灸　用鲜姜切成直径2～3cm、厚0.2～0.3cm的薄片，中间以针刺数孔，然后将姜片置于腧穴或患处，再将艾炷放在姜片上点燃施灸，当艾炷燃尽，再易炷施灸，灸完所规定的壮数，以皮肤红润而不起疱为度。此法有温胃止呕、散寒止痛的作用，常用于因寒而致的呕吐、腹痛以及风寒痹痛等。

2. 隔蒜灸　用鲜大蒜头切成厚0.2～0.3cm的薄片，中间以针刺数孔（捣蒜如泥亦可），置于腧穴或患处，然后将艾炷放在蒜片上点燃施灸，待艾炷燃尽，易炷再灸，灸完规定的壮数，以皮肤红润而不起疱为度。此法有消肿、拔毒、散结、止痛的作用，多用于治疗瘰疬、肺痨及初起的肿疡等症。

3. 隔盐灸　用干燥的食盐（以青盐为佳）填敷于脐部，或于盐上再置一薄姜片，上置大艾炷施灸。此法有回阳、救逆、固脱的作用，适用于急性腹痛、吐泻、痢疾、四肢厥冷和脱证等。

4. 隔附子饼灸　将附子研成粉末，用酒调和做成直径约3cm、厚约0.8cm的附子饼，中间以针刺数孔，放在腧穴或患处，上面再放艾炷施灸，直至灸完规定壮数为止，以皮肤红润而不起疱为度。附子性味辛温大热，有温肾壮阳的作用，与艾灸并用，适用于各种阳虚证，如阳痿、早泄、遗精、疮疡久溃不敛等。

二、艾条灸

以艾绒为主要成分卷成的圆柱形长条称为艾条。点燃艾条施灸的方法称为艾条灸。艾条灸可分为悬起灸、实按灸两种方式。

（一）悬起灸

施灸时，将点燃的艾条悬放在距离腧穴或患处一定的高度上，不直接接触皮肤，使热力较为温和地作用于施灸部位，称为悬起灸。悬起灸根据实际操作方法不同，分为温和灸、雀啄灸和回旋灸。

1. 温和灸　施灸时将艾条的一端点燃，对准应灸的腧穴或患处，距离皮肤 2～3cm 进行熏烤，以患者局部有温热感而无灼痛为宜（图 5-2），一般每处灸 10～15 分钟，以皮肤出现红晕为度。对于昏厥、局部知觉迟钝的患者，医生可将中、食二指分开，置于施灸部位的两侧，这样可以通过医生手指的感觉来测知患者局部的受热程度，以便随时调节施灸的距离，防止烫伤。温和灸临床应用广泛，适用于一切灸法主治的病证。

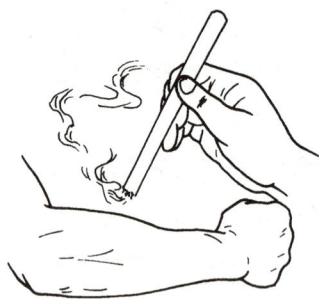

图 5-2　温和灸

2. 雀啄灸　施灸时，艾条点燃的一端与施灸部位的皮肤并不固定在一定距离，而是像鸟雀啄食一样，一上一下活动（图 5-3）施灸，以皮肤出现红晕为度。该法多用于昏厥急救、小儿疾患、胎位不正、缺乳等病证。

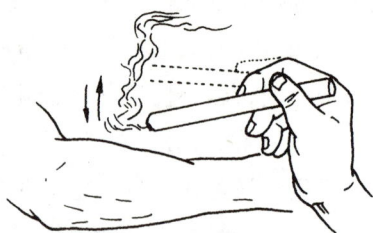

图 5-3　雀啄灸

3. 回旋灸　施灸时，艾条点燃的一端与施灸部位的皮肤虽然保持一定的距离，但艾条位置不固定，而是向左右方向移动或反复旋转施灸（图 5-4），以皮肤出现红晕为度。该法适用于风寒湿痹、瘫痪等病证。

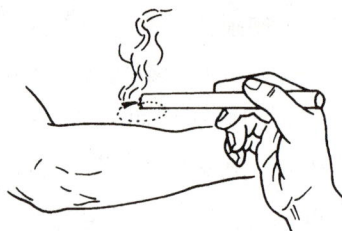

图 5-4　回旋灸

以上诸法对一般应灸的病证均可采用，但温和灸多用于灸治慢性病，雀啄灸、回旋灸多用于灸治急性病。

（二）实按灸

将点燃的艾条隔布或隔绵纸数层实按在腧穴上，使热气透入皮肉，火灭热减后重新点火按灸，以患者感觉局部灼热，不疼痛烧伤为度，灸量以反复灸熨 7～10 次为度，称为实按灸（图 5-5）。根据临床需要，在艾条里可掺进不同的中药材，又分别称为"太乙神针""雷火神针"。

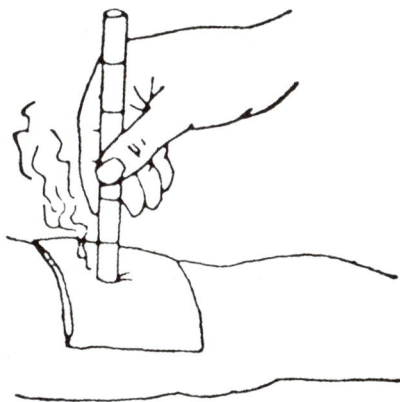

图5-5　实按灸

1. 太乙神针　历代医家之药物配方记载有所不同，一般处方为：人参250g、参三七250g、山羊血62.5g、千年健500g、钻地风500g、肉桂500g、花椒500g、乳香500g、没药500g、炮山甲250g、小茴香500g、靳艾2000g、甘草1000g、防风2000g，人工麝香少许，共研为细末，取药末25g掺入艾绒内，紧卷成爆竹状，外用鸡蛋清封固，阴干后备用。施灸时，将太乙针的一端烧着，用布七层包裹其烧着的一端，立即紧按于应灸的腧穴或患处进行灸熨，针冷则再燃再熨。若患者感到按灸局部灼烫、疼痛，即移开艾条并增加隔层。灸量以反复灸熨7～10次为度。此法治疗风寒湿痹、肢体顽麻、痿弱无力、半身不遂等均有效。

2. 雷火神针　历代医家记载的药方有所不同，一般处方为：沉香、木香、乳香、茵陈、羌活、干姜、穿山甲各9g，人工麝香少许。诸药共为细末，取药末混入94g艾绒中，用棉皮纸卷成圆柱形长条，外用鸡蛋清封固，阴干后备用。其施灸方法与"太乙神针"相同，临床上主治急性扭挫伤及寒湿气痛，其他大体与"太乙神针"主治相同。

三、温针灸

温针灸是将针刺与艾灸结合应用的一种方法。操作方法：将针刺入腧穴得气后并给予适当补泻手法而留针时，将纯净细软的艾绒捏在针尾上，或用艾条一段（长约2cm左右）插在针柄上，点燃施灸（图5-6）。待艾绒或艾条烧完后除去灰烬，将针取出。应用此法时，应注意防止艾灰脱落烧伤皮肤。此法将针刺与艾灸联合应用，适用于既需要留针而又适宜用艾灸的病证，值得推广。

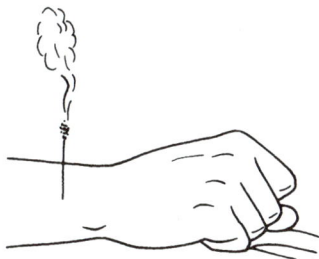

图5-6　温针灸

四、温灸器灸

温灸器又名灸疗器，是一种专门用于施灸的器具，用温灸器施灸的方法称温灸器灸。临床上常用的有灸架（图5-7）、灸盒（图5-8）和灸筒（图5-9）。施灸时，将艾绒或艾条装入温灸器，点燃后置于腧穴或患处施灸，以施灸部位的皮肤红润为度。该法有调和气血、温中散寒的作用，一切灸法主治病证均可应用，对小儿、妇女及畏灸者最为适宜。

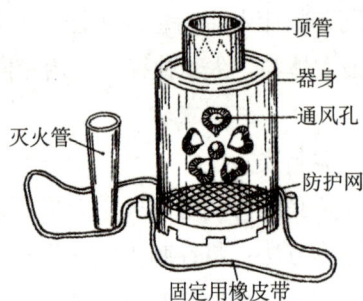

图 5-7 灸架

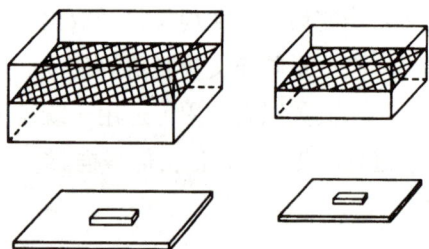

图 5-8 灸盒

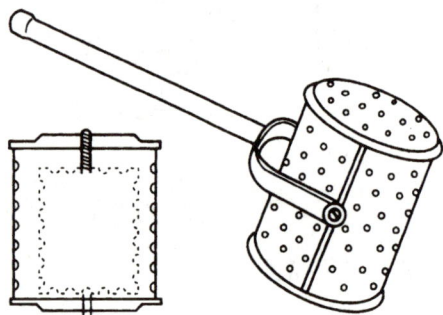

图 5-9 灸筒

五、其他灸法

（一）灯火灸

灯火灸又名灯草灸。操作方法：用灯心草一根，以麻油浸之，点燃后快速对准腧穴或患处，接触皮肤时听到"叭"的一声迅速离开，如无爆焠之声可重复 1 次。注意燃火前用软绵纸吸去灯心草上的浮油，以防止点火后油滴烫伤皮肤。灸后皮肤出现黄褐色斑点或斑块，偶尔会起小疱。该法多用于治疗小儿痄腮、小儿脐风和胃痛、腹痛、痧胀等病证。

（二）天灸

用对皮肤有刺激性的药物涂敷于腧穴或患处，使局部充血、起疱，犹如灸疮，称为天灸，又称药物灸、发疱灸。所用药物多是单味中药，也有用复方，常用的有白芥子灸、蒜泥灸、斑蝥灸等。

1. 白芥子灸　将白芥子研成细末，用水调和，敷贴于腧穴或患处，以活血止痛膏固定，贴敷 1～3 小时，以局部皮肤灼热疼痛为度。该法一般可用于治疗关节痹痛、口眼歪斜，或配合其他药物治疗哮喘等病证。

2. 蒜泥灸　将大蒜捣烂如泥，取 3～5g 贴敷于腧穴上，以活血止痛膏固定，敷灸 1～3 小时，以局部皮肤发痒发红起疱为度。如敷涌泉穴治疗咯血、衄血，敷合谷穴治疗扁桃体炎，敷鱼际穴治疗喉痹等病证。

3. 斑蝥灸　将芫青科昆虫南方大斑蝥或黄黑小斑蝥的干燥全虫研末，用醋或甘油、乙醇等调和，使用时先取胶布一块，中间剪一小孔，如黄豆大，贴在施灸腧穴上，以暴露腧穴并保护周围皮肤，将斑蝥粉少许置于孔中，上面再贴一胶布固定即可，以局部起疱为度。该法可治疗癣痒等病证。

近年来，在中国还出现了热敏灸、熨灸以及壮医药线灸等方法，丰富和扩大了灸法的临床应用范围。

第三节 灸感及灸法补泻

一、灸感

灸感，一般是指施灸时患者的自我感觉。由于灸法主要是靠灸火直接或间接在体表施以适当的温热刺激来达到预防和治疗疾病的目的，除瘢痕灸外，一般以患者感觉灸处局部皮肤及皮下温热或微有灼痛为主，温热刺激可直达深部，经久不消，亦可出现循经感传现象，如行热敏灸治疗时，患者可有传热、扩热、透热、局部不（微）热远部热、浅部不（微）热深部热、其他非热觉等感觉。

二、灸法补泻

灸法和针法一样，也有补泻，且早在《黄帝内经》中就有记载。其具体操作方法为：艾灸补法是点燃艾炷后，不吹其火，火力宜微而温和，时间较长，待其慢慢自灭，使真气聚而不散；艾灸泻法是点燃艾炷后，以口速吹其火，火力较猛，快速燃灭，当患者感觉局部灼痛时可更换艾炷再灸，促使邪气消散。灸法补泻的临床运用应根据患者的具体病情，结合施灸部位、腧穴的性能、患者的体质和年龄等情况，酌情应用。

三、灸法刺激量

灸法刺激量是指灸法达到的温热程度，不同的灸法刺激量可产生不同的治疗效果。灸法刺激量一般以艾炷的大小和壮数的多少计算，炷小、火势小、壮数少则量小，炷大、火势大、壮数多则量大。艾条灸、温灸器灸则以时间计算，热敏灸是以热敏灸感消失为饱和灸量，太乙针、雷火针是以灸熨的次数计算。另外，灸法刺激量还与疗程相关。疗程长、灸量大，多用于慢性病；疗程短、灸量小，多用于急性病。

掌握合适的灸法刺激量对于临床治疗非常重要。一般而言，艾炷直接灸时可用小炷、中炷，间接灸则用中炷、大炷；青壮年、男性、初病、体实者宜大炷、多壮数，妇女、儿童、老人、久病、体虚者宜小炷、少壮数；头面、胸背部艾炷不宜大而多，腰背腹部、肌肉丰厚处可用大炷、多壮数，四肢末端、皮肉浅薄而多筋骨处宜少灸；风寒湿痹、上实下虚者，欲温通经络、祛散外邪，或引导气血下行时，不过 3～7 壮，小、中炷即可，否则易使热邪内郁产生不良后果；沉寒痼冷、元气将脱者，需扶助阳气、温寒解凝，一般大炷、多壮数方能奏效。

第四节 灸法的注意事项与禁忌

一、施灸的先后顺序

古人对施灸的先后顺序有明确的要求，临床上一般是先灸上部，后灸下部，先灸阳部，后灸阴部，壮数是先少而后多，艾炷是先小而后大。但在特殊情况下则可酌情而施，如治疗脱肛时，即可先灸长强以收肛，后灸百会以举陷，因此不可过于拘泥。

二、施灸的禁忌

无论外感还是阴虚内热证，凡脉象数疾者禁灸；抽搐或极度衰竭、形瘦骨弱者，亦不宜灸治。妊娠期妇女下腹部以及腰骶部，睾丸、乳头、阴部不可灸。颜面部、大血管处、关节活动处不宜瘢痕灸。

三、注意事项

1. 施灸者应严肃认真，专心致志，精心操作。施灸前应对患者说明施灸要求，消除患者的恐惧心理。若需瘢痕灸，必须先征得患者同意，并处理好灸疮，防止感染。

2. 根据患者的体质和病证施灸，取穴要准确，灸穴不宜过多，热力应充足，火力宜均匀，切勿乱灸暴灸。

3. 灸治过程中出现晕灸者少见，若一旦发生晕灸，则应按晕针的处理方法处理。

4. 施灸过程中，应防止艾火烧着衣物、被褥等。施灸完毕后，必须将艾条或艾炷熄灭以防止发生火灾。对于昏迷、反应迟钝或局部感觉消失的患者，应注意保持一定的距离，并用手探测患者皮肤的温度，避免烧烫伤。

四、灸后的处理

施灸后，局部皮肤出现微红灼热属于正常现象，无须处理。如因施灸过量，时间过长，局部出现小水疱，只要注意不擦破，可任其自然吸收。如水疱较大，可用消毒的毫针刺破水疱，放出水液，或用注射针抽出水液，再涂以碘伏，并以纱布包敷。如用化脓灸者，在灸疮化脓期间要注意适当休息，加强营养，保持局部清洁，并用敷料保护灸疮，以防污染疮面，待其自然愈合。如处理不当，灸疮脓液呈黄绿色或有渗血现象者，可用消炎药膏或玉红膏涂敷。

灸法以温热刺激作用于人体的经络腧穴，刺激范围仅限于所选定的腧穴和部位，但却能影响和调整整个机体的功能，这是温热刺激通过经络腧穴发挥治疗作用的结果。现代研究认为艾灸具有生物物理学作用，表现为产热辐射，增加生物电流，激发机体能量，从而达到防治疾病的目的。现代研究证明灸法能改善局部血液循环，减少炎性渗出，使白细胞功能活跃，增强单核巨噬细胞功能，从而促进炎症恢复；灸法通过调节肾素－血管紧张素－醛固酮系统对高血压患者具有降压作用；艾灸可以降低高血脂患者的血脂水平；灸法可增强心肌收缩力，改善血管舒缩的异常状态，增加重要器官的血流量，改善微循环，纠正低心输出量和血流动力学紊乱状态，升高血压，抗休克作用；艾灸至阴穴可以兴奋垂体－肾上腺皮质系统，使肾上腺皮质激素分泌增加，提高子宫的紧张性及加强其活动，促进胎动，从而使胎位不正获得矫正；灸法可以使局部发生一系列化学变化，使组胺、激肽、5-羟色胺和前列腺素等的代谢发生变化，使环磷酸腺苷、环磷酸鸟苷相互作用，引起全身性反应，共同促进损伤组织修复；灸法为良性双向性调整作用，如在休克时温灸有升压作用，而对高血压患者施灸则可降压，既能治疗尿失禁，又能治疗尿潴留等；温灸的调整作用还具有整体性，如艾灸治疗炎症时，不仅能改善局部炎症的情况，而且还能调整机体的血液循环、内分泌、免疫等各系统功能共同发挥作用。

思考题

1. 常用的间接灸法有哪些？其各自的适应证是什么？

2. 灸法有哪些作用？

3. 灸法的刺激量与哪些因素有关？

4. 简述施灸的顺序与禁忌证。

第六章

拔罐法

导学：本章主要介绍罐的种类、吸附方法、拔罐前的准备、拔罐方法、拔罐法的作用及适用范围、拔罐的注意事项与禁忌等。要求掌握拔罐法作用、操作方法、适用范围和注意事项；熟悉罐的种类和吸附方法等。

拔罐法是以罐为工具，利用燃烧、抽吸、蒸汽等方法造成罐内负压，使之吸附于腧穴或体表一定部位，使局部皮肤充血、淤血，产生良性刺激，以达到调整机体功能、防治疾病目的的方法。

第一节　罐的种类

罐的种类很多，目前临床常用的有竹罐、陶罐、玻璃罐和抽气罐（图6-1）。

一、竹罐

竹罐是用直径3～5cm坚固无损的细毛竹，截成长6～10cm的竹筒，一端留节做底，另一端做罐口，经过多重工艺最终制成管壁厚度为2～3cm、形如腰鼓的圆筒。竹罐的优点是取材容易，制作简便，轻巧廉价，且不易摔碎，适于煎煮；缺点是容易爆裂、漏气，吸附力不大。

二、陶罐

陶罐是用陶土烧制而成，大小不一，罐口光滑，口、底较小，肚大而圆，形如腰鼓。它的优点是吸力大；缺点是质地重，落地易碎。

三、玻璃罐

玻璃罐是采用耐热透明玻璃制成，多呈球形，肚大口小，边外翻，罐口平滑，按大小分为各种型号。优点是质地透明，便于观察罐内皮肤的情况，随时掌握情况；缺点是容易碎裂。

四、抽气罐

抽气罐是利用机械抽气原理使罐体内形成负压，目前临床常用的是带有活塞嘴的分体式透明塑料罐。抽气罐的优点是可以避免烫伤，操作简便，不易破碎；不足之处是起不到火罐的温热刺激作用。

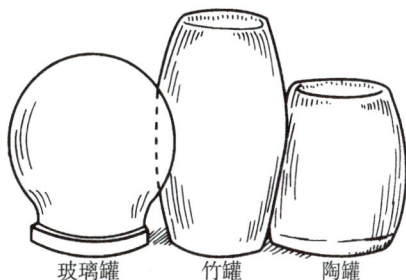

玻璃罐　　竹罐　　陶罐

图6-1　常用罐

第二节　罐的吸附方法

吸罐的方法有多种，主要可以分为火罐法、水罐法、抽气罐法。

一、火罐法

火罐法是利用燃烧时消耗罐内的部分氧气，并借产生的热力排出罐内空气，形成负压，将罐吸附在皮肤上。其吸拔力的大小与罐具的大小和深度、罐内的温度、扣罐的速度等因素有关，具体操作有以下几种。

1. 闪火法　用镊子或止血钳等夹住95%酒精棉球，一手握罐体，将棉球点燃后快速伸入罐内绕行1～2圈，或稍作短暂停留后，迅速退出并及时将罐扣在要施术的腧穴或部位上。此法是常用的拔罐方法，但须注意切勿将罐口烧热，以免烫伤皮肤（图6-2）。

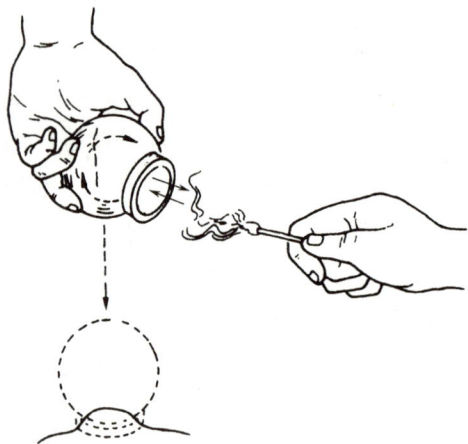

图6-2　闪火法

2. 投火法　将易燃的纸片或棉花点燃后投入罐内，迅速将罐扣在应拔体表部位。此法吸附力强，操作速度要快，临床多用于侧面横拔，但要防止罐内燃烧物落下烫伤皮肤（图6-3）。

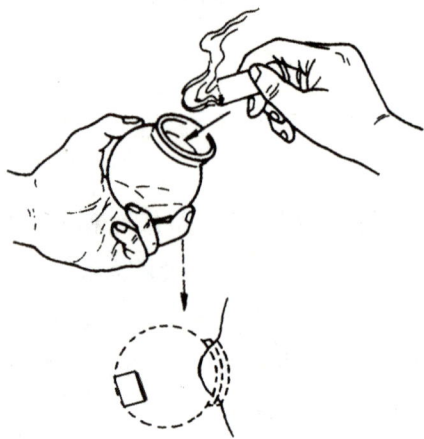

图6-3　投火法

3. 贴棉法　将直径2cm左右、薄厚适中的95%酒精棉片贴于罐内壁中段，点燃后迅速将罐扣拔于施术部位。此法多用于侧面拔，注意酒精量不要过多，防止滴下烫伤皮肤（图6-4）。

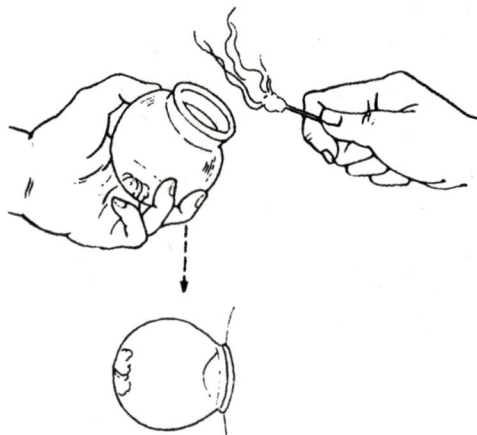

图6-4　贴棉法

二、水罐法

1. 水煮法　将竹罐放入水中或药液中煮沸 10～25 分钟，然后用镊子将罐口朝下夹出，迅速用凉毛巾紧扣罐口，立即将罐扣在应拔部位。

2. 蒸气法　将水或药液煮沸，当水蒸气从壶嘴或套于壶嘴的橡胶管内大量喷出时，将壶嘴或橡胶管插入竹罐内 2～3 分钟后取出，迅速将罐扣于应拔部位。

三、抽气罐法

抽气罐法是先将抽气罐紧扣在应拔部位，用抽气装置将罐内的空气抽出，使罐内形成负压，吸拔在皮肤上。此法适用于任何部位的拔罐（图 6-5）。

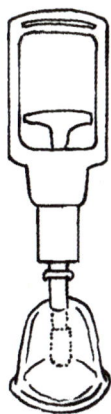

图 6-5　抽气罐法

第三节　拔罐前的准备

一、体位选择

拔罐施术前根据病证、操作部位的不同可选择不同的罐具，罐体应完整无碎裂，罐口内外应光滑无毛糙，罐的内壁应擦拭干净；应根据病证选取适当的治疗部位，以肌肉丰厚处为宜，常用肩、背、腰、臀、四肢近端以及腹部等；体位应选择患者舒适、医生便于操作的治疗体位；环境温度应适宜。

二、消毒方法

（一）罐具

对不同材质、用途的罐具可用不同的消毒方法。玻璃罐可用 70%～75% 酒精棉球涂擦 1 分钟，或用 800ppm 优氯净搓洗 30 秒（每千克水放优氯净 2 片可达 800ppm 浓度，该法最好戴乳胶手套进行）；对于用于刺络拔罐或污染有血液、脓液的玻璃罐，医生应戴手套操作，用水冲洗火罐后，用 5000～10000ppm 浓度的优氯净（即每千克水放 12～20 片优氯净）浸泡 10 分钟以上，使用前再用火烧灌口 2 次（对针孔处拔罐视同于血液或组织液污染进行处理）。塑料罐，可用 70%～75% 酒精棉球反复擦拭，或一次性使用。竹罐可用煮沸消毒。

（二）部位

一般拔罐的部位不需要消毒。运用针罐法时，用 70%～75% 酒精棉球或 0.5%～1% 碘伏棉球在针刺部位消毒。

（三）医生

医生双手可用肥皂水清洗干净。运用针罐法时，应再用 70%～75% 酒精棉球擦拭双手。

第四节　拔罐方法

临床拔罐时，根据病变部位和病情性质，选用不同的拔罐法。

一、留罐法

留罐法是将罐吸拔在皮肤上留置一定的时间，留罐时间可根据患者的年龄、体质、病情和罐的吸附力大小确定，一般为 5～20 分钟。此法最为常用，可根据病变范围及用罐数目的多少分为单罐法和多罐法。其中多罐法，又称排罐法，是指沿某一经脉或某一肌束的体表位置顺序成行排列吸拔多个罐，适用于病变较广泛的疾病。需要注意的是，罐大、吸拔力强的应适当减少留罐时间；夏季及肌肤薄处，留罐时间也不宜过长，以免起疱损伤皮肤。

二、闪罐法

闪罐法是用闪火法将罐吸拔于应拔部位，将罐拔住后，随即取下，再吸拔，再取下，如此反复多次，直至局部皮肤潮红、充血，或以罐底发热为度。闪罐法适用于不宜留罐的患者，如小儿、年轻女性的面部以及腹部、四肢部分部位。

三、走罐法

走罐法是在拔罐时先在施术部位皮肤和罐口上涂上凡士林或润肤霜等润滑剂，待罐吸拔后，医生一手握住罐体，略用力将罐沿着一定路线往返推移，至所拔部位皮肤红润、充血甚或淤血时将罐取下。此法一般用于面积较大、肌肉丰厚的部位，如腰背、大腿部。推罐时应用力均匀，以防止火罐漏气脱落，也不能用力过猛，应边转动边向前推移，防止损伤表皮（图 6-6）。

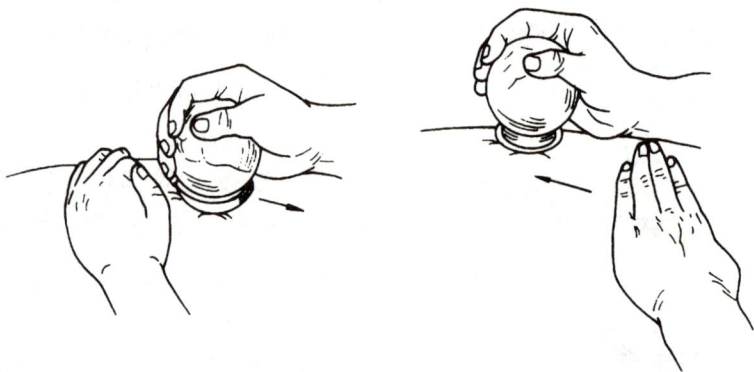

图 6-6　走罐法

四、针罐法

针罐法是将针刺和拔罐相结合应用的一种方法。即在针刺留针时，将罐拔在以针为中心的部位上，根据患者的年龄、体质、病情和罐的吸附力大小确定留置时间，一般留置为 5～20 分钟，然后起罐、起针；也可以于针刺起针后，立即于该部位拔罐，留置后起罐，起罐后用消毒过的棉球将拔罐处擦净（图 6-7）。

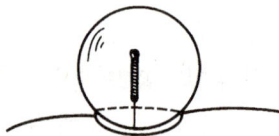

图 6-7　针罐法

五、刺络拔罐法

刺络拔罐法是在应拔罐部位行皮肤消毒后，用三棱针、采血针或粗毫针点刺出血，或用皮肤针叩刺出血后，再将火罐吸拔于点刺的部位之上，以加强刺血治疗的作用，起罐后用消毒棉球擦净血迹。此法应用广泛，多用于丹毒、痤疮、神经性皮炎、哮喘、皮肤瘙痒症等。需要注意的是，此法不可在大血管上使用，以免出血过多。

六、药罐法

（一）煮药罐

将配置好的药物装入布袋内，扎紧袋口，放入清水煮至适当浓度，再将竹罐放入药液内煮15分钟，使用时，按水罐法吸附在治疗部位。该法多用于风湿痹痛等病证，常用药物为羌活、独活、麻黄、艾叶、木瓜、防风、秦艽、花椒、生乌头、刘寄奴、乳香、没药等。

（二）蒸气药罐

将水和药液煮沸，当水蒸气从壶嘴或套于壶嘴的橡胶管内大量喷出时，将壶嘴或橡胶管插入竹罐内2～3分钟后取出，迅速将罐扣于应拔部位。此法常用于风湿痛等病证。

第五节　拔罐法的作用和适用范围

一、拔罐的作用

（一）负压作用

罐内的负压作用，可致机体局部组织充血、水肿，使毛细血管通透性与组织的气体交换增强，进而毛细血管破裂，血液溢入组织间隙而发生淤血，红细胞受到破坏，大量血红蛋白释放，使机体发生了自体溶血现象。同时由于负压的吸拔或熨刮、摩擦、牵拉、挤压对皮肤与肌肉浅层的良性刺激，不仅调节了血液循环，而且刺激了神经、皮下腺体、肌肉等多系统，引起一系列的神经－内分泌反应。如背部走罐，多种物理刺激作用于背部神经根，反射于大脑皮质，兴奋中枢神经，可引起背部发生持续1天以上的舒适感与反射性温热感。

（二）温热作用

拔罐法本身即有温热反应，尤其是火罐、水罐、药罐等更具温热刺激作用。温热刺激使局部温度升高、血管扩张、血流量增加，促进血液循环，加强新陈代谢，改善组织的营养供给，增强皮肤深层细胞的活力、血管的通透性、细胞的吞噬能力，从而增强组织的耐受性与抗病能力，通过反射机制而调节全身。

（三）调节作用

拔罐法的调节作用是建立在负压或温热作用的基础上，首先可以促进血液循环和新陈代谢，其次拔罐刺激可以通过神经机制加强血管收缩与舒张功能，调节微循环，加速局部组织的氧供与营养物质供给、体内废物与毒素的排出。拔罐可以通过加速血液循环，促进代谢产物排泄，解除肌肉的疲劳状态，缓解疼痛。

二、拔罐的适用范围

随着拔罐法机制的深入研究、吸拔方法和罐法的增多以及和多种疗法的结合运用，拔罐疗法的适应证也相应增多，拔罐常见适应证选穴简介如下。

1.感冒、发热、咳嗽、支气管哮喘及其

他肺部疾患,可参考选取大椎、肺俞、孔最及背部有关腧穴拔罐。

2. 胃肠疾患,如胃痛、腹痛、腹泻可在背部选取脾俞、胃俞、大肠俞,腹部选取天枢、气海,下肢部选取足三里、下巨虚等腧穴拔罐。

3. 急、慢性软组织损伤,可在患处刺络拔罐,或加取阳陵泉、血海等穴拔罐。

4. 疮疡可选取灵台穴,再另取局部拔罐。

5. 风湿痹痛、落枕除按针灸原理全身取穴外,还可选取疼痛的关节或疼痛的部位拔罐。

6. 妇科疾患多取肾俞、脾俞、肝俞、八髎、中极、关元、三阴交、血海等穴拔罐。

7. 痤疮可加取大椎刺络拔罐。荨麻疹可取神阙、血海、曲池等穴拔罐,也可在病患处拔罐。

8. 中暑多用针罐结合,常取大椎、委中、十宣等穴。

9. 高血压多取曲池、合谷、委中、三阴交、涌泉、足三里、肝俞、心俞、肾俞拔罐。

10. 面瘫取下关、地仓、颊车、太阳、风池、印堂、合谷等穴拔罐。

11. 肥胖症多选用中脘、天枢、关元、石门、足三里、阴陵泉、巨阙、丰隆、三阴交、箕门、髀关等穴拔罐。

12. 腰痛多选用肾俞、大肠俞、腰阳关、委中等穴拔罐。

13. 其他疾病可根据辨证、辨病、辨经、经验取穴等选穴配方,采用相应的罐法治疗。

第六节　注意事项与禁忌

一、注意事项

1. 拔罐时要选择适当体位和肌肉丰满的部位。若体位不当、移动,或骨骼凹凸不平、毛发较多的部位,火罐容易脱落,均不适宜。

2. 拔罐时要根据所拔部位的面积大小而选择大小适宜的罐。拔罐手法要熟练,动作要轻、快、稳、准,起罐操作时不可硬拉或旋转罐具,否则会引起疼痛,甚至损伤皮肤。

3. 用火罐时应注意勿灼伤或烫伤皮肤。若烫伤或留罐时间太长而皮肤起水疱时,小水疱无须处理,仅敷以消毒纱布,防止擦破即可;水疱较大时,用消毒针将水放出,涂以碘伏,或用消毒纱布包敷,以防感染;若不慎出现烧烫伤,按外科烧烫伤常规处理。

4. 拔罐过程中若出现局部疼痛,可适当减压放气或立即起罐;若出现头晕、胸闷、恶心欲呕、肢体发冷、冷汗淋漓甚至瞬间意识丧失等现象,处理方法是立即起罐,使患者头低脚高卧位,令其饮用温开水或糖水,或掐水沟穴等,密切注意血压、心率变化,严重者按晕厥处理。

二、拔罐的禁忌

1. 皮肤有过敏、溃疡、水肿和大血管分布部位。

2. 高热抽搐者,以及孕妇的腹部、腰骶部位。

3. 血小板减少性紫癜、白血病及血友病等出血性疾病。

4.精神分裂症、抽搐、高度神经质及不合作者。

5.急性外伤性骨折，中度和重度水肿部位。

6.瘰疬、疝气处及活动性肺结核。

7.眼、耳、口、鼻等五官孔窍部。

8.急性严重疾病、接触性传染病、严重心脏病、心力衰竭。

思考题

1.拔罐的方法和适应证有哪些？

2.拔罐法的作用机制是什么？

3.哪些情况不宜采用拔罐法？

4.何谓刺络拔罐？其适应证是什么？

第七章

其他针法

导学： 本章主要介绍三棱针、皮肤针、皮内针、腕踝针、电针、头针、耳针、穴位注射、腧穴敷贴、埋线及刮痧等治疗方法。要求掌握各种针法的操作方法、适用范围和注意事项；熟悉各种针法的作用。

在针刺方法中，除毫针刺法外，在临床上常用的还有三棱针、皮肤针、皮内针、电针、头针、耳针、杵针、小针刀、眼针、腹针、平衡针等，这些针法统称为其他针法。其他针法所采用的针具不同，则刺法不同，主治有别，是对毫针刺法的补充，为临床治疗提供了多种有效针刺治疗方法。本章重点介绍三棱针、皮肤针、皮内针、电针、头针和耳针，至于杵针、小针刀、眼针、腹针、平衡针只介绍其概念和适用范围。

第一节　三棱针法

三棱针法是用三棱针刺破血络或腧穴，放出适量血液，或挤出少量液体，或挑断皮下纤维组织，以治疗疾病的方法。其中放出适量血液以治疗疾病的方法属刺络法或刺血法，又称放血疗法。三棱针法有点刺法、散刺法和挑刺法3种，多用于瘀血证、实热证和急症等。

三棱针（图7-1）是用不锈钢材料制成，针柄较粗呈圆柱体，针身呈三棱形，尖端三面有刃，针尖锋利。它由古代九针之一的锋针发展而来。锋针，在古代主要是用于泻血排脓以治疗难治性病证的工具。

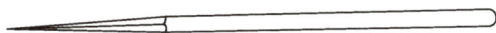

图7-1 三棱针

一、三棱针的作用

三棱针点刺放血具有疏通经络、行气活血、消肿止痛、泻热开窍的作用。

二、施术前的准备

应为患者选择适当的体位，以便于医生更好地操作。患者充分暴露施术部位，在患者需要叩刺的穴位或皮肤上用70%～75%酒精棉球擦拭消毒，或先用2%碘酊涂擦，稍干后，再用75%酒精棉球擦拭脱碘，或用0.5%～1.5%碘伏擦拭，擦拭时应从腧穴部位的中心点向外绕圈消毒。皮肤消毒后，切忌接触污物，保持洁净，防止重新污染。

针具使用前应进行灭菌或消毒处理。三棱针具若重复使用，一定要按照灭菌方法处理。

医生手按常规消毒法消毒。操作前手必须反复使用皂液清洗干净，待手干后，再用速干手消剂处理，或手干后用70%～75%

酒精棉球擦拭，方能持针操作。持针施术时，医生应尽量避免手指直接接触针身。

三、操作方法

（一）持针姿势

一般以右手持针，用拇、食两指捏住针柄中段，中指指腹紧靠针身的侧面，露出针尖 3～5mm（图 7-2）。

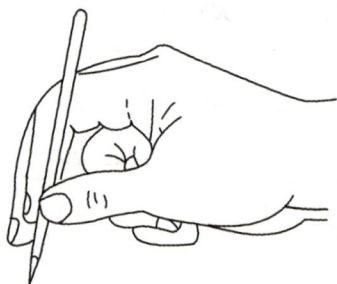

图 7-2　三棱针持针

（二）操作方法

三棱针的操作方法一般分为点刺法、散刺法和挑刺法 3 种。

1. 点刺法　是用三棱针点刺腧穴或血络以治疗疾病的方法。

（1）点刺穴位　即点刺腧穴出血或挤出少量液体的方法。针刺前在点刺穴位的周围用手指向点刺处推按，使血液积聚于点刺部位，常规消毒后，用左手拇、食指固定点刺部位，右手持针直刺 2～3mm，快进快出（图 7-3），点刺后亦可采用反复交替挤压针孔的方法，使血出数滴，或挤出液体少许，右手捏干棉球将血液或液体及时擦去。为了刺出一定量的血液或液体，点刺穴位的深度不宜太浅。此法多用于指趾末端、面部、耳部的穴位，如井穴、十宣、印堂、攒竹、耳尖、四缝等穴位。

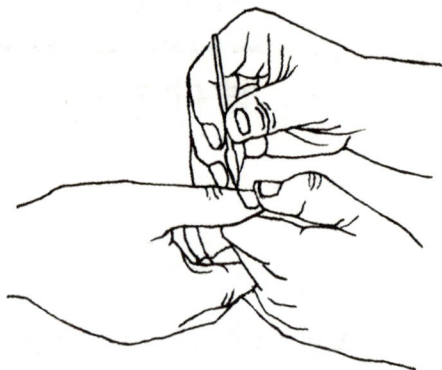

图 7-3　三棱针点刺

（2）点刺血络　即用三棱针点刺血络（浅表小静脉）放出适量血液的方法。常规消毒后，用右手持针垂直点刺，快进快出，动作要求稳、准、快，一次可放出血液 5～10mL（图 7-4）。待出血停止后，以无菌干棉球按压针孔，并以 75％酒精棉球清理创口周围的血液。

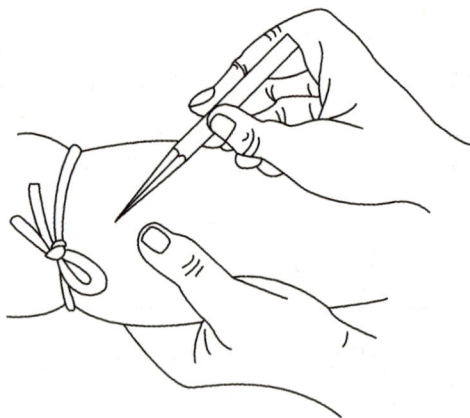

图 7-4　三棱针点刺血络

2. 散刺法　是在病变局部及其周围进行连续点刺以治疗疾病的方法。局部消毒后，根据病变部位大小，由病变外缘环形向中心点刺 10 ～ 20 针，促使瘀血、肿胀、顽癣等　病变消除（图 7-5）。

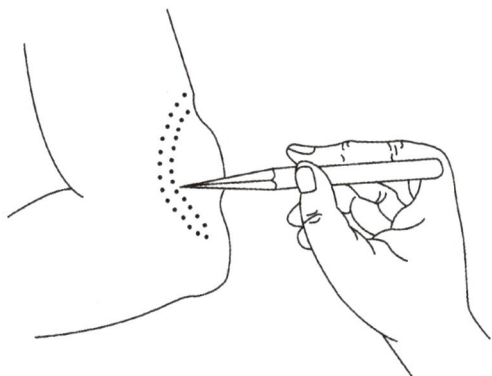

图 7-5　三棱针散刺

3.挑刺法　是以三棱针挑断穴位皮下纤维组织以治疗疾病的方法。局部消毒后，左手捏起施术部位皮肤，右手持针先横刺进入皮肤，挑破皮肤 0.2 ～ 0.3cm，再将针深入皮下，挑断皮下部分纤维组织（图 7-6），并可挤出一定量血液或少量液体，然后用无菌敷料保护创口以胶布固定。挑刺的部位可以选用经穴，也可选用奇穴，更多选用阿是穴、随病而起的阳性反应点。此法常用于治疗肩周炎、颈椎病、血管神经性头痛、失眠等病。

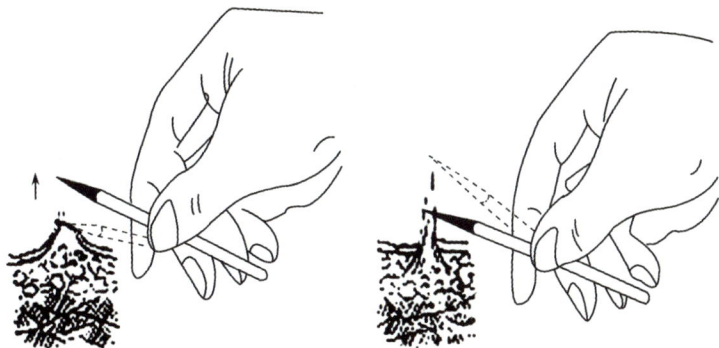

图 7-6　三棱针挑刺

四、适用范围

三棱针放血疗法具有疏通经络、行气活血、消肿止痛、泻热开窍等作用。其适用范围较广，凡各种实证、热证、瘀血、疼痛等均可应用，较常用于某些急症和慢性病，如昏厥、高热、中暑、中风闭证、咽喉肿痛、目赤肿痛、顽癣、痈疖初起、扭挫伤、疳证、痔疮、顽痹、头痛、丹毒、指（趾）麻痹等。

五、注意事项与禁忌

1. 对于放血量较大的患者，术前应作好解释工作。

2. 由于创面较大，必须无菌操作，以防感染。

3. 操作手法要稳、准、快，一针见血。

4. 若穴位和血络不吻合，施术时宁失其穴，勿失其络。

5. 点刺穴位不宜太浅，深刺血络要深浅适宜，针尖以刺中血管，让血液自然流出为度。

6. 点刺穴位及浅刺血络、散刺法可每日或隔日1次，挑刺、深刺血络法宜5～7日1次。

7. 避开动脉血管，若误伤动脉出现血肿，以无菌干棉球按压局部止血。

8. 大病体弱、贫血、孕妇和有自发性出血倾向者禁用。

第二节　皮肤针法

皮肤针法是用皮肤针叩刺人体皮肤一定部位或者腧穴以防治疾病的方法。皮部是十二经脉分布在体表的部位，人体十二皮部的分布区域是以十二经脉在体表的分布范围为依据而划分，十二皮部是十二经脉功能活动反映于体表的部位，也是络脉之气散布之所。皮肤针法就是采用皮肤针叩刺皮部或经络腧穴，通过孙脉、络脉和经脉以激发、调节脏腑气血，平衡阴阳，从而达到治疗疾病的目的。

皮肤针外形似小锤，针柄有软柄和硬柄两种类型。软柄一般用由角制成，富有弹性。硬柄一般用有机玻璃或硬塑制作，头部附有莲蓬状针盘，针盘上均匀地嵌着不锈钢短针（图7-7）。根据所嵌短针的数目，其又分别称为梅花针（5支短针）、七星针（7支短针）、罗汉针（18支短针）。

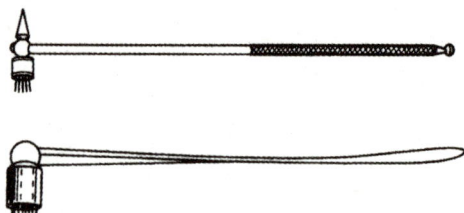

图 7-7　软柄、硬柄皮肤针

一、皮肤针的作用

人体皮部、腧穴与十二经脉相关，十二经脉联络人体脏腑组织器官，临床应用皮肤针刺激人体皮部、腧穴，可以激活经络，调节经络脏腑气血，平衡阴阳，防治疾病。

二、施术前的准备

患者选择适当的施术体位，以便医生更好地操作。患者充分暴露施术部位，在患者需要叩刺的穴位或皮肤上用70%～75%酒精棉球擦拭消毒，或先用2%碘酊涂擦，稍干后，再用75%酒精棉球擦拭脱碘，或用0.5%～1.5%碘伏擦拭，擦拭时应从腧穴部位的中心点向外绕圈消毒。皮肤消毒后，切忌接触污物，保持洁净，防止重新污染。

医生手按常规消毒法消毒。操作前手必须反复使用皂液清洗干净（一般至少2次，每次手揉搓时间不少于15秒，若达到手部卫生强制洗手要求条件时，则须洗手至少3次），手干后再用速干手消剂处理；或按前法洗手3次，手干后用70%～75%酒精棉球擦拭，方能持针操作。持针施术时，医生应尽量避免手指直接接触针身。

检查皮肤针针具，针尖不宜太锐或太钝，应呈松针形，全束针尖应平齐，不可歪斜、钩曲、锈蚀和缺损。检查针具时，可用干棉球轻触针尖，若针尖有钩曲或缺损，则棉絮易被带动。针具应一次性使用，若重复使用，一套针具只能对同一患者使用，使用前应进行灭菌或消毒处理，以高温灭菌或用75%酒精浸泡30分钟消毒。

三、操作方法
（一）持针姿势
软柄和硬柄皮肤针的持针姿势不同（图7-8）。

1. 软柄皮肤针 将针柄末端置于掌心，拇指居上，食指在下，余指呈握拳状固定针柄末端。

2. 硬柄皮肤针 用拇指和中指夹持针柄两侧，食指置于针柄中段的上面，无名指和小指将针柄末端固定于大、小鱼际之间。

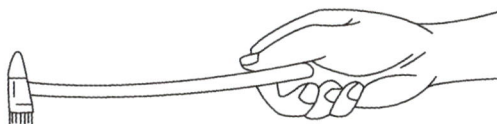

（1）软柄皮肤针的持针姿势

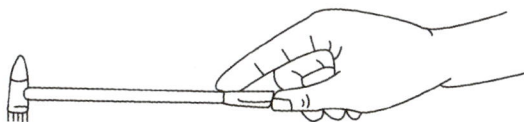

（2）硬柄皮肤针的持针姿势

图 7-8 软柄、硬柄皮肤针的持针姿势

（二）叩刺方法
皮肤常规消毒后，针尖对准叩刺部位，运用灵活的腕力垂直叩刺，即将针尖垂直叩击在皮肤上，并立刻弹起。如此反复进行。叩刺时要运用灵活的腕力直刺、弹刺、速刺，不可斜刺、压刺、慢刺、拖刺，避免使用臂力。

（三）刺激强度
根据患者病情、体质、年龄和叩刺部位的不同，可分别采用弱刺激、中等刺激和强刺激。

1. 弱刺激 即用较轻的腕力叩刺，冲力小，针尖接触皮肤时间较短，局部皮肤略见潮红，患者无疼痛感觉；适用于年老体弱、小儿、初诊患者，以及头面五官肌肉浅薄处。

2. 强刺激 即用较重的腕力叩刺，冲力大，针尖接触皮肤时间稍长，局部皮肤可见出血，患者有明显的疼痛感觉；适用于年壮体强，以及肩、背、腰、臀、四肢等肌肉丰厚处。

3. 中等刺激 即叩刺的腕力介于强、弱刺激之间，冲力中等，局部皮肤潮红，但无出血，患者稍觉疼痛；适用于多数患者，除头面五官等肌肉浅薄处，其他部位均可选用。

（四）叩刺部位
可通过以下 3 种方式选择叩刺部位。

1. 循经叩刺 指沿着与疾病有关的经脉循行路线叩刺；主要用于项、背、腰、骶部的督脉和膀胱经，其次是四肢肘、膝以下的三阴、三阳经。可治疗相应脏腑经络病变。

2. 穴位叩刺 指选取与疾病相关的穴位叩刺；主要用于背俞穴、夹脊穴、某些特定穴和阳性反应点。

3. 局部叩刺 指在病变局部叩刺。如治疗头面五官疾病、关节疾病、局部扭伤、顽癣等疾病可叩刺病变局部。

四、适用范围

本法主要用于头痛、失眠、痴呆、脑瘫、弱智、中风偏瘫、面瘫、高血压、颈椎病、肩周炎、胸胁痛、腰腿痛、胃脘痛、腹痛、痹证、荨麻疹、斑秃、肌肤麻木、阳痿、痛经、斜视、远视、近视等病证。

五、注意事项与禁忌

1. 施术前应检查针具，对于针尖有钩曲、缺损、参差不齐，针柄有松动的针具，须及时修理或更换，方可使用。

2. 操作时运用灵活的腕力垂直叩刺，并立即弹起。避免斜刺、拖刺、压刺。

3. 针具及针刺局部皮肤必须消毒。叩刺后皮肤如有出血，须用消毒干棉球擦拭干净，保持清洁，以防感染。

4. 局部皮肤有创伤、溃疡、瘢痕等不宜使用本法。

5. 皮肤针刺法可配合拔罐，应在治疗前做好准备。

第三节 皮内针法

皮内针法是以皮内针刺入并固定于腧穴部位的皮内或皮下，进行较长时间刺激以治疗疾病的方法，适用于需要持续留针的慢性疾病以及经常发作的疼痛性疾病。皮内针是用不锈钢制成的小针，有图钉型和麦粒型两种（图7-9）。

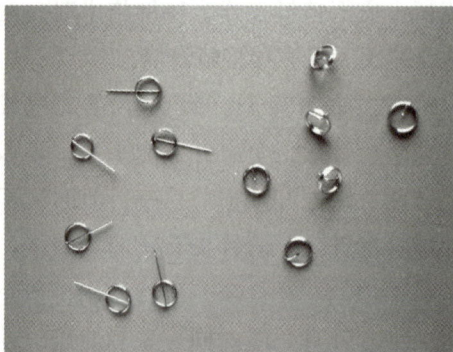

图7-9 图钉型和麦粒型皮内针

一、皮内针的作用

刺激皮部和经络腧穴，具有调节经络气血和脏腑功能的作用。

二、施术前的准备

患者选择适当的施术体位，以便医生更好地操作。患者充分暴露施术部位，在患者需要刺入的穴位或皮肤上用70%～75%酒精棉球擦拭消毒，或先用2%碘酊涂擦，稍干后，再用75%酒精棉球擦拭脱碘，或用0.5%～1.5%碘伏擦拭，擦拭时应从腧穴部位的中心点向外绕圈消毒。皮肤消毒后，切忌接触污物，保持洁净，防止重新污染。

医生手按常规消毒法消毒。操作前手必须反复使用皂液清洗干净（一般至少2次，每次手揉搓时间不少于15秒，若达到手部卫生强制洗手要求条件时，则须洗手至少3次），手干后再用速干手消剂处理；或按前法洗手3次，手干后用70%～75%酒精棉球擦拭，方能持针操作。持针施术时，医生应尽量避免手指直接接触针身。

皮内针针具应一次性使用，持针镊子使用前应进行灭菌或消毒处理，以高温灭菌或用75%酒精浸泡30分钟消毒。

三、操作方法

（一）图钉型皮内针

以镊子或持针钳夹住针柄，将针尖对准选定的穴位或部位垂直刺入，然后以 10mm×10mm 胶布将针柄固定于皮肤。该型皮内针多用于耳穴。

（二）麦粒型皮内针

左手拇、食指将穴位的皮肤向两侧撑开绷紧，右手用镊子夹住针柄，针尖对准穴位将针平刺入穴位皮下 0.5 ~ 0.8cm，然后用医用胶布顺着针身刺入方向，黏贴固定针具。

皮肤针针刺部位以不妨碍肢体正常活动且易固定的腧穴和部位为主，留针时间一般 3 ~ 5 天，暑热天不宜超过 2 天，平时注意检查，以防感染。留针期间，可每天按压数次，以增加刺激量。

四、适用范围

本法适用于一些慢性疾病以及经常发作的疼痛性疾病，如高血压、偏头痛、神经衰弱、三叉神经痛、面肌痉挛、支气管哮喘、胃脘痛、胆绞痛、关节痛、软组织损伤、月经不调、痛经、小儿遗尿等病证。此外，该法还常用于戒毒、减肥等。

五、注意事项与禁忌

1. 针宜选用较易固定和不妨碍肢体运动的穴位。

2. 留针后，若患者感觉局部刺痛，应将针取出重刺或改用其他穴位。

3. 留针期间，针处不要着水，以免感染。

4. 热天出汗较多，留针时间不宜过长。

5. 若发现留针局部感染，应将针取出，并对症处理。

6. 溃疡、炎症、不明原因的肿块，禁忌埋针。

第四节 腕踝针法

腕踝针法是在腕部和踝部进行针刺刺激以治疗疾病的一种方法。其具有治病范围广、见效快、疗效好、容易操作、痛苦小、安全性高等特点，已广泛应用于临床。

一、分区与分段

（一）身体分区

腕踝针分区以人体纵轴排列，以前、后正中线为界，将人体两侧由前向后分为 6 个纵区（见图 7-10、图 7-11、图 7-12），各区位置如下。

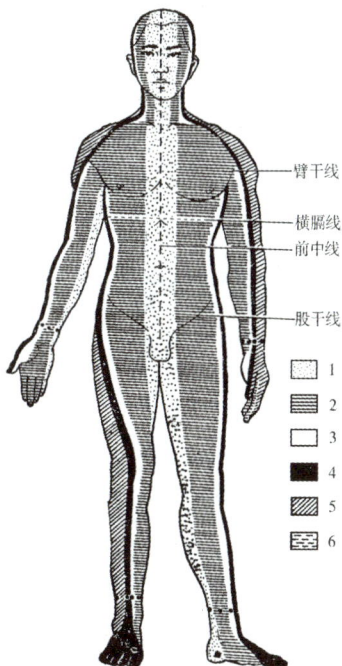

图 7-10　躯干定位分区正面

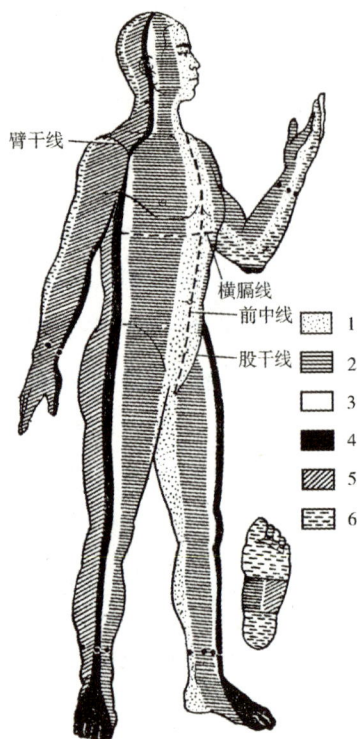

图 7-11 躯干定位分区侧面

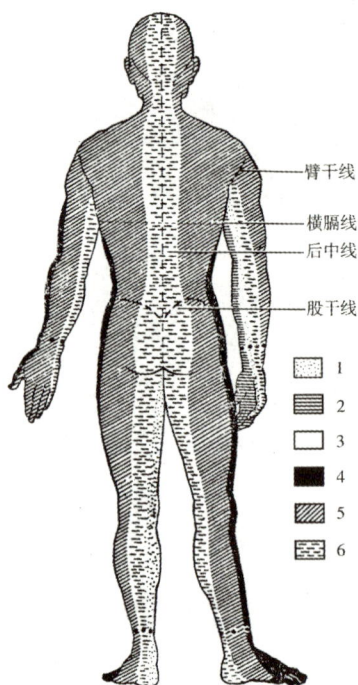

图 7-12 躯干定位分区背面

1. 1区 前正中线两侧的区域，从前正中线开始向左向右各旁开1.5同身寸所形成的体表区域和四肢内侧面后部。区域内包括额部、眼、鼻、舌、气管、口唇、前牙、咽喉、食管、心脏、上腹部、脐部、下腹部、会阴部和上下肢内侧面后部。

2. 2区 从1区边线到腋前线之间所形成的体表区域和四肢内侧面中部。区域内包括颞部、颊部、后牙、颌下部、甲状腺、锁骨上窝、乳房、肺、肝、胆、侧腹和上下肢内侧面中部。

3. 3区 从腋前线到腋中线之间所形成的体表区域和四肢内侧面前部。区域内包括头面部沿耳郭前缘的垂直线，胸腹部沿腋窝前缘向下的垂直线，以及上下肢内侧面前部。

4. 4区 从腋中线到腋后线之间所形成的体表区域和四肢外侧面前部。区域内包括头顶至耳垂直下的区域，肩部的斜方肌缘，胸腹部的腋窝顶至髂前上棘间的垂直区域，以及四肢外侧面前部。

5. 5区 从腋后线到6区之间所形成的体表区域和四肢外侧面中部。躯体后面两旁，与前面的2区相对应。区域内包括颞后部、颈的后外侧部、肩胛区向下的区域，以及上下肢外侧面中部。

6. 6区 后正中线向左向右各旁开1.5同身寸所形成的体表区域和四肢外侧面后部，与前面的1区相对应。区域内包括后头部、枕项部、脊柱棘突与柱旁、骶尾部、肛门等，以及上下肢外侧面后部。

（二）上下两段

以胸骨末端的两侧肋弓的交界处为中心，划一条环绕身体的水平线为横线，相当于膈肌的部位。横线将 6 个区分为上下两段。横线以上的 6 个区分别称为上 1 区、上 2 区、上 3 区、上 4 区、上 5 区、上 6 区；横线以下的 6 个区分别称为下 1 区、下 2 区、下 3 区、下 4 区、下 5 区、下 6 区。临床应用时还应标明左右侧，如左上 2 区、右下 3 区等。

二、进针点（穴位）及其主治病证

（一）腕部

腕部进针点共 6 个，约在腕横纹上 2 寸环绕腕部的一圈处（相当于内关、外关穴水平）。从掌面内侧尺骨缘开始，至前臂内侧中央、前臂内侧桡骨缘、前臂外侧桡骨缘、前臂外侧中央、前臂外侧尺骨缘，依次顺序为上 1、上 2、上 3、上 4、上 5、上 6 进针点（图 7-13）。

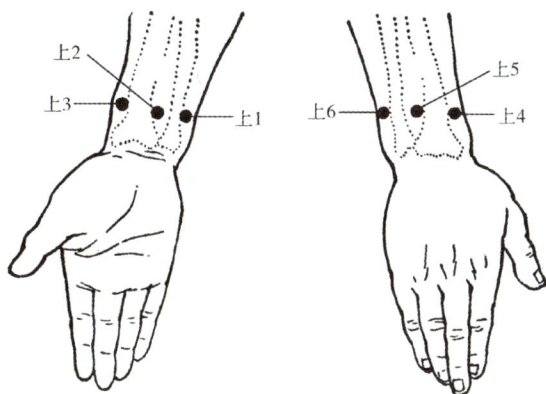

图 7-13　腕部进针点

上 1：位于小指侧的尺骨缘与尺侧屈腕肌腱之间；主治上 1 区域组织器官病证，如前额部头痛、眼病、鼻病、三叉神经痛、面肿、前牙痛、流涎、咽炎、气管炎、恶心、呕吐、心脏病、高血压、眩晕、盗汗、寒战、失眠、癔病、荨麻疹、皮肤瘙痒症等。

上 2：位于腕前面的中央，掌长肌腱与桡侧腕屈肌腱之间，即内关穴部位；主治上 2 区域组织器官病证，如颞前部痛、后牙痛、腮腺炎、颌下肿痛、胸痛、胸闷、哮喘、手掌心痛、指端麻木等。

上 3：位于靠桡动脉的外侧，桡骨边缘处；主治上 3 区域组织器官病证，如高血压、侧胸痛、偏头痛、肩关节疼痛等。

上 4：位于在拇指侧的桡骨内外缘之间；主治上 4 区域组织器官病证，如头顶痛、耳痛、耳鸣、耳聋、下颌关节功能紊乱、肩周炎（肩关节前部痛）、胸痛等。

上 5：位于腕背面的中央，即外关穴的部位；主治上 5 区域组织器官病证，如颞后部痛、落枕、肩痛、肩周炎（肩关节外侧部痛）、上肢感觉障碍（麻木、过敏）、上肢运动障碍（瘫痪、肢颤、指颤、舞蹈症）、肘关节痛、腕和指关节痛、手部冻疮等。

上 6：位于小指侧尺骨缘背面；主治上 6 区域组织器官病证，如后头痛、枕项痛、颈胸部脊柱及椎旁痛等。

（二）踝部

踝部进针点共 6 点，约在内外踝最高点上 3 寸环绕踝部的一圈处（相当于悬钟与三阴交穴水平），从小腿内侧跟腱缘开始，沿着小腿内侧中央、小腿内侧胫骨缘、小腿外侧腓骨缘、小腿外侧中央、小腿外侧跟腱缘，依次为下 1、下 2、下 3、下 4、下 5、下 6 进针点（图 7-14）。

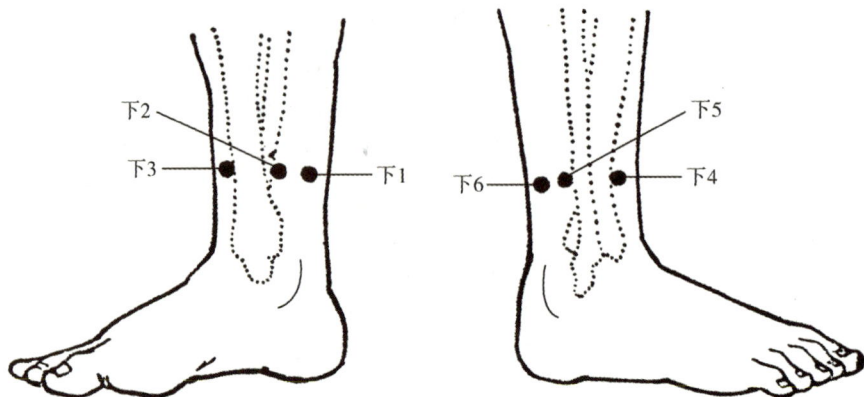

图 7-14　踝部进针点

下 1：位于小腿内侧跟腱缘；主治下 1 区域组织器官病证，如上腹部胀痛、脐周围痛、急性肠炎、痛经、阴道炎、遗尿、阴部瘙痒症、足跟痛等。

下 2：位于小腿内侧面中央，靠胫骨后缘；主治下 2 区域组织器官病证，如肝区痛、侧腹部痛、过敏性肠炎等。

下 3：位于胫骨前嵴向内侧一横指处；主治下 3 区域组织器官病证，如膝关节（内缘）痛等。

下 4：位于胫骨前缘与腓骨前嵴之间的中点；主治下 4 区域组织器官病证，如股四头肌酸痛、膝关节痛、下肢感觉障碍（麻木、过敏）、下肢运动障碍（瘫痪、肢颤、舞蹈病）、趾关节痛等。

下 5：位于小腿外侧面中央，靠腓骨后缘；主治下 5 区域组织器官病证，如髋关节痛、踝关节扭伤等。

下 6：位于小腿外侧跟腱缘；主治下 6 区域组织器官病证，如急性腰扭伤、腰肌劳损、骶髂关节痛、坐骨神经痛、腓肠肌痛、脚前掌痛等。

三、选穴依据和原则

（一）选穴依据

1. 依据主要症状的解剖部位及其所在体表区域选穴　判定疾病主要症状出现在哪个区就取相应区域的进针点，如近视眼取上 1、上 2。

2. 依据发病部位的解剖部位及其所在体表区域选穴　判定疾病发病的部位在哪个区就取相应的进针点，如阑尾炎早期出现的中上腹痛取下 2。

（二）选穴原则

1. 上病取上，下病取下　横线以上的病证取腕部进针点，如胸痛取上 2；横线以下的病证取踝部进针点，如脐周疼痛取下 1。

2. 左病取左，右病取右　左侧病证取左侧进针点，如胃痛取左下 2；右侧病证取右侧进针点，如胆结石取右下 2。

3. 区域不明，取双上 1 无法确定区域的病证，如高血压、眩晕、盗汗、寒战、失眠、癔病、荨麻疹、皮肤瘙痒症等可取双侧上 1。

四、操作方法

患者可采用坐位或卧位，一般针腕部多采用坐位，针踝部多采用卧位。针刺区域常规消毒，选 1.5 寸（40mm）长毫针，一手固定施术部位，另一手持针以针体与皮肤呈 15°～25°角将针尖快速刺入皮下，然后平放针身，使针体以纵行直线方向沿真皮下向前刺入，距针根部约 2 mm 为止，要求不出现酸、麻、胀、痛等不适感觉。进针方向一般为病灶部位。一般留针 30 分钟，也可留针 1～3 天，长时间留针应用消毒胶布固定针柄。每日 1 次，7～10 天为一疗程。

五、适用范围

腕踝针疗法每个区域主治病证包括两个方面，一是治疗本区域内所包括的脏腑、组织、器官的各种病证，二是主要症状反映在所属区域的各种病证。其临床应用范围广，涉及各科病证，如内科病证（感冒、咳嗽、哮喘、头痛、面痛、面瘫、面风、胁痛、不寐、中风后遗症、心悸、眩晕、胸痹、胃痛、腹痛、呃逆、癃闭、淋证、水肿、遗精、阳痿等）、外伤科病证（关节疼痛、伤筋、颈椎病、风疹、肾绞痛、腰痛、腰腿痛、落枕等）、妇儿科病证（月经不调、痛经、带下、乳癖、乳痛、小儿遗尿、痄腮、注意缺陷障碍等）、五官科病证（牙痛、口

疮、咽喉肿痛、声音嘶哑、鼻衄、鼻渊、近视、目赤肿痛等）。

六、异常现象及注意事项

（一）异常现象及处理

1. 晕针 出现与毫针刺法一样的晕针现象，处理方法和预防措施同毫针刺法。

2. 血肿 进针时刺破血管会出现血肿，应将针拔出，并及时按压血肿处数分钟，也可用冰敷。预防出现血肿应在进针时避开皮下血管。

3. 疼痛 进针后出现疼痛一般是针刺入皮下太浅或刺破血管，应将针退出至进针点重新刺入。

4. 不适感 进针后出现酸、麻、胀、重等不适感觉一般是针刺入皮下太深，也应将针退出至进针点重新刺入。

（二）注意事项

1. 留针期间一般不做提插或捻转等行针手法。

2. 留针期间一般要求患者配合患部活动。

3. 留针期间如遇到疼痛及不适感时应及时调整进针深浅，长时间留针者出现疼痛及不适感时应及时拔掉针。

4. 有出血性疾病者，禁止使用腕踝针。

第五节 电针法

电针法是在毫针针刺得气的基础上，应用电针仪输出脉冲电流，通过毫针作用于人体一定部位，以治疗疾病的一种方法。它将毫针与电刺激有机结合，既能减少行针工作量，又能提高毫针治疗效果，扩大毫针治疗

范围，并能准确控制刺激量，因此目前临床应用十分广泛。

一、电针刺激参数与作用

电针的刺激参数包括波型、波幅、波宽、节律、刺激强度与时间。这里主要讨论波型、刺激强度与时间。

（一）波型

脉冲电流的波型不同，其作用也不同。常见的波型为连续波、疏密波和断续波，临床使用时根据不同病情选择适当波型。

1. 连续波 是由单个脉冲采用不同方式组合而形成的一种波型。其频率由每分钟几十次至每秒钟几百次不等，依据频率快慢可分为密波和疏波。

（1）密波 频率一般在 50～100 次 / 秒（高频）。密波能降低神经应激功能，抑制感觉神经和运动神经，具有止痛、镇静、缓解肌肉和血管痉挛等作用，故也用于针刺麻醉。

（2）疏波 频率一般是 2～5 次 / 秒（低频）。疏波，其刺激作用较强，能提高肌肉、韧带的张力，对感觉和运动神经的抑制发生较慢，常用于治疗瘫痪和各种肌肉、关节、韧带、肌腱损伤等。

2. 疏密波 是由疏波和密波交替输出而形成的一种组合波，疏、密交替持续的时间各约 1.5 秒，因而对组织不易产生适应性反应。它具有增强代谢、促进血液循环、改善组织营养、消除炎性水肿的作用，常用于软组织损伤、关节周围炎、坐骨神经痛、面神经麻痹、肌无力、局部冻伤，以及心、胃、肠、胆、膀胱、子宫等器官的功能失调。

3. 断续波 是一种节律性地时断时续的波型。断时，在 1.5 秒时间内无脉冲电输出；续时，密波连续工作 1.5 秒。断续波机体不易产生适应性，能提高神经肌肉组织的兴奋性，对横纹肌有良好的刺激收缩作用，常用于治疗瘫痪、痿证等。

（二）刺激强度

当电流达到一定强度时，患者有麻刺感，这时的电流强度称为"感觉阈"；如电流强度再稍增加，患者会突然产生刺痛感，这时的电流强度称为"痛阈"。感觉阈和痛阈因人而异，在不同病理状态下差异也较大。一般情况下，在感觉阈和痛阈之间的电流强度是最适宜的刺激强度，超过痛阈的电流强度，患者不易接受，故临床上应以患者能耐受的刺激强度为宜。

（三）时间

电针的治疗时间也是影响疗效的一个因素。临床上常根据病情决定电针治疗时间，一般为 10～20 分钟，用于镇痛则一般在 15～30 分钟之间，每天或隔天治疗 1 次。

二、施术前的准备

一般嘱患者卧位，不能卧位者可选坐位。根据病情诊断，辨证选取电针处方配穴。根据病情及部位选择相应型号的毫针，选用的毫针应针身光洁，无磨损，无折痕，针柄牢固。毫针的针柄如经过温针火烧之后，不宜使用，若使用，输出导线应夹在毫针的针体上。检查电针仪性能，注意导线接触是否良好。

三、操作方法

（一）电针选穴

电针法的处方配穴与毫针刺法基本相同，除按经络辨证、脏腑辨证选穴外，还可选取神经干通过部位和肌肉神经运动点。按电流回路要求，选穴宜成对，一般选同侧肢体的 1～3 对腧穴为宜。

（二）电针方法

毫针针刺得气后，将电针仪输出电位器调至"0"位，负极接主穴，正极接配穴，对不分正负极者，将两根导线任意接在两个腧穴针刺的毫针针柄上。然后打开电源开关，选好波型，慢慢调高至所需输出电流量。当达到预定时间后，先将输出电位器退回至"0"位，然后关闭电源开关，取下导线，最后按毫针起针方法将针取出。

（三）电流刺激强度

通常在感觉阈和痛阈之间的电流强度是最适宜的刺激强度。当患者对电流刺激量产生耐受时，需及时调整电流刺激量。

四、适用范围

电针法具有镇静止痛、改善循环、缓解痉挛等作用，临床常用于治疗各种痛证、痹证，肌肉、关节、韧带、肌腱损伤等，以及心、胃、肠、胆、膀胱、子宫等器官的功能失调，并可用于针刺麻醉。

五、注意事项与禁忌

1. 电针仪器最大输出电压在 40V 以上者，最大输出电流应限制在 1mA 以内，以防止触电。

2. 心脏病患者，应避免电流回路通过心脏，尤其是安装心脏起搏器者，应禁止应用电针。

3. 靠近延髓、脊髓等部位使用电针时，电流量宜小，不可过强刺激，以免发生意外。

4. 电针刺激量较大时，需防止晕针。体质虚弱、精神紧张者，电流不宜过大。

5. 调节电流量时应仔细，应逐渐从小到大，不可突然增强，以防止肌肉强烈收缩造成弯针或折针。孕妇当慎用电针。

6. 要注意"针刺耐受"现象的发生，"针刺耐受"是长期多次反复应用电针，使机体对电针刺激产生耐受，降低电针疗效的现象。

第六节　头针法

头针法是在继承传统针灸的针刺手法基础上，结合西医学解剖、生理、神经等知识，通过多年临床验证后总结出来的一种现代针灸疗法。

一、头针理论的形成

头针理论起源很早，《黄帝内经》中有关头脑功能、头部经络与穴位的记载为头针的发明、发展和应用奠定了良好的基础。头为诸阳之会，手足六阳经和任督二脉皆上循于头面，六阴经中有手少阴与足厥阴经直接循行于头面部。《灵枢》中有"伤左角，右足不用"之描述，说明古人已观察到左侧额顶部受伤，会出现右足不用的症状。

西医学对大脑的认识和研究丰富了头针的内容，扩大了头针的临床应用，为头针的发展和完善作出了贡献。大脑皮质在不同部位有不同的功能，支配全身肢体器官的运动和感觉，如中央前回支配对侧肢体的随意运动，中央后回分析对侧肢体的感觉。头针刺激直接影响大脑的神经和内分泌系统，进而调节和恢复肢体、内脏、组织和细胞功能。

自1950年以来，众多中医专家对头部大脑功能在头部投影区进行了探讨和研究，出现了许多头针流派，对头针的应用具有很大的影响，本教材着重介绍焦氏头针疗法。头针刺激区大部分是根据大脑皮质功能来确定的（图7-15），适应证多是神经系统疾病。

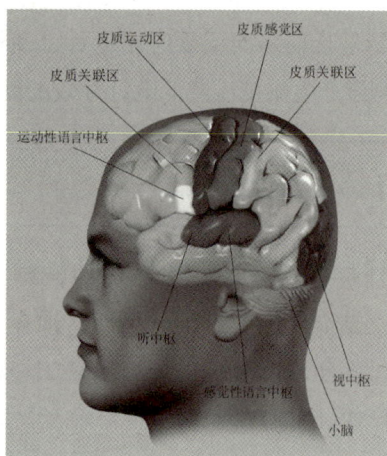

图7-15 脑半球侧面图

二、刺激区的定位与主治

为了准确地掌握刺激区的定位，首先要确定两条标准线。前后正中线：是从两眉之间至枕外粗隆下缘的头部正中连线。眉枕线：是从眉毛上缘中点至枕外粗隆尖端的头侧面的水平连线（图7-16）。

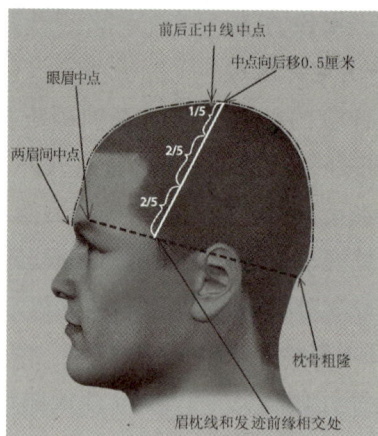

图7-16 运动区定位法

（一）运动区

1.部位 相当于大脑皮质中央前回在头皮上的投影。上点在前后正中线中点往后0.5cm处；下点在眉枕线和鬓角发际前缘相交处，如果鬓角不明显，可以从颧弓中点向上引垂直线，此线与眉枕线交叉处向前移0.5cm为运动区下点。上下两点之间的连线即为运动区。将运动区划分为5等份，上1/5是下肢、躯干运动区，中2/5是上肢运动区，下2/5是头面部运动区（图7-17）。

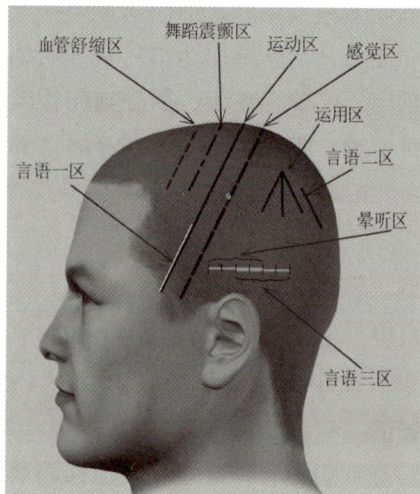

图7-17 侧面刺激区

2. 主治 运动区上 1/5，治疗对侧下肢及躯干部瘫痪；运动区中 2/5，治疗对侧上肢瘫痪；运动区下 2/5，治疗对侧面神经瘫痪。

3. 刺法 用长毫针由本线各区上端刺入，沿皮向目外眦方向刺至该区终点，或用 1.5 寸毫针分段刺入，行快速捻针手法。

（二）感觉区

1. 部位 相当于大脑皮质中央后回在头皮上的投影部位。自运动区向后移 1.5cm 的平行线即为感觉区。上 1/5 是下肢、头、躯干感觉区，中 2/5 是上肢感觉区，下 2/5 是面感觉区（图 7-17）。

2. 主治 感觉区上 1/5，治疗对侧腰腿痛、麻木、感觉异常、幻肢痛、后头部、颈项部疼痛，头鸣；感觉区中 2/5，治疗对侧上肢疼痛、麻木、感觉异常、幻肢痛；感觉区下 2/5，治疗对侧面部麻木、偏头痛、颞颌关节炎等。

3. 刺法 用长毫针由本线上端刺入，沿皮向目外眦方向刺至该区终点，或用 1.5 寸毫针分段刺入，行快速捻针手法。

（三）舞蹈震颤控制区

1. 部位 以运动区向前移 1.5cm 为上点，向下引 4cm 的平行斜线（图 7-17）。（注：根据大脑神经生理及和焦顺发老师讨论，此区比五版教材相比，缩短至 4cm。）

2. 主治 舞蹈病，注意缺陷障碍，震颤麻痹，帕金森病。

3. 刺法 用长毫针由本线上端刺入，沿皮向目外眦方向推进至该区终点，行快速捻针手法。

（四）血管舒缩区

1. 部位 以舞蹈震颤控制区向前移 1.5cm 厘为上点，向下引 4cm 的平行斜线（图 7-17）。（注：根据大脑神经生理及和焦顺发老师讨论，此区比五版教材相比，缩短至 4cm。）

2. 主治 皮层性水肿，高血压，雷诺病。

3. 刺法 从此区的上端刺入，沿皮向眉尾方向推进至该区终点，行快速捻针手法。

（五）晕听区

1. 部位 从耳尖直上 1.5cm 处，向前及向后各引 2cm 的水平线，共 4cm（图 7-17）。

2. 主治 眩晕，耳鸣，听力减退，幻听，梅尼埃病。

3. 刺法 由此区的前端或后端刺入，沿皮刺至该区终点，行快速捻针手法。

（六）言语一区

1. 部位 相当于大脑皮质 Broca 语言区在头皮上的投影。与下 2/5 是头面部运动区重叠（图 7-17）。

2. 主治 运动性失语，发音障碍。

3. 刺法 用长毫针由本区上端刺入，沿皮刺至该区终点，行快速捻针手法。

（七）言语二区

1. 部位 相当于顶叶的角回部。从顶骨结节后下方 2cm 处引一平行于前后正中线的直线，向下取 3cm 长的直线（图 7-18）。

2. 主治 命名性失语。

3. 刺法 由此区的上点进针，沿皮向下刺至该区终点，行快速捻针手法。

（八）言语三区

1. 部位 相当于大脑皮质 Wernicke 语言区在头皮上的投影。从耳尖直上 1.5cm 处，向后引 4cm 长的水平线（图 7-18）。

2. 主治 感觉性失语。

3. 刺法 由此区前端刺入，沿皮向下刺至该区终点，行快速捻针手法。

（九）运用区

1. 部位　从顶骨结节起分别引一垂直线和与该线夹角为40°的前后两线，长度均为3cm（图7-17）。

2. 主治　失用症。

3. 刺法　由此区上端刺入，沿皮向下刺至该区终点，行快速捻针手法。

（十）足运感区

1. 部位　在前后正中线的中点，旁开左右各1cm，向后引平行于正中线的3cm长的直线（图7-18）。

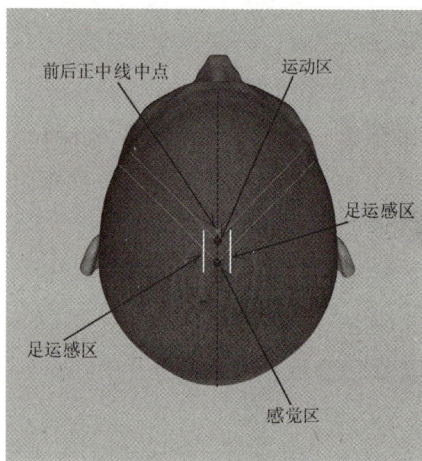

图7-18　顶面刺激区

2. 主治　对侧下肢瘫痪、疼痛、麻木，急性腰扭伤，夜尿多，皮质性多尿，二便失禁，膀胱下垂，子宫下垂，阳痿，脑震荡后遗症。

3. 刺法　由此区的前点进针，沿皮向后刺至该区终点，行快速捻针手法。

（十一）视区

1. 部位　从枕外粗隆顶端旁开1cm处，向上引平行于前后正中线的4cm长的直线（图7-19）。

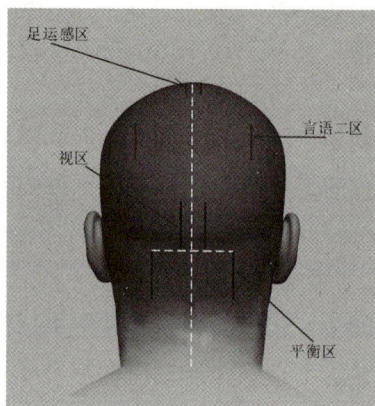

图7-19　后面刺激区

2. 主治　视力障碍，偏盲，复视。

3. 刺法　由此区上端刺入，沿皮向下刺至该区终点，行快速捻针手法。

（十二）平衡区

1. 部位　相当于小脑半球在头皮上的投影。从枕外粗隆顶端旁开3.5cm处，向下引平行于前后正中线的4cm长的直线（图7-19）。

2. 主治　平衡障碍，共济失调，多发性硬化，帕金森症。

3. 刺法　由此区上端刺入，沿皮向下刺至该区终点，行快速捻针手法。

（十三）胃区

1. 部位　从瞳孔直上的发际处为起点，向上引平行于前后正中线的2cm长的直线（图7-20）。

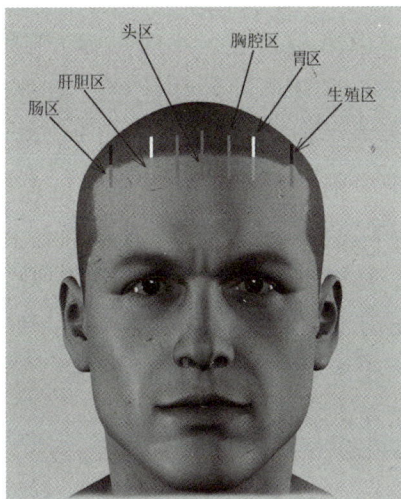

图 7-20　前面刺激区

2. 主治　胃痛及上腹部不适等。

3. 刺法　由此区下端刺入，沿皮向上刺至该区终点，行快速捻针手法。

（十四）肝胆区

1. 部位　从瞳孔直上的发际处为起点，向下引平行于前后正中线的 2cm 长的直线（图 7-20）。

2. 主治　肝胆病痛，胆结石，胁肋部不适等。

3. 刺法　由此区上端刺入，沿皮向下刺至该区终点，行快速捻针手法。

（十五）胸腔区

1. 部位　在胃区与前后正中线之间，从发际向上下各引 2cm 长的平行于前后正中线的直线（图 7-20）。

2. 主治　胸痛胸闷，心悸，心动过速，哮喘，呃逆胸部不适等。

3. 刺法　由此区上端刺入，沿皮向下刺至该区终点，行快速捻针手法。

（十六）生殖区

1. 部位　从额角处向上引平行于前后正中线的 2cm 长的直线（图 7-20）。

2. 主治　功能性子宫出血，盆腔炎，白带多；配足运感区治疗子宫脱垂等。

3. 刺法　由此区下端刺入，沿皮向上刺至该区终点，行快速捻针手法。

（十七）肠区

1. 部位　从额角处向下引平行于前后正中线的 2cm 长的直线（图 7-20）。

2. 主治　肠道病痛，便秘，泄泻及腹部不适等。

3. 刺法　由此区上端刺入，沿皮向下刺至该区终点，行快速捻针手法。

（十八）头区

1. 部位　在前后正中线上，从发际向上下各引 2cm 长的直线（图 7-20）。（注：根据大脑神经生理及和焦顺发老师讨论，此区为新增头区。）

2. 主治　失眠，健忘，精力不集中，烦躁，抑郁等症。

3. 刺法　由此区上端刺入，沿皮向下刺至该区终点，行快速捻针手法。

三、头针操作方法

1. 体位　取坐位或卧位，依不同疾病选定刺激穴区，单侧肢体疾病选用对侧刺激区；双侧肢体疾病选用双侧刺激区，并可选用有关刺激区配合治疗。

2. 消毒　局部用 70% 酒精常规消毒。

3. 进针　一般选用 32～34 号 1.5 寸长的不锈钢毫针。针与头皮呈 20°～30° 夹角快速将针刺入头皮下，当针达到帽状腱膜下层时，指下感到阻力减小，然后使针与头皮平行继续捻转进针，根据不同穴区可刺入0.8～1.4寸，然后运针。

4.运针　头针运针只捻转不提插，为使针的深度固定不变及捻针方便起见，一般以拇指掌侧面与食指桡侧面夹持针柄，以食指的掌指关节快速连续屈伸，使针身左右旋转，捻转速度每分钟可达200次左右，进针后持续捻转1～2分钟，留针30～45分钟，反复操作3～4次。

5.电针刺激　进针后亦可用电针治疗仪在主要穴区通电，以代替手法捻针，频率可用200～300次/分，亦可选用较高的频率，刺激波型选择可参考电针，刺激强度根据患者的反应而定。

6.留针　留针30～45分钟。小儿时间稍短，可20～30分钟。瘫痪患者留针期间，嘱其活动瘫侧肢体。重症患者，可做被动运动，加强肢体的功能锻炼。

7.起针　起针时，如针下无沉紧感，可快速抽拔出针，也可缓缓出针，起针后用消毒干棉球按压针孔片刻，以防止出血。

8.疗程　每日或隔日针1次，10～15次为一疗程，休息5～7天后再行下一疗程治疗。

四、适用范围

头针具有补脑益智、清脑安神、醒脑开窍、健脑通经、利脑镇痛、通脑活络及康复保健之功效。头针可调节大脑，促进大脑血液供应和循环，加强脑组织细胞再生，增强脑神经联系，加快脑功能康复等。头针刺激区大部分是根据大脑皮质功能来确定的，其适应证亦多是神经系统疾病。头针适用于脑源性疾患，如瘫痪、麻木、失语、眩晕、耳鸣、复视、尿失禁等病证。头针对中风后遗症、小儿脑瘫、脑损伤、舞蹈病、多发性动脉硬化症、帕金森病、梅尼埃病、不宁腿综合征、脑炎、脑膜炎、脊髓炎、脑震荡后遗症等有良好的疗效。头针对幻肢痛、复杂局部性疼痛、三叉神经痛、肩周炎、坐骨神经痛等各种疼痛亦有良好疗效。此外，头针还应用于针刺麻醉。由于头针运用的时间尚不长，适应证还在实践中不断发展和扩大。

五、常见病证举例

随着头针机制的研究，头针疗法的适用病证也相应增多，常见的头针适用病证针刺区域简介如下。

1.中风后遗症、瘫痪、失语、感觉减退等，可参考选取运动区、语言区、感觉区等有关区域。

2.小儿脑瘫，根据病情可选用足运感区、运动区、语言区、平衡区、视区、头区。

3.多发性动脉硬化症可在运动区、感觉区、平衡区、足运感区、视区等区域。

4.帕金森病多取震颤区、平衡区、运动区、足运感区。

5.不宁腿综合征可取震颤区、上1/5运动区、足运感区。

6.舞蹈病多用震颤区、运动区、足运感区。

7.幻肢痛多取感觉区、足运感区，配合耳针神门和肢体相关部位。

8.复杂性局部性疼痛多用感觉区、足运感区，配合耳针神门、交感和肢体相关部位。

9. 脑震荡后遗症可根据病情在足运感区、感觉区、平衡区、晕听区、头区、生殖区等区域。

10. 梅尼埃病多选用晕听区、足运感区、平衡区，可配合体针关元、足三里、阴陵泉、太冲等穴提高疗效。

六、注意事项与禁忌

1. 治疗时需掌握适当的刺激量，注意防止晕针。尤其是取坐位时，应随时注意观察患者的面色及表情。在头针治疗过程中患者若出现头晕、胸闷、恶心欲呕、肢体发冷、冷汗淋漓甚至瞬间意识丧失等现象，处理方法是立即起针，使患者头低脚高卧位，令其饮用温开水或糖水，或掐水沟穴等，并需密切注意血压、心率变化，严重者按晕厥处理。

2. 中风患者，急性期如因脑出血引起昏迷、发热、血压过高时，暂不宜用头针治疗，待病情及血压稳定后再行头针治疗。如因脑血栓形成引起的偏瘫者，宜及早采用头针及体针结合治疗。有高热、急性炎症及心力衰竭等症时，一般慎用头针治疗。

3. 头皮血管丰富，容易出血，起针时要用干棉球按压针孔片刻。如有出血及皮下血肿出现，可轻轻揉按，促使其消散。

4. 头皮局部如有感染、溃疡、肿瘤、缺陷，则该处禁用头针。小儿囟门未闭者，头顶部慎用头针。

第七节　耳针法

耳针法，是指在相应的耳穴上采用针刺或其他方法进行刺激以防治疾病的方法。耳穴，是指分布在耳郭上与脏腑经络、组织器官、四肢躯干相互沟通的特定区域。当人体发生疾病时，常会在相应耳穴出现"阳性反应"，如压痛、变形、变色、结节、丘疹、凹陷、脱屑、电阻降低等，这些反应点是耳针防治疾病的刺激点。耳针治疗范围广泛，操作方便，且对疾病诊断有一定的参考意义。

一、耳与经络脏腑的联系

（一）耳与经络的关系

早在《阴阳十一脉灸经》就有"耳脉"的记载，《黄帝内经》对耳与经脉、经别、经筋的关系作了较详细的阐述。手太阳、手足少阳、手阳明等经脉、络脉、经别均入耳中，足阳明、足太阳的经脉则分别上耳前，至耳上角。六阴经虽不直接入耳，但也通过经别与阳经相合，从而与耳相联系。因此，十二经脉均直接或间接上达于耳。奇经八脉中阴跷、阳跷脉并入耳后，阳维脉循头入耳。故《灵枢·口问》曰："耳者，宗脉之所聚也。"

（二）耳与脏腑的关系

耳与脏腑之间有着密切的联系。《灵枢·脉度》记载："肾气通于耳，肾和则耳能闻五音矣。"《厘正按摩要术·察耳》云，"耳上属心……耳下属肾……耳后耳里属肺……耳后耳外属肝……耳后中间属脾"，进一步将耳郭分为心、肝、脾、肺、肾五部。现代科学研究证实了耳与脏腑在生理上的密切联系，不仅存在着相关性，而且具有相对特异性，为耳针诊治疾病提供了客观依据。

二、耳郭表面解剖

（一）耳郭的形态和部位名称

耳郭分为凹面的耳前、凸面的耳背及耳

根，其体表解剖名称如下（图 7–21）。

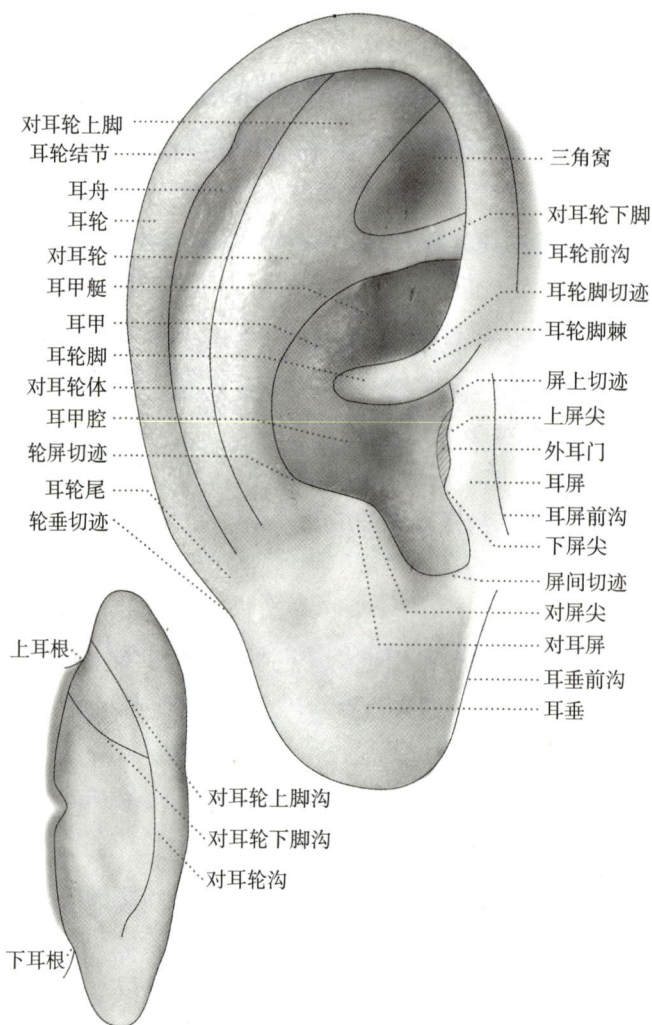

图 7-21　耳郭表面解剖

轮　耳郭卷曲的游离部分。

耳轮结节　耳轮后上部的膨大部分。

耳轮尾　耳轮向下移行于耳垂的部分。

轮垂切迹　耳轮和耳垂后缘之间的凹陷处。

耳轮脚　耳轮深入耳甲的部分。

耳轮脚棘　耳轮脚和耳轮之间的软骨隆起。

耳轮脚切迹　耳轮脚棘前方的凹陷处。

对耳轮　与耳轮相对呈"Y"字形的隆起部，由对耳轮体、对耳轮上脚和对耳轮下脚三部分组成。

对耳轮体　对耳轮下部呈上下走向的主体部分。

对耳轮上脚　对耳轮向前上分支的部分。

对耳轮下脚　对耳轮向前下分支的部分。

三角窝　对耳轮上、下脚与相应耳轮之间的三角形凹窝。

耳舟　耳轮与对耳轮之间的凹沟。

耳屏　耳郭前方呈瓣状的隆起。

屏上切迹　耳屏与耳轮之间的凹陷处。

对耳屏　耳垂上方，与耳屏相对的瓣状隆起。

屏间切迹　耳屏和对耳屏之间的凹陷处。

轮屏切迹　对耳轮与对耳屏之间的凹陷处。

耳垂　耳郭下部无软骨的部分。

耳甲　部分耳轮和对耳轮、对耳屏、耳屏及外耳门之间的凹窝，由耳甲艇、耳甲腔两部分组成。

耳甲腔　耳轮脚以下的耳甲部。

耳甲艇　耳轮脚以上的耳甲部。

外耳门　耳甲腔前方的孔窍。

上耳根　耳郭与头部相连的最上处。

下耳根　耳郭与头部相连的最下处。

（二）耳郭的组织结构

耳郭以弹性纤维软骨为支架，并附有韧带、脂肪、结缔组织和退化的肌肉，以及覆盖在外层的皮下组织和皮肤等。其神经、血管分布也极为广泛。

三、耳穴的分布特点

耳穴的分布状态近似于母体中倒置胎儿的形状，头部朝下，臀部朝上（图7-22）。一般而言，与头面相应的耳穴多分布在耳垂、对耳屏；与上肢相应的耳穴多分布在耳舟；与躯干、下肢相应的耳穴多分布在对耳轮；与盆腔脏器相应的耳穴多分布在三角窝；与腹腔脏器相应的耳穴多分布在耳甲艇；与胸腔脏器相应的耳穴多分布在耳甲腔；与消化道相应的耳穴多分布在耳轮脚周围。

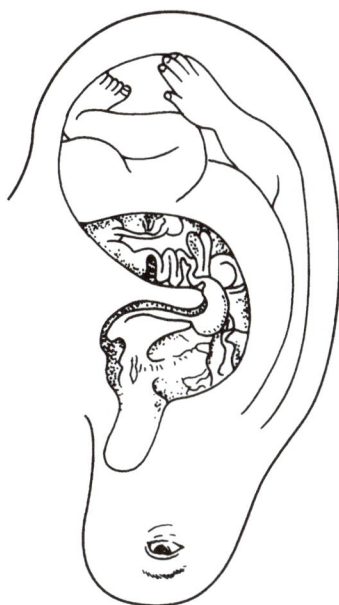

图7-22　耳穴分布规律图

四、耳穴的定位和主治

为了方便准确取穴，耳郭按解剖将每个部位划分成若干个区（图7-23），并依区定穴（图7-24），共计93个穴位。

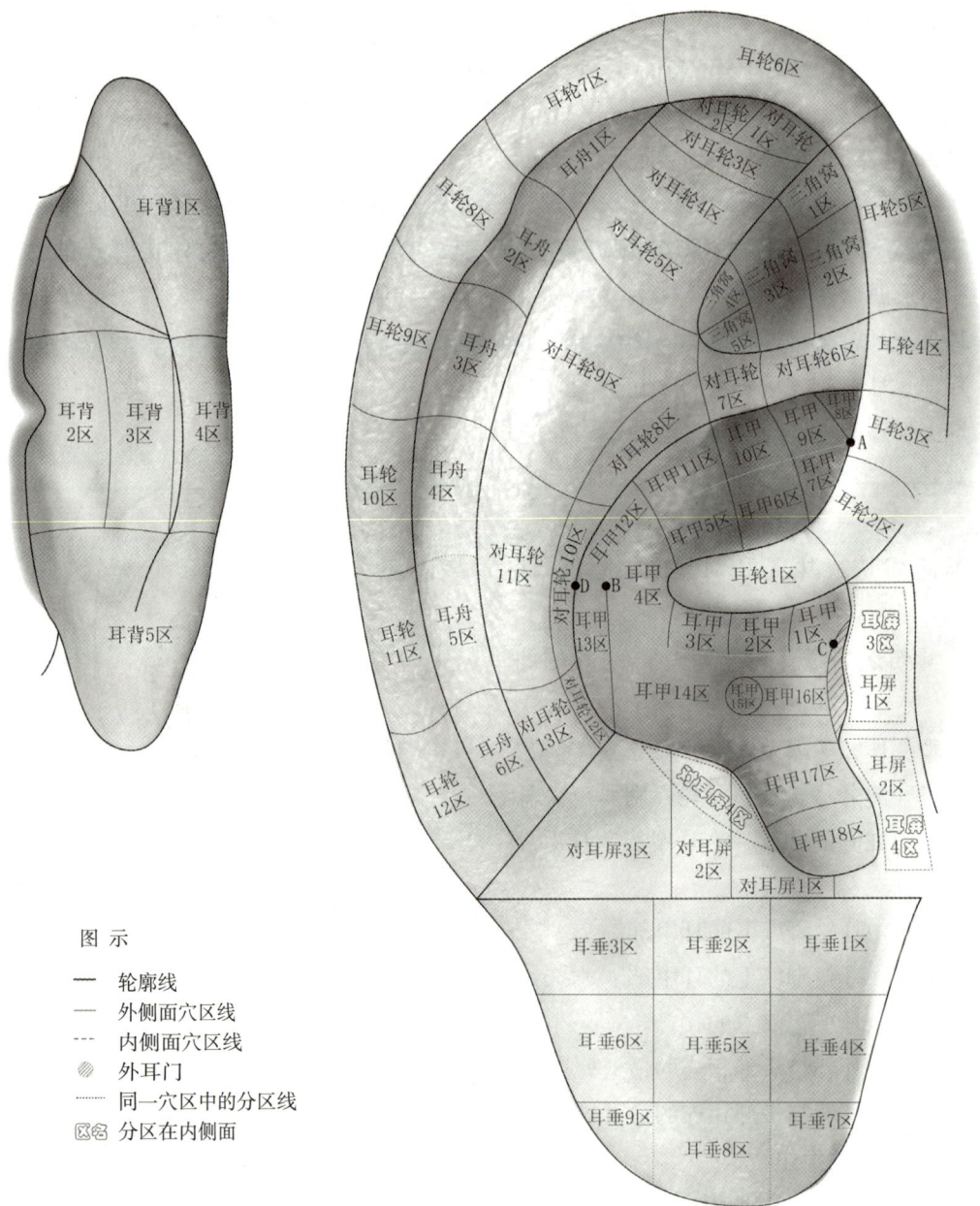

图 7-23 耳部分区示意图

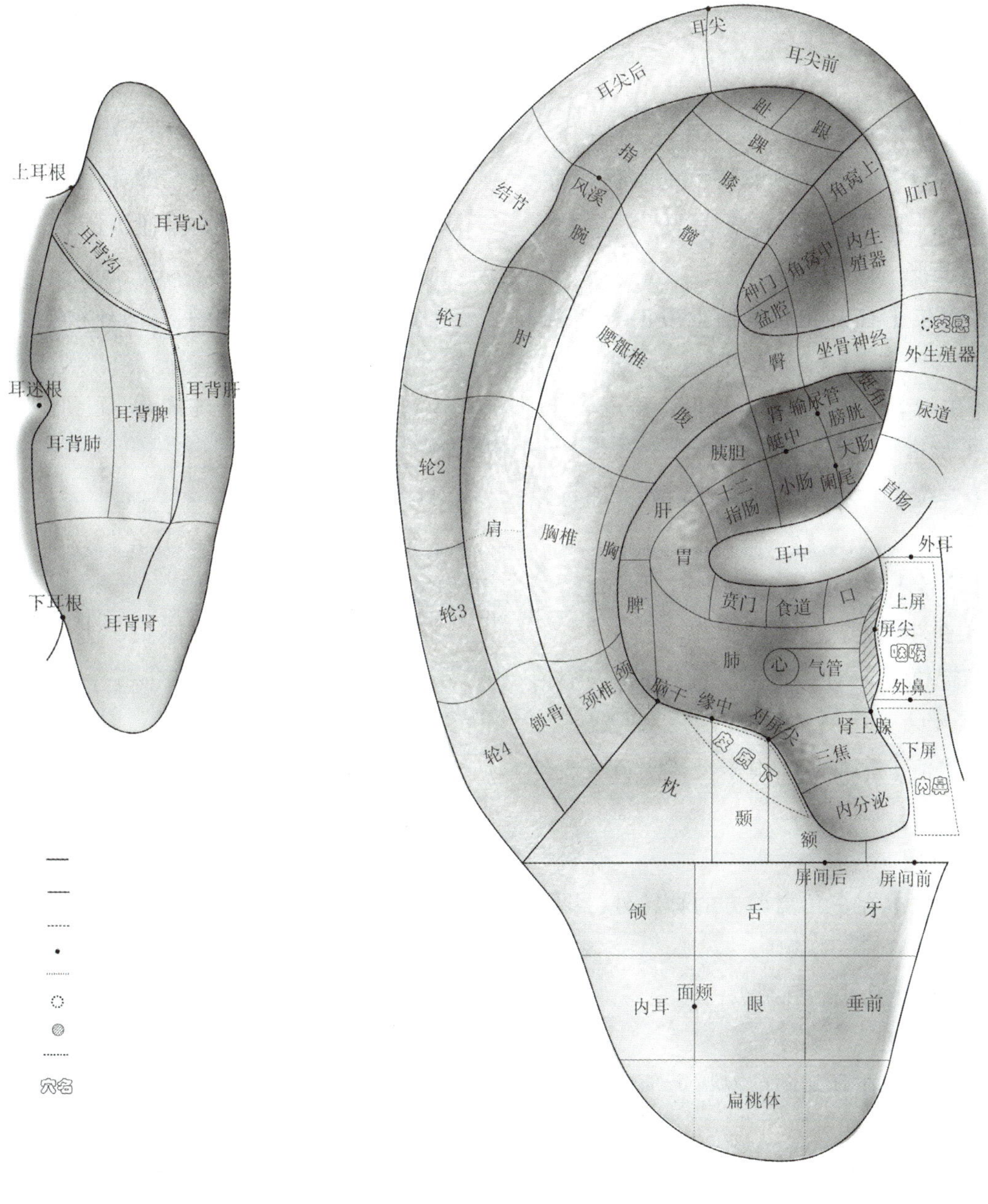

图 7-24　耳穴定位示意图

（一）耳轮分区与耳穴定位和主治

耳轮分为 12 个区。耳轮脚为耳轮 1 区；将耳轮脚切迹到对耳轮下脚上缘之间的耳轮分为 3 等份，自下而上依次为耳轮 2 区、耳轮 3 区、耳轮 4 区；对耳轮下脚上缘到耳轮

上脚前缘之间的耳轮为耳轮 5 区；对耳轮上脚前缘到耳尖之间的耳轮为耳轮 6 区；耳尖到耳轮结节上缘为耳轮 7 区；耳轮结节上缘到耳轮结节下缘为耳轮 8 区；将耳轮结节下缘到轮垂切迹之间的耳轮分为 4 等份，自上

而下依次为耳轮 9 区、耳轮 10 区、耳轮 11 区、耳轮 12 区。

1. 耳中

【定位】在耳轮脚处，即耳轮 1 区。

【主治】呃逆、荨麻疹、皮肤瘙痒症、小儿遗尿、咯血、出血性疾病。

2. 直肠

【定位】在耳轮脚棘前上方的耳轮处，即耳轮 2 区。

【主治】便秘、腹泻、脱肛、痔疮。

3. 尿道

【定位】在直肠上方的耳轮处，即耳轮 3 区。

【主治】尿频、尿急、尿痛、尿潴留。

4. 外生殖器

【定位】在对耳轮下脚前方的耳轮处，即耳轮 4 区。

【主治】睾丸炎、附睾炎、阴道炎、外阴瘙痒症。

5. 肛门

【定位】在三角窝前方的耳轮处，即耳轮 5 区。

【主治】痔疮、肛裂。

6. 耳尖前

【定位】在耳郭向前对折上部尖端的前部，即耳轮 6 区。

【主治】感冒、痔疮、肛裂。

7. 耳尖

【定位】在耳郭向前对折的上部尖端处，即耳轮 6 区、7 区交界处。

【主治】发热、高血压、急性结膜炎、麦粒肿、牙痛、失眠。

8. 耳尖后

【定位】在耳郭向前对折上部尖端的后部，即耳轮 7 区。

【主治】发热、扁桃体炎、上呼吸道感染。

9. 结节

【定位】在耳轮结节处，即耳轮 8 区。

【主治】头晕、头痛、高血压。

10. 轮 1

【定位】在耳轮结节下方的耳轮处，即耳轮 9 区。

【主治】发热、扁桃体炎、上呼吸道感染。

11. 轮 2

【定位】在轮 1 下方的耳轮处，即耳轮 10 区。

【主治】发热、扁桃体炎、上呼吸道感染。

12. 轮 3

【定位】在轮 2 下方的耳轮处，即耳轮 11 区。

【主治】发热、扁桃体炎、上呼吸道感染。

13. 轮 4

【定位】在轮 3 下方的耳轮处，即耳轮 12 区。

【主治】发热、扁桃体炎、上呼吸道感染。

（二）耳舟分区与耳穴定位和主治

耳舟分为 6 个区。将耳舟总长度分为 6 等份，自上而下依次为耳舟 1 区、2 区、3 区、4 区、5 区和 6 区。

1. 指

【定位】在耳舟上方处，即耳舟 1 区。

【主治】甲沟炎、手指麻木和疼痛。

2. 腕

【定位】在指区的下方处，即耳舟 2 区。

【主治】腕部疼痛。

3. 风溪

【定位】在耳轮结节前方，指区与腕区之间，即耳舟 1 区、2 区交界处。

【主治】荨麻疹、皮肤瘙痒症、过敏性鼻炎、哮喘。

4. 肘

【定位】在腕区的下方处，即耳舟 3 区。

【主治】肱骨外上髁炎、肘部疼痛。

5. 肩

【定位】在肘区的下方处，即耳舟 4 区、5 区。

【主治】肩周炎、肩部疼痛。

6. 锁骨

【定位】在肩区的下方处，即耳舟 6 区。

【主治】肩周炎。

（三）对耳轮分区与耳穴定位和主治

对耳轮分为 3 个部分，分别划区，总计 13 个区。将对耳轮上脚分为上、中、下 3 等份，下 1/3 为对耳轮 5 区，中 1/3 为对耳轮 4 区；再将上 1/3 分为上、下 2 等份，下 1/2 为对耳轮 3 区；再将最上部的 1/2 分为前后 2 等份，后 1/2 为对耳轮 2 区，前 1/2 为对耳轮 1 区。

将对耳轮下脚分为前、中、后 3 等份，中、前 2/3 为对耳轮 6 区，后 1/3 为对耳轮 7 区。

将对耳轮体从对耳轮上、下脚分叉处至轮屏切迹分为 5 等份，再沿对耳轮耳甲缘将对耳轮体分为前 1/4 和后 3/4 两部分，前上 2/5 为对耳轮 8 区，后上 2/5 为对耳轮 9 区，前中 2/5 为对耳轮 10 区，后中 2/5 为对耳轮

11 区，前下 1/5 为对耳轮 12 区，后下 1/5 为对耳轮 13 区。

1. 跟

【定位】在对耳轮上脚前上部，即对耳轮 1 区。

【主治】足跟痛。

2. 趾

【定位】在耳尖下方的对耳轮上脚后上部，即对耳轮 2 区。

【主治】甲沟炎、趾部疼痛。

3. 踝

【定位】在趾、跟区下方处，即对耳轮 3 区。

【主治】踝关节扭伤。

4. 膝

【定位】在对耳轮上脚的中 1/3 处，即对耳轮 4 区。

【主治】膝关节疼痛。

5. 髋

【定位】在对耳轮上脚的下 1/3 处，即对耳轮 5 区。

【主治】髋关节疼痛、坐骨神经痛、腰骶部疼痛。

6. 坐骨神经

【定位】在对耳轮下脚的前 2/3 处，即对耳轮 6 区。

【主治】坐骨神经痛、下肢瘫痪。

7. 交感

【定位】在对耳轮下脚末端与耳轮内缘相交处，即对耳轮 6 区前端。

【主治】胃肠痉挛、心绞痛、胆绞痛、输尿管结石、自主神经功能紊乱。

8. 臀

【定位】在对耳轮下脚的后 1/3 处，即

对耳轮 7 区。

【主治】坐骨神经痛、臀筋膜炎。

9. 腹

【定位】在对耳轮体前部上 2/5 处，即对耳轮 8 区。

【主治】腹痛、腹胀、腹泻、急性腰扭伤、痛经、产后宫缩痛。

10. 腰骶椎

【定位】在腹区后方，即对耳轮 9 区。

【主治】腰骶部疼痛。

11. 胸

【定位】在对耳轮体前部中 2/5 处，即对耳轮 10 区。

【主治】胸胁疼痛、肋间神经痛、胸闷、乳腺炎。

12. 胸椎

【定位】在胸区后方，即对耳轮 11 区。

【主治】胸痛、经前乳房胀痛、乳腺炎、产后泌乳不足。

13. 颈

【定位】在对耳轮体前部下 1/5 处，即对耳轮 12 区。

【主治】落枕、颈椎疼痛。

14. 颈椎

【定位】在颈区后方，即对耳轮 13 区。

【主治】落枕、颈椎病。

（四）三角窝分区与耳穴定位和主治

三角窝分区总计 5 个。将三角窝由耳轮内缘至对耳轮上、下脚分叉处分为前、中、后 3 等份，中 1/3 为三角窝 3 区；再将前 1/3 分为上、中、下 3 等份，上 1/3 为三角窝 1 区，中、下 2/3 为三角窝 2 区；再将后 1/3 分为上、下 2 等份，上 1/2 为三角窝 4 区，下 1/2 为三角窝 5 区。

1. 角窝上

【定位】在三角窝前 1/3 的上部，即三角窝 1 区。

【主治】高血压。

2. 内生殖器

【定位】在三角窝前 1/3 的下部，即三角窝 2 区。

【主治】痛经、月经不调、白带过多、功能性子宫出血、阳痿、遗精、早泄。

3. 角窝中

【定位】在三角窝中 1/3 处，即三角窝 3 区。

【主治】哮喘。

4. 神门

【定位】在三角窝后 1/3 的上部，即三角窝 4 区。

【主治】失眠、多梦、戒断综合征、癫痫、高血压、神经衰弱。

5. 盆腔

【定位】在三角窝后 1/3 的下部，即三角窝 5 区。

【主治】盆腔炎、附件炎。

（五）耳屏分区与耳穴定位和主治

耳屏分区总计 4 个。将耳屏外侧面分为上、下 2 等份，上部为耳屏 1 区，下部为耳屏 2 区；将耳屏内侧面分为上、下 2 等份，上部为耳屏 3 区，下部为耳屏 4 区。

1. 上屏

【定位】在耳屏外侧面上 1/2 处，即耳屏 1 区。

【主治】咽炎、鼻炎。

2. 下屏

【定位】在耳屏外侧面下 1/2 处，即耳屏 2 区。

【主治】鼻炎、鼻塞。

3. 外耳

【定位】在屏上切迹前方近耳轮部，即耳屏 1 区上缘处。

【主治】外耳道炎、中耳炎、耳鸣。

4. 屏尖

【定位】在耳屏游离缘上部尖端，即耳屏 1 区后缘处。

【主治】发热、牙痛。

5. 外鼻

【定位】在耳屏外侧面中部，即耳屏 1、2 区之间。

【主治】鼻前庭炎、鼻炎。

6. 肾上腺

【定位】在耳屏游离缘下部尖端，即耳屏 2 区后缘处。

【主治】低血压、风湿性关节炎、腮腺炎、链霉素中毒、眩晕、哮喘、休克。

7. 咽喉

【定位】在耳屏内侧面上 1/2 处，即耳屏 3 区。

【主治】声音嘶哑、咽炎、扁桃体炎、失语、哮喘。

8. 内鼻

【定位】在耳屏内侧面下 1/2 处，即耳屏 4 区。

【主治】鼻炎、上颌窦炎、鼻衄。

9. 屏间前

【定位】在屏间切迹前方耳屏最下部，即耳屏 2 区下缘处。

【主治】眼疾、咽炎、口腔炎。

（六）对耳屏分区与耳穴定位和主治

对耳屏分区总计 4 个。由对屏尖及对屏尖至轮屏切迹连线之中点，分别向耳垂上线作两条垂线，将对耳屏外侧面及其后部分为前、中、后 3 区，前为对耳屏 1 区，中为对耳屏 2 区，后为对耳屏 3 区；对耳屏内侧面为对耳屏 4 区。

1. 额

【定位】在对耳屏外侧面的前部，即对耳屏 1 区。

【主治】前额痛、头晕、失眠、多梦。

2. 屏间后

【定位】在屏间切迹后方对耳屏前下部，即对耳屏 1 区下缘处。

【主治】眼疾、额窦炎。

3. 颞

【定位】在对耳屏外侧面的中部，即对耳屏 2 区。

【主治】偏头痛、头晕。

4. 枕

【定位】在对耳屏外侧面的后部，即对耳屏 3 区。

【主治】头晕、头痛、癫痫、哮喘、神经衰弱。

5. 皮质下

【定位】在对耳屏内侧面，即对耳屏 4 区。

【主治】痛证、间日疟、神经衰弱、假性近视、失眠。

6. 对屏尖

【定位】在对耳屏游离缘的尖端，即对耳屏 1、2、4 区交点处。

【主治】哮喘、腮腺炎、睾丸炎、附睾炎、神经性皮炎。

7. 缘中

【定位】在对耳屏游离缘上，对屏尖与轮屏切迹连线之中点处，即对耳屏 2、3、4

区交点处。

【主治】遗尿、内耳性眩晕、尿崩症、功能性子宫出血。

8. 脑干

【定位】在轮屏切迹处，即对耳屏3、4区之间。

【主治】眩晕、后头痛、假性近视。

（七）耳甲分区与耳穴定位和主治

耳甲用标志点、线分为18个区。在耳轮内缘上，设耳轮脚切迹至对耳轮下脚间中、上1/3交界处为A点；在耳甲内，由耳轮脚消失处向后作一水平线与对耳轮耳甲缘相交，设交点为D点；设耳轮脚消失处至D点连线的中、后1/3交界处为B点；设外耳道口后缘上1/4与下3/4交界处为C点。从A点向B点作一条与对耳轮耳甲艇缘弧度大体相仿的曲线，为AB线；从B点向C点作一条与耳轮脚下缘弧度大体相仿的曲线，为BC线。

将BC线前段与耳轮脚下缘间分成3等份，前1/3为耳甲1区，中1/3为耳甲2区，后1/3为耳甲3区。ABC线前方，耳轮脚消失处为耳甲4区。将AB线前段与耳轮脚上缘及部分耳轮内缘分成3等份，后1/3为耳甲5区，中1/3为6区耳甲，前1/3为耳甲7区。将对耳轮下脚下缘前、中1/3交界处与A点连线，该线前方的耳甲艇部为耳甲8区。将AB线前段与对耳轮下脚下缘间耳甲8区以后的部分，分为前、后2等份，前1/2为耳甲9区，后1/2为耳甲10区。在AB线后段上方的耳甲艇部，将耳甲10区后缘与BD线之间分为上、下2等份，上1/2为耳甲11区，下1/2为耳甲12区。由轮屏切迹至B点作连线，该线后方、BD线下方的

耳甲腔部为耳甲13区。以耳甲腔中央为圆心，以圆心与BC线间距离的1/2为半径作圆，该圆形区域为耳甲15区。过耳甲15区最高点及最低点分别向外耳门后壁作两条切线，切线间为耳甲16区。耳甲15、16区周围为耳甲14区。将外耳门的最低点与对耳屏耳甲缘中点相连，再将该线以下的耳甲腔部分为上、下2等份，上1/2为耳甲17区，下1/2为耳甲18区。

1. 口

【定位】在耳轮脚下方前1/3处，即耳甲1区。

【主治】面瘫、口腔炎、胆囊炎、胆石症、戒断综合征、牙周炎、舌炎。

2. 食道

【定位】在耳轮脚下方中1/3处，即耳甲2区。

【主治】食管炎、食管痉挛。

3. 贲门

【定位】在耳轮脚下方后1/3处，即耳甲3区。

【主治】贲门痉挛、神经性呕吐。

4. 胃

【定位】在耳轮脚消失处，即耳甲4区。

【主治】胃痉挛、胃炎、胃溃疡、消化不良、恶心呕吐、前额痛、牙痛、失眠。

5. 十二指肠

【定位】在耳轮脚及部分耳轮与AB线之间的后1/3处，即耳甲5区。

【主治】十二指肠溃疡、胆囊炎、胆石症、幽门痉挛、腹胀、腹泻、腹痛。

6. 小肠

【定位】在耳轮脚及部分耳轮与AB线之间的中1/3处，即耳甲6区。

【主治】消化不良、腹痛、腹胀、心动过速。

7. 大肠

【定位】在耳轮脚及部分耳轮与 AB 线之间的前 1/3 处，即耳甲 7 区。

【主治】腹泻、便秘、咳嗽、牙痛、痤疮。

8. 阑尾

【定位】在小肠区与大肠区之间，即耳甲 6、7 区交界处。

【主治】单纯性阑尾炎、腹泻。

9. 艇角

【定位】在对耳轮下脚下方前部，即耳甲 8 区。

【主治】前列腺炎、尿道炎。

10. 膀胱

【定位】在对耳轮下脚下方中部，即耳甲 9 区。

【主治】膀胱炎、遗尿、尿潴留、腰痛、坐骨神经痛、后头痛。

11. 肾

【定位】在对耳轮下脚下方后部，即耳甲 10 区。

【主治】腰痛、耳鸣、神经衰弱、肾盂肾炎、遗尿、遗精、阳痿、早泄、哮喘、月经不调。

12. 输尿管

【定位】在肾区与膀胱区之间，即耳甲 9、10 区交界处。

【主治】输尿管结石绞痛。

13. 胰胆

【定位】在耳甲艇的后上部，即耳甲 11 区。

【主治】胆囊炎、胆石症、胆道蛔虫症、

偏头痛、带状疱疹、中耳炎、耳鸣、急性胰腺炎。

14. 肝

【定位】在耳甲艇的后下部，即耳甲 12 区。

【主治】胁痛、眩晕、经前期紧张症、月经不调、更年期综合征、高血压、近视、单纯性青光眼。

15. 艇中

【定位】在小肠区与肾区之间，即耳甲 6、10 区交界处。

【主治】腹痛、腹胀、胆道蛔虫症。

16. 脾

【定位】在 BD 线下方，耳甲腔的后上部，即耳甲 13 区。

【主治】腹胀、腹泻、便秘、食欲不振、功能性子宫出血、白带过多、内耳性眩晕。

17. 心

【定位】在耳甲腔正中凹陷处，即耳甲 15 区。

【主治】心动过速、心律不齐、心绞痛、无脉症、神经衰弱、癔病、口舌生疮。

18. 气管

【定位】在心区与外耳门之间，即耳甲 16 区。

【主治】哮喘、支气管炎。

19. 肺

【定位】在心、气管区周围处，即耳甲 14 区。

【主治】咳嗽、胸闷、声音嘶哑、皮肤瘙痒症、荨麻疹、便秘、戒断综合征。

20. 三焦

【定位】在外耳门后下，肺与内分泌区之间，即耳甲 17 区。

【主治】便秘、腹胀、上肢外侧疼痛、水肿、耳鸣。

21. 内分泌

【定位】在屏间切迹内，耳甲腔的前下部，即耳甲 18 区。

【主治】痛经、月经不调、绝经期综合征、痤疮、间日疟、甲状腺功能减退或亢进。

（八）耳垂分区与耳穴定位和主治

耳垂分区总计 9 个。在耳垂上线至耳垂下缘最低点之间画两条等距离平行线，于上平行线上引两条垂直等分线，将耳垂分为 9 个区，上部由前到后依次为耳垂 1 区、2 区、3 区，中部由前到后依次为耳垂 4 区、5 区、6 区，下部由前到后依次为耳垂 7 区、8 区、9 区。

1. 牙

【定位】在耳垂正面前上部，即耳垂 1 区。

【主治】牙痛、牙周炎、低血压。

2. 舌

【定位】在耳垂正面中上部，即耳垂 2 区。

【主治】舌炎、口腔炎。

3. 颌

【定位】在耳垂正面后上部，即耳垂 3 区。

【主治】牙痛、颞颌关节功能紊乱症。

4. 垂前

【定位】在耳垂正面前中部，即耳垂 4 区。

【主治】神经衰弱、牙痛。

5. 眼

【定位】在耳垂正面中央部，即耳垂 5 区。

【主治】急性结膜炎、电光性眼炎、麦粒肿、近视。

6. 内耳

【定位】在耳垂正面后中部，即耳垂 6 区。

【主治】内耳性眩晕、耳鸣、听力减退、中耳炎。

7. 面颊

【定位】在耳垂正面，眼区与内耳区之间，即耳垂 5、6 区交界处。

【主治】面瘫、三叉神经痛、痤疮、扁平疣、面肌痉挛、腮腺炎。

8. 扁桃体

【定位】在耳垂正面下部，即耳垂 7、8、9 区。

【主治】扁桃体炎、咽炎。

（九）耳背分区与耳穴定位和主治

耳背分区为 5 个。分别过对耳轮上、下脚分叉处耳背对应点和轮屏切迹耳背对应点作两条水平线，将耳背分为上、中、下 3 部，上部为耳背 1 区，下部为耳背 5 区；再将中部分为内、中、外 3 等份，内 1/3 为耳背 2 区、中 1/3 为耳背 3 区、外 1/3 为耳背 4 区。

1. 耳背心

【定位】在耳背上部，即耳背 1 区。

【主治】心悸、失眠、多梦。

2. 耳背肺

【定位】在耳背中内部，即耳背 2 区。

【主治】哮喘、皮肤瘙痒症。

3. 耳背脾

【定位】在耳背中央部，即耳背 3 区。

【主治】胃痛、消化不良、食欲不振。

4.耳背肝

【定位】在耳背中外部，即耳背4区。

【主治】胆囊炎、胆石症、胁痛。

5.耳背肾

【定位】在耳背下部，即耳背5区。

【主治】头痛、头晕、神经衰弱。

6.耳背沟

【定位】在对耳轮沟和对耳轮上、下脚沟处。

【主治】高血压、皮肤瘙痒症。

（十）耳根部穴位的定位和主治

1.上耳根

【定位】在耳根最上处。

【主治】鼻病。

2.耳迷根

【定位】在耳轮脚后沟的耳根处。

【主治】胆囊炎、胆石症、胆道蛔虫症、腹痛、腹泻、鼻塞、心动过速。

3.下耳根

【定位】在耳根的最下处。

【主治】低血压、下肢瘫痪、小儿麻痹后遗症。

五、施术前的准备

（一）选穴

1.选穴原则 耳针处方选穴具有一定的原则，包括按相应部位选穴、按中医辨证选穴、按西医学理论选穴和按临床经验选穴等，各选穴方法可以单独使用，亦可配合使用。

（1）按相应部位选穴 当机体患病时，在耳郭的相应部位上会有一定的敏感点，它便是本病的首选穴位，如胃痛取"胃"穴，眼病取"眼"穴，腰痛取"腰"穴等。

（2）按中医辨证选穴 根据脏腑学说的理论，可以按各脏腑的生理功能和病理反应进行辨证取穴。如耳鸣选"肾"穴，因"肾开窍于耳"；皮肤病选"肺"穴，因"肺主皮毛"等。此外，还可根据十二经脉循行及其病候选取穴位，如坐骨神经痛取"膀胱"或"胰胆"穴，牙痛取"大肠"穴等。

（3）按西医学理论选穴 耳穴中的一些穴名是根据西医学理论命名的，如"交感""肾上腺""内分泌"等。这些穴位的功能基本上与西医学理论相一致，故在选穴时应考虑其功能，如炎性疾病取"肾上腺"穴，月经不调取"内分泌"穴，内脏痉挛取"交感"穴等。

（4）按临床经验选穴 如"神门"穴有较明显的止痛镇静作用，"耳尖"穴对外感发热、血压偏高有较好的退热降压效果。另外临床实践还发现，有些耳穴具有治疗本部位以外疾病的作用，如"外生殖器"穴可以治疗腰腿痛等。

2.耳穴探查方法 由于人体发生疾病时，常会在相应耳穴上出现阳性反应点，如压痛、变形、变色、结节、丘疹、凹陷、脱屑、电阻降低等，因此这些阳性反应点是诊断和治疗疾病的重要部位。耳郭上的这些反应点通常需要仔细探查后确定。临床常用的耳穴探查方法有以下3种。

（1）直接观察法 在未刺激耳郭之前，用肉眼或借助放大镜在自然光线下，由上而下、从内至外观察耳郭上有无变形、变色等征象，如脱屑、水疱、丘疹、充血、硬结、疣赘、软骨增生、色素沉着以及血管的形状、颜色的变异等。

（2）压痛点探查法 这是目前临床上

最为常用的探查方法。探查时，可用较圆钝的弹簧探棒、毫针柄或火柴棒等以均匀的压力，在与疾病相应的耳郭部从周围逐渐向中心探压；或自上而下、自外而内对整个耳郭进行普查，耐心寻找压痛点。当探棒压迫痛点时，患者会出现皱眉、眨眼、呼痛或躲闪等反应。探查时手法必须轻、慢、均匀。少数患者如耳郭上一时测不到压痛点，可用手指按摩一下该区域，而后再测。

（3）电测定法　根据耳郭反应点电阻低、导电性高的原理而制成的各种小型晶体管良导电测定器，可测定耳穴皮肤电阻、电位、电容等变化。探测时，患者手握电极，医生手执探测头，在患者的耳郭上进行探查，当电棒触及电阻低的敏感点（良导点）时，可以通过指示信号、音响或仪表数据等反映出来。电测定法具有操作简便、准确性较高等优点。

（二）消毒

针刺耳穴前，必须严格消毒，其包括三方面内容，即针的消毒、医生手指的消毒及耳穴皮肤的消毒。耳穴皮肤的消毒先用2%碘酊消毒，再用75%酒精消毒并脱碘，待酒精干后施术。

六、操作方法

耳穴的刺激方法较多，目前临床常用压丸法、毫针法、埋针法，此外还可用艾灸、放血、穴位注射、皮肤针叩刺等方法。

（一）压丸法

压丸法是在耳穴表面敷贴王不留行、油菜籽、小米、绿豆、白芥子以及特制的磁珠等，并进行间歇揉按以治疗疾病的一种简易疗法。由于本法既能持续刺激穴位，又安全

方便，是目前临床上最常用的耳穴刺激方法。其中应用最多的是王不留行压丸法，操作时可先将王不留行贴附在0.6cm×0.6cm大小的胶布中央，用镊子夹住，敷贴在所选用的耳穴上。每日自行按压3～5次，每次每穴按压30～60秒，以局部微痛发热为度，3～7日更换1次，双耳交替进行。

（二）毫针法

毫针法是利用毫针针刺耳穴以治疗疾病的一种较常用的方法。针具选用26～30号粗细，0.3～0.5寸长的不锈钢针。进针时，医生左手拇、食二指固定耳郭，中指托着针刺部的耳背，然后用右手拇、食二指持针，采用快速插入的速刺法或慢慢捻入的慢刺法进针均可。刺入深度应视患者耳郭局部的厚薄灵活掌握，一般以刺入皮肤2～3分，达软骨后毫针站立不摇晃为准。刺入耳穴后，如局部感应强烈，患者症状往往有即刻减轻感；如局部无针感，应调整针刺的方向、深度和角度。刺激强度和手法依病情、体质、证型、耐受度等综合考虑。耳毫针的留针时间一般为15～30分钟，慢性病、疼痛性疾病留针时间适当延长。出针时，医生左手托住耳郭，右手迅速将毫针垂直拔出，再用消毒干棉球压迫针眼，以免出血。也可在针刺获得针感后接上电针仪，采用耳电针法，通电时间一般以10～20分钟为宜。

（三）埋针法

埋针法是将皮内针埋入耳穴以治疗疾病的方法，适用于慢性和疼痛性疾病，可起到持续刺激、巩固疗效和防止复发的作用。使用时左手固定常规消毒后的耳部，右手用镊子夹住皮内针针柄，轻轻刺入所选耳穴，再用胶布封盖固定。一般埋患侧耳穴，必要

时埋双耳，每日自行按压3次，每次留针3～5日，5次为一疗程。

七、适用范围

耳针在临床上治疗的疾病范围很广，不仅用于治疗许多功能性疾病，而且对一部分器质性疾病也有一定疗效。

1. 各种疼痛性疾病　如对头痛、偏头痛、三叉神经痛、肋间神经痛、带状疱疹、坐骨神经痛等神经性疼痛，扭伤、挫伤、落枕等外伤性疼痛，各种术后伤口痛、麻醉后的头痛及腰痛等手术后遗痛均有较好的止痛作用。

2. 各种炎症性疾病　如对急慢性结肠炎、中耳炎、牙周炎、咽喉炎、扁桃体炎、气管炎、胃肠炎、胆囊炎、阑尾炎、盆腔炎、附件炎、风湿性关节炎、面神经炎、末梢神经炎等有一定的消炎止痛功效。

3. 功能紊乱性疾病　如对眩晕、心律不齐、高血压、多汗症、肠功能紊乱、月经不调、功能性子宫出血、内分泌失调、遗尿、性功能障碍、神经衰弱等具有良性调整作用，可促进病证的缓解和痊愈。

4. 过敏性与变态反应性疾病　如对荨麻疹、药物疹、风湿热、过敏性鼻炎、哮喘、过敏性结肠炎等具有消炎、脱敏、改善免疫功能的作用。

5. 内分泌代谢性疾病　如对单纯性甲状腺肿、甲状腺功能亢进、肥胖症、糖尿病、垂体瘤、绝经期综合征等有改善症状、减少药量等辅助治疗作用。

6. 部分传染性疾病　如对流行性感冒、腮腺炎、百日咳、猩红热、菌痢、疟疾、扁平疣等，可恢复和提高机体的免疫防御功能，以加速疾病的痊愈。

7. 各种慢性病证　如对腰腿痛、颈椎及腰椎等退行性病变、近视眼、肩周炎、消化不良、慢性胃炎、消化性溃疡、迁延性肝炎、脑震荡、脑外伤后遗症、肢体麻木等，有改善症状、减轻痛苦的作用。

8. 其他　可用于针刺麻醉、催产、催乳、美容、戒烟、戒毒等，以及用于输液反应、晕车、晕船等的预防和保健。

八、注意事项与禁忌

1. 严格消毒，防止感染。因耳郭表面凹凸不平，血管丰富，结构特殊，针刺前必须严格消毒，有伤面或炎症部位禁针。针刺后如针孔发红、肿胀，应及时涂2.5%碘酒，以防止化脓性软骨膜炎的发生。

2. 耳针刺激比较疼痛，治疗时应注意防止发生晕针，一旦发生应及时处理。

3. 对扭伤和运动障碍的患者，进针后应嘱其适当活动患部，以助于提高疗效。

4. 有习惯性流产的孕妇应禁针。

5. 患有严重器质性病变和伴有严重贫血者不宜针刺，对严重心脏病、高血压者不宜行强刺激法。

第八节　穴位注射法

穴位注射法，是将适宜的中西药注射液注射入相关穴位、压痛点或其他阳性反应点，通过针刺与药物对穴位的双重作用以治疗疾病的一种方法，又称"水针"。其具有操作简便、用药量小、适应证广、作用迅速等特点。穴位注射法源于西医学的"封闭疗法"。20世纪50年代初期，临床医生将封闭疗法与针灸疗法结合应用以治疗一些疾病，收到了理想的治疗效果；其后该方法被广泛应用于针灸临床，注射药物日趋多样化，大量的肌内注射药液被纳入穴位注射用药，可注射穴位及治疗病证也日益增多。

一、穴位注射的作用

穴位注射是在针刺腧穴治病的基础上，结合了药物的药理作用，所以既有针灸的疏通经络、活血化瘀、扶正祛邪的作用，又有不同药物的各种药理作用，从而发挥综合效能以提高疗效。

二、施术前的准备

（一）注射用具

针具使用消毒或一次性注射器与针头。可根据使用药物、剂量大小及针刺部位的深浅而选用不同规格的注射器，以 1 ～ 20mL 为常用。针头可选用 5 ～ 7 号普通注射针头、牙科用 5 号长针头，以及肌内封闭用的长针头等。

（二）注射药物

一般而言，凡是肌内注射使用的中西药液均可用于穴位注射，常用的有以下 3 类。

1. 中草药制剂　如复方当归注射液、丹参注射液、生脉注射液、银黄注射液、清开灵注射液等。

2. 维生素类制剂　如维生素 B_1、维生素 B_6、维生素 C 注射液等。

3. 其他西药制剂　如 5% ～ 10% 葡萄糖溶液、0.9% 生理盐水、注射用水、利多卡因、强的松、神经生长因子等。

三、操作方法

（一）选穴处方

一般根据针刺治疗的处方原则辨证取穴。临床常根据经络、经穴触诊法选取阳性反应点进行治疗，常用的触诊检查部位是背腰部的背俞穴、腰腹部的募穴和四肢部的一些特定穴。在压痛等阳性反应点进行穴位注射，往往效果较好。耳穴根据耳针疗法中耳穴的探查方法选取相关耳穴。选穴宜少而精，以 1 ～ 2 个腧穴为妥，最多不超过 4 个腧穴，一般选取肌肉比较丰满的部位进行穴位注射。

（二）操作步骤

医生采用无痛进针法将注射针快速刺入皮下，并缓慢推进至一定深度微施行提插手法使之得气。得气后，回抽针管，如回吸无血，即可将药液缓缓注入。也可根据患者体质的强弱、病情的缓急，采用快、慢不同的注射速度。如注射药液量较多，亦可一边推入药液一边退针，或一边调整针刺方向一边推入药液。

（三）针刺深度及角度

针刺深度及角度，主要根据穴位所在、肌肉厚薄、治疗需要等情况而综合确定。如头面及四肢远端等皮肉浅薄处的穴位多浅刺，而腰部和四肢肌肉丰厚部位的穴位可深刺。三叉神经痛于面部有触痛点，可在皮内注射形成"皮丘"；腰肌劳损的部位多较深，宜适当深刺注射。

（四）药物剂量

1. 以穴位所在部位确定注射剂量　如耳穴注射，0.1mL/穴；头面部注射，0.3 ～ 0.5mL/穴；四肢部注射，1 ～ 2mL 穴；胸背部注射，0.5 ～ 1mL/穴；腰臀部注射，

2～5mL/穴。

2.以药物性质和浓度确定注射剂量 如5%～10%葡萄糖溶液、0.9%生理盐水等刺激性较小的药物，可注射10～20mL//次；乙醇、阿托品、抗生素等刺激性较大的药物以及特殊药物，注射剂量宜小，每次用量多为常规剂量的1/10～3/10；中药注射液的常用量为2～4mL/次。

（五）疗程

常规治疗每日1次，急性病证每日1～2次，慢性病证可每日或隔日1次，7～10天为一疗程，疗程间隔3～5天。

四、适用范围

穴位注射的适用范围和毫针刺法基本相同，可广泛应用于内、外、妇、儿、五官、骨伤等科，诸如运动系统、神经系统、呼吸系统、循环系统、五官皮肤等病证的治疗。

五、注意事项与禁忌

1.严格无菌操作，防止感染。

2.穴位注射后局部通常有较明显的酸胀感，随后局部或更大范围有轻度不适感，一般1日后消失。

3.注意注射用药的有效期、有无沉淀变质等情况。凡能引起过敏反应的药物，如青霉素、链霉素等，必须先做皮试。

4.一般穴位注射药物不宜注入关节腔、脊髓腔和血管内，还应注意避开神经干，以免损伤神经。

5.孕妇下腹部、腰骶部和三阴交、合谷穴等不宜采用穴位注射法，以免引起流产。

6.小儿、老人、体弱和敏感者，药液剂量应酌减。

第九节 穴位敷贴法

穴位敷贴法是指在某些穴位上敷贴药物，通过药物和腧穴的共同作用以治疗疾病的一种方法。其中将一些带有刺激性的药物如毛茛、斑蝥、白芥子、甘遂、蓖麻子等捣烂或研末以敷贴穴位，可以引起局部发疱、化脓如"灸疮"，则称为"天灸"或"自灸"，现代也称发疱疗法。若将药物敷贴于神阙穴，通过刺激脐部或脐部吸收以治疗疾病时，又称"敷脐疗法"或"脐疗"。若将药物敷贴于涌泉穴，通过足部吸收或刺激足部以治疗疾病时，又称"足心疗法"或"涌泉疗法"。

一、穴位敷贴的作用
（一）穴位刺激作用

穴位敷贴疗法，可刺激和作用于体表腧穴相应的皮部，通过经络的传导和调整，纠正脏腑阴阳的偏盛或偏衰，改善经络气血的运行，对五脏六腑的生理功能和病理状态产生良好的治疗和调整作用，从而达到以肤固表、以表托毒、以经通脏、以穴祛邪和扶正强身的目的。

（二）药效作用

敷贴药物直接作用于体表穴位或表面病灶，使局部血管扩张，血液循环加速，起到活血化瘀、清热拔毒、消肿止痛、止血生肌、消炎排脓、改善周围组织营养的作用。敷贴药物还可透过皮毛腠理，由表入里，激活经络气血运行，调节脏腑组织器官。穴位敷贴疗法随其用药，能祛邪、拔毒气以外出，抑邪气以内清；能扶正，通营卫，调升降，理阴阳，安五脏。

（三）综合作用

穴位敷贴疗法是传统针灸疗法和药物疗法的有机结合，其实质是一种融合经络、穴位、药物为一体的复合性治疗方法，而不仅仅是单纯某一因素在起作用。

二、施术前的准备

（一）敷贴药物的选择

凡是临床上有效的汤剂、丸剂，一般都可以熬膏或研末用作穴位敷贴。《理瀹骈文》指出："外治之理即内治之理，外治之药亦即内治之药，所异者法耳。"说明外治与内治仅方法不同，而治疗原则是一致的。但与内服药物相比，敷贴用药的选用有以下特点。

1. 多用通经走窜、开窍活络之品　《理瀹骈文》记载，"膏中用药，必得通经走络、开窍透骨、拔毒外出之品为引"，以领群药开结行滞，直达病所，祛邪外出。常用的有冰片、麝香、丁香、花椒、白芥子、乳香、没药、肉桂、细辛、白芷、姜、葱、蒜等。

2. 多选气味俱厚、生猛有毒之品　如生天南星、生半夏、生川乌、生草乌、巴豆、斑蝥、蓖麻子、大戟等。

3. 选择适当的溶剂调和　选择适当的溶剂调和敷贴药物或熬膏，可达药力专、吸收快、收效速的目的。常用溶剂有水、白酒、黄酒、醋、姜汁、蜂蜜、蛋清、凡士林等，也可针对病情应用药物的浸剂作为溶剂。醋调敷贴药，能起到解毒、化瘀、敛疮等作用，虽用药猛，可缓其性；酒调敷贴药，则有行气、通络、消肿、止痛作用，虽用药缓，可激其性；油调敷贴药，又可润肤生肌。

（二）常用剂型

1. 膏剂　是指将所选药物加入适宜的基质中而制成的容易涂布于皮肤、黏膜或创面的半固体外用制剂。

2. 丸剂　是指将药物研成细末，用适宜的黏合剂（如水或蜜或药汁等）拌和均匀而制成的直径约 1cm 的圆形药丸。

3. 散剂　又称粉剂，即将一种或数种药物经粉碎、混匀而制成的粉末状药剂。

4. 糊剂　是指将药物粉碎成细粉，或将药物按所含有效成分以渗漉法或其他方法制得浸膏，再粉碎成细粉，加入适量黏合剂或湿润剂，搅拌均匀而调成的糊状。

三、操作方法

（一）选穴处方

穴位敷贴法是以脏腑经络学说为基础，通过辨证选取敷贴的腧穴，腧穴力求少而精。一般按照以下原则选穴。

1. 选择病变局部的腧穴　如敷贴犊鼻穴治疗膝关节炎。

2. 选用阿是穴　如取病变局部压痛点敷贴药物。

3. 选用经验穴　如吴茱萸敷贴涌泉穴治疗小儿流涎，威灵仙敷贴身柱穴治疗百日咳等。

4. 选用常用腧穴　如神阙穴、涌泉穴、膏肓俞穴等。

（二）敷贴方法

根据所选穴位，采取适当的体位，以充分暴露施术部位为宜，使药物能敷贴牢稳。敷贴药物之前先定准穴位，用温水将局部洗净，或用酒精棉球擦净，然后敷药。也有使用助渗剂者，在敷药前先在穴位上涂以助渗剂或将助渗剂与药物调和后再用。对于所敷之药，无论是糊剂、膏剂还是捣烂的鲜品，均应将其很好地固定，以免移位或脱落，可直接用胶布固定，也可先将纱布或油纸覆盖其上，再用胶布固定。目前有专供敷贴穴位的特制敷料，使用固定都非常方便。

如需换药，可用消毒干棉球蘸温水或各种植物油或石蜡油轻轻擦去黏在皮肤上的药物，擦干后再敷药。一般情况下，刺激性小的药物，每隔 1 ～ 3 天换药 1 次；不需溶剂调和的药物，还可适当延长到 5 ～ 7 天换药 1 次；刺激性大的药物，应视患者的反应和发疱程度确定敷贴时间，数分钟至数小时不等；如需再敷贴，应待局部皮肤愈合后再敷贴，或改用其他有效穴位交替敷贴。

敷脐疗法每次敷贴 3 ～ 24 小时，隔日 1 次，所选用药物不应为刺激性大及发疱之品。三伏贴（冬病夏治穴位敷贴）从每年入伏到末伏，每 7 ～ 10 天贴 1 次，一般小儿贴 0.5 ～ 2 小时，成人贴 2 ～ 4 小时，连续 3 年为一疗程。三伏贴所用中药为白芥子、细辛、甘遂、姜汁，可温肺散寒、止咳平喘、化痰散结、开窍通络。其中细辛还具有免疫抑制作用，可使有过敏体质的患者减少抗原抗体反应，降低过敏发作概率，也减轻过敏症状。姜汁则具散寒止咳的效用，与其他药物配合使用有助于改善气喘。

四、适用范围

穴位敷贴法适用范围相当广泛，既可治疗某些慢性病，又可治疗一些急性病。其治疗的病证主要有感冒、急慢性支气管炎、支气管哮喘、风湿性关节炎、三叉神经痛、面神经麻痹、神经衰弱、胃下垂、胃肠神经

症、腹泻、冠心病、心绞痛、糖尿病、遗精、阳痿、月经不调、痛经、子宫脱垂、牙痛、口疮、小儿夜啼、厌食、遗尿、流涎等，此外还可用于防病保健。

五、注意事项与禁忌

1. 凡用溶剂调敷药物，需随调配随敷贴，以防挥发。

2. 若用膏剂敷贴，膏剂温度不应超过 45℃，以免烫伤。

3. 对胶布过敏者，可选用低过敏胶布或用绷带固定敷贴药物。

4. 色素沉着、潮红、微痒、烧灼感、轻微疼痛、轻微红肿、轻度出水疱属于穴位敷贴的正常皮肤反应。敷贴后若出现范围较大、程度较重的皮肤红斑、水疱、瘙痒现象，应立即停药，进行对症处理。出现全身性皮肤过敏症状者，应及时到医院就诊。

5. 对于残留在皮肤的药膏等，不宜用刺激性物品擦洗。

6. 久病、体弱、消瘦、孕妇、幼儿以及有严重心肝肾功能障碍者慎用。

7. 敷贴药物后注意局部防水。

8. 敷贴部位有创伤、溃疡者禁用。

第十节　穴位埋线法

穴位埋线法是将可吸收性外科缝线（常用羊肠线）植入穴位内，利用线对穴位的持续刺激作用，激发经气，调和气血，以防治疾病的方法，习称"穴位埋线"。在临床上，穴位埋线法根据病证特点辨证论治、取穴配方，发挥针刺、经穴和"线"刺激的综合作用，具有刺激性强、疗效快且持久的特点，

可广泛应用于临床各科病证。

一、穴位埋线法的作用
（一）调节脏腑，平衡阴阳

穴位埋线法的各种效应及刺激过程，形成一种复杂的刺激信息，通过经络的输入，作用于机体，使功能亢进者受到抑制，衰弱者产生兴奋，起到调整人体脏腑功能，纠正阴阳偏胜或偏衰的作用，使之恢复相对平衡。

（二）疏通经络，调和气血

穴位埋线法有"制其神，令气易行"，它能转移或抑制与疼痛有关的"神"的活动，使"经气"通畅而达镇静止痛的效果，故可疏通经络中壅滞的气血，使气滞血瘀的病理变化得以恢复正常。

（三）补虚泻实，扶正祛邪

埋线一般具有兴奋的作用，对身体功能减退、免疫力低下者有一定效果，即具有提高免疫功能、补虚扶正的作用。

二、施术前准备
（一）腧穴及体位的选择

埋线施术前应根据病证选取适当的腧穴，以肌肉丰厚处为宜，以背腰部及腹部最常用。体位应选择患者舒适、医生便于操作的治疗体位。

（二）消毒方法

1. 针具　选用一次性埋线针，常规消毒。

2. 部位　常规消毒施术部位皮肤。

3. 医生　医生双手可用肥皂水清洗干净，埋线时应再用75%酒精棉球擦拭。

三、操作方法
（一）埋线用具

常规的埋线用具有一次性埋线针，或经改制的12号腰椎穿刺针（将针芯前端磨平），或8号注射针头，0～1号铬制羊肠线，剪刀及敷料等。

（二）选穴处方

一般根据针灸治疗的处方原则辨证取穴。埋线常选择位于肌肉比较丰厚部位的穴位，以背腰部及腹部穴最常用。如哮喘取肺俞，胃病取脾俞、胃俞、中脘等。埋线选穴原则与针刺疗法相同，但取穴要精简，每次埋线1～3穴，可间隔2～4周治疗1次。

（三）施术方法

专用埋线针是根据腰椎穿刺针的原理改制而成，现多为一次性使用。常规消毒局部皮肤，取一段约1～2cm长已消毒的羊肠线，放置在专用埋线针针管的前端，后接针芯；左手拇指、食指绷紧或捏起拟进针穴位周围的皮肤，右手持针，刺入穴位，到达所需深度，施以适当的提插捻转手法；当出现针感后，边推针芯边退针管，将羊肠线埋植在穴位的肌层或皮下组织内；出针后用无菌干棉球按压针孔止血。

（三）疗程

治疗间隔及疗程根据病情以及所选部位对线的吸收程度而定，间隔时间可为2周至1个月，疗程可为1～5个。

四、适用范围

穴位埋线法多用于治疗慢性病，如哮喘、胃痛、腹泻、便秘、遗尿、面瘫、鼻渊、阳痿、痛经、癫痫、腰腿痛、瘰证、单纯性肥胖症、视神经萎缩、神经性皮炎、脊髓灰质炎后遗症、神经症等，也可用于防病保健。

五、注意事项与禁忌

1. 严格无菌操作，防止感染，线不可暴露在皮肤外面。

2. 羊肠线在使用前可用适当的药液、生理盐水或75%酒精浸泡一定时间，应保证溶液的安全无毒和清洁无菌。

3. 若发生晕针现象应立即停止治疗，按照晕针处理。

4. 根据不同部位掌握埋线的深度，不要伤及内脏、大血管和神经干（不要直接结扎神经和血管），以免造成功能障碍和疼痛。

5. 皮肤局部有感染或有溃疡时不宜埋线。肺结核活动期、骨结核、严重心脏病或妊娠期等均不宜使用本法。

6. 在同一个穴位上做多次治疗时应适当偏离前次治疗的部位，并需间隔2周以上。

7. 术后局部出现轻度红肿、热痛或轻度发热，均属于正常现象，不需要处理，一般多在4～72小时自行消失。若出现高热或局部剧痛、红肿、瘙痒、出血、感染、功能障碍者（感觉神经、运动神经损伤），应及时处理，如局部热敷、抗感染、抗过敏处理等，严重者应及时抽出羊肠线，并给予对症处理。

第十一节　刮痧法

刮痧法是以中医脏腑经络学说为理论指导，借助刮痧工具，对体表皮肤的特定部位进行刮摩，使皮肤发红充血，呈现一块块或一片片的紫红色斑点，以防病治病的方法。刮痧法方便易行，副作用小，疗效亦较明显，尤其在不能及时服药或不能进行其他方法治疗时，更能发挥它的治疗作用。

一、刮痧法的作用
（一）局部刺激作用

刮痧器具对局部皮表的直接刮拭具有较强的刺激作用，可使局部血管扩张充血，血液循环与新陈代谢加速，从而改善周围组织的营养，加快病变组织的修复。

（二）药物介质的药理作用

刮痧选用的药物介质可通过皮肤穴位的吸收、渗透进入血液循环，发挥较明显的药理作用。其作用机制与药物外治相类似，且由于刮拭造成皮肤血管扩张而使药物吸收更佳。

（三）促使肌肤排毒作用

刮痧可使局部腠理开泄，郁滞肌表的风、寒、湿、热、痰、瘀等邪毒以及内生郁积从皮腠通泄于外，使气血流畅，脏腑调和。

（四）调节经络作用

刮痧器具对穴位的刺激可激发经络之气，通过经络把局部的信息感传至全身，从而调节气血运行及脏腑功能，使亢奋者得到平抑，使抑制者转为兴奋，恢复机体内外的相对平衡。

二、施术前的准备
（一）准备刮痧工具

检查刮痧板是否清洁，边缘是否有裂口。刮痧板可用清水或肥皂水、消毒液清洗，然后用毛巾擦干，表面也可用酒精消毒。原则上要求一人一板，以免交叉感染。

（二）准备刮痧介质

常用的刮痧介质有液体和膏体两类。液体为最常用的介质类型，可选用冷开水、植物油及中药炮制提炼的各种外涂药液。膏体可选用质地细腻、膏状的物质，如凡士林、面霜和板油等。

（三）患者准备

施术前使患者充分暴露施术部位。

三、操作方法

（一）刮痧工具

刮痧板是刮痧的主要工具，可在人体各部位使用。常见的刮痧板为水牛角和玉制品，此外还有以贝壳、木制品以及边缘光滑的嫩竹板、瓷器片、小汤匙、铜钱、硬币、玻璃等制成的刮痧用具。从形状上来说，刮痧板有鱼形、长方形、三角形以及这几种形状的变形。

（二）刮痧方法

1. 持板方法　用手握住刮痧板，刮痧板的底边横靠在手掌心部位，拇指与另外四个手指自然弯曲，分别放在刮痧板的两侧。

2. 刮拭方法　在操作部位涂上刮痧油后，医生手持刮痧板，在施术部位按一定的力度刮拭，直至皮肤出现痧痕为止。刮痧时，除了向刮拭的方向用力施加一定的压力外，还要对刮拭部位向下按压。向下的按压力因人而异，力度大小根据患者体质、病情及承受能力决定。每次刮拭应保持速度均匀、力度平稳，不要忽轻忽重。刮拭时还应注意点、线、面的结合，这是刮痧的一个特点。点指穴位，线指经脉，面即指刮痧板边缘接触皮肤的部分，约有 1 寸宽。点、线、面结合的刮拭方法是在疏通经脉的同时加强

重点对穴位的刺激，并掌握一定的刮拭宽度，可以提高治疗效果。

（三）常用刮痧法

1. 面刮法　适用于身体比较平坦的部位。

2. 角刮法　多用于人体面积较小的部位或沟、窝、凹陷部位，刮痧板与刮痧皮肤呈 45°倾斜。

3. 点按法　刮痧板的一角与操作部位呈 90°垂直，由轻到重逐渐加力抬起，适用于人体无骨骼的凹陷部位。

4. 拍打法　即用刮痧板一端的平面拍打体表部位的经穴，拍打前一定要在部位上先涂刮痧油。拍打法多用在四肢，特别是肘窝和腘窝处。

5. 揉按法　即用刮痧板的一角呈 20°倾斜按压在操作部位上，做柔和的旋转运动。这种手法常用于对脏腑有强壮作用的穴位，以及后颈、背、腰部和全息穴区中的痛点。

（四）补泻方法

刮痧疗法分为补法、泻法与平补平泻，其补泻作用取决于操作力量的轻重、速度的急缓、时间的长短等诸多因素。

1. 补法　是指能鼓舞人体的正气，使低下的功能恢复旺盛的方法。刮拭时以轻柔、和缓的力量进行较长时间的刮摩，对皮肤肌肉组织有兴奋作用的手法，即为补法。补法适用于年老、体弱、久病及体形瘦弱的虚证患者。

2. 泻法　是指能疏泄病邪，使亢进的功能恢复正常的方法。刮拭时以强烈、有力的手法进行较短时间的刮摩，作用力较深，对皮肤肌肉组织有抑制作用，使邪气得以祛除的手法，即为泻法。泻法适用于年轻、体

壮、新病及形体壮实的实证患者。

3.平补平泻法　有 3 种刮拭手法：第 1 种是压力大，速度慢；第 2 种是压力小，速度快；第 3 种是压力中等，速度适中。以上 3 种手法具体应用时可根据患者病情和身体情况而灵活选用。其中压力中等、速度适中的手法容易被患者接受。平补平泻法介于补法和泻法之间，常用于正常人的保健。

（五）时间与疗程

刮痧的时间和疗程，应根据不同疾病的性质及患者体质状况等因素灵活掌握。一般每个部位刮 20 次左右，以患者能耐受或出痧为度。每次刮治的时间以 20 ～ 25 分钟为宜。再次刮痧的时间需间隔 3 ～ 6 天，以皮肤上痧退（即痧斑完全消失）为准，一般以 3 ～ 5 次为一疗程。

四、适用范围

刮痧疗法在临床上应用十分广泛，以往主要用于痧症，经科学研究和临床实践，证明它可运用于临床的内、外、妇、儿等各科各系统疾病。

1.外感疾病　痧症（多发于夏秋季，表现为微热形寒、头昏头痛、恶心呕吐、胸腹部或胀或痛甚至上吐下泻、神志昏蒙，多起病突然），感冒、伤风等外感而引起的其他内科疾病，如胃肠型感冒、慢性支气管炎急性发作、上呼吸道感染等。

2.内科疾病　如脑血栓、脑软化、哮喘、胃痛、呕吐、腹痛、便秘、腹泻、失眠、头痛、眩晕、水肿、痹证、内伤发热及虚劳等病证。

3.骨伤科疾病　颈椎病、肩周炎、腰腿痛、急慢性扭伤及其他疼痛性疾病。

4.妇科疾病　月经不调、痛经、带下病及妊娠期和产后疾病。

5.儿科疾病　疳积、惊风、发热、消化不良、营养不良以及假性近视等。

6.养颜美容、减肥保健 运用刮痧可使皮肤的新陈代谢加强，皮肤中的细胞得到充分的营养和氧气，毛孔自然收缩变小，皱纹消除或减少。

五、注意事项

1.刮痧治疗室要宽敞明亮，空气流通新鲜，注意保暖，勿使患者感受风寒外邪导致病情加重。

2.充分暴露刮拭部位并擦拭干净，有条件时应常规消毒后再施刮痧治疗。

3.刮痧用具一定要注意清洁消毒，防止交叉感染。医生的双手也要保持干净。

4.选取刮治工具一定要边缘光滑，没有破损处，并且要注意不能用化学制品（如塑料板）刮拭皮肤，以防化学刺激引发其他疾病。凡肌肉丰满处，宜用刮痧板的横面刮拭；而对于一些关节处、手足指趾部、头面部等，因其肌肉较少、凹凸较多，宜用刮痧板棱角刮拭。

5.刮痧时，要求患者体位自然舒适，在刮痧过程中要适时变化其体位，避免患者疲劳而中断治疗。当患者疲劳时，可让其做完一种体位刮痧后，休息数分钟再行刮拭。

6.刮痧时应用刮痧介质，边刮边涂润滑油，不能干刮，以免损伤皮肤，如不慎刮破需常规消毒或包扎。

7.刮痧手法要求用力均匀，不要忽轻忽重。患者感到疼痛不能忍受时应刮轻些，多刮数次，以达到皮下紫黑（痧斑、痧痕形成）为止。

8. 婴幼儿皮肤娇嫩，即使有手绢保护皮肤（间接刮痧），用力也要轻巧，不可妄用猛劲。

9. 刮痧过程中，若遇有晕刮者（表现为面色发白、冷汗或吐泻不止、脉象沉细等），应停止刮痧，嘱其平卧，休息片刻，并饮热糖水，一般会很快好转。

10. 刮痧后，患者需休息片刻，适量饮用温开水或姜汤，不能急躁动怒、忧思沉郁，并禁食生冷、油腻食物。

11. 刮痧出痧后 30 分钟内忌洗凉水澡。

六、禁忌证

1. 凡危重病证，如急性传染病、重症心脏病、急性骨髓炎、结核性关节炎以及急性高热等疾病，禁忌用本疗法。

2. 有出血倾向的疾病，如血小板减少性紫癜、白血病等，禁忌用本疗法。

3. 传染性皮肤病（如疖肿、痈疮、溃烂等）、皮肤高度过敏、新鲜或未愈合的伤口、骨折处，禁忌用本疗法。

4. 孕妇的腹部、腰骶部以及三阴交、合谷、昆仑等具有活血化瘀作用的腧穴部位，禁忌用本疗法。

5. 小儿囟门未完全闭合时，头顶部禁忌用本疗法。

6. 醉酒、过饥、过饱、过度疲劳以及对本法恐惧者，禁忌用本疗法。

7. 年老体弱者以及女性的面部，禁忌用大面积强力刮拭。

思考题

1. 三棱针、皮肤针、皮内针临床应用如何操作？其适应证分别有哪些？

2. 电针法有哪几种常用波型？各个波型的作用是什么？

3. 有关针灸取穴原则，头针和体针有何区别？

4. 耳穴的分布有什么特点？耳穴的选穴原则以及耳穴探查方法有哪些？

下 篇

针灸治疗

第八章

针灸治疗总论

导学：本章主要介绍针灸治疗原则、治疗作用、临床辨证特点、针灸处方等，是对针灸治疗学理论的总体论述。要求掌握针灸治疗原则、治疗作用、选穴和配穴方法；熟悉针灸临床辨证特点。

针灸治疗学是在中医理论的指导下，运用经络腧穴理论和刺灸方法，以治疗疾病的一门临床学科。针灸治疗是运用四诊诊察疾病以获取病情资料，以经络辨证为特色，结合脏腑辨证及八纲辨证等方法，对于临床各种证候进行分析归纳，以明确疾病的病因、病位、病机及标本缓急，在此基础上进行相应的配穴处方，依方施术，以通经脉，行气血，调脏腑，和阴阳，从而达到治疗疾病的目的。

第一节　针灸治疗原则

针灸治疗原则是针灸治疗疾病时所依据的准则，是确立治疗方法的基础。针灸治疗的病种众多，方法也多种多样，所以从总体上把握针灸治疗原则具有重要意义。针灸治疗原则可概括为补虚泻实、清热温寒、治病求本和三因制宜。

一、补虚泻实

补虚泻实就是扶助正气，祛除邪气。治疗虚证用补法，补法适用于各种虚弱性病证；治疗实证用泻法，泻法适用于邪气盛的病证。补虚泻实是通过腧穴的选择和配伍、针灸补泻手法的不同等实现的。

二、清热温寒

寒与热是表示疾病性质的两条纲领。诸多疾病在演变过程中都会出现寒热的变化，外来之邪或属寒或属热，侵入机体后或从热化或从寒化，人体的功能状态或表现为亢进或表现为不足，亢进则生热，不足则生寒。清热是指热证用清法，温寒是指寒证用温法。

三、治病求本

标、本是一个相对的概念，可以说明病变过程中各种矛盾的主次关系。从正邪双方而言，正气为本，邪气为标；从病因与症状而论，病因为本，症状为标；从疾病的先后来看，旧病、原发病为本，新病、继发病为标。治标治本的基本原则是：急则治标，缓则治本，标本同治。急则治标是当标病急于本病时，先要治疗标病，这是特殊情况下采取的一种权宜之法，目的在于抢救生命或缓解患者的急迫症状，为治疗本病创造有利的条件。缓则治本是正虚者固其本，邪盛者祛其邪；治其病因，症状可除；治其先病，后病可解。缓则治本尤其对于慢性病和急性病的恢复期有重要的指导意义。标本同治是当标病和本病处于俱重或俱缓的状态时，应当采取标本同治的方法。

四、三因制宜

三因制宜是指因人、因地、因时制宜，即根据治疗对象、季节（包括时辰）、地理环境等具体情况制定相应的治疗方法。因人制宜是根据患者的性别、年龄、体质等不同特点而制定适宜的治疗方法，是三因治疗方案的决定性因素。人体由于性别、年龄不同，生理功能和病理特点也不相同，针刺治疗方法也有差别。因地制宜是由于地理环境、气候条件不同，人体的生理功能、病理特点也有所区别，治疗应有差异。四时气候的变化对人体的生理功能和病理变化有一定影响，因时制宜是在应用针灸治疗疾病时考虑患病的季节和时辰对疾病的影响，子午流注针法就是根据人体气血流注盛衰与一日不同时辰的相应变化规律而创立。因时制宜还包括针对某些疾病的发作或加重规律而选择恰当的治疗时机。

第二节　针灸治疗作用

针灸可以治疗内、外、妇儿五官等各科疾病，疾病不同，其治疗作用也各不相同。如治疗失眠，说明针灸有镇静安神的作用；治疗疼痛，说明针灸有止痛的作用；治疗咳喘，说明针灸有止咳平喘的作用。从西医学角度而言，治疗变态反应性疾病，说明针灸

有抗过敏的作用；治疗扁桃体炎、乳腺炎、阑尾炎等炎症，说明针灸有消炎的作用。针灸众多的治疗作用都是通过疏通经络、调和阴阳、扶正祛邪实现的。

一、疏通经络

运行气血是经络的主要生理功能之一。若经络功能正常，气血运行通畅，则脏腑器官、体表肌肤及四肢百骸得以濡养；若经络功能失常，气血运行受阻，则影响人体正常的生理功能，出现病理变化而引起疾病的发生。在发生疾病时，经络就成为传递病邪和反映病变的途径。当外邪侵犯人体时，如果经脉功能失常，则病邪可以通过经络逐渐侵入内脏；反之，当内脏发生疾患时，可以通过经络在体表的一定部位有所反应，如出现压痛点、结节、皮肤颜色改变等。针灸的疏通经络作用就是可使瘀阻的经络通畅而发挥其正常生理功能，是针灸最基本、最直接的治疗作用。

二、调和阴阳

阴阳失调是疾病发生发展的根本原因，调和阴阳是针灸治病的最终目的，针灸调和阴阳的作用与针刺手法密切相关。针灸治疗疾病，除了用补阴泻阳、泻阴补阳的常规治法外，擅长用针者还可以采取从阴治阳、从阳治阴的方法。如治疗脏腑病，五脏属阴，六腑属阳，背为阳，腹为阴，五脏病多取相应的背俞穴，即属于从阳引阴；六腑病多取腹部相应的募穴，即属于从阴引阳。

三、扶正祛邪

针灸治病不外乎扶助正气和祛除邪气

两个方面。对于邪气有余的实证，当用泻法以调气，邪去则气自调；对于正气不足的虚证，当用补法以调气，正气足则气自调。

综上所述，针灸的治疗作用实际上就是对机体的良性双向调节作用——通调经络气血，调节脏腑阴阳。其治疗作用的发挥与机体状态、针灸补泻手法、腧穴的特异性、针灸用具的选择、治疗时间等因素密切相关，是以上多种主、客观因素综合作用的结果。其中，机体状态这一内在因素在针灸治疗过程中起重要作用——机体在不同的病理状态下，针灸可以产生不同的治疗作用。如机体处于虚证状态时，针灸可以起到补虚的作用；机体处于实证状态时，针灸可以起到泻实的作用。心动过速者，针内关、通里能使之减慢；心动过缓者，针内关、通里能使之加快；对心率正常者，针内关、通里则心率无明显变化。便秘者，针天枢可通便；泄泻者，针天枢可止泻。这说明针灸治疗作用的实质是激发、调动和增强了机体本身所固有的自我调节能力。

第三节 针灸临床辨证特点

针灸的临床辨证特点主要有辨病、辨经、辨证等，其中主要以经络辨证为特色，结合脏腑辨证及八纲辨证等方法，对于临床各种证候进行分析归纳，做出正确的诊断和治疗，使理、法、方、穴、术丝丝相扣，一线贯穿。

一、辨病

经络内连脏腑，外络肢节。从经络的角度看，疾病虽多，但大体可以分为在内的脏腑病和在外的经络肢节病，在进行针灸临床诊治时，即应首先将这两大类病分辨清楚。如果是脏腑病，则宜用脏腑辨证的方法为主，辨其病在何脏何腑；如果是经络肢节病，则需用经络辨证的方法进行辨经。

脏腑病有其相同的用穴规律。不论是何种脏腑病，都可以取其原穴、背俞穴和募穴进行治疗。俞募穴也是治疗脏腑病较为常用的腧穴，根据"从阴引阳，从阳引阴"的原则，临床上六腑病多用募穴，五脏病多用背俞穴。此外，治疗六腑病最常用下合穴，如胃痛、胃痞、呕吐等都属于胃病，皆可用足三里，泄泻、便秘、肠痈等都属于大肠病，皆可用上巨虚。五脏病首取背俞穴或原穴，也常用募穴，可单独使用，也可以配合使用；六腑病首取下合穴或募穴，也常用背俞穴。而五脏六腑的急性病，则多取郄穴，如急性胃痛可取胃经的郄穴梁丘，急性哮喘可取肺经的郄穴孔最等。如果脏腑病表现为明显的实证或虚证时，还可结合五输穴的生克补泻法选取相应的五输穴，如肝虚补曲泉，肝实泻行间等。脏腑的阴阳、五行属性决定了它们之间在生理、病理上有着密切的联系，在针灸治疗取穴时既要照顾到原病之脏腑，同时又要兼顾与病情有关的脏腑。

二、辨经

针灸是通过经络穴位发挥作用，所以针灸临床必须辨经，进一步确定病与何经相关，应取何经何穴进行治疗。经络证治是针灸临床最重要、最鲜明的诊疗特点，辨经主要有病候辨经、病位辨经。病候辨经主要根据《灵枢·经脉》中记载的十二经脉各有"是动则病"和"是主某所生病"的病候内容进行辨经，意指各经脉既有其循行所过部位的外经病证，又有其相关的脏腑病证，而此经脉变动就出现有关的病候，可以取此经脉腧穴来治疗。经络系统遍布全身内外上下，不论是内在的脏腑还是外在的肢节，都有不同的经络通过，所以对于有明确和固定部位的病证，都可以根据患病部位有哪条或哪几条经络通过而辨其与何经相关，治疗时就可取其相关经脉的腧穴，此为病位辨经。如头痛，因为阳明经行于前额，故前额头痛就可辨为阳明头痛；少阳经行于头侧部，故偏头痛可辨为少阳头痛；太阳经行于后项部，故后头痛可辨为太阳头痛；足厥阴肝经与督脉会于颠顶部，故颠顶头痛可辨为厥阴头痛。针灸治疗时即可取相关经脉腧穴，如颠顶头痛可针双太冲穴，常有针入痛止之效。

辨经络包含两个层次的内容，一是辨在经还是在络，二是辨在何经何络。辨别疾病是否在络有一个重要的方法，就是看体表有无肉眼可见的血络（小静脉），如果有则表明病在络脉，治疗当刺络出血。

三、辨证

在针灸临床上用针灸疗法治疗疾病时，不仅要通过辨病知其是脏腑病还是经络肢节病，还要进一步结合八纲辨证辨其阴阳、表里、寒热、虚实，从而确定具体的治疗方法和补泻手法。一般情况下，阳证多用针，阴证多用灸；如果证属阴阳两虚，也多选用灸法。病有表里之别，刺有深浅之分，总宜刺至患部。如皮肤病病在皮肤，宜浅刺；腰椎间盘突出症针刺夹脊应深刺至骨，过深或过浅皆属不当。寒属阴多用灸法，热属阳多用

针法。针灸临床辨虚实有以下独特的方法和鲜明的特点：一是通过诊察经络穴位辨虚实，疾病的虚实可在相应的经络穴位上反映出来，如脾胃虚弱的患者脾俞、足三里多呈现凹陷或按之虚软，肝火旺者肝俞多有隆起等；二是通过脉象辨虚实；三是通过针下辨气辨虚实。

第四节　针灸处方

一、穴位的选择

腧穴是针灸处方的第一组成要素，选取适当的腧穴是配穴的先决条件。人体每个穴位都有相对特异性，其主治功能不尽相同。只有依据经络、腧穴理论，结合具体的临床实践，掌握取穴的一般原则，才能选取适当的腧穴，为正确拟定针灸处方打下基础。穴位的选择应遵循基本的选穴原则和配穴方法。

（一）选穴原则

选穴原则是临证选取穴位应遵循的基本法则，包括近部选穴、远部选穴、辨证选穴和对症选穴。近部、远部选穴是主要针对病变部位而确立的选穴原则，辨证、对症选穴是针对疾病表现出的证候或症状而确立的选穴原则。

1. 近部选穴　近部选穴是指选取病痛的所在部位或邻近部位的腧穴。这一取穴原则是根据腧穴普遍具有近治作用的特点而来的，体现了"腧穴所在，主治所在"的治疗规律。例如眼病取睛明、耳病取听宫、鼻病取迎香、胃痛取中脘、膝痛取膝眼等，皆属于近部选穴。

2. 远部选穴　远部选穴是指选取距离

病痛较远处部位的腧穴。这一取穴原则是根据腧穴具有远治作用的特点而来的，体现了"经脉所通，主治所及"的治疗规律。例如耳鸣取中渚、胃痛取足三里、颠顶头痛取太冲、久痢脱肛取百会、急性腰痛取水沟等，均为远部选穴的具体应用。

3. 辨证选穴　辨证选穴就是根据疾病的证候特点，分析病因、病机而辨证选取穴位的方法。临床上有些病证，如发热、昏厥、虚脱、癫狂、失眠、健忘、嗜睡、多梦、贫血、月经不调等均属于全身性病证，因无法辨位，不能应用上述按部位选穴的方法，此时就必须根据病证的性质进行辨证分析，将病证归属于某脏腑或经脉，然后再按经选穴。例如，失眠，若心肾不交者，归心、肾两经，应在心、肾两经选穴，可取神门、太溪；属心胆气虚者，归心、胆两经，应在心、胆两经选穴，可取神门、丘墟；属心脾两虚者，归心、脾两经，应在心、脾两经选穴，可取神门、三阴交。此外，也可根据辨证所属的脏腑取相应的背俞穴，如心脾两虚者也可取心俞、脾俞等。

4. 对症选穴　对症选穴是根据疾病的特殊症状而选取穴位的原则，是腧穴特殊治疗作用及临床经验在针灸处方中的具体应用，也称经验选穴。如哮喘选定喘穴，虫证选百虫窝，腰痛选腰痛点，落枕选外劳宫，小儿疳积取四缝，面瘫取牵正，痔疮取二白，目赤取耳尖，发热取大椎，痰多取丰隆等。

（二）配穴方法

配穴方法就是在选穴原则的指导下，针对疾病的病位、病因、病机等，选取主治相同或相近，具有协同作用的腧穴加以配伍应用的方法。其目的在于加强腧穴之间的协同作用，相辅相成，提高治疗效果。具体的配穴方法，主要有按部配穴和按经配穴两大类。

1. 按部配穴　按部配穴是结合身体上腧穴分布的部位进行穴位配伍的方法，主要包括上下配穴法、前后配穴法、左右配穴法。

（1）上下配穴法　上下配穴法是指将腰部以上或上肢腧穴和腰部以下或下肢腧穴配合应用的方法，在临床上应用较为广泛。如风火牙痛，上取合谷，下取内庭；脱肛，上取百会，下取长强。另外，传统的八脉交会穴配伍也体现了这一特点。如胸腹满闷，上取内关，下取公孙；咽喉疼痛，上取列缺，下取照海；颈椎病，上取后溪，下取申脉等。

（2）前后配穴法　前后配穴法又称"腹背阴阳配穴法"，是指将人体前部或后部的腧穴配合应用的方法，主要指将胸腹部和背腰部的腧穴配合应用，其在《黄帝内经》中称"偶刺"。此法多用于治疗脏腑和躯干病证，俞募配穴法亦属于此法。如胃病，前取中脘，后取胃俞；便秘，前取天枢，后取大肠俞；咳嗽、气喘，前取天突、膻中，后取肺俞、定喘；中风失语，前取廉泉，后取哑门；脊柱强痛，前取水沟，后取脊中等。

（3）左右配穴法　左右配穴法是指将人体左侧和右侧的腧穴配合应用的方法。本法基于人体十二经脉左右对称分布和部分经脉左右交叉的特点总结而成。临床应用时，一般左右穴同时取用，以加强协同作用，如胃痛可选双侧足三里、内关、公孙等。当然左右配穴法并不局限于选双侧同一腧穴，如左侧面瘫可选同侧的太阳、颊车、地仓和对侧的合谷。

2.按经配穴　按经配穴就是按经脉的理论和经脉之间的联系进行配穴,临床上常用的有本经配穴法、表里经配穴法、同名经配穴法。

(1)本经配穴法　本经配穴法是某一脏腑、经脉发生病变时,即选某一脏腑、经脉的腧穴配成处方。如肺病咳嗽,可取局部腧穴肺募中府,同时远取本经之尺泽、太渊;胃火循经上扰导致的牙痛,可在足阳明胃经上近取颊车,远取该经的荥穴内庭。运用某条经的起止穴配穴治疗本经病证,称首尾配穴法,也属于本经配穴法的范畴,如睛明、至阴治疗坐骨神经痛。

(2)表里经配穴法　表里经配穴法是以脏腑、经脉的阴阳表里配合关系作为配穴依据,即某一脏腑、经脉有病,取其表里经腧穴组成处方施治。例如肝病以足厥阴肝经期门、太冲配足少阳胆经阳陵泉,腰痛以足太阳膀胱经肾俞、委中配足少阴肾经大钟等。另外,原络配穴法是表里经配穴法中的特殊实例,在特定穴的临床应用中将详细论述。

(3)同名经配穴法　同名经配穴法是在同名经"同气相通"的理论指导下,以手足同名经腧穴相配。如牙痛、面瘫、阳明头痛,取手阳明合谷配足阳明内庭;落枕、急性腰扭伤、太阳头痛,取手太阳后溪配足太阳昆仑;失眠、多梦,取手少阴神门配足少阴太溪。

临床上治疗关节肌肉的扭伤或疼痛,多用关节对应取穴法,即肩关节与髋关节对应,肘关节与膝关节对应,腕关节与踝关节对应,也属同名经配穴法。如右外踝扭伤,肿痛在足太阳膀胱经申脉穴处者,可在左侧腕关节手太阳小肠经养老穴处找压痛点针

刺,常有针入痛缓之效。

此外,按经选穴还有子母经配穴法和交会经配穴法等。

以上介绍的选穴原则和常见的选穴方法在临床应用时要灵活掌握,因为一个针灸处方常是几种选穴原则和多种配穴方法的综合运用,如左侧周围性面瘫有味觉减退、听觉过敏和泪腺分泌障碍者,可选同侧的阳白、四白、太阳、颊车、地仓、翳风、足三里、阳陵泉、太冲和对侧的合谷,既包含了左右配穴法,又包含了上下配穴法。因此,选穴原则和配穴方法从理论上提供了针灸处方选穴的基本思路。

二、刺灸法的选择

刺灸法是针灸处方的第二组成要素,包括治疗法的选择、具体操作方法的选择和治疗时机的选择。

(一)疗法的选择

疗法的选择是指针对患者的病情和具体情况而确定相应的治疗手段。如《灵枢·九针十二原》言及九针,云"各不同形,各以任其所宜"。在针灸处方中,使用何种针灸方法应予说明,如是用毫针刺法、灸法,还是用火针、三棱针、皮肤针、耳针、头针、拔罐等,均应注明。在针灸临床上,可以多种方法综合应用。如虚寒性病证,可在毫针刺的基础上配合灸法或用温针灸;局部肌肉疼痛,部位局限而固定者可选用刺络拔罐疗法。

(二)具体操作方法的选择

当确立了疗法后,要对疗法的具体操作进行说明。如毫针疗法用补法还是泻法,针刺是否留针以及留针时间的长短;艾灸用艾

条灸还是艾炷灸，以及艾灸的壮数和时间等。尤其是对于处方中的部分穴位，当针刺的深度、方向等不同于常规方法时，要特别强调。此外，针刺治疗疾病一般可每日1次，急性病痛可每日2次，慢性疾病病势较缓者可隔日1次，应视病情而定。

（三）治疗时机的选择

治疗时机是提高针灸疗效的重要方面。一般来说，针灸治疗疾病没有特殊严格的时间要求，但是在临床上，针灸治疗部分疾病在时间上却有极其重要的意义。一般地讲，如果疾病的发作和加重有明显的时间规律性，应在发作前进行针灸治疗。如痛经可在月经来潮前3～7天开始针灸，直到月经结束为止；女性不孕症，在排卵期前后几天连续针灸治疗，可明显提高疗效。应用子午流注和灵龟八法，对治疗时机有特殊要求。因此，治疗时机也应在处方中说明。同时，亦可将针灸临床上针灸处方符号也一并写上。常用的符号类见表8-1。

表8-1　针灸处方中常用的符号

方法	符号	方法	符号
针刺平补平泻法		针刺补法	T
三棱针点刺放血		针刺泻法	⊥
皮肤针	※	艾条灸	×
艾炷灸	△	温针灸	△
拔罐法	○	水针	IM
皮内针	○	电针	IN

思考题

1. 针灸治疗的原则和作用有哪些？

2. 针灸临床如何辨经？

3. 针灸处方如何选择穴位？

4. 针灸处方如何选择刺灸方法？

5. 如何解释天枢既可治疗泄泻，又可治疗便秘？

第九章

针灸治疗各论

导学： 本章主要介绍针灸疗法在内科、妇儿科、皮外伤科、五官科以及急症中的临床运用。要求重点掌握常见疾病的针灸治则、选穴以及操作；熟悉常见疾病的辨证特点。

第一节　内科病证

一、脑卒中

脑卒中，为急性起病、迅速出现局限性或弥漫性脑功能缺失征象的脑血管性临床事件。本病常见于短暂性脑缺血发作、脑梗死（如脑血栓形成、脑栓塞、腔隙性梗死）、脑出血、蛛网膜下腔出血、其他动脉性疾病（如脑底异常血管网病、脑动脉盗血综合征、脑淀粉样血管病、伴有皮质下梗死和白质脑病的常染色体显性遗传性脑动脉病）、颅内静脉窦及脑静脉血栓形成等。

本病属于中医学"中风"的病证范畴。中医学认为正气不足，邪气入侵，外风引动痰湿；或肝肾阴虚，阴虚阳亢，阳化风动；或五志过极、妄自过劳，化火动风；或痰湿内蕴，热痰搏结；或气滞血瘀，均可蒙蔽清窍，窍闭神逆发为中风。本病是虚、火、风、痰、气逆、血瘀六方面相互影响、相互作用的结果。其基本病机是脏腑阴阳失调，气血逆乱，上扰清窍，窍闭神匿，神不导气。本病病位在脑，与心、肝、脾、肾相关。

【辨证要点】

中经络　突发口眼歪斜，语言謇涩，半身不遂，肌肤不仁等症。

中脏腑　闭证：突然昏仆，不省人事，牙关紧闭，两手握固，二便闭结，舌卷囊缩，兼见面色潮红，呼吸气粗，喉中痰鸣，口臭身热，躁动不安。脱证：突然昏仆，不省人事，目合口开，鼻鼾息微，手撒肢冷，汗多不止，二便自遗，肢体软瘫，舌痿。

中风后遗症　口眼歪斜，失语，失明，上肢拘挛或软而无力，手指握固或不能伸屈，肩关节疼痛不能上举，下肢拘挛强直或痿软无力，足内翻或下垂，便秘，小便癃闭或淋沥。

【治疗】

1. 基本治疗

（1）中脏腑闭证

治法　开窍启闭。取手厥阴心包经、督脉、井穴为主。

主穴　内关，水沟，十二井穴。

（2）中脏腑脱证

治法　回阳固脱，醒脑开窍。取任脉穴为主。

主穴　气海，关元，神阙，内关，水沟。

（3）中经络及中风后遗症

治法　醒脑益髓，疏通经络。

主穴　内关，印堂，风池，完骨，天柱，极泉，曲池，合谷，委中，三阴交，太冲。

配穴　上肢不遂加肩髃、尺泽、合谷、八邪、外关；肩关节痛加天鼎、肩髃、肩贞、肩中俞、肩外俞、阿是穴；下肢不遂加环跳、委中、阳陵泉、昆仑；足内翻加解溪、丘墟、照海、筑宾、昆仑；口眼歪斜加太阳、颊车、迎香、地仓、下关；失语加金津、玉液、廉泉、通里；吞咽障碍加天突。

方义　内关为八脉交会穴，通于阴维脉，属心包经之络穴，有养心安神、疏通气血之功，是调神启闭的要穴。水沟属督脉，督脉起于胞中，上行入脑达颠，故泻水沟可调督脉，开窍启闭，是醒神开窍的验穴。两穴合用，共奏醒脑开窍之功效。气海、关元、神阙为任脉穴，益气补肾，回阳固脱。三阴交为足三阴经交会穴，调补三阴，通过水火相济，达到调神宁志的作用。上星、百会、印堂属督脉，安神定志，醒神清窍。风池、完骨、天柱补脑益髓。极泉、曲池、合谷、委中、太冲疏通经络，治疗肢体麻痹、瘫痪，并有效治疗肢体疼痛。

操作　先刺双侧内关，直刺 0.5 ～ 1 寸，采用提插捻转结合的泻法，施手法 1 分钟；继刺水沟，向鼻中隔方向斜刺 0.3 ～ 0.5 寸，采用雀啄手法（泻法），以患者眼球湿润或流泪为度。十二井穴用三棱针点刺出血。气海、关元、神阙用隔姜灸或隔附子饼灸。上星透百会，平刺 1 ～ 1.5 寸。印堂，刺入皮下后使针直立，轻雀啄手法（泻法）。风池、完骨、天柱直刺 1 ～ 1.5 寸，施捻转补法 1 分钟。极泉，于该穴定位处沿心经下移 1 寸上取穴，避开腋毛，医生用手固定患肢肘关节，使其外展，直刺 0.5 ～ 0.8 寸，施提插泻法，以患肢抽动为度。合谷直刺 1 ～ 1.5 寸，刺向三间，施提插泻法，以患侧食指伸直为度。委中应仰卧位抬起患肢取穴，医生用左手握住患肢踝关节，以医生肘关节顶住患肢膝关节，刺入穴位后，针尖向外 15°，进刺 1 ～ 1.5 寸，施提插泻法，以患侧下肢抽动为度。曲池、太冲直刺 0.5 ～ 1 寸。留针 20 分钟，10 次为一疗程。

2. 其他治疗

（1）头针法　取运动区、感觉区、运感区、语言区、运用区。

（2）眼针法　取上焦区、下焦区。

【医案选录】

患者，男，63 岁，主因左侧肢体不遂，伴语言欠清 18 天就诊。查体：神清，精神可，饮水偶呛，左侧肢体不遂，失语，纳食自胃管注入，寐欠安，小便调，大便干燥，2 ～ 3 日一行；左侧肌力上肢 0 级，下肢 2 级，右侧肌力上肢 4 级，下肢 5 级，左侧巴宾斯基征、夏道克征、霍夫曼征（＋），右侧均阴性；舌暗红，苔薄白，脉弦细。辅助检查：查颅脑 CT 示未见出血；查颅脑 MRI 示脑梗死；ECG 示房颤、心肌缺血、心律失常。

中医诊断：中风（中经络）。

西医诊断：脑梗死。

治疗：醒脑补髓，疏通经络。

取穴：内关、上星透百会、印堂、三

阴交、极泉、委中，大椎、风府、风池，合谷、曲池、手三里，足三里、阳陵泉、环跳、太冲、悬钟、解溪、昆仑、风市、阴陵泉、太溪、伏兔、丰隆、髀关、血海。

操作：内关捻转提插泻法1分钟；三阴交提插补法至肢体抽动3次为度；极泉、委中提插泻法至肢体抽动3次为度（不留针）；印堂斜刺0.5寸，施雀啄泻法1分钟；上星透向百会进针3寸，小幅度高频率捻转1分钟；余穴均采用常规刺法。

治疗结果：针刺上穴，每日1次，针刺患侧。治疗后7天，患者饮水呛咳消失，胃管撤除，可自行进一些流食；治疗后14天，左侧上肢肌力2级，下肢肌力3级，寐安，二便调，言语欠流利。{石学敏.石学敏临证试验录[M].北京：人民卫生出版社，2012:87-88.}

【按语】

1.脑卒中预后与梗死或出血的位置、范围大小相关。梗死面积大、出血量多或病变位于脑干部位多预后差。针灸治疗脑卒中疗效显著，尤其对于神经功能的康复如肢体运动、语言、吞咽功能等有显著的治疗作用，能够明显提高患者的生存质量，降低致残率。

2.本病重在预防，禁烟限酒，低盐、低脂、低糖饮食，适量运动，控制血压、血脂、血糖，预防脑卒中的发生。患者应注意保证呼吸道通畅，防止褥疮，并进行功能锻炼。

附：假性延髓麻痹

假性延髓麻痹，又称假性球麻痹，是双侧皮质或皮质脑干束受损所产生的疾病，为上运动神经元性延髓麻痹。临床表现主要为延髓所支配的肌肉呈上运动神经元性瘫痪或不完全性瘫痪，以软腭、咽喉、舌肌运动障碍为主，常见吞咽、发音、讲话困难，无舌肌萎缩及纤维性震颤，咽反射存在，下颌反射增强，常出现强哭强笑等症。本病常见于脑血管意外、肌萎缩侧索硬化、梅毒性脑动脉炎等疾病。

本病属于中医学"噎膈""喑痱"等病证范畴。本病因心的功能失常或虚、火、风、痰、气逆、血瘀等病邪阻滞脑络及与舌相连的经脉，导致舌窍不利，吞咽、语言等功能障碍。基本病机是风痰、瘀浊阻滞脑络和舌窍。本病病位在心和脑，累及舌咽。

【治疗】

基本治疗

治法 祛风涤痰，通关利窍，疏理经筋。取咽喉局部穴位、手厥阴经经穴为主。

主穴 内关，水沟，风池，翳风，廉泉，金津，玉液，咽后壁，三阴交。

操作 先刺内关，直刺1～1.5寸，施捻转提插泻法，施术1分钟，使针感向上传导；继刺水沟，向鼻中隔斜刺0.5寸，施雀啄手法，以患者流泪或眼球湿润为度。三阴交直刺1～1.5寸，施捻转提插补法1分钟，使针感向上传导。风池向喉结方向震颤徐进针2～2.5寸，行小幅度高频率捻转补法1分钟。翳风向咽喉方向缓缓进针2.5～3寸，手法同风池。廉泉针刺向舌根部，进针2～2.5寸，施提插泻法1分钟。金津、玉液点刺：患者张口，用三棱针点刺放血。咽后壁点刺：患者张口，用压舌板压住舌体，暴露咽后壁，用3寸针点刺咽后壁放血。

【医案选录】

患者，男，60岁，主因吞咽困难伴右侧肢体瘫痪19天入院。查体：神清，精神可，反应迟钝，语言不利；右侧肢体瘫痪，右上肢肌力0级，右下肢肌力2级，右侧巴宾斯基征（+），感觉减弱；右口歪、饮水咳呛，吞咽困难，咳嗽咳痰，胃管通畅，纳食自胃管注入，寐安，二便调；舌暗红，苔白腻，脉结代。既往史：风湿性心脏病、房颤、慢性支气管炎。辅助检查：颅脑MRI示脑梗死。

中医诊断：中风（中经络）。

西医诊断：脑梗死，假性延髓性麻痹。

治疗：醒脑补髓，疏通经络，通关利窍。

取穴：内关（双）、水沟、三阴交（右）、极泉、尺泽、委中（右）、风池、完骨、翳风（双）、廉泉。

操作：内关捻转提插泻法1分钟；水沟雀啄泻法，以眼球充满泪水为度；三阴交提插补法，以肢体抽动3次为度；极泉、尺泽、委中均行提插泻法，以肢体抽动3次为度；风池、完骨施捻转补法1分钟；针刺时翳风，向对侧翳风方向深刺2.5～3寸，行捻转补法1～2分钟，至咽部有麻胀感为度；针刺廉泉时，刺向舌根部，进针1～1.5寸，施提插泻法1分钟。

治疗结果：治疗13天后，患者吞咽障碍缓解，可自主进食，饮食无咳呛，故拔掉胃管。治疗18天后，患者肢体症状好转，搀扶下可行走，上肢肌力0级，下肢肌力3级。1个月后，患者右侧肢体运动功能明显恢复，上肢可抬离床面，上肢肌力3级，下肢肌力4级，可独立行走，纳可，寐安，二便调，舌暗红，苔白腻，脉结代。{石学敏.石学敏临证试验录[M].北京：人民卫生出社，2012:194.}

【按语】

脑血管疾病中，约有42%合并假性延髓麻痹。临床上，本病一方面表现为"神"的异常，如语言不能、表情淡漠或呆滞、强哭强笑，一方面表现为关窍运动失调，如舌强口歪、咀嚼吞咽困难等。在调神的基础上，通关利窍治疗假性延髓麻痹取得良好的临床疗效，治疗后可完全恢复吞咽功能。针刺的方向、深度和行针手法是达到良好疗效的关键。

二、头痛

头痛是患者自觉头部疼痛的一类病证，在多种急慢性疾病均可出现，是临床上常见的病证。本病常见于高血压、偏头痛、紧张性头痛、丛集性头痛、脑炎、脑膜炎、感染性发热、急性脑血管疾病、脑外伤、脑肿瘤、颈椎病以及五官科等疾病。

本病属于中医学"头风"的病证范畴，常与外感风寒湿邪，以及情志、饮食、体虚久病等因素有关。头为"髓海"，又为诸阳之会、清阳之府，且足厥阴肝经、督脉均行头部。无论是外感还是内伤，凡致头部经络功能失常、气血失调、脉络不通或脑窍失养等，均可出现头痛。基本病机是气血失和、经络不通或脑窍失养。本病病位在头，与手、足三阳经和足厥阴肝经、督脉相关。

【辨证要点】

主症 头部疼痛。发病较急，痛无休止，外感表证明显，为外感头痛；反复发作，时轻时重，常伴头晕，遇劳或情志刺激而发作、加重，为内伤头痛。

十二经脉中，六阳经及足厥阴肝经循行于头的不同部位，故临床上可分别将前头痛、偏头痛、后头痛、颠顶痛辨位归经为阳明头痛、少阳头痛、太阳头痛和厥阴头痛。

阳明头痛　疼痛部位在前额、眉棱、鼻根部。

少阳头痛　疼痛部位在侧头部。

太阳头痛　疼痛部位在后枕部，或连及项后。

厥阴头痛　疼痛部位在颠顶部，或连及目系。

头胀痛或抽痛、跳痛，目眩，心烦易怒，面赤口苦，舌红苔黄，脉弦数，为肝阳头痛。头空痛，头晕，神疲无力，面色不华，劳则加重，舌淡，脉细弱，为血虚头痛。头痛昏蒙，脘腹痞满，呕吐痰涎，苔白腻，脉滑，为痰浊头痛。头痛迁延日久，或头部有外伤史，痛处固定不移，痛如锥刺，舌暗，脉细涩，为瘀血头痛。

【治疗】

1. 基本治疗

治法　调和气血，通络止痛。取局部穴位为主，配合循经远端取穴。

主穴

阳明头痛：阿是穴，头维，印堂，阳白，合谷，内庭。

少阳头痛：阿是穴，太阳，丝竹空，率谷，风池，外关，足临泣。

太阳头痛：阿是穴，天柱，后顶，风池，后溪，申脉。

厥阴头痛：阿是穴，百会，四神聪，太冲，中冲。

配穴　外感头痛配风府、列缺；肝阳头痛配行间、太溪；血虚头痛配三阴交、足三里；痰浊头痛配丰隆、中脘；瘀血头痛配血海、膈俞。

方义　头部阿是穴调和气血，通络止痛；合谷与内庭、外关与侠溪、后溪与申脉、太冲与中冲分属于手足阳明经、手足少阳经、手足太阳经、手足厥阴经，每组两穴为同名经穴配合，一上一下，同气相求，疏导阳明、少阳、太阳、厥阴经气血。

操作　头维向后平刺0.5寸，印堂向下平刺0.3寸，阳白平刺0.5寸，合谷直刺0.5寸，内庭向上斜刺0.5寸，太阳直刺0.5寸，丝竹空向后沿皮平刺至率谷穴，风池向鼻尖斜刺0.8寸，外关直刺0.5寸，足临泣直刺0.3寸，天柱直刺1寸，后顶平刺0.5寸，后溪直刺0.5寸，申脉直刺0.2寸，百会平刺0.5寸，四神聪向后平刺0.5寸，太冲直刺0.8寸，中冲浅刺0.1寸，阿是穴平刺0.5寸，诸穴皆行捻转泻法。配穴行虚补实泻法，瘀血头痛可点刺出血。头痛急性发作时每日治疗1～2次，慢性头痛每日或隔日治疗1次。

2. 其他治疗

（1）耳针法　取枕、额、脑、神门。毫针刺法，或埋针法、压丸法。对于顽固性头痛可在耳背静脉点刺出血。

（2）皮肤针法　取太阳、印堂及阿是穴。用皮肤针中、重度叩刺。适用于外感头痛及瘀血头痛。

（3）穴位注射法　取风池。选用1%的盐酸普鲁卡因或维生素B_{12}注射液，每穴

0.5～1mL。适用于顽固性头痛。

【医案选录】

患者，男，30岁，因右眉棱骨上部偏头痛，有时左侧痛，起病已2月余就诊。患者每天下午1时痛增，下午5时至夜剧痛，呈阵发性，每于讲话时痛剧。今晨起床时患者头晕不能起床，舌质暗红，苔白黄略干，脉弦滑数。

诊断：阳明头痛。

治则：调和气血，通络止痛。

取穴：太冲、合谷（双）、天柱（双）、印堂、阳白（右）。

治疗：先针太冲、合谷，行泻法，头痛有减轻，留针30分钟，其间每5分钟行泻法运针1次。出针后在针挑天柱、印堂、阳白（右）三穴，挑针完后头痛消失。该患者共治疗3次，随访2个月未见复发。[符文彬.司徒龄针灸医论医案选[M].北京：科学出版社，2012：60.]

【按语】

1. 针灸治疗头痛的疗效主要取决于头痛的原因和类型，总体而言功能性头痛，特别是偏头痛，针灸疗效较好。对于多次治疗无效或逐渐加重者，要查明原因，尤其要排除颅内占位性病变。

2. 头痛患者在治疗期间应禁烟酒，适当参加体育锻炼，避免过劳和精神刺激，注意休息及情绪调节。

三、眩晕

眩晕是自身或环境的旋转、摆动感，是一种运动幻觉。根据疾病发生的部位，眩晕可分为耳源性、中枢性、心理疾病相关性、全身性疾病相关性和原因不明性。其中良性位置性眩晕发病率居单病种首位，其次为梅尼埃病和前庭神经炎。本节重点介绍后循环缺血、梅尼埃病、颈性眩晕和眼病性眩晕。

本病属于中医学"头眩""掉眩""冒眩""风眩"等病证范畴。病因与风、火、痰、瘀、虚等相关。基本病机是风、火、痰、瘀扰乱清窍，或肝肾不足、气血虚弱、髓海不足，清窍失养。本病病位在脑，与肝、脾、肾相关，与督脉、足少阳胆经、足太阳膀胱经关系最为密切。

【辨证要点】

主症　凡病程短，或突然发作，眩晕重，视物旋转，伴呕恶痰涎，头痛面赤，形体壮实者，多属实证。凡病程较长，反复发作，遇劳即发，伴两目干涩，腰膝酸软，或面色㿠白，神疲乏力，脉细或弱者，多属虚证，由精血不足或气血两虚所致。

肝阳上亢　兼见头胀痛，面色潮红，急躁易怒，口苦，脉弦。

痰湿中阻　兼见纳呆呕恶，头痛，苔腻，脉滑。

瘀血阻窍　头昏头痛，痛点固定，唇舌紫暗，舌有瘀斑，脉涩。

气血两虚　兼有纳呆乏力，面色㿠白，脉细弱。

肝肾不足　兼有腰酸腿软，耳鸣如蝉，脉沉。

【治疗】

1. 后循环缺血　后循环又称椎基底动脉系统，由椎动脉、基底动脉和大脑后动脉组成，主要供血给脑干、小脑、丘脑、枕叶、部分颞叶及上段脊髓。后循环缺血主要表现为眩晕、肢体或头面部麻木、肢体无力、头痛、呕吐、复视、短暂意识丧失、视觉障碍、行走不稳或跌倒。

基本治疗

治法 醒脑补髓，补益肝肾。取督脉、手厥阴经、足少阳经经穴为主。

主穴 内关，上星透百会，印堂，风池，完骨，天柱，三阴交。

配穴 上肢不遂加肩髃、尺泽、合谷、八邪、外关；下肢不遂加环跳、委中、阳陵泉、昆仑；失语加金津、玉液、廉泉、通里；吞咽障碍加天突。

方义 内关为八脉交会穴，通于阴维脉，属手厥阴心包经之络穴，有养心安神、疏通气血之功，是调神启闭的要穴。上星、印堂醒脑开窍，可"调其神，令气易行"。百会升清降浊。风池、完骨、天柱三穴和用，补益脑髓。三阴交滋补肝肾。

操作 内关直刺1寸，施提插捻转泻法。上星平刺透百会1.5寸，施捻转补法。印堂，刺入皮下后使针直立，施轻雀啄手法（泻法）。百会位于颠之正中，属督脉，可振复阳气，补脑益髓，升清降浊。风池、完骨、天柱直刺1寸，施小幅度高频率捻转补法各1分钟。三阴交直刺1寸，行捻转补法1分钟。

2. 梅尼埃病 梅尼埃病是一原因不明的、以膜迷路积水为主要病理特征的内耳病。临床表现为反复发作性眩晕，波动性、进行性感音神经性聋，耳鸣，可有耳内胀满感，一般单耳发病。

（1）基本治疗

治法 疏通经络，安神止晕。取督脉、手厥阴经、手少阴经经穴为主。

主穴 百会，四神聪，头维，风府，神门，内关。

配穴 肝阳上亢加风池、合谷、太冲；痰湿中阻加中脘、足三里、丰隆；瘀血阻窍加血海、三阴交、阴陵泉；气血两虚加脾俞、胃俞、气海、足三里；肝肾不足加肾俞、太溪、三阴交。

方义 百会位于颠之正中，属督脉，可振复阳气，补脑益髓，升清降浊，为治疗眩晕的要穴；四神聪清利脑窍而定眩；头维、风府疏调头部气血；神门安神止晕；内关宽胸理气，和中化痰止呕。

操作 百会横刺0.5～1寸，四神聪、头维平刺0.5～0.8寸，风府向下斜刺0.5～1寸，神门直刺0.3～0.5寸，内关直刺0.5～1寸。实证行泻法，虚证行补法。

（2）其他治疗

1）灸法：百会麦粒灸。患者取正坐位，医生将患者百会处头发向两侧分开，露出施灸部位，局部涂上凡士林油以黏附艾炷，置艾炷（约麦粒大小）于穴位上点燃，待局部有热感时（以患者能耐受为度），医生用镊子压灭艾炷并停留片刻，使热力向内传，然后去掉残余艾绒继续施灸，每次至少灸6壮，根据病情程度可增加壮数，每3～5天灸1次。

2）耳针法：医生一手固定患者的耳郭，另一手持镊子由上而下在耳郭上寻找压痛点，压痛最明显处即为耳穴治疗点，然后用医用胶布将王不留行贴于耳穴上，以贴压处感到胀而略感沉重刺痛为度。嘱患者采用点压法，即用指尖一压一松，间断地按压，每小时1次，每次每穴点压5～10下，24小时后摘除。

3）三棱针法：眩晕剧烈时取印堂、太阳、百会、头维等穴，用三棱针点刺出血1～2滴。

4）头针法：取晕听区。

3. 颈性眩晕 颈性眩晕其发病原因可能有几个方面：颈椎骨质增生、颈肌及颈部软组织的病变等引起颈动脉受压而发生缺血；颈交感神经丛受直接或间接刺激，引起椎动脉痉挛或反射性引起内耳微循环障碍；颈反射异常等。该病多于 40 岁以上发病，表现为多种形式的眩晕，其发生与头部突然转动有明显关系，常伴有恶心、呕吐、共济失调、平衡障碍，有时也伴有黑蒙、复视、弱视、脑干缺血症状等，症状持续短暂，可伴有神经根性症状。

（1）基本治疗

治法 疏通经络，补益脑髓。以颈部局部经穴为主。

主穴 颈夹脊，风池，完骨，天柱。

方义 颈夹脊疏通经络，改善脑供血；风池、完骨、天柱补益脑髓，改善脑供血。

操作 颈夹脊直刺 0.5～1 寸，行提插泻法。风池、完骨、天柱直刺 1 寸，行捻转补法。

（2）其他治疗

拔罐法：颈部走罐，阿是穴刺络拔罐。

4. 眼病性眩晕 眼病性眩晕是由于眼肌麻痹、屈光不正等原因引起的眩晕，以眩晕为主症。如为眼肌麻痹所引起的眩晕则向麻痹侧注视时眩晕更明显，常伴有复视、斜视及眼睑下垂。遮蔽病侧眼球或闭目休息后眩晕可消失。

（1）基本治疗

治法 通络明目止晕。取眼局部穴位为主。

主穴 风池，睛明，四白，攒竹，太阳。

配穴 肝阳上亢加合谷、太冲；痰湿中阻加中脘、足三里、丰隆；瘀血阻窍加血海、三阴交、阴陵泉；气血两虚加脾俞、胃俞、气海、足三里；肝肾不足加肾俞、太溪、三阴交。

方义 睛明、四白局部取穴，配以风池改善脑部供血，明目止眩，调解眼肌运动。

操作 睛明直刺进针 0.5～1 寸，不提插捻转。四白斜刺入眶下孔，行捻转泻法。风池向对侧瞳孔方向针刺 1～1.5 寸，行捻转补法，针感可到眼局部。攒竹直刺 0.1 寸，太阳直刺 0.3 寸，行捻转补法。

（2）其他治疗

1）耳针法：取肾上腺、皮质下、枕、脑、神门、额、内耳。每次取 3～5 穴，毫针刺法或压丸法。

2）头针法：取视区、晕听区。

【医案选录】

患者，女，49 岁，因头晕耳鸣反复发作 3 天就诊。患者素体虚弱，4 年前开始出现劳累头晕，未经系统诊治。3 天前患者突然出现旋转性眩晕，睁眼时感周围物体绕自身水平旋转，闭目时症状可减轻，伴耳鸣，耳胀闷感，听力下降，喉间痰多，胸闷泛恶，呕吐胃容物，意识清楚，眩晕持续数小时，反复发作。舌淡红，苔白腻，脉濡滑。查体可见双外耳道畅，耳膜正常。辅助检查：右耳低频感音神经性耳聋。声阻抗：双耳 A 型图。甘油试验阳性。

中医诊断：眩晕（痰湿中阻）。

西医诊断：梅尼埃病。

治疗：燥湿健脾，安神止晕。

取穴：百会、四神聪、头维、风府、神门、内关、丰隆、中脘。耳针：肾、肝、脾、内耳、神门、皮质下、交感。头皮针：取双侧晕听区。

操作：百会横刺0.5寸，四神聪、头维平刺0.5寸，风府向下斜刺0.5寸，神门直刺0.5寸，内关直刺0.5寸，以毫针泻法为主。耳针以王不留行贴压。头皮针平刺1寸。

治疗结果：患者治疗1次眩晕即缓解，连续治疗5天后眩晕发作症状明显减轻，持续时间减短，胸闷减轻，未犯呕吐。其后续治疗6次，患者症状完全消失。｛石学敏.石学敏针灸全集[M].第2版.北京：科学出版社，2015:753.｝

【按语】

1.针刺对各种性质的眩晕均有良好的临床疗效。

2.眩晕病因复杂，注意伴发症状及体征、发作特征及频率等，重视眩晕的鉴别，必要时行颅脑MRI、听力评价、甘油试验、耳蜗电图、前庭功能检查等以明确诊断。

3.患者在治疗期间应禁烟限酒，低盐、低脂、低糖饮食，保持生活规律，避免过度劳累；注意选用合适高度的枕头，长期伏案工作或低头工作者尤应注意颈部保健。

4.风池、完骨、天柱能有效地改善椎－基底动脉系统血流量，增加脑的灌注量。

四、贫血

贫血是指血液携氧能力降低，致使各组织系统发生的缺氧改变，是血液病最常见的症状。贫血按红细胞形态可以分为大细胞性贫血、正常细胞性贫血和小细胞低色素性贫血。该病一般表现为皮肤黏膜苍白，尤以面色苍白最为常见，临床多观察指（趾）甲、口唇黏膜和睑结膜等处。本节重点介绍缺铁性贫血和再生障碍性贫血。

（一）缺铁性贫血

当机体对铁的需求与供给失衡，导致体内贮存的铁耗尽，继之红细胞内铁缺乏，最终引起缺铁性贫血。其表现为缺铁引起的小细胞低色素性贫血及其他异常。

本病属于中医学"血虚""虚劳"的病证范畴。病因可为先天禀赋不足，后天喂养失当、脾胃受损，或饮食偏颇、不足，或大病久病后，或失治误治后，或各种原因的失血，均可导致脾胃亏虚，气血乏源，发为本病。基本病机为脾胃虚弱，气血两虚。本病病位在血，与脾、胃、肝、肾相关。

【辨证要点】

主症 轻者可无任何感觉；重者可有心血管和呼吸系统功能障碍的表现，如心慌、气短等，并在劳动时加重；严重者甚至发生贫血性心脏病或心功能衰竭。此外，患者常有头痛、眩晕、眼花、耳鸣、注意力不集中、记忆力下降以及四肢乏力、精神倦怠等症状，重者可有低热、食欲减退、恶心、腹胀、便秘、腹泻等表现。

脾胃虚弱 面黄少华或淡白，食欲不振，神倦之力，或有腹泻便溏，唇舌色淡，苔薄，脉弱。

心脾两虚 面色萎黄或淡白，发焦易脱，倦怠无力，食少纳呆，心悸气短，头晕，口唇黏膜苍白，爪甲色淡，舌质淡胖，苔薄，脉虚细。

肝肾阴虚　两颧嫩红，目眩耳鸣，腰腿酸软，潮热盗汗，口干舌燥，指甲枯脆，肌肤不泽，舌红，少苔，脉细数。

脾肾阳虚　面色、口唇淡白，畏寒肢冷，食少便溏，消瘦或浮肿，自汗神疲，舌质淡胖，脉沉细。

【治疗】

基本治疗

治法　健脾补肾，益气养血。取足阳明经、足太阴经经穴及相应背俞穴为主。

主穴　足三里，中脘，关元，三阴交，脾俞，胃俞，膈俞。

配穴　脾胃虚弱加上巨虚、下巨虚；心脾两虚加内关、神门、心俞；肝肾阴虚加太溪、肝俞、肾俞；脾肾阳虚加肾俞、气海、命门、膏肓。

方义　脾胃为气血生化之源，足三里为胃之合穴、中脘为胃之募穴，脾俞、胃俞益气养血；膈俞为血会，活血通脉；三阴交滋阴养血；关元补肾培元。

操作　诸穴艾条灸或温针灸，针刺行补法，留针 20 分钟。

（二）再生障碍性贫血

再生障碍性贫血，简称再障，是一组由多种病因所致的骨髓造血功能障碍，以骨髓造血细胞增生减低和外周血全血细胞减少为特征的疾病。

本病属于中医学"髓劳""虚劳""血证"的病证范畴。病因脾肾亏损，六淫邪气或药毒内侵，伤精毁髓，耗血动血，致血枯髓空，血液妄行，发为本病。基本病机为脾肾亏虚，精血不足。病位在骨髓，与脾、肾、肝、心相关。

【辨证要点】

主症　贫血、出血。

急髓劳　热毒壅盛　常见于急性再障起病初期，热毒直入，灼伤血络，迫血妄行。起病急，面色苍白，壮热不退或低热持续，皮肤瘀点瘀斑，斑色红紫，鼻衄齿衄，烦躁口渴，便干尿黄，头晕乏力，舌红苔黄，脉洪大数疾。

慢髓劳　肾阳虚　心悸，气短，周身乏力，面色苍白无华，唇色淡，畏寒喜暖，手脚冷凉，腰酸，阳痿，夜尿多，大便稀溏，虚胖或浮肿，多无出血，脉细无力，舌质淡，舌体胖，边有齿痕，舌苔白。

慢髓劳　肾阴虚　心悸，气短，周身乏力，面色苍白无华，唇淡，甲床苍白，伴有低热，手脚心热，盗汗，口渴思饮，大便干结，口腔黏膜、牙龈出血，鼻出血，皮肤有出血点或紫癜，妇女月经量多，脉细数，舌质淡。

慢髓劳　肾阴阳两虚　心悸，气短，周身乏力，面色苍白，脉细弱，舌质淡，并有肾阴虚及肾阳虚证，轻型者阴虚、阳虚均不明显，只表现气血两虚。

【治疗】

基本治疗

治法　健脾补肾，养血生精。取足阳明经、足太阴经经穴及相应背俞穴为主。

主穴　脾俞，胃俞，膈俞，肾俞，足三里，中脘，血海，内关，太溪。

配穴　肾阳虚加关元、气海、悬钟；肾阴虚加照海、三阴交、肝俞、太冲；肾阴阳两虚加关元、气海、三阴交。

方义 肾藏精，精生髓，髓化血，故取肾俞补肾培元、填精益髓。脾胃为后天之本，脾胃既化生血液，脾又能统血，故取脾俞、胃俞，足三里、中脘补益脾胃、益气生血，取血海养血止血。心主血脉，取内关安神理气。太溪滋阴补肾。

操作 诸穴艾条灸、艾炷灸或针刺，每穴 20 分钟，如直接灸可将穴位分为 2 ～ 3 组，轮流施治。

【**医案选录**】

患者，女，19 岁，因全身乏力，不能坚持上班 1 月余就诊。查体：患者面色萎黄不华，眼睑结膜苍白，食欲差，饱胀不适，体力活动即感动乏力加重，并有头晕、眼花，故速来就诊，双脉沉细弱，舌质淡，苔薄白。辅助检查：白细胞计数 6.1×10^9 /L，中性粒细胞 0.48，血红蛋白 4g/L。

中医诊断：贫血。

西医诊断：缺铁性贫血。

治疗：补益脾肾，泌别清浊。

取穴：关元、下巨虚、别浊平（自拟名，在上巨虚下 1 寸）。

操作：关元，快速进针至天部，得气后稍停，再进针至人部，行捻转补法，再次得气后捻转达地部，留针。下巨虚，快速进针后，大拇指向前至最大限度。如果不能得气，再大拇指向后小幅度，再向前至最大限度，得气后留针。别浊平操作类同下巨虚。留针 15 ～ 30 分钟，中间行针一次，出针后速按针孔，12 次为一疗程。

治疗结果：经治 6 天，患者血红蛋白

8g/L，1 个疗程治愈，1 年随访未复发。{张跃平 . 针刺治疗缺铁性贫血 150 例 [J]. 中国中医药现代远程教育，2010，8（19）:30.}

【**按语**】

1. 针灸对缺铁性贫血、再生障碍性贫血慢性期，均有良好的治疗作用。临床多针、灸或针、药，灸、药联合应用。

2. 再生障碍性贫血患者应预防感染，注意饮食及环境卫生；避免出血，防止外伤及剧烈活动；不用对骨髓有损伤作用和抑制血小板功能的药物；重视心理护理。

附：白细胞减少症

白细胞减少症是指周围血白细胞低于 4×10^9/L 的疾病，分为原发性和继发性两大类。原发性者原因不明；继发性者病因为急性感染，物理、化学因素，血液系统疾病，伴脾大的疾病，结缔组织疾病，过敏性疾病，遗传性疾病，获得性或原因不明性粒细胞减少等。白细胞减少是肿瘤化疗、放疗过程中最常见的不良反应。白细胞减少直接影响肿瘤化疗、放疗方案的执行。本节重点介绍肿瘤化疗所致之白细胞减少症。

本病属于中医学"虚劳"的病证范畴。外因为热毒（放疗、化疗等）之邪侵犯人体，营阴被劫；内因为脾肾亏虚，导致气血乏源，髓海不充，发为本病。病位在血，与脾、肾、肝相关。

【**辨证要点**】

主症 疲乏，无力。

脾肾阳虚 面色黄㿠白，精神不振，失眠，头昏，倦怠气短，不思饮食，大便稀溏，或黎明即泻，小便清长，畏寒肢冷，腰际酸楚，阳事不举，精冷，带下，舌质淡，苔薄，脉沉细。

肝肾阴虚　眩晕，倦怠，耳鸣，面色少华，心烦失眠，消瘦，腰膝酸软，遗精盗汗，月经不调，舌红或淡红，苔少，脉细数或细弱。

气血两虚　头晕，少气懒言，倦怠疲乏，面色滞暗或㿠白，舌胖色淡，脉细或虚大无力。

气虚血瘀　神疲懒言，腹满纳差，面色晦暗，或㿠白无华，头发枯槁稀疏，肢体麻木，肌肤甲错，舌有瘀点或瘀斑，脉沉涩无力。

【治疗】

1. 基本治疗

治法　益气养血，健脾补肾益精。取足太阴、足阳明经经穴及相应背俞穴为主。

主穴　脾俞，肾俞，膈俞，悬钟，足三里，三阴交。

配穴　脾肾阳虚加关元、气海；肝肾阴虚加太溪、照海、肝俞；气血两虚加胃俞、中脘；气虚血瘀加血海、地机。

方义　脾为气血生化之源，取足三里、脾俞补益气血；肾为先天之本，肾精不足则髓海不充，取肾俞调补肾气；膈俞为八会穴之血会，理气活血；悬钟为髓之会，补益肝肾；三阴交滋阴健脾益肾。诸穴共奏益气养血、补肾益精之功。

操作　脾俞斜刺 0.5～0.8 寸，肾俞直刺 0.5～1 寸，膈俞斜刺 0.5～0.8 寸，悬钟直刺 0.5～0.8 寸，足三里直刺 1～2 寸，三阴交直刺 1～1.5 寸，均行捻转补法。

2. 其他治疗

隔姜灸　取穴大椎、膈俞、脾俞、胃俞、肾俞，进行隔姜灸，每个穴位连续灸 4 壮，每天治疗 1 次，10 次为一疗程。

【医案选录】

患者，女，27 岁，因乏力、食欲不振，患白细胞减少症 1 年就诊。查见四肢乏力，食欲不振，易患感冒。辅助检查：红细胞计数 3.7×10^{12}/L，白细胞计数 2.8×10^9/L（中性粒细胞 0.62，淋巴细胞 0.38）。

中医诊断：虚劳（脾肾阳虚）。

西医诊断：白细胞减少症。

治疗：益气养血补肾。

取穴：肾俞、膈俞、脾俞、悬钟（均双侧）。

操作：患者俯卧，肌肉放松，皮肤行常规消毒。膈俞、脾俞直刺 0.5 寸，肾俞、悬钟直刺 1 寸，行平补平泻手法，得气后留针 30 分钟。起针后将直径为 2.5 cm、厚 0.5 cm 新鲜姜片置于膈俞和肾俞上，再将 2 cm 长度艾条燃烧熄灭明火后放置于姜片之上。隔日 1 次，10 日为一疗程。1 个疗程后白细胞计数上升为 4.7×10^9/L，3 个月追访检查，白细胞计数为 5.2×10^9/L，诸症消失。〔张明霞. 针灸治疗白细胞减少症 12 例 [J]. 江西中医药，1997，28（1）:41.〕

【按语】

针刺对苯中毒及过敏引起的白细胞减少症均有治疗作用，且能显著改善化疗后白细胞减少，减轻放化疗反应，提高患者的免疫力。

五、慢性疲劳综合征

慢性疲劳综合征是一组病因不明、各种现代手段检查无任何器质性病变，以持续半年以上的慢性、反复发作性极度疲劳为主要特征的综合征。

本病属于中医学"虚劳"的病证范畴。肝主疏泄，主筋而藏血。肝气不舒，失于条达，肝不藏血，筋无所主，则运动乏力。脾为后天之本，主运化，主四肢肌肉。若脾气虚弱，失于健运，精微不布，则肌肉疲惫、四肢倦怠无力。肾为先天之本，藏精、主骨、生髓，肾精不足则骨软无力、精神萎靡。本病主因劳役过度、情志内伤或复感外邪，致肝、脾、心、肾气血阴阳失调，发为本病。本病病位在全身，与肝、脾、心、肾相关。

【辨证要点】

主症　原因不明的持续或反复发作的严重疲劳，并且持续半年以上，充分休息后疲劳不能缓解，活动水平较健康时下降50%以上。

肝气郁结　每因情绪波动疲劳加重，活动后减轻，胁腹胀痛，舌红，苔薄，脉弦。

脾气虚弱　兼神疲乏力，劳则加重，纳呆懒言，面色萎黄，舌淡，苔薄，脉细弱。

心肾不交　烦少寐，头晕耳鸣，腰膝酸软，舌红，苔少或无苔，脉细数。

【治疗】

1. 基本治疗

治法　疏肝理脾，补益心肾。取督脉、足阳明经及足太阴经经穴为主。

主穴　百会，印堂，神门，太溪，太冲，三阴交，足三里。

配穴　肝气郁结加期门、膻中；脾气虚弱加脾俞；失眠、多梦易醒加安眠、内关、申脉、照海；心悸、焦虑加内关、心俞；头晕、注意力不集中加四神聪、悬钟。

方义　百会、印堂均属督脉，清利头目、健脑益肾；神门、太溪分别为心经、肾经之原穴，两穴相配，交通心肾；太冲、三阴交、足三里疏肝理气、健脾益气。

操作　百会平刺0.5～0.8寸，印堂平刺0.3～0.5寸，太冲直刺0.5～1寸，行平补平泻法；神门直刺0.3～0.5寸，太溪直刺0.5～0.8寸，三阴交直刺1～1.5寸，足三里直刺1～2寸，行捻转补法。百会、太溪、三阴交、足三里加灸法效佳。配穴行虚补实泻法。

2. 其他治疗

（1）皮肤针法　轻叩督脉、夹脊穴和背俞穴，每次15～20分钟，每日1次。

（2）耳针法　取心、肾、肝、脾、脑、皮质下、神门、交感。每次3～5穴，用王不留行贴压，两耳交替进行，每隔2～3日一换。

（3）电针法　按针灸处方在针刺得气的基础上接通电针治疗仪，用疏密波弱刺激20～30分钟。

【按语】

1.针灸能有效缓解慢性疲劳综合征症状，改善其情绪、睡眠及体质虚弱的状况。

2.除针灸治疗以外，还应配合饮食疗法，补充维生素和矿物质；必要时服用中药以及西药抗抑郁剂、免疫增强剂等。

3.保持情绪乐观，避免精神刺激；保持

生活规律，勿过于劳累；参加适当的体育锻炼和娱乐活动。

附：衰老

衰老是一系列生理、病理过程综合作用的结果。随着年龄的增长，机体的免疫功能逐渐低下，衰老随之出现。人体内的自由基可以通过脂质过氧化等作用，造成组织的损伤和器官的退行性变化，从而加速衰老的过程。神经内分泌功能衰退、脂质代谢紊乱、血液循环的障碍等因素也与衰老密切相关。

本病属于中医学"虚证"的范畴。病因为肾气亏虚、肾精不固。肾脏所藏之精是人身阴阳气血之本，对人的生长、发育、衰老起着决定性的作用。随着肾气的衰退，五脏六腑、经络气血的功能也日渐衰退，阴阳失去平衡，出现衰老症状。基本病机是肾精不足，脾胃虚弱，五脏失养，阴阳失调。

【辨证要点】

主症　神疲健忘，反应迟钝，形寒肢冷，腰膝无力，动作迟缓，眩晕耳鸣，气短乏力，纳差少眠，甚则颜面浮肿等，常伴有多种老年性疾病。

肾精不足　兼见神情呆钝，耳鸣耳聋，腰膝酸软，发脱齿摇，舌淡，苔薄白，脉细尺弱。**脾胃虚弱**　兼见神疲乏力，少气懒言，形体消瘦，腹胀纳少，舌淡，苔白，脉细弱。

心肺气虚　兼见胸闷心悸，咳喘气短，动则尤甚，头晕神疲，语声低怯，舌淡，苔白或唇舌淡暗，脉沉弱或结代。

【治疗】

1. 基本治疗

治法　补肾填精，调理气血，益养脏腑。取强壮保健穴为主。

主穴　足三里，三阴交，肾俞，关元，百会。

配穴　肝肾不足加肝俞、命门、气海、太溪；脾胃虚弱加脾俞、胃俞；心肺气虚加心俞、肺俞。

方义　足三里为足阳明胃经下合穴，具有益脾养胃、调补气血、提高机体免疫功能的作用，是防病保健、益寿延年的常用穴；三阴交为足三阴经交会穴，可益养脏腑、补肾填精，以壮先天之本；关元为元阴元阳出入之所，灸之大补元气、温肾助阳；百会为督脉要穴，位于头部，可健脑益智、抗老防衰。

操作　足三里直刺 1～2 寸，三阴交直刺 1～1.5 寸，肾俞直刺 0.5～1 寸，关元排尿后直刺 1～1.5 寸，百会平刺 0.5～0.8 寸，均行捻转补法，或施以灸法。配穴行虚补实泻法。

2. 其他治疗

（1）隔药饼灸　取脾俞、肾俞、关元、气海、足三里等，每次 2～4 穴，隔附子饼灸，每 2 日 1 次。

（2）隔药灸脐法　面圈绕脐部（神阙）一周，内置中药粉末（补肾化瘀等中药配伍，研细末），然后在药末上放置中艾炷施灸，每次约 2 小时，每周 1～2 次。

（3）耳针法　取皮质下、内分泌、肾、心、脑、耳迷根，每次 2～4 穴，用王不留行贴压，每周 1 次。

（4）穴位注射　取气海、关元、足三里、三阴交、脾俞、肾俞等，每次 2 穴，选用鹿茸精注射液、黄芪注射液、当归注射液1 种，每穴注入 1～2mL，每周 1～2 次。

【按语】

1. 针灸抗老防衰有较好的疗效，尤以灸法应用最多，但疗程较长，应坚持治疗。

2. 除了针灸疗法外，还可配合按摩、气功、运动、娱乐、饮食等多种养生保健方法进行治疗。

3. 针刺可以通过调节热休克蛋白（Hsp）84、Hsp86基因表达增强细胞保护、抑制细胞凋亡、抵抗氧化应激，从而起到延缓衰老的作用。

六、高血压

高血压是指成人（年龄≥18岁）在安静状态未服药情况下，动脉收缩压≥140mmHg和（或）舒张压≥90mmHg的慢性疾病。按病因分类，该病可分为原发性高血压和继发性高血压，前者指迄今为止原因尚未阐明的高血压，占高血压的90%～95%；后者指由某些确定的原因引起的血压升高，占高血压的5%～10%。高血压是心脑血管病最主要的危险因素，长期控制不良的高血压可造成心、脑、肾、血管、视网膜等重要靶器官的功能性或器质性改变，以及脂肪和糖代谢的紊乱，致残、致死率较高。

本病属于中医学"眩晕""头痛"等病证范畴。病因可为情志失调，郁怒伤肝，肝阳偏亢，风阳内动；或体质丰腴，嗜食甘肥，湿盛生痰，风阳夹痰浊上扰；或素来体质虚弱，复因思虑过度，心脾两虚，气血生化之源不足，不能上荣清窍；或因房事不节，肾阴暗耗，不能生精补益脑髓，髓海空虚，均可导致气血不调，气机上逆，发为本病。基本病机是肾阴不足，肝阳偏亢。病之本为阴阳失调，病之标为风、痰、瘀血内生。

【辨证要点】

主症　血压升高，动脉收缩压≥140mmHg和（或）舒张压≥90mmHg。头痛，头晕，头胀，眼花，耳鸣等。

肝阳上亢　头目胀痛，面红耳赤，烦躁易怒，舌红苔黄，脉弦数。

痰湿中阻　头重如裹，胸闷多痰，肢体沉重麻木，苔腻，脉滑。

气血两虚　头晕动则加剧，劳累即发，神疲懒言，舌质淡，脉细弱。

肝肾阴虚　头痛耳鸣，腰膝酸软，舌红少苔，脉细数。

【治疗】

1. 基本治疗

治法　调和气血，疏肝降逆。取手足阳明经、足太阴经、足厥阴经经穴为主。

主穴　曲池，合谷，太冲，人迎，足三里，三阴交。

配穴　肝阳上亢加行间、太溪；痰湿中阻加脾俞、丰隆、中脘；气血两虚加气海、脾俞、胃俞；肝肾阴虚加太溪、肾俞。头晕者加百会、风池、太阳；心悸者加内关、神门。

方义　曲池为手阳明大肠经之合穴，有泻热潜阳、利气通下的作用。合谷为大肠之原穴，调和气血，行气通络，为阳中之阳，主气在上；太冲为肝之原穴，疏肝降逆，为阴中之阴，主血在下。两穴合用，具有平衡阴阳、调和气血、沟通上下的作用。人迎为多气多血之乡，具有调和气血之功。足三里为足阳明胃经合穴，补益气血。三阴交为足三阴经交会穴，滋阴潜阳。

操作 曲池、合谷直刺 1 寸，行捻转泻法；人迎直刺 0.5～1 寸，行捻转补法，留针时应见针柄随动脉搏动；太冲直刺 0.5 寸，捻转泻法；足三里直刺 1 寸，捻转补法；三阴交直刺 1 寸，行捻转补法。

2. 其他治疗

（1）耳针法 取降压沟、肝、心、交感、肾上腺、缘中，酌加配穴取枕、额、神门、皮质下，每次 3～4 穴。

（2）三棱针法 取耳尖、百会、大椎、印堂、太冲、曲池等，每次 1～2 穴，点刺出血 3～5 滴，2～3 天 1 次。

（3）艾灸法 取百会、涌泉，施艾条灸。

【医案选录】

患者，男，63 岁，因血压高 10 年就诊。患者患有高血压病 10 年，无头晕、头痛，仅见右眼角巩膜处出现绿豆大小的黑蒙，偶有耳鸣，平素性情急躁，饮食不慎即出现便溏，纳可，睡眠佳。查血压：150/90mmHg。舌质淡红，苔白腻，脉细数。辅助检查：心脏彩超：左室壁增厚；左室舒张功能降低；主动脉硬化。颈动脉彩超：双侧颈动脉硬化伴斑块形成；右颈外动脉血流速度增高。心电图：窦性心律，下壁心肌梗死，异常 ECG。

中医诊断：眩晕（风痰上扰）。

西医诊断：高血压病。

治疗：祛风豁痰，调整阴阳。

取穴：人迎、百会、风池、头维、太阳、合谷、悬钟、太溪、太冲。配穴：颈针、耳门、听宫、听会、足三里、天枢、气

海、关元、阳陵泉。腧穴按常规针刺，采用平补平泻手法，留针 30 分钟，1 次 / 日，14 日为一疗程，共 2 个疗程。

治疗结果：治疗 14 天后，患者针刺前血压为 145/87mmHg，血压波动较小，全身感觉轻松。治疗 28 天后，针刺前血压为 140/85mmHg，血压逐渐稳定，其余症状消失。{石学敏 . 石学敏临证实验录 [M]. 北京：人民卫生出版社，2012:270-271.}

【按语】

1. 解剖学认为人迎穴下恰为颈动脉窦所在，颈动脉窦为人体的压力感受器，是人体血压调整重要部位。临床实践证明，针刺人迎对血压有良好的调节作用。

2. 针刺配合药物治疗高血压可减轻头晕症状，有利于平稳降压，减少血压波动性，长期应用可减少用药量或合并药物种类。

3. 高血压患者应注意低盐、低脂饮食，戒烟限酒，坚持运动，控制体重，注意劳逸结合。

附：低血压

低血压是指体循环动脉压低于正常的状态，即测得成人肱动脉血压低于 90/60mmHg 时，称为低血压。低血压包括生理性低血压和原发性低血压病。生理性低血压是指部分健康人群中，其血压值已达到低血压标准，但无任何自觉症状。原发性低血压其除血压值达到低血压标准外，还伴有疲乏、无力、头痛、头晕、心前区隐痛或不适、精神萎靡不振、记忆力减退、失眠、食欲不振等症状。

本病属于中医学"眩晕""心悸""虚劳"等病证范畴。先天禀赋不足，或后天失

养，或肝脾不调，或脾胃虚弱，致气血不足，脉道不充，心无所主，发为本病。本病病位在脑，与脾胃、心、肾、肝相关。

【辨证要点】

主症　以头晕、乏力为主。

脾胃虚弱　四肢不温，少气懒言，纳呆便溏，舌质淡或有齿痕，苔薄白，脉细弱。

心脾两虚　心悸怔忡，失眠多梦，健忘，食欲不振，腹胀便溏，神倦乏力，舌质淡嫩，脉细弱。

脾肾两虚　记忆减退，腰膝酸软，大便溏薄，舌质淡，苔白，脉沉细。

肝郁脾虚　胸胁胀满，善太息，急躁易怒，食少腹胀，便溏不爽，舌苔白，脉弦。

【治疗】

基本治疗

治法　健脾养心，益气补血。取足阳明经、足太阴经经穴为主。

主穴　足三里，中脘，内关，百会，人迎，关元。

配穴　脾胃虚弱加脾俞、胃俞；心脾两虚加神门、大陵、脾俞；脾肾两虚加照海、太溪；肝郁脾虚加太冲；急症可加素髎、水沟。

方义　脾胃为后天之本，脾胃虚弱，气血生化乏源。足三里、中脘健脾和胃，补益气血。人迎调理气机，清利头目。血为心所主，内关益气养心，安神通脉。气血不足，阳气升举无力。颠顶百会，升阳举陷。肾气亏虚，清阳不升，血不上荣，关元益气补肾。

操作　足三里直刺 1 寸，行捻转补法；中脘、关元直刺 1～1.5 寸，行呼吸补法；内关、人迎直刺 0.5 寸，行捻转补法；百会施艾条灸。

【医案选录】

患者，女，19 岁，因眩晕、倦怠 1 年余，加重 3 天就诊。患者 1 年前时感眩晕，劳则加重，曾做心电图、血常规、B 超等多种检查未见异常，查血压 90/63mmHg 而诊为原发性低血压，但未予治疗。3 天前患者因过劳诸症加重而来就诊，血压 75/60mmHg，面色㿠白。

中医诊断：眩晕（气血不足）。

西医诊断：低血压。

治疗：因患者自述极畏针刺而予以艾灸百会治疗，灸 15 分钟后，测血压 90/68mmHg，自述眩晕明显减轻；连灸一疗程，诸症消失，血压维持在 94～105/72～82mmHg；随访 2 年无复发。｛袁军，肖霞．艾灸百会治疗原发性低血压 22 例 [J].中国针灸，1996（11）:30.｝

【按语】

1. 无症状的低血压可不予治疗。

2. 低血压的判断应在不同日的同一时间多次测量安静状态下的血压，所测血压值的临床意义要综合年龄、性别、体质综合分析。

七、不宁腿综合征

不宁腿综合征是指在静息或夜间睡眠时出现双下肢难以名状的感觉异常和不适感，以及强烈的活动双下肢的愿望，睡眠中下肢频繁活动或躯干辗转反侧，症状于活动后缓解，停止后又再次出现的疾病。

本病属于中医学"痹证""痉证"的病证范畴。病因是由内外因共同作用，情志不畅，久病入里化瘀，脏腑功能失调，营血运行紊乱，四末皮肤分肉之间疏于濡养，日久精血亏虚，经络虚空，筋脉气血不足，邪气独留不去，与营卫之气互搏与四肢腠理之间，导致四肢肌肉的感觉异常和异常抽动，进而影响日常活动，严重影响睡眠质量。基本病机是肝肾亏虚，气血不足，筋脉失养。本病病位在腿，与肝、肾相关。

【辨证要点】

主症 双下肢局部酸、麻、胀、痛、发紧，或深部虫爬、瘙痒感。症状多在夜间或休息时出现，经按摩、活动或被动体位可减轻不适感。

气血两虚 夜间小腿或上臂酸困麻痛，或虫爬感，活动后症状减轻或消失，头晕纳少，面色少华，舌淡，苔薄白，脉细弱。

肝肾亏虚 夜间小腿肌肉或者足底发麻胀痛，灼热感或抽痛，夜眠不宁，头晕耳鸣，舌淡红，苔薄黄，脉细弦。

阳虚寒凝 夜间小腿肌肉麻痛，紧缩感，酸软无力，喜温喜按，按则痛减，四末欠温，夜多小便，舌淡，苔白，脉沉细。

湿热阻痹 夜间小腿或上臂肌肉酸软麻痛，肌肉发热发胀，得按痛减，困重乏力，口干口苦，舌红，苔腻黄，脉弦滑。

【治疗】

1.基本治疗

治法 补肝肾，调气血，祛邪除痹。以局部穴位为主。

主穴 承筋，承山。

配穴 蚁走感强加风市、血海；睡眠障碍加百会、安眠；气血两虚加脾俞、膈俞；肝肾亏虚加肝俞、肾俞；阳虚寒湿加关元、足三里；湿热阻痹加阴陵泉、丰隆。

方义 承山、承筋位于下肢病变处，可缓解局部症状。

操作 承筋直刺 1～1.5 寸，承山直刺 1～2 寸，行平补平泻法。配穴行虚补实泻法，寒湿痹阻者可加灸法。

2.其他治疗

（1）温针灸法 取髀关、承山、承筋施温针灸。进针后平补平泻，灸 3 壮后出针。

（2）拔罐法 足太阳膀胱经第 1、2 侧线从颈背部至腰骶部走罐，隔日 1 次。

（3）穴位注射法 取合阳、承筋，选用盐酸利多卡因 5 mg 或复方丹参注射液 2mL，每次 2～3 穴，每穴注射 0.5～1mL。

【医案选录】

患者，女，66 岁，自诉晚间双下肢不适 30 余年，近 1 年加重，双下肢的肌肉筋骨内经常在夜里休息时出现一种酸、胀、痛等难以形容的感觉，渐进性加重，须经捶打或下床活动才能缓解，但不久又发作，少则一晚发作 2～3 次，多则 5～6 次。症见双下肢酸痛，喜暖恶寒，得温则减，手足不温，面色无华，口不渴，大便不实，小便清长，曾经某大医院诊断为不宁腿综合征，多方服药治疗均效果不显。查体见左下肢肌肉轻度萎缩。血液化验及双下肢肌电图测试等均无异常发现，舌暗苔白，脉沉细。诊断：不宁腿综合征。证因素体血虚，复感风寒，内侵筋脉，阳气不能外达，四肢筋脉失于濡养。治则：温经散寒，养血通脉。治疗：取环跳、承扶、殷门、承山、阴陵泉、阳陵泉、委中、足三里、三阴交、昆仑，均取双侧，采用平补平泻，以补为主的手法。环跳以有触电感直达病所为度，不留针。每次 30 分钟，每日 1 次。治疗 10 次后患者症状大大减轻，夜间发作次数减少，睡眠质量提高，时可安睡到天亮。〔张俊，杨白燕.浅谈不宁腿综合征的针灸治疗体会 [J].针灸临床杂志，2007（4）：28.〕

【按语】

针灸治疗本病临床疗效显著，主要是通过增加血管张力，促进局部血液循环和代谢物质的排泄，减轻或消除局部肌肉和软组织的压迫与阻滞，以达到行气活血、舒筋通络的目的。

八、多发性硬化

多发性硬化是以中枢神经系统白质脱髓鞘病变为特点，遗传易感个体与环境因素共同作用发生的自身免疫病。本病多在成年早期发病，女性多于男性，大多数患者表现为反复发作的神经功能障碍，多次缓解复发，病情每况愈下。最常累及的部位为脑室周围白质、视神经、脊髓、脑干和小脑。其主要临床特点为症状体征的空间多发性和病程的时间多发性。

本病属于中医学"痿证"的病证范畴。病因多与外邪侵袭、饮食不节、久病体虚等因素有关。基本病机是脏腑气虚，热邪阻滞，经络不通。病位在四肢，与肺、脾、肝、肾相关。

【辨证要点】

主症 肢体痿软无力，筋脉弛缓，甚则肌肉瘫痪或肌肉萎缩。

肺热伤津 发热多汗，热退后突然出现肢体痿软无力，心烦口渴，小便短黄，舌红，苔黄，脉细数。

湿热浸淫 肢体逐渐痿软无力，下肢为重，微肿而麻木不仁，或足胫热感，小便赤涩，舌红，苔黄腻，脉滑数。

脾胃虚弱 肢体痿软无力日久，食少纳呆，腹胀便溏，面浮不华，神疲乏力，舌淡或有齿印，苔腻，脉细无力。

肝肾亏虚 起病缓慢，下肢痿软无力，腰脊酸软，不能久立，或伴眩晕耳鸣，甚至步履全废，腿胫肌肉萎缩严重，舌红，少苔，脉沉细。

【治疗】

1.基本治疗

治法 清热祛邪，通行气血，濡养筋脉。以手、足阳明经及相应夹脊穴为主。

主穴

上肢：肩髃，曲池，手三里，合谷，外关，颈夹脊，胸夹脊。

下肢：髀关，伏兔，足三里，丰隆，风市，阳陵泉，三阴交，腰夹脊。

配穴 肺热伤津加鱼际、尺泽、肺俞清肺润燥；湿热浸淫加阴陵泉、中极利湿清热；脾胃虚弱加脾俞、胃俞、章门、中脘补益脾胃；肝肾亏虚加肝俞、肾俞、太冲、太溪补益肝肾。

方义 阳明经多气多血，主润宗筋。选上下肢阳明经穴位可疏通经络、调理气血，取"治痿独取阳明"之意；夹脊位于督脉之旁，又与膀胱经第1侧线的脏腑背俞穴相通，可调脏腑阴阳，通行气血；外关、风市分属手、足少阳经，辅佐阳明经通调气血；阳陵泉乃筋之会穴，能通调诸经；三阴交可健脾、补肝、益肾，以达强筋壮骨、起痿之目的。

操作 上肢肌肉萎缩，手阳明经排刺；下肢肌肉萎缩，足阳明经排刺；余穴均常规操作。配穴行虚补实泻法。

2. 其他治疗

（1）皮肤针法 用皮肤针反复叩刺背部肺俞、脾俞、胃俞、膈俞和手、足阳明经线。

（2）电针 在瘫痪肌肉处取穴，针刺得气后接电针仪，用断续波中强度刺激，以患肢出现规律性收缩为佳。每次20～30分钟。

【医案选录】

患者，女，32岁。

主诉：双下肢乏力麻木，右侧身体多汗40多天。

现病史：患者40多天前出现双下肢乏力、麻木，右侧面部、右侧肢体躯干多汗，无发热，无头晕头痛，无失语，在广州某医院住院治疗30多天，诊断为多发性硬化，应用甲强龙、地塞米松、双磷酰胺针等治疗，渐至双下肢不能活动，感觉麻木扩展到躯干部，呼吸不畅，时有大小便失禁。就诊时患者神清，倦怠，躯干部有麻木紧箍感，双下肢乏力麻木，不能活动，右侧身体多汗，皮肤湿冷，口淡，纳呆，眠可，二便时有失禁，无发热头痛，无吞咽困难，无言语欠利，时有双下肢抽动。

既往史：患者1年前因视神经脊髓炎在广州某医院住院治疗，视力恢复，四肢肌力正常，后自行停用激素。

初诊查体：左瞳孔直径约3.5 mm，对光反射迟钝。右瞳孔直径约3mm，对光反射灵敏。双上肢肌力4$^+$级，肌张力下降，肱二头肌反射消失。双下肢肌力1级，双下肢肌张力2级，左膝反射消失，右膝反射存在。双侧霍夫曼征（+），双侧巴宾斯基征（+），双侧查氏征（+），双侧奥氏征（+）。舌淡，苔白，脉细。MRI检查示：颈胸段脊髓炎。

中医诊断：痿证（脾胃虚弱）。

西医诊断：多发性硬化。

治疗：针刺选穴肾俞、手五里、手三里、曲池、合谷、伏兔、梁丘、足三里、丰隆、阳陵泉、悬钟、解溪。每次手足各选2～3穴交替使用。

8月4日复查见：双下肢无力麻木减轻，扶持下可站立。查体：双上肢肌力5$^-$级，肌张力下降；双下肢肌4$^-$级，双下肢肌张力1$^-$级。治疗：针刺腹部中脘、关元、气海，血海、足三里、三阴交，背部脾俞、胃俞、肾俞、大肠俞、委中、承山。

9月4日复查见：患者挽扶可行走，步履蹒跚，仍有双下肢麻痹，尤以大腿为甚。查体：右侧肢体汗出，双上肢肌力5级，肌张力下降；双下肢肌力5$^-$级，双下肢肌张力1$^-$级。〔邓海珊.多发性硬化案[J].针灸临床杂志，2007，10：17.〕

【按语】

1.针灸治疗本病有较好的疗效，但久病畸形者应该联合其他疗法。

2.卧床患者应保持四肢功能体位，以免造成足下垂或内翻，必要时可用护理架及夹板托扶；还应适当改变体位，以避免褥疮的发生。

3. 在治疗的同时，患者应加强主动及被动的肢体功能锻炼，以助及早康复。

九、帕金森病

帕金森病，又称"震颤麻痹"，是一种常见的中老年人群的进展性神经系统变性疾病，以静止性震颤、肌强直、运动徐缓和姿势反射障碍为主要特征。

本病属于中医学"颤证"的病证范畴。病机多由肝肾亏虚，气血不足，脾湿痰浊阻滞脉络，经筋失养，虚风内动而致。本病病位在脑，病变脏腑主要在肝，涉及肾、脾，病性属本虚标实。

【辨证要点】

主症 主要症状包括震颤、肌强直、运动缓慢及姿势反射障碍等，出现的先后因人而异。

静止性震颤呈"搓丸样"。震颤在激动时加重，于运动时减轻，睡眠时消失。肌强直可发生于震颤之前，被动运动时呈"铅管样强直"，若同时有震颤则有"齿轮样强直"。面肌强直则表现为表情和眨眼减少，出现"面具脸"。若舌肌、咽喉肌强直，则可出现说话缓慢，咬字不清，严重者可出现吞咽困难。颈肌、躯干肌强直形成屈曲状态。患者的随意动作减少，动作缓慢、起步困难。由于强直和震颤，手指无法完成精细动作，出现"写字过小症"。由于身体屈曲前倾，重心前移，一旦起步则可出现"慌张状态"。患者因失去联合动作，行走时双臂无前后摆动，坐时不易起立，卧时不易翻身。其他常见的自主神经症状有顽固性便秘、大量出汗或有皮脂溢出、怕热、排尿不畅及体位性低血压等。部分患者有精神症状，如失眠、情绪抑郁、反应迟钝、智力衰退及痴呆等。

肝肾亏虚 筋脉拘紧，肌肉强直，动作笨拙，头及四肢震颤（静止时明显，情绪激动时加剧，随意运动时减轻或消失），头晕目眩，耳鸣，失眠或多梦，腰酸肢软，肢体麻木，舌体瘦，舌质暗红，脉弦细。

气血两虚 筋脉拘紧，肌肉强直，运动减少，肢体震颤，四肢乏力，精神倦怠，头晕目眩，面色无华，舌质暗淡，苔白，脉细无力。

痰浊动风 筋脉拘紧，肌肉强直，动作困难（震颤时重时轻，常需自我控制），胸脘痞闷，食少腹胀，头晕目眩，舌胖大，质淡，有齿痕，苔腻，脉弦滑。

【治疗】

1. 基本治疗

治法 补益肝肾，化痰通络，息风止颤。取督脉、足厥阴经经穴为主。

主穴 百会，四神聪，风池，合谷，太冲，阳陵泉。

配穴 震颤甚者加大椎；僵直甚者加大包、期门。

方义 本病病位在脑，病脏主要在肝。百会、四神聪均为于颠顶部，通过督脉内入络脑，乃局部取穴以醒脑、宁神、定惊；风池祛风、宁神定痉；合谷属手阳明，可通经络、行气血；太冲为肝之原穴，可平肝息风，与合谷相配为"四关穴"，可通行气血、调和阴阳；肝藏血、主筋，阳陵泉为筋之会，可养血柔筋、舒筋通络。诸穴合用，共奏柔肝息风、宁神定颤止僵。

操作 百会平刺 0.5 ～ 0.8 寸，行平补平泻法，可用艾条灸，应灸 20 分钟以上，使患者感到艾灸热力达到颅内和穴位深层；四神聪针尖朝向百会平刺 0.5 ～ 0.8 寸，行平补平泻法；风池向鼻尖方向斜刺 0.8 ～ 1.2寸，行平补平泻法；合谷、太冲直刺 0.5 ～ 1寸，行捻转泻法；阳陵泉直刺 1 ～ 1.5 寸，行平补平泻法。配穴行虚补实泻法。

2. 其他治疗

（1）电针法 头部穴位针刺后选 2 ～ 3对加用电针，用疏密波强刺激 20 ～ 30 分钟。

（2）耳针法 取皮质下、缘中、神门、枕、颈、肘、腕、指、膝。每次选 2 ～ 4 穴，以毫针中度刺激；或加用电针；也可用药丸贴压法。

（3）头针法 取舞蹈震颤控制区、平衡区、运动区、感觉区，留针 30 分钟左右。

（4）穴位注射法 取天柱、大椎、曲池、手三里、阳陵泉、足三里、三阴交、风池等。注射药物可选用芍药甘草注射液或当归注射液、丹参注射液、黄芪注射液等，或用 10% 葡萄糖注射液或 0.25% 普鲁卡因注射液（皮试后用）。每次选用 2 ～ 3 穴，每穴注入药液 0.5 ～ 2mL，每日或隔日治疗 1 次。

【医案选录】

患者，男，70 岁。9 年前患者滑雪时第一次感到双腿僵硬、沉重、不能前进，之后被诊断为帕金森病。其后病情逐渐恶化，6年前开始出现容易疲劳、双下肢沉重及平衡障碍，手及双上肢逐渐出现症状，步态异常，走路时脚步拖曳，经常被绊倒。治疗：头针震颤区、运动区、平衡区、感觉区。操作：200 转 / 分，捻转 1 ～ 3 分钟，每隔 10分钟捻转一次。留针 25 ～ 30 分钟。患者在他第一次的头皮针治疗期间有非常积极的回应，在头针治疗开始后几分钟即感到热的感觉由他的脊椎传到双腿。第一次治疗 2 天后其震颤和行走问题就有所改善。治疗几次后，患者的手和胳膊震颤显著减少，平衡障碍明显缓解，走路可以加大步幅，可以腰板挺直而不会失去平衡。经过 2 个月的头皮针治疗，其震颤和行走问题明显缓解。[Jason Jishun Hao, Linda Lingzhi Hao.Chinese Scalp Acupuncture[M].Portland:Blue Poppy Press，2011：220.]

【按语】

1. 本病属疑难病。目前应用的治疗手段，无论是药物还是手术治疗，只能改善患者的症状，并不能阻止病情的发展，更无法治愈。早期诊断、早期治疗可能达到延缓疾病进展的效果。本病强调个体化治疗，尽可能避免、推迟或减少药物的副作用和运动并发症。经规范化药物治疗后无效或疗效明显减退，尤其是有运动波动或异动症的患者可考虑手术治疗。针灸治疗本病可取得一定疗效，病程短者疗效较好，对僵直症状改善较震颤明显。另外，针灸治疗对帕金森病睡眠障碍、自主神经功能障碍、抑郁等非运动症状也有较好的治疗作用。

2. 应鼓励患者量力活动，并配合康复、锻炼和心理治疗。晚期患者应加强护理和生活照顾，加强营养，防止并发症。

十、痛风性关节炎

痛风是嘌呤代谢异常所致的一组疾病，其特征是尿酸盐结晶在关节或其他结缔组织中沉积，临床表现包括急性或慢性痛风性关节炎、痛风性肾病、尿酸性肾结石、痛风石等和高尿酸血症。急性关节炎是由于尿酸盐结晶沉积引起的炎症反应。本节重点介绍针灸治疗痛风性关节炎。

本病属于中医学"痹证"的病证范畴。先天禀赋不足或肝肾亏虚，后天饮食劳倦、情志不畅或外感风寒湿之邪气，导致湿热内蕴、痰瘀痹阻，发为本病。基本病机为肝肾亏虚，痰瘀互结。本病病位在关节，与脾、肾、肝相关。

【辨证要点】

主症 多发性关节红肿热痛，以下肢关节尤其是跖趾关节（以拇趾关节和第1跖趾关节最为常见）为主，也可同时发生多关节炎。

急性期 多在午夜或清晨突然起病，多呈剧痛，数小时内出现受累关节的红、肿、热、痛和功能障碍，单侧跗趾及第1跖趾关节最常见，其余依次为踝、膝、腕、指、肘。舌红，苔黄腻，脉滑数。

慢性期 如有痛风石可见关节轻微肿胀、僵硬。

【治疗】

1.基本治疗

治法 利湿化痰，祛瘀通络，补益肝肾。

主穴 阿是穴，足三里，阴陵泉，三阴交，丰隆，血海。

配穴 急性期根据肿痛部位配穴，第1趾跖关节加太白、太冲；跗跗关节加商丘、冲阳、内庭；踝部加丘墟、太溪、商丘；膝部加双膝眼、鹤顶。慢性期加太溪、脾俞、肝俞、肾俞。

方义 阿是穴刺络放血以泻热祛瘀；足三里为足阳明经之合穴，健脾益胃，运化水湿；阴陵泉为足太阴经之合穴，三阴交为足三阴经交会穴，健脾利湿，补益肝肾；丰隆为足阳明经之络穴，化痰泻浊；血海活血化瘀。

操作 阿是穴刺络放血；足三里直刺1寸，三阴交直刺0.5寸，行捻转补法；阴陵泉、天枢、丰隆直刺1寸，行捻转泻法。急性期针刺行泻法或温针灸。

2.其他治疗

火针法 行间、太冲、内庭、陷谷、阿是穴。穴位常规消毒后将火针在酒精灯上烧至由通红转白亮时，对准穴位速刺疾出，针刺深度为10～35mm。每穴1～3针，每次总出血量60mL以内，达到预定值时加压止血。术后，患者在48小时内保持针刺部位清洁和针孔干燥。每3日治疗1次。

【医案选录】

患者，男，60岁，因左足第1趾关节及踝关节肿胀疼痛半月余就诊。患者有痛风病史3年，平素痛风发作期服用秋水仙碱。查体及实验室检查：左足第1跖趾关节及踝关节皮肤红肿，局部发热呈暗红色，疼痛剧烈，拒按，行走不便，伴心烦不安，口渴，小便正常，大便干燥，舌红苔黄，脉弦数。就诊时查血尿酸为518.8μmol/L。

中医诊断：痹证（湿热痹）。

西医诊断：痛风性关节炎。

针刺取穴：太冲、内庭、行间、太白、陷谷、丘墟以及肿胀疼痛局部的阿是穴。

操作：患者取仰卧位，常规皮肤消毒，选取直径为 0.5 mm 的细火针加热至通红，迅速垂直点刺太冲、行间、陷谷、内庭、太白、丘墟，再选取直径为 0.8 mm 的中粗火针加热至通红，在疼痛局部阿是穴（选取关节肿胀最明显处，触之有波动感）用中粗火针点刺放血，拔出针后，可见暗红色瘀血流出。

治疗结果：治疗 1 次后，患者感觉疼痛明显减轻，嘱患者针刺部位 48 小时内避免近水，同时避免吃高嘌呤的食物；以后 2 天针刺 1 次，治疗 3 次后，患者疼痛消失，红肿处皮肤颜色基本恢复正常；5 次治疗后痊愈；2 个月后复查血尿酸为 339.6μmol / L；随访 1 年未复发。{王瑞娇，王玲.火针治疗痛风性关节炎 1 例 [J].针灸临床杂志，2013，29（2）:22.}

【按语】

1.痛风首次发作多只累及单个关节，数日后可好转。随着发作频率的增加，一次发作可能累及数个关节，若不及时治疗，疼痛可持续较长时间。

2.针灸可以迅速、有效缓解痛风性关节炎红、肿、热、痛症状。

3.控制饮食总热量，限制饮酒和高嘌呤食物的摄入量；每天饮水 2000mL 以上以增加尿酸的排泄；慎用抑制尿酸排泄的药物；避免诱发因素和积极治疗相关疾病等可预防痛风性关节炎的发作。

十一、周围性面神经麻痹

周围性面神经麻痹，又称为周围性面瘫，是指各种原因致面神经核或面神经核以下的面神经损伤，致同侧面神经支配的表情肌弛缓性瘫痪并出现相应的临床表现。茎乳孔内面神经非特异性炎症导致的周围性面瘫称为特发性面神经麻痹或 Bell 氏麻痹。特发性面神经麻痹占所有面神经麻痹病例的 60% ～ 75%。感染（病毒、螺旋体及细菌等）、肿瘤、神经源性、创伤都可引起周围性面神经麻痹。

本病属于中医学"面瘫""卒口僻""口眼歪斜"的病证范畴等。中医学认为本病病因病机为正气不足，络脉空虚，外邪乘虚侵入面部，痹阻经气，尤其是阳经经筋，使面部经筋失于濡养，肌肉纵缓不收。基本病机为正气不足，风邪入络，经络失养。本病病位在面部，与阳明、太阳经筋相关。

【辨证要点】

主症 突发面部紧张、呆滞，同侧额纹消失，闭目露睛和流泪，鼻唇沟变浅，鼓腮漏气，口角下垂，流涎，部分患者出现同侧耳后乳突部疼痛。若病程久之不愈，面部肌肉出现挛缩，口角反牵向患侧，形成"倒错"现象。当用力闭眼时眼球向上外方转动，暴露出白色巩膜，称为 Bell 征。

1. 辨经筋（络）《灵枢·经筋》有曰，足太阳经筋为"目上冈"，足阳明经筋为"目下冈"，故眼睑闭合不全为足太阳、足阳明经筋功能失调。口颊部主要为手太阳、手足阳明经所主，故口歪为以上 3 条经筋功能失调。

2. 辨虚实 发病前有面部受风或着凉

史，舌淡、苔白、脉浮紧为风寒；发病前有外感风热或上焦湿毒（疱疹），舌红、苔黄厚腻、脉浮为风热；在恢复期或病程较长的患者可兼见肢体困倦无力、面色淡白、头晕等，为气血两虚。

【治疗】

1. 基本治疗

治法 祛风活血，疏理经筋。以足阳明经经穴为主。

主穴

瘫痪侧：翳风、牵正、阳白、太阳、颧髎、迎香、睛明、攒竹、丝竹空、水沟、承浆。

瘫痪对侧：合谷。

配穴 风寒、风热加风池；气血两虚加足三里；兼面肌痉挛、倒错配健侧相应穴位。

方义 面瘫属经筋发病，三阳经经筋受阻是该病的关键。《灵枢·经筋》记载手足三阳之筋均上行于面，额为太阳所系，目下属阳明所主，耳前、耳后系少阳所过。多针浅刺，面部经筋的透刺、排刺法，均旨在疏调三阳经经筋。额部瘫主取阳白四透（阳白穴向上星、头维、丝竹空、攒竹方向透刺）；闭目露睛主取睛明、四白、攒竹、丝竹空；口歪主取下关、太阳、地仓透颊车的透穴刺法。翳风为手少阳三焦经穴，善治头面风邪。牵正为经外奇穴，疏风清热、通络舒筋。合谷为阳明远端取穴，祛风散邪活血。诸穴配合散风祛邪、疏导结聚、疏理经筋。

操作 ①在病变早期，表邪盛，翳风直刺 0.8～1.5 寸，牵正直刺 0.5～0.8 寸，合谷直刺 0.3～0.5 寸，捻转泻法。余穴均浅刺，捻转泻法，以利祛表邪。②发病一段时间后表邪渐解，经筋仍痹阻，此时针刺以透刺为主，加强疏通作用。翳风、牵正、合谷针刺同前，阳白穴以四枚针分别向上星、头维、丝竹空、攒竹方向透刺，进针 1～1.5 寸，施捻转平补平泻；攒竹透向睛明，进针 0.5 寸，手法同前，施术轻柔，以免皮下出血；丝竹空沿眉横刺，进针 1.5 寸，施术同前；四白、迎香分别透向睛明，进针 1.5 寸，施术同前；太阳向下穿颧弓透向地仓，进针 2.5～3 寸，施术同前；水沟、承浆、颊车分别透向地仓，进针 1.5～2 寸，施术同前；沿颊车至地仓，下关至迎香每间隔 1 寸刺入 1 针，以进入皮内为度（浅刺），施捻转平补平泻。可取 2 组穴位加电针。③发病约 1 个月后，继续增加患侧肌力，祛邪不伤正，预防面肌痉挛、倒错。患侧针刺深度可逐渐变浅，尤其是眼轮匝肌、口轮匝肌周围的穴位，施轻捻转手法；同时可增加健侧相应穴位，深度随患侧深度由浅逐渐变深。⑤如出现面肌痉挛、倒错，眼轮匝肌、口轮匝肌周围穴位浅刺，不施手法；多取健侧穴位，深刺，施捻转泻法；也可采用阳明经筋排刺。诸穴施术后留针 20 分钟。

2. 其他治疗

（1）**刺络法** 三阳经经筋均上行于面，多结于颅（即颧部）、颔（即下颌）、颊等处，故颊、颧、额、耳后等处为刺络法的重点部位，分别于瘫痪侧太阳经、阳明经、少阳经经筋所过之处的阳白、颧髎、下关、颊车、翳风等部位刺络拔罐。每次选取 2 个部位，用三棱针点刺 3～5 点，用闪火罐法或留罐法，观察其出血情况，令每个部位出血 3～5mL，留罐时间不得超过 5 分钟，令血出邪尽，血气复行。每周 2～3 次。

（2）艾灸法　取主穴 2～3 个，艾条温和灸或隔姜灸，每穴 5～10 分钟，每日 1 次。

【医案选录】

患者，男，65 岁，因左侧口眼歪斜 2 月余就诊。患者 10 年前左侧周围性面瘫病史，经治好转。2 月前患者因着急、劳累、汗出受凉，出现左侧耳后疼痛 2 日，左侧口眼歪斜，头痛，面肌拘紧，闭眼露睛，不能皱眉，嘴角麻木、下垂、闭合不全，鼓气不能，刷牙漏水，存食，遂就诊于某中医院，查颅脑 CT 未见异常，于就近医院进行针灸治疗，经治耳后疼痛略有好转，余症未有明显改善，遂前来我院治疗。现患者面肌拘紧，闭眼露睛，不能皱眉，左侧嘴角麻木、下垂、闭合不全，鼓气不能，刷牙漏水，存食，纳可，寐安，二便调，舌淡红，苔薄白，脉弦滑。

中医诊断：面瘫（肝郁脾虚）。

西医诊断：周围性面神经麻痹。

治则：活血祛风，疏理经筋。阳白（左）、攒竹（左）、丝竹空（左）、太阳透地仓（左）、水沟、承浆、颊车透地仓（左），沿颊车至地仓（左），下关至迎香排刺（左），风池（双）、完骨（双）、翳风（双）、合谷（右）、太冲（双）。阳白穴以 4 枚针分别向上星、头维、丝竹空、攒竹方向透刺，进针 1～1.5 寸；攒竹透向睛明，进针 0.5 寸；太阳向下穿颧弓透向地仓，进针 2.5～3 寸；丝竹空沿眉横刺，进针 1.5 寸；水沟、承浆、颊车分别透向地仓，进针 1.5～2 寸；沿颊车至地仓，下关至迎香排刺，每间隔 1 寸刺入 1 针，以进入皮内为度（浅刺），上述诸穴均

施捻转平补平泻手法，每施术 1 分钟，排刺穴位可适当减少施术时间。余穴均采用常规刺法。以上针刺施术后留针 30 分钟。阳白、太阳、地仓刺络放血拔罐。

治疗结果：经治 14 天，闭眼露睛好转，漏水、存食好转；经治 1 月，头痛减轻，左侧额纹浅显，嘴角麻木、下垂、闭合不全好转，鼓腮漏气好转，已不存食；经治 2 月，闭眼已不露睛，左侧额纹渐深，嘴角麻木消失，嘴角下垂、闭合不全好转。[石学敏.石学敏针灸全集[M].第 2 版.北京：科学出版社，2015:772.]

【按语】

1. 针灸治疗面瘫疗效良好，是目前治疗本病安全有效的首选方法之一。本病应与中枢性面瘫相鉴别。一般而言，由无菌性炎症导致的面瘫预后较好，而由病毒导致的面瘫（如亨特氏面瘫）预后较差。如果 3 个月至半年内不能恢复者，多留有后遗症。

2. 早期取穴宜少，手法宜轻，不宜使用电针。针灸治疗本病，可增强肌肉收缩，改善自主神经功能，使患侧局部血管舒张，血液循环得以改善，有利于炎性水肿的吸收，从而减轻对面神经的压迫，使神经功能恢复正常。

3. 患病期间，应注意以下问题：①患病期间应注意眼角膜及结膜的保护。睡眠时可带眼罩；避免过多使用电脑、手机等刺激；外出佩戴墨镜等；防止因尘埃侵袭引起眼睑周围炎。②面瘫患者常因口眼歪斜而羞于见人，多数患者有焦虑、抑郁等情绪变化，故应与患者积极沟通，缓解患者的紧张心理，使其情绪稳定，配合治疗。

十二、三叉神经痛

三叉神经痛是以眼、面颊部出现放射性、烧灼样抽掣疼痛为主症的疾病。本病多发于 40 岁以上，女性多见，以右侧面部为主。三叉神经痛与脑干三叉神经脊束核和感觉核的异常放电以及血管畸形、骨孔区骨膜炎症、动脉硬化等造成三叉神经发生脱髓鞘性变等有关。

本病属于中医学"面风痛"或"面痛"的病证范畴。外感邪气、情志内伤、久病或外伤成瘀，导致面部经络气血痹阻，经脉不通，不通则痛，产生面痛。基本病机为气滞血瘀，经络不通。本病病位在面部，与手、足三阳经有密切关系。

【辨证要点】

主症 面部痛 突然发作，呈闪电样、刀割样、针刺样、电灼样剧烈疼痛，持续数秒到数分钟。痛时面部肌肉抽搐，伴面部潮红、流泪、流涎、流涕等，常因说话、吞咽、刷牙、洗脸、冷刺激、情绪变化等诱发。发作次数不定，间歇期无症状。

眼部痛 面痛表现为眼部呈电灼样疼痛，属足太阳经病证。

上颌、下颌部痛 面痛表现为上颌、下颌部电击样疼痛，属手、足阳明经和手太阳经病证。

【治疗】

1. 基本治疗

治法 通经活络止痛。取手、足阳明经穴为主。

主穴 四白，下关，地仓，合谷，内庭，太冲。

配穴 眼部疼痛加攒竹、阳白；上颌部疼痛加巨髎、颧髎；下颌部疼痛加承浆、颊车。

方义 四白、下关、地仓，疏通面部经络；合谷、太冲分属手足阳明、足厥阴经，两经均循行于面部，两穴相配为四关穴，可祛风通络止痛；内庭为足阳明经荥穴，与面部腧穴相配，可疏通阳明经气血。

操作 四白直刺 0.2 寸，下关直刺 0.3 寸，地仓向颊车方向平刺 0.5 寸，合谷直刺 0.5 寸，内庭向上斜刺 0.5 寸，太冲直刺 0.8 寸，行捻转泻法。针刺时宜先取远端穴，用重刺激手法，局部穴宜深刺、久留针。

2. 其他治疗

（1）耳针法 取面颊、颌、额、神门。毫针刺法，或用埋针法，压丸法。

（2）拔罐法 取颊车、地仓、颧髎。用三棱针点刺后拔罐法。本法适用于气血滞瘀型面痛。

（3）皮内针法 在面部寻找扳机点，将揿针刺入，外以胶布固定，埋藏 2～3 日，更换揿针。

【医案选录】

郭某，男，42 岁，因面痛复发就诊。患者早年曾患面痛，经七星针治疗后得愈，近来工作劳累过度以致复发。现症：右面颊及颞颧部每于午后傍晚疼痛发作，以鼻孔旁侧为最，逢热即感不适，大便不成形，脉濡缓而小弦，舌胖，质红，苔白腻。其为肝阳夹湿浊上凌清旷，阻于阳明所致，治拟清肝泻热、化浊和络为主。处方：太阳（右）、迎香（右）、翳风（右）、颊车（右）、合谷（左）、阴陵泉（双）、足三里（双）、行间（双）、中脘。手法：提插、捻转。间日治疗，经4次诊治，患者诸症痊愈。〔吴绍德.陆瘦燕针灸论著医案选[M].北京：人民卫生出版社，2006：291-292.〕

【按语】

1. 三叉神经痛分为原发性和继发性两种，是一种顽固难治之证，针刺有较好的止痛效果，对继发性三叉神经痛要查明原因，采取适当措施。

2. 患者应起居有规律，忌食生冷、辛辣刺激性食物，避免情绪过激、精神紧张。

十三、面肌痉挛

面肌痉挛是以阵发性、不规则的一侧面部肌肉不自主抽搐为特点的病证。该病多在中年后发生，常见于女性。其呈阵发性且不规则，轻重程度不等，可因劳累、精神紧张及饮酒而加重。该病起病多从眼轮匝肌开始，然后涉及整个面部。

本病属于中医学的"面风""筋惕肉瞤"的病证范畴。病因为经脉壅遏使气血运行失调，筋脉拘急而抽搐；或阳虚血少，筋脉失养而导致虚风内动而抽搐。基本病机是气血失运，筋经挛急。本病病位在面部，与手足阳明、手太阳筋经相关。

【辨证要点】

主症　多以眼轮匝肌间歇性抽搐开始，逐渐扩散至面部其他面神经所支配的肌群，痉挛程度轻重不等，呈间歇性发作，每次持续数小时或数天，不能自行控制，入睡即止。少数患者伴有轻度面部疼痛，个别病例伴有头痛、耳鸣。后期可出现痉挛侧肌无力、肌萎缩，甚至瘫痪。

辨经筋　依据面肌痉挛的部位不同，辨其为手足阳明或手太阳经筋所主。

辨虚实　伴头痛，鼻塞，恶寒，脉浮等属于风寒阻络；常因恼怒或精神紧张而加剧，面红目赤，口苦咽干，平素急躁多怒，舌偏红，苔薄黄，脉弦数者属于风阳上扰；伴头晕目眩，舌红少苔，脉弦细无力属于虚风内动。

【治疗】

1. 基本治疗

治法　疏解经筋，息风止痉。取手、足阳明经穴为主。

主穴　阳白，四白，颧髎，地仓，太阳，合谷，太冲，足三里，内关。

配穴　风寒阻络者加风池、翳风；风阳上扰者加曲池、内庭；虚风内动者加太溪、三阴交。

方义　阳白、四白、颧髎、地仓、太阳位于头面部，可疏调头面部经筋、脉络之气。合谷为大肠之原穴，从手走头面部，"面口合谷收"。肝经贯面颊，太冲为肝之原穴，配合谷称四关穴，可通行气血、调和阴阳。足三里补益气血，濡养经筋。内关安神定志。诸穴合用，疏解经筋，息风止痉。

操作　阳白平刺，四白平刺或浅刺0.3～0.5寸，颧髎、地仓刺入0.3～0.5寸，轻手法行捻转泻法；太阳、合谷、太冲直刺0.5～1寸，行捻转泻法；足三里直刺1寸，行捻转补法；内关直刺0.3寸，行捻转补法。

2. 其他治疗

耳针法　取神门、眼、面颊，用王不留行贴压并每日按揉3～4次，24小时更换耳贴。

【医案选录】

患者，男，58岁，因面部痉挛12年余就诊。患者经常在熟睡中因面肌抽动而醒，白天也抽搐不停，时轻时重。查体：左面肌持续性抽搐，左眼睁不开，咀嚼明显左歪，左脸肤色较右侧为深，舌淡红，苔薄白，脉弦细。

中医诊断：筋惕肉瞤（气血两虚）。

西医诊断：面肌痉挛。

治疗：活血通络，疏调经筋。

取穴：阳白、四白、颧髎、颊车、地仓、翳风、合谷、足三里、太冲。阳白四透，四白直刺入眶下孔1～1.5寸，颊车透地仓，进针1.5～2寸，施平补平泻手法；翳风向咽喉方向缓缓进针2.5～3寸，行小幅度高频率捻转补法，施术1分钟；合谷、太冲直刺1寸，施捻转泻法；足三里施捻转补法。得气后留针30分钟，1次/日。

治疗结果：治疗1天后，患者左面部轻松，并觉左眼易睁开，症状好转；治疗6天，患者面部痉挛夜间停止发作，白天的发病次数减少，症状好转；1个疗程后，患者面肌痉挛好转，夜间、白天均不再抽搐。

〔石学敏.石学敏临证试验录[J].北京：人民卫生出版社，2012:399〕

【按语】

1. 本病多为慢性进展性疾患，易复发。其诱发因素有膝状神经节受到病理性刺激、精神紧张、疲劳、面部随意运动、用眼过度等。针灸治疗效果较好。

2. 面颊部及耳后部避免低温刺激，避免饮酒过量、疲劳过度，保证充足的睡眠和健康的心理有助于预防本病的复发。

十四、痹证

痹证是由于风、寒、湿、热等外邪侵袭人体，闭阻经络，气血运行不畅所导致的，以肌肉、筋骨、关节发生酸痛、麻木、重着、屈伸不利，甚或关节肿胀灼热等为主要临床表现的病证。本病多见于西医学风湿性关节炎、风湿热、类风湿关节炎、强直性脊柱炎、痛风性关节炎、骨关节炎、纤维组织炎等。

本病的病因较多，主要以脏腑经络空虚，加之风、寒、湿、燥等外邪侵袭，留滞于经络，气血痹阻于经脉、肌肉、筋骨而发生痹痛而引起。基本病机为正气虚衰，外邪侵袭，气滞血瘀，不通则痛。其风胜则行痹，寒胜则痛痹，湿胜则著痹，热胜则热痹。本病病位在四肢，与肝、肾、脾、胃相关。

【辨证要点】

主症 以肌肉、筋骨、关节发生酸痛、麻木、重着、屈伸不利，甚或关节肿胀灼热等为主要临床表现。

行痹 疼痛呈游走性，多见于上肢关节，初起可见恶风、发热等表证，苔薄白，脉浮或浮滑。

痛痹 疼痛遇寒则剧，得热痛减，关节拘紧，屈伸不利，疼痛固定而怕冷，舌质淡，苔薄白，脉弦紧。

著痹 疼痛酸楚，重着麻木，肿胀明显，关节活动受限，逢阴雨天加重或发作，多见于下肢关节，舌质淡，苔白腻，脉濡缓。

风湿热痹 疼痛呈游走性，局部灼热红肿，痛不可触，得冷则舒，关节活动不利，可见皮下结节或红斑，伴见有发热、恶风、口渴烦躁，舌质红，苔黄或黄腻，脉滑数或浮数。

痰瘀痹阻 痹证日久，关节、肌肉疼痛如刺，固定不移，或关节紫暗、肿胀，肌肤顽麻或重着，或关节僵硬，有硬结、瘀斑，面色暗黑，眼睑浮肿，或胸闷多痰，舌质紫暗或有瘀斑、瘀点，苔白腻，脉弦涩或弦滑。

肝肾两虚 日久不愈，关节、肌肉疼痛，屈伸不利，或变形，形体消瘦，腰膝酸软，或畏寒肢冷，阳痿遗精，或骨蒸劳热，心烦口渴，舌质淡红，苔薄白或少津，脉沉细弱或细数。

【治疗】

1. 基本治疗

治法 通痹止痛。以局部穴位为主。

主穴 阿是穴，局部经穴。

配穴 行痹者，加膈俞、血海；痛痹者，加肾俞；著痹者，加阴陵泉、三阴交；风湿热痹者，加大椎、合谷；痰瘀痹阻者，加公孙；肝肾两虚者，加肝俞、肾俞；肩部疼痛者，加肩髃、肩贞、臑俞；肘部疼痛者，加天井、尺泽、少海；腕部疼痛者，加阳池、外关、阳溪、腕骨；脊背疼痛者，加夹脊、大杼、身柱、腰阳关；髀部疼痛者，加环跳、居髎、志室、髀关；膝部疼痛者，加血海、梁丘、膝眼；踝部疼痛者，加申脉、照海、昆仑。

方义 痹证以疼痛为主症，"痛则不通"，因此选取阿是穴、局部腧穴通经活络，通则不痛。

操作 毫针泻法或平补平泻，可加用电针；温针灸。

2. 其他治疗

（1）拔罐法 阿是穴、大椎、心俞、膈俞、尺泽、委中，用三棱针刺络放血或刺络拔罐，主要用于急性发作期或实证、热证者。

（2）火针法 可选用膈俞、胆俞、肾俞、脾俞、三焦俞、膀胱俞、风门、肺俞、大椎、身柱、至阳、脊中、腰阳关、阿是穴等火针点刺，热证慎用。

【医案选录】

患者，男，77岁，因患者双膝关节肿痛1周就诊。患者1周前因劳累后感风寒，出现双膝关节肿痛，关节活动严重受限，行走站立困难，未服用任何药物，由门诊收住院。现症：双膝、双踝关节肿痛，关节活动严重受限，晨僵15分钟，纳寐尚可，小便调，大便干，舌暗红有瘀斑，苔黄，脉弦。查体：左膝关节肿胀Ⅰ度，骨摩擦音，右膝关节肿胀Ⅲ度，右膝浮髌试验阳性，双膝压痛Ⅱ级，双踝肿胀Ⅱ度，压痛Ⅰ级。辅助检查：X光片示两膝关节退行性变，诸骨骨质边缘局部不规则变尖，骨质密度减低；两侧股骨外侧髁、两侧胫骨髁间嵴及两侧胫骨平台区域可见小囊状影；两膝关节积液；两侧髌骨软化。

中医诊断：痹证（痛痹）。

西医诊断：膝骨性关节炎。

治疗：行气活血，通络止痛。

取穴：复溜、肾俞、三阴交、足三里、

犊鼻、鹤顶。操作：复溜直刺 1 寸，施以提插补法 1 分钟；足三里直刺 1.5 寸，三阴交直刺 1 寸，均施以捻转补法 1 分钟，足三里、三阴交针刺捻转得气后在针尾套上 2cm 的艾条，点燃；肾俞直刺 1 寸，施以捻转补法 30 秒；鹤顶直刺 0.5 寸，施以捻转泻法 1 分钟；犊鼻屈膝取穴，向后内斜刺 0.5 寸，施以捻转补法 1 分钟。留针 30 分钟。每日治疗 2 次。针刺 1 个月后，患者关节肿胀、疼痛明显减轻，关节活动功能改善。{ 石学敏 . 石学敏针灸全集 [M]. 第 2 版 . 北京：科技出版社，2015，12:913. }

【按语】

针灸治疗膝骨性关节炎，单独应用即可发挥有效治疗作用，可明显减轻关节疼痛症状，改善关节活动障碍，延缓病情的发展。针灸可作为类风湿关节炎的辅助疗法，改善患者关节疼痛肿胀及晨僵等症状。

十五、痿证

痿证是指以肢体筋脉弛缓，软弱无力，甚至不能随意运动，日久出现肌肉萎缩为临床表现的一类病证。本病与西医学"瘫痪"范畴相近。随意运动的功能减弱或丧失，称为瘫痪，临床将其分为中枢性瘫痪、周围性瘫痪、肌病性瘫痪。本节重点介绍急性脊髓炎、吉兰 - 巴雷综合征、重症肌无力、运动神经元病、周围神经损伤和外伤性截瘫。

中医学认为外感温热毒邪，五志过极，郁而化，火消铄肺津，或湿热之邪蕴结阳明，或肝肾精血亏虚而致筋脉失于濡润，肌肉弛纵不收，发为痿证。本病病位在筋脉肌肉，与肺、脾胃、肝、肾相关。

【辨证要点】

主症 肢体筋脉弛缓，软弱无力，甚至不能随意运动，日久出现肌肉萎缩。虚证病情渐进发展，肢体弛缓，肌肉萎缩明显，多为内伤饮食或劳倦，致脾胃虚弱或肝肾阴虚。实证起病急，病情发展较快，肢体力弱，肌肉萎缩不明显，多为外感温热毒邪或湿热之邪。

脾胃虚弱 肌肉萎缩，伴神疲气短、食少便溏，舌淡苔白，脉细缓。

肝肾亏虚 形瘦骨立，伴腰膝酸软、眩晕耳鸣、阳痿带下，舌红少苔，脉细数。

肺热津伤 肢体迟缓无力，伴发热、咽痛、皮肤干燥，或热病后出现痿躄，大便干燥，小便短黄，舌红苔黄，脉细数。

脾胃湿热 肢体逐渐痿软无力，下肢为重，麻木不仁，或足胫热，伴身体困重、胸脘痞闷、小便短赤涩痛，舌红苔黄腻，脉濡数。

【治疗】

1. 急性脊髓炎

急性脊髓炎是各种感染后引起自身免疫反应所致的急性横贯性脊髓炎性病变，又称急性横贯性脊髓炎，是临床上最常见的一种脊髓炎，其以病损平面以下肢体瘫痪、传导束性感觉障碍和尿便障碍为特征。

（1）基本治疗

治法 急性期：清热利湿，疏通经脉。后遗症期：疏调督脉，调养脾胃。选足阳明经、夹脊穴为主。

主穴

急性期：夹脊，志室，委中，中极，水道，阳陵泉，足三里。

后遗症期：夹脊，气海，三阴交，足三里，阳陵泉。

配穴　二便障碍者配关元、中极。

方义　本病急性期表现为湿热侵淫，经脉受损的证候，以"邪实"为主要特征；后遗症期表现为肝肾精血亏虚，脾胃运动功能失调，筋脉失养的证候，以"正虚"为主要特征。根据"虚则补之""实则泻之"的治疗大法，在针刺选穴上，前者以"泻"为主，取夹脊刺疏通督脉，志室、委中、中极、水道、阳陵泉清热利湿，疏通经脉，足三里补益脾胃；后者以"补"为主，取夹脊刺、气海、三阴交、足三里、阳陵泉、双下肢脾胃经经脉排刺，疏通督脉，调补脾胃。

操作　夹脊刺在棘突旁开5分进针，进针1～1.5寸，施平补平泻手法；志室直刺2.5～3寸，施提插之泻法；委中仰卧抬腿取穴，直刺1～1.5寸，施提插之泻法，令下肢连续抽动3次为度；中极、水道直刺进针1.5～2寸，施提插泻法；阳陵泉、足三里直刺1.5寸，均施捻转补法；三阴交直刺1.5寸，施提插补法；关元、气海直刺1～1.5寸，施提插补法；阳明经排刺，每穴间隔1寸，直刺1～1.5寸，施平补平泻手法，也可采用双下肢脾胃经经脉排刺。瘫痪肢体肌肉循经、局部和损伤平面上下的夹脊穴可针刺后加脉冲电极，每次10分钟，电流强度以患者能耐受为度。

（2）其他治疗

1）皮肤针法：督脉旁开5分、1.5寸、3寸，手、足阳明经循经，萎缩肌肉局部皮肤针叩刺。

2）耳针法：取肝、脾、肺、肾、胃、三焦，毫针刺或王不留行贴压。

3）头针法：双侧足运感区、运动区上3/5。

2. 吉兰－巴雷综合征

吉兰－巴雷综合征，又名急性炎症性脱髓鞘性多发性神经病，是免疫介导的急性炎症性周围神经病。病变主要侵犯脊神经根、脊神经节、脊神经和脑神经。临床以四肢软瘫，可以合并颅神经麻痹，脑脊液蛋白和细胞离解为特征。

（1）基本治疗

治法　急性期：清热利湿，通经活络。恢复期：扶正培本，疏络和营。选夹脊穴、足阳明经穴为主。

主穴

急性期：夹脊，大椎，阴陵泉，足三里，三阴交，极泉，委中，合谷，外关，太溪，环跳。

恢复期：夹脊，大杼，阳陵泉，悬钟，足三里，血海，大包。

配穴　配肩髃、曲池等局部阳明经穴。

方义　本病急性期属湿热侵淫，熏蒸脾胃，流溢四肢，经络壅滞。其病机特点是"邪气实"。治疗当以清热利湿、通经活络、祛除实邪为主。取夹脊刺可直接刺激脊神经根，改善神经根的代谢，减轻水肿状态，从而促进脑脊液循环，加速神经功能的恢复。大椎为督脉及手足三阳之会，泻之可清热透邪。阴陵泉为足太阴脾经合穴，泻之可利湿运脾。三阴交通调三阴，化湿清热。极泉通经除湿。足三里为胃经下合穴，取之通腑利湿。合谷为大肠之原穴，取之疏通阳明，以宁宗筋。取肾之原穴太溪，可疏利水之下源，兼固筋骨。取局部诸穴可疏导阳明以利筋脉。诸穴相伍，共奏祛湿逐邪治标之效。

恢复期因病邪化热伤阴，经络久滞，血失濡润，故筋脉失养，气血两虚。病机以虚为主，故治疗以扶正培本为大法，兼以疏络和营。方中大杼为骨之会，阳陵泉为筋之会，悬钟为髓之会，血海调血补血，足三里培补后天水谷之海，以化生气血、补虚益损。诸穴可达培元固本、益气养血、生精补髓、强筋健骨、振颓扶痿之效。大包穴为脾之大络，主网罗全身诸络之气，如其不足，则诸络陷下不举，四肢百节尽纵而不收，故取之可督统诸络、强筋利节。诸穴配伍体现了扶正为主，通络和营为辅的治则。对肌肉萎缩明显者，可行肌肉、肌群排刺，以改善局部经气运行，从而达到增加肌营养、促进肌肉萎缩的恢复。

操作　夹脊刺针向棘突，进针 1～1.5 寸，施捻转泻法；大椎以坐位低头取穴，稍向上直刺 1.5 寸，用捻转泻法，使针感向下及两臂扩散为度；阴陵泉沿胫骨后缘进针，直刺 2 寸，用捻转泻法，令针感放散至腓肠肌为度；极泉直刺 1～1.5 寸，用提插泻法，使上肢抽动 3 次为宜；委中穴采取仰卧位直腿抬高取穴，进针 1 寸，用提插泻法，使下肢抽动 3 次即可；环跳针感要求放散至足心，肩髃抬臂直刺向极泉，进针 2.5 寸，令针感向前臂放射，外关针感麻散至手腕，上穴均施用提插泻法；合谷直刺 1 寸，用捻转泻法；曲池直刺 1.5 寸，用捻转提插相结合泻法；大杼斜刺 0.5 寸，大包穴斜刺 1 寸，均施捻转补法；三阴交向后斜刺 1.5 寸，施提插补法，以麻电感向下串到足心为度；足三里直刺进针 1.5 寸，施捻转补法；悬钟直刺进针 0.5～1 寸，阳陵泉、血海进针 1～1.5 寸，施捻转补法。对瘫痪肢体穴位

针刺后加脉冲电极，每次 10 分钟，电流强度以患者能耐受为度。2 个月为一疗程。

（2）其他治疗

1）皮肤针法：督脉旁开 5 分、1.5 寸、3 寸，手、足阳明经循经，萎缩肌肉局部皮肤针叩刺。

2）耳针法：取脾、胃、肺、肾、内分泌等，毫针刺或王不留行贴压。

3）穴位注射法：药物选用维生素 B_1、维生素 B_{12}、当归注射液等。

3. 重症肌无力

重症肌无力是自身抗体所致的免疫性疾病，病变主要累及神经肌肉接头处突触后膜乙酰胆碱受体，致神经肌肉接头处传递功能障碍。其临床表现为异常疲乏无力，受累的骨骼肌如眼肌、咀嚼肌、咽喉肌、肋间肌、四肢肌等活动后极易疲劳，出现眼睑下垂、吞咽无力、呼吸困难等症状。其临床特点是朝轻暮重，经休息或服用抗胆碱酯酶药物治疗后症状暂时减轻或消失。

（1）基本治疗

治法　健脾补肾，安神定志，疏通经脉。选任脉、足阳明经、足太阴经经穴为主。

主穴　关元，气海，中脘，足三里，肾俞，肝俞，三阴交，血海，神门，四神聪。

配穴　眼睑下垂者，加鱼腰、睛明、攒竹、四白；吞咽困难者，加风池、完骨、翳风、廉泉。全身无力者，加肩髃、曲池、外关、合谷、环跳、委中、阳陵泉、太冲。

方义　重症肌无力核心为"疲倦乏力"，主要与脾、肾、肝三脏相关。脾主肌肉，主四肢，眼睑在五轮中为肉轮，属脾，中焦脾胃又为后天之本、生化之源，脾虚不能化生

精微则气血两虚，四肢百骸失于濡养则肌肉痿弱无力，眼睑下垂。肾主骨，生髓，肾阳虚则四肢不温，肾气不足则四肢乏力。肝藏血，主筋，肝血不足，筋脉失养，而致大筋软短，小筋弛长。治疗上以健脾补肾为主。关元、气海、中脘、足三里补脾益气，肾俞、三阴交、血海、肝俞滋补肝肾，神门、四神聪安神定志，加强疗效。

操作　关元、气海、中脘直刺进针1～1.5寸，施呼吸补法；足三里直刺进针1.5寸，施捻转补法，针后加艾灸1～2壮；肾俞、肝俞均刺向横突进针1～1.5寸，施捻转补法，令局部酸胀感为度；三阴交向后斜刺1.5寸，施提插补法，以麻电感向下串到足心为度；血海进针1～1.5寸，施捻转补法。每日2次，1个月为一疗程。

（2）其他治疗

耳针法：取脾、胃、肝、肾、内分泌、皮质下等。

4. 运动神经元病

运动神经元病是一组病因未明的选择性损害脊髓前角细胞、脑干运动神经元（或）锥体束的慢性进行性疾病，主要表现为受累部位的肌肉无力、萎缩和（或）锥体束损害征，感觉系统一般不受侵犯。其临床上有进行性脊肌萎缩、进行性延髓麻痹、原发性侧索硬化和肌萎缩侧索硬化等类型。

在此仅讨论损害脊髓前角细胞，表现为无力和肌萎缩而无锥体束征的进行性脊肌萎缩及上、下运动神经元均有损害，表现为肌无力、肌萎缩和锥体束征的肌萎缩侧索硬化。

（1）基本治疗

治法　固本培元，补益脾胃，疏通经脉。选相应背俞穴、夹脊穴为主。

主穴　百会，夹脊，大椎，肝俞，肾俞，脾俞，胃俞，关元，中脘。

配穴　肌肉萎缩明显者配局部排刺。上肢瘫痪者，配极泉、肩髃、合谷、曲池；下肢瘫痪者，配髀关、梁丘、阳陵泉、上巨虚、悬钟、血海、足三里；吞咽困难者，配风池、完骨、翳风、金津、玉液。脾胃虚弱配足三里、章门、内关；脾肾亏虚加气海、足三里、三阴交；肝肾亏虚加三阴交、太溪；瘀血阻络加膈俞、血海；湿热内蕴加外关、内庭。

方义　百会、夹脊刺通督调阳，可直接刺激脊神经根，改善神经根的代谢，加速神经功能的恢复。大椎为督脉及手足三阳之会，通督调阳。背俞穴补益脾胃、肝肾。关元为任脉经穴，足三阴、任脉之会，别称"丹田"，为"生气之原"，取之培补元气。中脘为任脉经穴、胃之募穴，可培补后天，化生气血。取局部诸穴可疏导阳明以利筋脉。对肌肉萎缩明显者，肌肉、肌群排刺，可改善局部经气运行，从而增加肌营养，促进肌肉萎缩的恢复。诸穴配伍有培本固元、补益脾胃、疏通经脉之效。

操作　夹脊刺针向棘突，进针1～1.5寸，施捻转泻法；大椎以坐位低头取穴，稍向上直刺1.5寸，用捻转泻法，使针感向下及两臂扩散为度；肝俞、肾俞、脾俞、胃俞均刺向横突进针1～1.5寸，施捻转补法，令局部酸胀感为度；关元直刺1.5～2寸，行提插补法；中脘直刺1.5～2寸，行呼吸补法。肢体穴位、夹脊穴，针刺后可加电针，每次10分钟，电流强度以患者能耐受为度。每日均采用上、下午各针刺治疗1次的方法，上午以肢体穴位为主，下午予夹脊刺。2个月为一疗程。

（2）其他治疗

1）皮肤针法：督脉旁开5分、1.5寸、3寸、手、足阳明经循经，萎缩肌肉局部叩刺。

2）耳针法：取肝、肾、脾、胃、内分泌等，0.5～1寸毫针直刺达软骨，施小幅度捻转。

3）穴位注射法：药物选用维生素B_1、维生素B_{12}、当归注射液等。

5. 周围神经损伤

周围神经由31对脊神经组成，是运动纤维、感觉纤维、交感纤维组成的混合神经，共组成四大丛（颈丛、臂丛、腰丛、骶丛）。外伤、产伤、药物损及周围神经，引起神经刺激、神经失用、轴突断裂或神经断裂，受该神经支配区的运动、感觉和营养也均将发生障碍，临床上表现为感觉障碍、运动障碍和营养障碍。

（1）基本治疗

治法 行气活血，疏通经脉。选相应夹脊穴、局部经穴为主。

主穴

臂丛神经损伤：颈夹脊，极泉，肩髃，肩贞，肩中俞，肩外俞，天宗。

桡神经损伤：颈₄至胸夹脊，极泉，曲池，外关，手三里，阳溪，合谷。

尺神经损伤：颈₇至胸夹脊，极泉，少海，小海，支正，神门，腕骨。

正中神经损伤：颈₅至胸夹脊，极泉，曲泽，间使，内关，大陵。

坐骨神经损伤：大肠俞，志室，环跳，委中，阳陵泉，解溪。

方义 本病病变不累及脏腑，为经络及经筋发病，多为外伤损伤经脉，气血阻滞，筋肉失于温煦濡养所致。循经取穴，或沿受损神经支配部位之萎缩肌肉围刺、排刺，可改善局部经气运行，从而增加肌营养，促进肌肉萎缩的恢复，可收到满意效果。配合夹脊穴治疗，是因夹脊刺可直接刺激脊神经根，改善神经根的代谢，减轻水肿状态，从而促进脑脊液循环，加速神经功能的恢复。同时夹脊穴（夹督脉）可疏通督脉，统理阴阳，起到运行气血、营阴阳、濡筋骨之效。

操作 夹脊，斜刺1～1.5寸，刺至脊柱横突，施小幅度捻转；极泉，上肢外展取穴，直刺进针1寸，施提插泻法，令其手指麻木为度；肩髃，抬臂直刺向极泉，进针2.5寸，令针感向前臂放射；肩外俞、肩中俞均向棘突方向斜刺0.5～1寸，天宗直刺0.5寸，肩贞直刺1～1.5寸，均施平补平泻手法；曲池屈肘取穴，直刺1.5寸，施提插泻法；外关直刺1～1.5寸，提插泻法；手三里、阳溪、合谷直刺进针0.5～1寸，均平补平泻法，以局部酸、麻、重、胀为度；曲泽直刺1～1.5寸，间使、内关、少海、支正直刺0.5～1寸，大陵、小海、神门、腕骨直刺0.3～0.5寸，均施平补平泻手法，以局部酸、麻、重、胀为度；大肠俞在第4腰椎棘突旁开1.5寸处取穴，略向内斜刺2.5寸，施提插泻法，令麻电感下窜至足尖；志室在第4骶椎旁开3寸处取穴，直刺3寸，施提插泻法，令麻电感下窜至足底；环跳，侧卧屈腿，于股骨大转子最高点与骶骨裂孔连线外1/3与内2/3交界处取穴，针2.5寸，施提插泻法，针感同大肠俞；委中，仰卧抬腿取穴，进针1.5寸，施提插泻法，令麻电感窜至足，使下肢连续抽动3次；阳陵泉直刺2寸，施提插泻法，使酸胀感向下放散至足跟；解溪直刺，进针0.5～1寸，施平补平泻手法。针刺后可选择2～4个穴位加脉冲电极，每次20分钟；可选阳经穴1～2个，针上加艾。1个月为一疗程。

6. 外伤性截瘫

外伤性截瘫系因脊柱在外界暴力的作用下致使脊椎骨折、脱位引起脊髓损伤而成，是以肢体麻痹及二便功能障碍为主要表现的一种疾病。

（1）基本治疗

治法 益气养血，荣润筋脉。选损伤节段的夹脊穴、督脉、阳明经穴为主。

主穴 涌泉，督脉穴或夹脊穴，上肢自肩髃穴至合谷穴，下肢自髀关穴至解溪穴。

配穴 二便障碍者配关元、中极。

方义 涌泉为足少阴肾经的井穴，能够激发肾经经气，是治疗外伤性截瘫的效穴。外伤性截瘫的治疗以损伤节段的督脉穴或夹脊穴为主，因本病系不内外因所致，故局部取穴尤为重要。督脉穴有通调督脉、统理阴阳的作用，夹脊穴夹督脉，循膀胱，有通调十二经水、疏通诸经的作用，故取之可收行气血、营阴阳、濡筋骨之功。局部排刺可疏通经络，调补气血。

操作 涌泉直刺0.5～1寸，行平补平泻法。督脉穴进针1.5～2.5寸，针刺至黄韧带时，医生手下会出现一种弹性阻力，患者针下局部出现酸、重、胀感，此时可继续下针，当医生手下出现穿透感或患者产生麻电感时立即停止进针，此时的效果最佳，如再深刺则可刺伤脊髓。夹脊，直刺1.5～2.5寸，刺至脊柱横突，施小幅度捻转，从上至下共3次。阳明经排刺，每穴间隔1寸，刺0.5～0.8寸，施捻转补法，从上至下反复3次。关元、中极直刺1～1.5寸，施提插补法1～3分钟。针刺后夹脊可加脉冲电极，每次10分钟。也可阳明经排刺（根据病变肢体，选择上肢或下肢排刺）。

（2）其他治疗

1）皮肤针法：督脉旁开5分、1.5寸、3寸，手、足阳明经循经，萎缩肌肉局部叩刺。

2）耳针法：取肝、脾、肺、肾、胃、三焦，用0.5～1寸毫针直刺达软骨，施小幅度捻转。

【医案选录】

患者，女，45岁，因双下肢活动不利26天就诊。患者26天前无明显诱因突然出现持续性双下肢活动不利，当时神清，无头痛头晕、胸闷憋气、二便失禁等症，就诊于天津市某医院，查颅脑CT示脑干密度不均，予脱水、降颅压、清除自由基治疗，次日患者出现二便障碍，胸4以下感觉障碍，经查胸椎MRI提示急性脊髓炎，经治病情未见减轻，为进一步治疗收入我病区。查体：神清，精神可，语言清晰流利，持续双下肢活动不利，双侧肌力上肢5级，下肢2级，双侧巴宾斯基征（＋），感觉减弱，尿管通畅，纳好，寐安，小便尿管排出，大便失禁，舌淡，苔白，脉细弱。辅助检查：胸椎MRI示急性脊髓炎。

中医诊断：痿证（脾胃不足）。

西医诊断：脊髓炎。

治疗：醒脑开窍，疏通经络，健脾养胃。

取穴：内关、水沟、三阴交、极泉、委中，双下肢阳明经排刺，夹脊刺。

操作：内关直刺 1.5 寸，施捻转提插复式泻法 1 分钟；水沟向鼻中隔斜刺 5 分，采用雀啄泻法，以眼球湿润或流泪为度；三阴交沿胫骨后缘与皮肤成 45°，进针 1～1.5 寸，用提插之补法，使下肢抽动 3 次为度；极泉直刺 1～1.5 寸，用提插泻法，使上肢抽动 3 次为宜；委中穴采取仰卧位直腿抬高取穴，进针 1 寸，用提插泻法，使下肢抽动 3 次即可。余穴采用常规刺法。留针 30 分钟，1 次 / 日。另外还给予患者拔罐、微波及湿敷治疗，中药补阳还五汤加减。治疗 30 天后患者可自行排尿；治疗 40 天后患者双下肢肌力 3 级；治疗 50 天后患者可扶行走器行走。｛石学敏 . 石学敏临证试验录 [M]. 北京：人民卫生出版社，2012:374.｝

【按语】

1. 急性脊髓炎　预后取决于急性脊髓炎损害程度、病变范围及并发症情况。如无严重并发症，患者多于 3～6 个月内基本恢复。完全性截瘫 6 个月后肌电图仍为失神经改变，MRI 显示髓内广泛信号改变，病变范围累及脊髓节段多且弥漫者预后不良。该病可合并泌尿系统感染、压疮、肺部感染。急性上升性脊髓炎和高颈段脊髓炎预后差。针刺可显著提高肢体肌力，改善感觉障碍和二便障碍。

2. 吉兰 - 巴雷综合征　具有自限性，预后较好。瘫痪多在 3 周后开始恢复，多数患者 2 个月至 1 年内恢复正常，约 10% 患者遗留较严重的遗症，如足下垂、手肌萎缩、自主神经功能障碍等。年龄 60 岁以上、病情发展迅速并需要辅助呼吸者预后不良，部分患者死于并发症。针刺治疗可加速神经功能的恢复，减少后遗症，降低致残率，提高患者生活质量。

3. 重症肌无力　本病缓解与复发交替。晚期患者休息后不能完全恢复。多数病例迁延数年至数十年，靠药物维持。少数病例可自然缓解。当呼吸肌受累需用呼吸机辅助通气时，多预后不良，是致死的主要原因。针刺可调控机体免疫功能，提高神经肌肉接头的传递，有效改善肌肉的运动功能，显著缓解重症肌无力的症状，改善患者的生活质量。

4. 运动神经元病　预后因不同的疾病类型和发病年龄而不同。进行性脊肌萎缩病程可达 10 年以上，晚期发展至全身肌肉萎缩、无力，生活不能自理，最后因呼吸肌麻痹或肺部感染而死亡。少数早期波及延髓肌者，1～2 年内可并发肺部感染而死亡。肌萎缩侧索硬化预后不良，多在 3～5 年内呼吸肌受累，死于呼吸肌麻痹或肺部感染。本病早期针刺治疗，每年针刺 8 个月，连续 5 年，可达到良好的治疗效果；晚期针刺长期治疗，可改善肌力，在一定程度上减轻症状，提高生存质量。呼吸肌已受影响者，针刺效果不佳。

5. 周围神经损伤　病损为神经刺激、神经失用者预后较好，轴突断裂或神经断裂者预后较差。针刺对周围神经损伤有良好的疗效，能有效改善运动、感觉障碍，病程越短者疗效越佳。注意保持肢体功能位置，加强肢体功能活动，以助恢复。

6. 外伤性截瘫　预后与脊髓损伤程度相关。针刺治疗外伤性截瘫，针感的强弱、有无是本病预后的标志。得气快、针感强表明经络功能未完全受损，其病易治，预后较好，反之则为预后不良。另外有个别患者有幻觉、似有针感，或者针刺有客观反应而患者无感觉，此二者均为经络完全受损之假得气，为脊髓横贯性损伤之象，预后不佳。针刺可改善损伤脊髓微循环，减轻脊髓继发性损伤，促进神经元及神经纤维的修复、再生。

十六、癫痫

癫痫是一组由已知或未知病因所引起，脑部神经元高度同步化，且常具自限性的异常放电所导致的综合征。根据病因不同，该病可以分为特发性癫痫、症状性癫痫以及隐源性癫痫。每次发作称为癫痫发作，持续存在的癫痫易感性所导致的反复发作称为癫痫。这些易感性包括有明确的癫痫家族史，发作间期脑电图有明确的痫样放电，有确切而不能根除的癫痫病因存在等。在癫痫中，由特定症状和体征组成的特定的癫痫现象称为癫痫综合征。

本病俗称"羊痫风"或"羊癫疯"，属于中医学"痫证"的病证范畴。其病因病机是由于胎儿时期暴惊卒恐，胎元受损，或由心血肾精亏耗甚极，或因督脉为病致痰气交阻，冲逆闭窍而发病。本病病位在脑，与心、肝、脾、肾相关。

【辨证要点】

主症 短暂的感觉障碍，肢体抽搐，意识丧失，行为障碍或自主神经功能异常等。

肝火痰热 发作时昏仆抽搐吐涎，牙关紧闭，或有吼叫，平时情绪急躁，心烦失眠，咯痰不爽，口苦而干，便秘，舌红，苔黄腻，脉弦滑数。

脾胃虚弱 平日倦怠乏力，胸闷，眩晕。发作时面色晦滞或㿠白，四肢厥冷，神志昏蒙，蜷卧拘挛，或抽搐频发，呕吐涎沫，啼声低怯。舌淡胖，苔白腻，脉细滑。

肝肾亏虚 癫痫发作日久，神思恍惚，面容憔悴晦暗，失眠，健忘，心悸，头晕目眩，腰膝酸软，神疲乏力，苔薄腻，脉细弱。

【治疗】

1. 基本治疗

治法 发作期：醒脑开窍定痫；间歇期：镇静化痰息风。选手、足厥阴经、督脉穴为主。

主穴 发作期：内关、水沟。间歇期：合谷、太冲。

配穴 重症加风府、大椎、上星透百会、头维透强间、后溪、申脉；肝火痰热者，加本神、丰隆、行间；脾胃虚弱者，加中脘、天枢、丰隆、足三里、脾俞、胃俞；肝肾亏虚者，加肝俞、肾俞、照海、四神聪、风池、完骨、天柱。

方义 本病病位在脑，轻则只出现短暂的意识丧失，重则昏仆不省人事。"头者，精明之府。""脑为元神之府。""心者，五脏六腑之大主，精神之所舍也。"在发作期，针刺内关、水沟可以醒神开窍。肝藏魂，主情志，司疏泄，藏血荣筋，肝失条达则魂无所舍，筋无所荣，神魂逆乱，筋脉痉强。太冲，肝之原穴，合谷，大肠之原穴，两者同用为"开四关"，四关主治五脏、调阴阳，两穴相配，有镇静安神、清热化痰息风之效。

操作 内关直刺0.3寸，施捻转补法；水沟刺向鼻中隔0.1～0.2寸，施雀啄泻法，以眼球湿润为度；合谷直刺0.5寸，施捻转泻法；太冲直刺0.3寸，施捻转泻法；风府，垂头取穴，进针2～2.5寸，施震颤进针、雀啄法，以电击感到达全头为度。发作期疗程一般2周，缓解期疗程一般2个月。

2. 其他治疗

（1）头针法 取运动区、头区毫针针刺，多用于发作期。

（2）穴位埋线法 大椎、哑门、神门埋线，用于轻症。

（3）挑治法 长强上5分、1寸、1.5寸处3穴挑治，用于发作期和间歇期。

【医案选录】

患者，男，31岁，因间断"抽风"2年余就诊。4年前患者因车祸撞伤头部，当即昏迷，在某院诊断"脑挫裂伤"，经抢救转危为安，但遗留头痛、头晕、记忆力减退等症。1976年3月21日夜间患者刚入睡，突然抽搐，口吐白沫，昏不知人，两目上吊，尿床，约3分钟后抽搐缓解，醒后觉四肢酸懒乏力、头痛，经某院神经科诊为癫痫，服苯妥英钠及中药后效果不显，每1个月左右发作1次，劳累及情绪波动为诱因，多在夜眠时发作。近日患者因丧母，心情沉闷，发作较频，约10余天发作1次。查体：精神好，面色苍白，两目失神，语言清楚，四肢正常，舌质淡，苔白微腻，脉细弦，神经系统检查未发现阳性体征。辅助检查：脑电图检查可见各导均为9.5～10.5周/秒，α节律，并夹杂4～6周/秒，电压50μV的θ波，过度换气后，各区出现阵发性5～6周/秒，电压80～120μV的θ活动，可持续4～6秒，过度换气试验（HV）终末出现每秒20～30次的棘慢综合波，持续3～5秒。脑电图报告：不正常，支持癫痫。

中医诊断：痫证（肝火痰热）。

西医诊断：症状性癫痫（脑外伤）。

治疗：调理气机，清热涤痰。

取穴：内关、水沟、大椎、风府、申脉、后溪、长强。操作：内关直刺1寸，施捻转提插泻法；水沟斜刺0.5寸，施雀啄泻法，以眼球湿润为度；大椎，以坐位低头取穴，针尖微向上斜刺2.5寸，施提插泻法，以过电感放射至肢体为度，不留针；风府在项后两筋间，入发际1寸处取穴，进针2.5～3寸，施雀啄泻法，以出现一侧肢体或四肢触电样感为度，不留针；后溪直刺1寸，申脉直刺1寸，均施捻转平补平泻法；长强，俯卧膝胸位取穴，针尖沿尾骨尖与肛门之中点直刺1寸，施捻转泻法，以酸胀感扩散到肛门为度。

治疗结果：上述穴位每日针1次，连续针30次，患者抽搐一直未复发；继针1个月后，休息1周，停针第四天又发作1次，又连续治疗2个月后改为隔日1次，发作基本被控制，复查脑电图，可见各区少量散在5～6周/秒，电压100μV左右的θ波，因调往外地工作，不能继续治疗，欲中药配制蜜丸以巩固疗效。{石学敏.石学敏针灸全集[M].北京：科学出版社，2006:710.}

【按语】

1. 癫痫为慢性难治性疾病，病程长。治疗越早，脑损伤越小，复发越少，预后越好。由原发病诱发的癫痫，减轻原发病有助于减轻癫痫发作。针刺对癫痫各期均有较好的疗效，可减少大脑发生过量放电，减少癫痫的发作，能使脑电图由治疗前的棘慢波改变为正常波形。

2. 癫痫治疗注意以下几点：①癫痫对患者心理、认知及社会因素都有明显的影响，医生应对患者及其家属进行健康教育。患者应积极配合治疗，增强自信心，学习积极思维和控制自己的情绪，以减少发作的次数和严重程度。②如有诱发因素应尽量避免。③保持生活规律。多食酸性食物，多进食豆类、谷类食物，低盐，避免过量饮水。

3. 进行产前诊断或新生儿期过筛检查，防止分娩意外，有助于预防癫痫的发生。

十七、精神分裂症

精神分裂症是一种常见的病因未完全阐明的精神疾病，多起病于青壮年，常有知觉、思维、情感和行为等方面的障碍，一般无意识及智能障碍。遗传和环境共同起作用导致了精神分裂症的发生。精神分裂症发病的危险因素包括生物学因素和社会环境因素。

本病属于中医学"癫狂"的病证范畴。致病因素主要是痰，癫因痰气，狂因痰火，发病与七情内伤密切相关，气、血失调致火、痰、瘀蒙蔽心窍致神机逆乱。基本病机是痰气郁结，蒙蔽清窍，或痰火上扰，神志逆乱。本病病位在脑，与心、肝、脾相关。

【辨证要点】

主症 个体不同，疾病类型不同，疾病的所处阶段不同，其临床表现可有很大差异，但均具有感知、思维、情感、意志及行为的不协调和脱离现实环境的特点。

癫证 精神抑郁，表情淡漠，沉默，多疑，妄想，语无伦次，悲泣无常，甚则妄见妄闻，动作离奇，不知秽洁，苔腻，脉滑为实证。久则气血亏耗，惊悸失眠，迷惘呆钝，饮食减少，面色少华，舌质淡，脉细弦为虚证。

狂证 面色垢赤，喧扰不宁，打人毁物，多怒，甚则赤身露体，不避亲疏，登高而歌，狂乱不可制约，舌苔黄腻，脉象滑数，为实证；久则郁火伤阴，烦躁善惊，少寐，形瘦身倦，舌红少苔，脉象细数，为虚证。

【治疗】

1. 基本治疗

治法 醒脑开窍，宁心泻火，理气化痰。

（1）经穴刺法

主穴 水沟，内关，风府，百会，神门，中脘，合谷，丰隆，太冲，三阴交。

配穴 躁狂加大椎、强间、鸠尾、合谷透后溪、太溪透涌泉、十二井穴；抑郁加巨阙、大陵、劳宫、涌泉、膻中、内关透外关、合谷透劳宫；妄想加臂中、神庭、间使透支沟。

（2）电针疗法

主穴 水沟，头颞，百会，素髎。

配穴 翳风，听宫，神庭，颅息，风池，本神，临泣，上星，合谷，间使，内关。

头颞穴位置：太阳后上1寸，与耳尖平行，咬牙时颞部突出处。

方义 精神分裂症属于中医学"癫狂"范畴。癫证以沉默痴呆、语无伦次、静而多喜为特征。中医学认为癫证"由积忧积郁""因谋望失志"等情志因素所致，指出病因"多因痰结心胸间"。狂证以喧扰不宁、躁妄打骂、动而多怒为特征，多因"心火旺肾阴衰乃失志而狂越"。可见七情所伤为本病的发病基础，痰、火、瘀为重要的致病因素，因此治疗以醒脑开窍、宁心化痰为原则。水沟、内关，醒脑开窍；脑为髓海、元神之府，其俞上在于其盖，下在风府，故百会合风府配合水沟可醒神开窍；合谷配太冲为四关穴，可通关开窍、清心醒神；神门为心之原穴，安心宁神；中脘和胃健脾、降逆化痰；丰隆健胃化痰；三阴交健脾益血、调补肝肾。

操作

（1）经穴刺法 水沟行雀啄泻法，中脘呼吸泻法，神门、内关平补平泻法，三阴交捻转补法，其余均用提插捻转泻法。每次治疗留针20分钟。躁狂者采取泻法，用强刺激；抑郁者多用补法，中强刺激；妄想者宜补法。十二井穴用毫针刺或三棱针点刺放血。

（2）电针法 以主穴为主，每次取1～2对，另可据症状配配穴1对，接通电针仪（电压6V），以高频率断续通电（即冲击法），每次冲击时间3秒至10分钟，冲击强度分为轻度（面肌抽搐）、中度（头面颈肌抽搐）、强度（全身强直或抽搐），使用强度大小按症情而定。某些穴位冲击时可发生癫痫样抽搐，翳风穴冲击有时会造成口腔损害和发绀，应注意避免。

2. 其他治疗

耳针法 神门、缘中、皮质下、心、肾、肾上腺、外耳、内耳。

【**医案选录**】

患者，男，40岁，因自觉被监视，紧张害怕，失眠半年就诊。2013年1月患者无明显诱因出现紧张害怕，少语，不愿和人接触，自觉被人议论，感觉单位和家中有摄像监视他、有人跟踪，吃饭时也小心谨慎，害怕被人下毒，夜间常不能寐，躲在屋中，不愿见人，偶有情绪不稳，发脾气，不愿再继续工作，不认为自己有病，纳少，二便尚可。查体：注意力不集中，问话少答，答话简单，语声低怯，思维松弛，存在关系妄想、被害妄想，情感淡漠不协调，行为退缩，多卧少动，寡言少语，不能工作，自知力差，不能主动求医，舌淡红，苔白腻，脉滑。辅助检查：血常规、尿常规、大便常规、脑电图、心电图、胸透、肝功能、肾功能、甲状腺功能皆未见明显异常。

中医诊断：癫证（痰湿蒙窍）。

西医诊断：精神分裂症。

治疗：化痰开窍，镇心健脾。

取穴：神门、三阴交、神庭、心俞、肝俞、脾俞、丰隆。操作：丰隆采用提插泻法，余穴采用平补平泻法。每日治疗1次。

治疗结果：1周后患者夜眠明显改善。1个月后患者紧张恐惧逐渐减轻，未再见有情绪失控。2个月后患者妄想明显缓解。继续巩固治疗1个月，患者自知力逐渐恢复。〔石学敏.石学敏针灸全集[M].北京：科学出版社，2006:769.〕

【按语】

1. 本病病程多迁延，最终约一半的患者出现精神残疾。精神分裂症自然预后较差，在缺乏治疗的情况下，自然好转及痊愈患者仅为17.9%，大约2/3精神分裂症患者保留有明显的精神病性症状，社会功能损害明显，残疾率高。有利于预后的一些非治疗性因素是：起病年龄较晚，急性起病，发作短暂，阳性症状为主或伴明显的情感症状，病前人格正常，病前社交与适应能力良好，病情发作与心因关系密切，家族中无典型精神分裂症患者，已婚以及家庭关系和睦等。通常女性的预后要好于男性。

2. 针灸多辅助治疗癫狂，一般急性起病者疗效较好。

3. 在治疗过程中要对患者进行严密的监护，家属应积极配合对患者加强护理，防止患者自杀以及伤人毁物，同时结合心理治疗，必要时配合药物治疗以提高疗效。

4. 针灸治疗本病，可通过调节脑内单胺类递质、氨基酸类神经递质、胆碱能神经系统功能、细胞因子以及氧自由基代谢等，起到治疗癫狂的作用。

十八、痴呆

痴呆是一种以认知功能缺损为核心症状的获得性智能损害综合征，认知损害可涉及记忆、学习、定向、理解、判断、计算、语言、视空间等功能，其智能损害的程度足以干扰日常生活能力或社会职业功能，在病程某一阶段常伴有精神、行为和人格异常，通常具有慢性或进行性的特点。痴呆可分为三大类，即原发神经系统疾病导致的痴呆、神经系统以外疾病导致的痴呆和同时累及神经系统及其他脏器的疾病导致的痴呆。第一类包括神经变性性痴呆（如阿尔茨海默病等）、血管性痴呆、炎症性痴呆（如 Creutzfeldt-Jakob 病等）、正常颅压脑积水、脑肿瘤、外伤、脱髓鞘病等；第二类包括系统性疾病导致的痴呆（如甲状腺功能减退、维生素缺乏等）和中毒性痴呆（如酒精中毒、药物慢性中毒等）；第三类包括艾滋病（艾滋病痴呆综合征）、梅毒、Wilson 病等。本节主要涉及阿尔茨海默病和血管性痴呆，其他痴呆可参照治疗。

本病属于中医学"呆傻"的病证范畴。本病属实者因于痰湿、瘀血，属虚者因于气血不足、肝肾阴虚，均可致脑失所养，发为本病。基本病机是髓海不足，神机失用。本病病位在脑，病变脏腑主要涉及心、肝、脾、肾四脏。

【辨证要点】

主症 出现智力低下，记忆力、理解力、判断力、计算力、思维能力均明显减退。记忆近事及远事的能力减退，理解别人语言和有条理地回答问题的能力障碍。

痰浊闭窍 表情呆板，行动迟缓，终日寡言，坐卧不起，记忆力丧失，二便失禁，舌胖嫩而淡，边有齿痕，苔白厚而腻，脉滑。

瘀血阻络 神情淡漠，反应迟钝，常默默无语，或离奇幻想，健忘易惊，舌质紫暗，有瘀点或瘀斑，脉细涩。

肝肾阴虚 记忆力减退，爆发性哭笑，易怒，易狂，伴有头昏眩晕、手足发麻、震颤、失眠，重者发作癫痫，舌质红，苔薄黄，脉弦细。

气血两虚 行为表情失常，终日不言不语，或忽笑忽歌，喜怒无常，记忆力减退甚至丧失，步态不稳，面色淡白，气短乏力，舌淡，苔白，脉细弱无力。

【治疗】

1. 基本治疗

治法 益气调神，填精补髓。选手、足厥阴经、督脉穴为主。

主穴 内关，风池，百会，四神聪，神门，气海，肾俞，足三里，三阴交，太冲。

配穴 血管性痴呆加水沟、印堂、完骨、天柱；阿尔茨海默病加肝俞、太溪、关元；肝肾阴虚加太溪、肝俞、肾俞；气血两虚加脾俞、胃俞、中脘；痰浊闭窍加膻中、中脘、丰隆；瘀血阻络加血海、地机、膈俞。

操作 内关直刺 0.1～0.3 寸，风池直刺 1～1.5 寸，百会、四神聪直刺 0.1 寸，神门直刺 0.1～0.2 寸，三阴交直刺 1 寸，气海、肾俞直刺 1～1.5 寸，行捻转补法；太冲直刺 0.2～0.5 寸，行捻转泻法。

方义 内关、上星、印堂醒神开窍；风池、完骨、天柱补益脑髓；太冲疏肝行气；三阴交滋补肝肾；丰隆行气化痰，理气活血；神门、百会、四神聪补气安神。以上诸穴合用以醒脑开窍，填精补髓。

2. 其他治疗

头针法 取头区、语言一区、血管舒缩区。

【医案选录】

患者，男，55 岁，因右侧肢体活动不利，记忆力减退 4 年就诊。既往有高血压、脑梗死病史。查体：神清合作，语言不清，表情淡漠，右侧肢体活动不利，肌力 4 级，掌颌反射（+），霍夫曼征（-），生理反射存在。患者既往有高血压病史，血压平时为 150/90mmHg。辅助检查：脑 CT 示左基底节区脑梗死，脑萎缩。

中医诊断：呆傻（肝肾阴虚）。

西医诊断：血管性痴呆。

治疗：醒脑开窍，滋补肝肾，补益脑髓，疏通经络。取内关、水沟、三阴交、风池、完骨、天柱、合谷、太冲。内关、水沟、三阴交操作同前；风池、完骨、天柱直刺 1.5 寸，均用小幅度高频率捻转补法；合谷、太冲直刺 1.5 寸，施捻转泻法 1 分钟。留针 20 分钟。

治疗结果：针刺 10 次后，患者记忆力明显好转；针刺 15 次后，患者心理状态明显好转，记忆、理解等能力明显提高，右侧肢体基本恢复。｛石学敏．石学敏临证实验录[M].北京：人民卫生出版社，2012:212.｝

【按语】

1. 阿尔茨海默病为持续进行性发展。病程为 5～10 年，少数患者可存活 10 年或更长的时间，重度患者自身生活能力严重减退，常导致营养不良、肺部感染、泌尿系感染、压疮等并发症，多死于肺部及泌尿系感染、压疮等。血管性痴呆的预后与引起血管损害的基础疾病程度有关。本病患者死于心脑血管疾病的危险较高。

2. 针灸对痴呆有一定的治疗作用，对血管性痴呆疗效显著，对阿尔茨海默病患者的记忆力、智能水平及精神症状等有一定的改善作用，主要作用在控制和延缓疾病的进展。

3. 现代研究表明，针灸能提高脑内 5-羟色胺、多巴胺、去甲肾上腺素的含量，可以提高脑血流量，改善脑循环，进而达到治疗或控制、延缓疾病进展的作用。

十九、抑郁症

抑郁症是以心情抑郁、情绪不宁、胸部满闷、胁肋胀痛，或易怒善哭，以及咽中如有异物梗死、失眠等症为主要临床表现的一类病证。

本病属于中医学"郁证""梅核气""脏躁""百合病"等病证范畴。其致病因素有情志不舒、思虑过度、饮食不节等。基本病机是气机郁滞，脏腑阴阳气血失调。本病病位在脑，发病与肝的关系最为密切，其次涉及心、脾、肾。

【辨证要点】

主症 忧郁不畅，失眠多梦，易怒善哭。

肝气郁结 精神抑郁，善太息，胸胁胀痛，痛无定处，或脘腹痞闷，嗳气频作，女子月事不调，舌淡，苔薄白，脉弦。

气郁化火 急躁易怒，胸闷胁胀，头痛目赤，耳鸣，口干而苦，小便黄赤，舌红，苔黄，脉弦数。

痰气郁结 咽中不适，如有物梗阻，吞之不下，咯之不出，胸部窒塞，胁肋胀满，舌淡，苔白腻，脉弦滑。

心神失养 心神不宁，失眠，多疑易惊，悲忧善哭，喜怒无常，舌淡，苔薄，脉弦细。

心脾两虚 多思善虑，心悸胆怯，失眠健忘，面色萎黄，头晕目眩，神疲倦怠，食欲不振，舌淡，脉细弱。

心肾阴虚 病程日久，虚烦少寐，烦躁易怒，口干咽燥，或男子遗精腰酸，女子月经不调，舌红，脉细数。

【治疗】

1. 基本治疗

治法 疏肝解郁，养心调神。取督脉和手、足厥阴、手少阴经穴为主。

主穴 百会，印堂，水沟，太冲，神门，内关，膻中。

配穴 肝气郁结加期门；气郁化火加行间；痰气郁结加丰隆、中脘；心神失养加心俞、少海；心脾两虚加心俞、脾俞；心肾阴虚加心俞、肾俞。

方义 脑为元神之府，督脉入络脑，故百会、印堂、水沟可调神解郁；肝之原穴太冲，可疏肝理气解郁；心主神明，故取心之原穴神门可宁心调神；内关为心包经之络穴，与气之会穴膻中合用，可疏理气机，宽胸解郁。

操作 百会平刺 0.5 ～ 0.8 寸，印堂向下平刺 0.3 ～ 0.5 寸，行平补平泻法；水沟向上斜刺 0.3 ～ 0.5 寸，行捻转泻法，以眼球湿润为度；太冲直刺 0.5 ～ 1 寸，行捻转泻法；神门直刺 0.3 ～ 0.5 寸，行捻转补法；内关直刺 0.5 ～ 1 寸，膻中向下平刺 0.3 ～ 0.5 寸，行平补平泻法。配穴行虚补实泻法。

2. 其他治疗

（1）耳针法 取肝、心、胆、脾、肾、枕、缘中、内分泌、神门。每次 3 ～ 5 穴，毫针刺法或埋针法、压丸法。

（2）穴位注射法　取风池、肝俞、心俞、脾俞、肾俞、足三里。每次 2～3 穴，用丹参注射液或参麦注射液，每穴注射 0.3～0.5mL。

（3）灸法　取百会、膈俞、胆俞。百会可用艾条温和灸，膈俞、胆俞直接灸。

（4）三棱针法　取心俞、胆俞、肝俞，点刺出血。

【医案选录】

患者，女，35 岁，因咽喉堵塞，胸闷痰壅 5 天就诊。该患者平素性格内向、抑郁。近来患者因工作调整，心烦易怒，自觉咽喉干痛，如有物梗塞，咯之不出，咽之不下，胸部窒闷，善太息，两目懒睁，多眠，晨起有黏痰，不易咯出，月经先期量少，色黑红有块，腰酸乏力，五心烦热，小便黄赤，大便秘结，舌边尖红，苔黄腻，脉弦细。西医诊断为"慢性咽炎""神经症""经行先期"。中医辨证为阴虚内热，气滞痰郁，冲任失调。治拟养阴清热，解郁化痰，活血调经。取穴以列缺、照海为主穴，加天突、太溪、三阴交、足三里、关元等交替使用。天突穴快速进针，稍加捻转，待咽后部有针感即出针，其余诸穴得气后留针 20 分钟，2 日 1 次。治疗月余，诸症基本好转，嘱其服用逍遥丸合知柏地黄丸以巩固疗效。{陈秀琴.针刺加心理安慰治疗郁证 4 则 [J].上海针灸杂志，2007（7）：25-26.}

【按语】

1. 针灸对郁证的疗效较好，但应做相关检查以排除器质性疾病。注意与癫病、狂病和脑动脉硬化、脑外伤等所产生的精神症状作鉴别。治疗时应配合语言暗示等心理治疗。

2. 嘱患者多参加户外社交活动及体育锻炼，培养乐观的生活态度。病情严重时，应有专人陪护，避免精神刺激。

3. 现代研究表明，针灸可通过调节脑内单胺类递质、下丘脑—垂体—肾上腺轴功能、细胞因子以及海马神经元功能等，起到治疗郁证的作用。

二十、戒断综合征

戒断综合征是指在反复地、往往长时间和（或）高剂量使用某种精神活性物质后停用或减少此物质时发生的组合不同、严重程度不同的一组症状，可能伴有生理紊乱症状。其包括酒精戒断综合征、镇静剂戒断综合征、阿片类药物戒断综合征等。本节重点介绍阿片类毒品戒断综合征，其他戒断综合征可参照治疗。阿片类毒品戒断综合征是由于阿片类药物的长期使用导致神经细胞发生一系列适应性改变，这些改变与药物一起使机体保持生理状态，当体内药物突然撤除或减少，使神经细胞的代偿平衡被破坏后出现的一组症候群。

本病属于中医学"大烟瘾""脱瘾""阿片烟瘾""发瘾""瘾脱证""脱烟"等病证范畴。阿片辛、香、苦、涩，性温，归十二经，功能行气止痛、涩肠止泻、敛肺止咳，多服久用使机体热毒内蕴，伤阴耗气，致清窍蒙蔽，脏腑虚损，发为本病。疾病后期可致气阴两脱、气虚阳微。基本病机是毒邪久滞，内扰心神。本病与心、脑、肝、肾密切相关。

【辨证要点】

主症　戒断综合征一般在停用海洛因8～12小时出现。最初表现为哈欠、流泪、流涕、出汗等类似感冒的卡他症状，随后各种戒断症状陆续出现，包括瞳孔扩大、打喷嚏、起鸡皮疙瘩、寒战、震颤、厌食、恶心呕吐、腹痛、腹泻、全身骨和肌肉酸痛及肌肉抽动、骨中蚁走虫爬感、软弱无力、失眠易醒、心跳加快、呼吸频率和深度增加、血压升高、猫抓心感、情绪恶劣易激惹、烦躁不安、抑郁、蜷曲身体、体重下降，还伴有强烈的心理渴求。这些戒断症状通常在36～72小时之间达到高峰。

本病症状多样，其证候有热毒证、血瘀证、气郁证、气虚证、血虚证、阳虚证、阴虚证等，临床单纯证候少，多为多个证候的组合，寒、热、虚、实错综夹杂。病发之初，邪盛为主，邪正相争，表现为实多虚少；邪正相争既久，病邪留滞，生痰成瘀，则邪实与正虚并重，虚实夹杂；随着病程的延长，耗伤气血，阴损及阳，则以虚为主，实为次。

【治疗】

1. 基本治疗

治法　醒脑开窍，补益正气，行气活血。选督脉、手厥阴经、手少阴经穴为主。

主穴　内关，水沟，神门，劳宫，四神聪，夹脊，合谷，足三里，三阴交，太冲，太溪。

配穴　头痛加太阳、风池；咽痛加合谷、曲池；关节痛加阿是穴；气虚加关元；肝郁加期门、行间；肾虚加肝俞、肾俞；脾虚加中脘、脾俞、胃俞。

方义　内关、水沟醒脑开窍；神门补益心气，安神定志；劳宫、四神聪镇心安神；夹脊穴疏通阳经经气，调和脏腑气血；合谷、太冲行气活血；足三里调补脾胃，补益气血；三阴交、太溪滋阴益肾。

操作　先刺双侧内关，直刺0.5～1寸，采用提插捻转结合的泻法，施手法1分钟；继刺水沟，向鼻中隔方向斜刺0.3～0.5寸，采用雀啄泻法，以患者眼球湿润或流泪为度；神门直刺0.1寸，捻转补法；劳宫直刺0.1寸，捻转泻法；四神聪直刺0.1～0.2寸，捻转补法；夹脊穴向脊柱斜刺0.3～0.5寸，捻转补法；合谷、太冲直刺1寸，捻转泻法；足三里直刺1寸，捻转补法；三阴交、太溪直刺0.5～0.8寸，捻转补法。夹脊穴可加疏密波电针。

2. 其他治疗

（1）耳针法　取神门、交感、内分泌、皮质下、枕。

（2）艾灸法　以五脏背俞穴、百会、关元、足三里为主穴，施以温针灸、艾炷灸、温和灸等。

（3）拔罐法　在背部沿足太阳膀胱经的循行线从上至下施以闪罐或走罐法。

【医案选录】

患者，女，32岁，因双肩、后背肌肉酸胀疼痛，伴失眠、四肢发麻、周身乏力、精神萎靡不振、骨中有虫爬蚁走感半月余就诊。患者吸毒2年余，曾先后戒毒3次，均因思瘾又复吸，今来我科门诊求治。查体：形体消瘦、面色晦暗、身体表露部位密布针孔。

中医诊断：阿片烟瘾。

西医诊断：阿片类毒品戒断综合征。

治疗：取神门、大椎、华佗夹脊、肩中俞、天宗、脾俞、心俞、肾俞等，针刺，每5分钟捻转行针一次，留针30分钟，针后加拔火罐。

治疗结果：治疗1次后患者双肩、后背肌肉酸疼痛明显减轻，周身便有轻松感。连续针6次为一疗程，患者精神明显好转，面色渐转润色，继续第2个疗程。其间与患者积极进行心理治疗，使患者上述自觉症状缓解，毒瘾基本得到控制，尿测海洛因呈阴性。〔尹莹.针刺治疗毒品急性期戒断综合征的疗效观察[A].中国针灸学会.中国特种针法应用与针灸临床学术交流大会论文集[C].北京：中国针灸学会，2002.8.〕

【按语】

1. 针灸戒毒有一定的疗效，可用于戒毒的不同阶段，降低复吸率。在针灸治疗的同时进行心理疏导，鼓励患者，并与家庭和社会配合，可提高、巩固疗效。

2. 治疗过程中出现惊厥、虚脱等病情较重者，应及时采取静脉输液、支持疗法等综合治疗措施。

3. 现代研究表明，针刺可能通过促进内源性阿片肽的合成和释放，使阿片依赖者的戒断症状得到缓解，并有助于脱瘾。针刺对内分泌和免疫系统的调节也有助于治疗阿片类毒品戒断综合征。

二十一、失眠症

失眠症是以经常不能获得正常睡眠为特征的一种病证。西医学中，本病多见于焦虑症、抑郁症、绝经期综合征等疾病中。

本病属于中医学"不寐""不得卧"的病证范畴，常与情志失调、饮食不节、劳逸失调、病后体虚等因素有关。基本病机是心神不宁，或阳盛阴衰，阴阳失交。本病病位在心，与肾、肝、脾、胆密切相关。

【辨证要点】

主症 轻者入寐困难或寐而易醒，醒后不寐；重者彻夜难眠。

肝火扰心 兼见烦躁易怒，头痛眩晕，面红目赤，舌红，苔黄，脉弦数。

痰热扰心 兼见心烦懊恼，头晕目眩，胸闷脘痞，口苦痰多，舌红，苔黄腻，脉滑数。

心脾两虚 兼见心悸健忘，头晕目眩，神疲乏力，面色不华，纳呆便溏，舌淡，苔白，脉细弱。

心肾不交 兼见手足心热，头晕耳鸣，腰膝酸软，咽干少津，舌红，苔少，脉细数。

心胆气虚 兼见易于惊醒，胆怯心悸，气短倦怠，舌淡，苔薄，脉弦细。

【治疗】

1. 基本治疗

治法 交通阴阳，宁心安神。取阴跷脉、阳跷脉及手少阴经穴为主。

主穴 照海，申脉，神门，三阴交，安眠，四神聪。

配穴 肝火扰心加行间；痰热扰心加丰隆、劳宫；心脾两虚加心俞、脾俞；心肾不交加心俞、肾俞；心胆气虚加心俞、胆俞。

方义 跷脉主寤寐，司眼睑开阖，照海通阴跷脉，申脉通阳跷脉，可通过调节阴、阳跷脉以安神；神门为心之原穴，可宁心安神；三阴交为足三阴经交会穴，可益气养血安神；安眠为治疗失眠的经验效穴；四神聪位于颠顶，入络于脑，可安神定志。

操作 照海直刺0.5～0.8寸，行捻转补法；申脉直刺0.3～0.5寸，行捻转泻法；神门直刺0.3～0.5寸，三阴交直刺1～1.5寸，行捻转补法；安眠直刺0.5～1寸，四神聪平刺0.5～0.8寸，行平补平泻法。配穴行虚补实泻法。

2. 其他治疗

（1）耳针法 取心、肾、肝、脾、胆、神门、皮质下、交感，毫针刺法或压丸法。

（2）皮肤针法 取印堂、百会、安眠、心俞、肝俞、脾俞、肾俞，叩刺至局部皮肤潮红为度。

【**医案选录**】

患者，女，52岁，因不寐1年余就诊。近1年患者无明显诱因入睡困难，多梦，睡后易醒，自服安眠药可缓解，停服后失眠反复，偶感倦怠乏力，脾气急躁，腰酸楚，纳可，大便时溏（2～3次/日），小便调，舌淡红，舌尖稍红，苔薄白，脉弦。诊断：失眠症。中医辨证：心肝火旺，心肾不交。治以泻南补北之法，给予针刺治疗。处方：针刺双侧神门、腕骨、复溜、太溪、大钟、水泉、照海、太冲。神门、腕骨、太冲行泻法，复溜、太溪、大钟、水泉、照海行补法，留针30分钟，隔日1次。患者自述针刺3次后，睡眠质量立即改善，仍腰酸楚，便溏，舌淡红，苔薄白，脉弦。原处方上加三阴交、漏谷、地机、阴陵泉，留针30分钟，隔日1次。复针6次，患者失眠、腰酸

及便溏症状完全改善；电话随访半年，失眠未复发。{刘葳，袁云庆，魏连海.针刺五输穴治疗心肾不交型不寐[J].长春中医药大学学报，2013（5）：851–852.}

【**按语**】

1. 针灸治疗失眠有较好的疗效。治疗前应做相关检查以明确病因，积极治疗原发病。在治疗时可配合精神调节和心理治疗。

2. 针灸治疗本病，可通过改善大脑皮质额叶功能，调节脑内单胺类递质、抑制性和兴奋性神经递质、细胞因子，以及褪黑激素含量等实现镇静催眠作用。

二十二、嗜睡

嗜睡是一种以睡眠节律紊乱而时时欲睡为特征的病证，多见于原发性睡眠增多症、发作性睡病等。

本病属于中医学"多寐""嗜卧"等病证范畴。其发病常与感受湿邪、嗜食肥甘厚味、素体虚弱、劳倦过度等因素有关。基本病机为湿蒙清窍，或髓海失养。本病病位在脑，与脾、肾、心关系密切。

【**辨证要点**】

主症 昏昏欲睡，睡眠较常人明显增多，甚则白昼工作时睡意无法抗拒。

湿浊困脾 兼见少气懒言，身体重着，形体肥胖，舌胖大有齿痕，苔白腻，脉濡或细滑。

肾精不足 兼见耳鸣目眩，健忘，腰膝酸软，小便频数，舌淡，苔白，脉沉细或弱。

气血两虚 兼见面色萎黄，动则汗出，

爪甲不荣，体倦乏力，舌淡，脉细弱无力。

【治疗】

1. 基本治疗

治法　醒脑调神，健脾化湿。取阴跷脉、阳跷脉及督脉穴为主。

主穴　照海，申脉，百会，四神聪，印堂，足三里，丰隆。

配穴　湿浊困脾加脾俞、三阴交；肾精不足加关元、肾俞；气血两虚加心俞、脾俞。

方义　照海通阴跷脉，申脉通阳跷脉，跷脉主寤寐，司眼睑开阖；百会、印堂属督脉，督脉入络脑，二穴与四神聪相配，可醒脑调神；足三里为胃经的下合穴，与化痰湿的要穴丰隆合用可调理脾胃，化湿醒神。

操作　照海直刺 0.5 ~ 0.8 寸，行捻转泻法；申脉直刺 0.3 ~ 0.5 寸，行捻转补法；百会平刺 0.5 ~ 0.8 寸，四神聪平刺 0.5 ~ 0.8 寸，印堂向下平刺 0.3 ~ 0.5 寸，丰隆直刺 1 ~ 1.5 寸，行平补平泻法；足三里直刺 1 ~ 2 寸，行捻转提插补法。配穴行虚补实泻法。

2. 其他治疗

（1）**耳针法**　取缘中、枕、内分泌、脾、肾、心、神门。每次 3 ~ 5 穴，毫针刺法或压丸法。

（2）**穴位注射法**　取百会、风池、足三里、丰隆。每次 2 ~ 3 穴，用丹参注射液、参附注射液或生脉注射液等，每穴注射 1 ~ 2mL。

【医案选录】

患者，女，40 岁，因发作性睡病 10 年就诊。10 年前患者出现困倦，逐渐加重，常在学习、记账时睡眠发作，笔在纸上乱画一阵，有时钢笔掉到地上，10 分钟左右自行醒来。近一年来，患者几乎每日发作 1 ~ 2 次。患者曾在北京某医院诊断为"发作性睡病"，服用西药 2 个月，又到中医院服用中药 60 余剂，均未见效。患者既往体健，无家族遗传病史。检查：内科与神经系统未查出异常。头颅 X 光片、脑电图检查均未出现异常。诊断：发作性睡病。治疗取穴：内关（双），神门（双）。手法：针刺取得针感后，捻转提插 1 ~ 2 分钟后出针，不留针；每日针刺 1 次，10 次为一疗程。针 4 次后，患者上午清醒，下午 4 点左右仍有困睡发作。针 8 次后，患者午后仍有困意，但自己能克制。针 16 次后，患者发作性睡病已愈，白天精神很好，仅偶有睡意，自己能控制，其后继续观察 2 个月未见发作。｛徐笨人，葛书翰.针刺治愈二例发作性睡病 [J].北京中医，1985（4）：45.｝

【按语】

针灸治疗本病有较好的疗效，但在治疗时应明确诊断，排除抑郁症等有类似表现的其他病证。

二十三、心悸

心悸是以自觉心中悸动、惊惕不安，甚则不能自主为表现的病证，又称"惊悸""怔忡"，多见于西医学的心血管神经症、风湿性心脏病、冠状动脉粥样硬化性心脏病、肺源性心脏病、贫血、甲状腺功能亢进等疾病。

心悸的发生常与体虚劳倦、七情所伤、

感受外邪、药食不当等因素有关。基本病机是气血阴阳亏虚，心失濡养，或邪扰心神，心神不宁。本病病位在心，与胆、脾、肾关系密切。

【辨证要点】

主症 自觉心中悸动、惊惕不安，甚则不能自主。

心虚胆怯 常因惊恐而发，兼见气短自汗，神倦乏力，少寐多梦，舌淡，苔薄白，脉弦细。

心血不足 兼见头晕，失眠健忘，面色不华，舌淡，苔薄白，脉细弱。

心阳不振 兼见胸闷气短，面色苍白，形寒肢冷，舌淡，苔白，脉沉细或结代。

阴虚火旺 兼见心烦少寐，头晕目眩，五心烦热，耳鸣腰酸，舌红，少苔或无苔，脉细数。

心血瘀阻 兼见胸闷不舒，胸痛时作，或唇甲青紫，舌紫暗或有瘀斑，脉涩或结代。

水气凌心 兼见眩晕脘痞，形寒肢冷，或下肢浮肿，渴不欲饮，恶心吐涎，小便短少，苔白腻或白滑，脉弦细。

【治疗】

1. 基本治疗

治法 宁心定悸。取手少阴经、手厥阴经的背俞穴、募穴为主。

主穴 心俞，厥阴俞，巨阙，膻中，神门，内关。

配穴 心虚胆怯加胆俞；心血不足加脾俞、足三里；心阳不振加至阳、关元；阴虚火旺加太溪、三阴交；心血瘀阻加膈俞；水气凌心加水分、阴陵泉。

方义 心俞、厥阴俞、巨阙、膻中分别为心经和心包经的背俞穴、募穴，属俞募配穴法，可调心气以定悸，不论何种心悸皆可用之；神门为心之原穴，可宁心定悸；内关为心包经之络穴，功在宁心通络、安神定悸。

操作 心俞、厥阴俞向下斜刺 0.5 ~ 0.8 寸，巨阙向下斜刺 0.5 ~ 1 寸，膻中向下平刺 0.3 ~ 0.5 寸，神门直刺 0.3 ~ 0.5 寸，内关直刺 0.5 ~ 1 寸，均行平补平泻法。配穴行虚补实泻法。

2. 其他治疗

（1）耳针法 取心、胆、脾、肾、交感、神门、皮质下、小肠，毫针刺法或压丸法。

（2）皮肤针法 取心俞、厥阴俞、巨阙、膻中，叩至局部出现红晕略有出血点为度。

（3）穴位注射法 取心俞、厥阴俞、内关、膻中。每次 1 ~ 2 穴，用生脉注射液、丹参注射液、参附注射液等，每穴注射 0.5mL。

【医案选录】

患者，男，突发心中悸动不安，气短，不敢起立活动，诊见脉细涩，快慢不齐，疑为房颤，遂施以针刺治疗，取内关、通里、神门，除内关直刺外，余均顺经而刺，捻转 10 余次后，心悸即消失，留针 20 分钟后起针，观察 1 天，未再发作。{姜宇宙.针刺治疗心悸 2 例 [J].上海针灸杂志，1996（S1）：50.}

【按语】

1. 针灸治疗心悸有一定的效果，尤其对功能性病变效果好。当器质性心脏病出现心衰倾向时，则应及时采用综合治疗措施，以免延误病情。

2. 在治疗的同时，应注重畅达情志，保持安静环境，充分休息，避免忧思、恼怒、惊恐等刺激。

3. 针灸治疗本病，可通过调节交感神经和迷走神经活动，改善心功能，增加冠状动脉血流量，以及激活垂体－肾上腺皮质系统的体液因子等，起到治疗心悸的作用。

二十四、感冒

感冒是以鼻塞、流涕、恶寒发热、咳嗽、头痛、全身不适等为其主要特征的常见外感疾病，又称"伤风"。其全年均可发病，尤以冬、春两季多见。该病常因病情轻重之不同而分为伤风、重伤风和时行感冒。西医学中的普通感冒、上呼吸道感染、流行性感冒都属感冒范畴。

感冒的发生常与起居失宜、过度疲劳等导致正气不足，或气候骤变、涉水冒雨等机体卫外功能难以适应，六淫、时行之邪侵袭人体而发病，以风邪为主因，每与当令之气（寒、热、暑湿）或非时之气（时行疫毒）夹杂为患。基本病机是卫表失和，肺失宣肃。本病病位在肺卫。

【辨证要点】

主症 鼻塞，流涕，恶寒发热，咳嗽，头痛，周身酸楚不适。

风寒 恶寒重，发热轻，肢节酸痛，鼻塞声重，时流清涕，咽痒作咳，痰液清稀色白，口不渴或渴喜热饮，苔薄白，脉浮或浮紧。

风热 发热重，恶寒轻，咽喉肿痛，鼻流浊涕，咯痰色黄而黏，口渴，苔薄黄，脉浮数。

暑湿 身热，咳嗽痰黏，汗出不畅，肢体酸重或疼痛，头昏重胀痛，心烦口渴或渴不多饮，胸脘痞闷，泛恶，大便溏泻，苔薄黄而腻，脉濡数。

【治疗】

1. 基本治疗

治法 祛风解表。取手太阴经、手阳明经、督脉穴为主。

主穴 列缺，合谷，风池，大椎，外关。

配穴 风寒证加风门、肺俞；风热证加曲池、尺泽；暑湿证加足三里、中脘；头痛加印堂、太阳；鼻塞流涕加迎香；咳嗽加肺俞、天突；咽喉肿痛加少商、商阳；全身酸痛加身柱。

方义 太阴、阳明互为表里，故取手太阴经、手阳明经列缺、合谷原络配穴以祛风解表；风池为治风要穴，取之既可疏散风邪，又可与列缺、合谷相配清利头目，宣肺利咽止咳；督脉主一身之阳气，温灸大椎可通阳散寒，刺络拔罐可清泻热邪；外关为三焦经之络穴，又为八脉交会穴，通于阳维脉，"阳维为病苦寒热"，取之可通利三焦，疏风清热。

操作 诸穴均宜浅刺，行捻转泻法。风寒证可加灸法，风热证可在大椎可行刺络拔罐。

2. 其他治疗

（1）拔罐法　取大椎、风门、肺俞、身柱。每次 2 ~ 3 穴，留罐法，或背部膀胱经走罐法。

（2）三棱针法　取耳尖、尺泽、太阳、关冲。每次1 ~ 2 穴，点刺出血，适用于风热证。

（3）耳针法　取肺、内鼻、气管、咽喉、额、三焦。每次 2 ~ 3 穴，毫针刺法，或压丸法。

（4）穴位敷贴法　取外关、大椎、风门、肺俞，生姜切片敷贴，适用于风寒感冒。

【医案选录】

患者，男，29 岁，因头痛，全身关节酸痛，发热，咳嗽有痰，咽痛，口干，大便干，自服解热药发热不退，来我院诊治。查体：精神欠佳，面赤，体温 39.4℃，心率 105 次 / 分，呼吸音粗，咽部充血，舌苔白微黄，脉浮数。血常规：白细胞 $0.81×10^9/L$，中性粒细胞 0.62，淋巴细胞 0.17，嗜酸性粒细胞 0.4。诊断为上呼吸道感染，风热型感冒。治宜散风热肃肺气。针刺大椎、曲池、肺俞、合谷等穴，泻法，留针 25 分钟。出针后，在督脉膀胱经行拔罐疗法。治疗 1 次后患者周身轻快，汗出，排便后，体温降到 37.2℃；连治 2 次，感冒症状消失，体温正常；1 周后随访未见复发。[孟桂月，李静.针刺拔罐并用治疗感冒 [J]. 中国针灸，1999（S1）：129-130.]

【按语】

1. 针灸治疗感冒效果较好，若患者出现高热持续不退、咳嗽加剧等症时，应采取综合治疗措施。

2. 感冒与流脑、乙脑、流行性腮腺炎等传染病的早期症状相似，应注意鉴别。

3. 注意保持居室内空气流通。感冒流行期间可灸大椎、足三里等穴进行预防。

二十五、咳嗽

咳嗽是指肺失宣降，肺气上逆作声，咯吐痰液而言，为肺系疾患的主要证候之一。"咳"指有声无痰，"嗽"指有痰无声，临床一般多声痰并见，故并称咳嗽，多见于上呼吸道感染、急慢性支气管炎、慢性阻塞性肺疾病、支气管扩张、肺炎、肺结核、肺心病、肺癌等疾病。

咳嗽的病因可分为外感、内伤两大类，外感咳嗽为六淫外邪侵袭于肺，内伤咳嗽为脏腑功能失调累及于肺。基本病机是肺失宣降。本病病位在肺。

【辨证要点】

主症　以咳逆有声，或伴咯痰为主要表现。

若起病急骤，病程较短，伴肺卫表证者多为外感咳嗽；起病缓慢，反复发作，病程较长，伴肺、肝、脾等脏功能失调或虚损证者多为内伤咳嗽。

风寒束肺　兼见咽喉作痒，咯痰稀薄色白，鼻塞流涕，头痛，肢体酸楚，或恶寒发热，无汗，舌淡，苔薄白，脉浮紧。

风热犯肺　兼见痰黏稠或黄，咯吐不爽，鼻流黄涕，口干，咽喉肿痛，头胀痛，或恶风身热，舌尖红，苔薄黄，脉浮数。

痰湿蕴肺　兼见痰多，质黏腻或稠厚成块，晨起或食后则咳甚痰多，胸闷脘痞，呕恶纳呆，舌淡，苔白腻，脉濡滑。

肝火犯肺　兼见胸胁胀痛，目赤口苦，症状可随情绪波动而增减，舌红或舌边红，苔薄黄少津，脉弦数。

肺阴亏耗　干咳，咳声短促，痰少质黏，或痰中带血，口干咽燥，五心烦热，潮热盗汗，身体日渐消瘦，神疲乏力，舌红，少苔，脉细数。

【治疗】

1. 基本治疗

治法　理肺止咳。取手太阴肺经的背俞穴、募穴及手太阴经穴为主。

主穴

外感：肺俞，列缺，合谷。

内伤：肺俞，中府，太渊，三阴交。

配穴　风寒束肺加风门、外关；风热犯肺加大椎、尺泽；痰湿蕴肺加丰隆；肝火犯肺加行间、鱼际；肺阴亏耗加膏肓；痰中带血加孔最。

方义　肺俞为肺气所注之处，位邻肺脏，可调理肺脏气机，使其清肃有权，该穴泻之宣肺，补之益肺，无论虚、实还是外感、内伤咳嗽均可使用；列缺为肺经之络穴，合谷为大肠经之原穴，两穴原络相配，表里相应，可疏风祛邪，宣肺止咳；中府为肺的募穴，与肺俞相配为俞募配穴法，可调肺止咳；太渊为肺经之原穴，本脏真气所注，可肃理肺气；三阴交为足三阴经交会穴，可疏肝健脾，使肝脾共调，肺气肃降，痰清咳平。

操作　肺俞向下斜刺0.5～0.8寸，列缺向肘部斜刺0.3～0.5寸，合谷直刺0.5～1寸，中府向外平刺0.5～0.8寸，太渊避开桡动脉直刺0.3～0.5寸，三阴交直刺1～1.5寸，外感咳嗽行捻转泻法，内伤咳嗽行捻转补法。配穴行虚补实泻法。发作期每日治疗1～2次，缓解期每日或隔日治疗1次。

2. 其他治疗

（1）皮肤针法　取项后、背部第1胸椎至第2腰椎两侧足太阳膀胱经、颈前喉结两侧足阳明胃经。外感咳嗽者叩至皮肤隐隐出血，每日1～2次；内伤咳嗽者叩至皮肤潮红，每日或隔日1次。

（2）拔罐法　取肺俞、风门、大椎、膻中、中府，常规拔罐。

（3）耳针法　取肺、脾、肝、气管、神门。每次2～3穴，毫针刺法，或压丸法。

（4）穴位敷贴法　取肺俞、中府、大椎、风门、膻中。用白芥子、苏子、葶苈子、干姜、细辛、五味子等份研末，用生姜汁调成膏状敷贴，30～90分钟后去掉，以局部红晕微痛为度。多用于内伤咳嗽。

【医案选录】

患者，女，形体肥胖，患感冒、咳嗽1周，现畏寒、咳嗽明显，胸痛，黄痰，流鼻涕，喉咙痛，脉滑数，服用感冒药和抗生素时好时坏。辨证：肺气不宣，痰热内蕴。治疗：走罐背部，针风池、肺俞、风门、心俞，留针15分钟，正面双侧尺泽静脉隆起处放血黑血数滴，针印堂、人迎、曲池、通里、鱼际、合谷、迎香、丰隆、行间。每周针刺2～3次。针4次后患者咳嗽减轻大半，共针7次咳嗽消失。{苟春雁，路瑜，田丰伟，等.针刺治疗急性咳嗽验案举隅[J].中国中医急症，2011（6）：1010-1011.}

【按语】

1. 针灸对本病发作期或初发期疗效较满意。若出现高热、咯吐脓痰、胸闷喘促气短等重症时，应采用综合治疗措施。内伤咳嗽病程较长，易反复发作，应坚持长期治疗。急性发作时宜标本兼顾；缓解期须从调整肺、脾、肝等脏功能入手，重在治本。

2. 嘱咐患者注意保暖，避风寒；调适饮食，忌生冷、刺激之品。禁烟酒。

3. 现代研究表明，针灸及穴位敷贴等疗法可调节机体免疫功能，增强机体防御能力；改善肺功能，缓解支气管痉挛和黏膜水肿；调节炎症介质的分泌，减轻炎症反应。

二十六、哮喘

哮喘是一种发作性的痰鸣气喘疾患，发作时喉中哮鸣有声，呼吸气促困难，甚则喘息不能平卧。"哮"为呼吸急促，喉间哮鸣；"喘"为呼吸困难，甚则张口抬肩，鼻翼煽动。临床上哮必兼喘，喘未必兼哮。本病有反复发作的特点，可发于任何年龄和季节，尤以寒冷季节和气候骤变时多发。多见于支气管哮喘、喘息性支气管炎、肺炎、慢性阻塞性肺疾病、心源性哮喘等疾病中。

哮喘以宿痰伏肺为主因，以外邪侵袭、饮食不当、情志刺激、体虚劳倦为诱因。基本病机是痰气搏结，壅阻气道，肺失宣降。本病病位在肺，与肾、脾、心等密切相关。

【辨证要点】

主症 呼吸急促，喉中哮鸣，甚则张口抬肩，鼻翼煽动，不能平卧。

实证 病程短，或当哮喘发作期，哮喘声高气粗，呼吸深长有余，以深呼为快，体质较强，胸闷或胀，气粗声高，咯痰稀薄或黏稠，可伴寒热表证，苔薄，脉浮。

虚证 病程长，反复发作或当哮喘间歇期，哮喘声低气怯，动则喘甚，呼吸短促难续，以深吸为快，体质虚弱，气怯声低，汗出肢冷，形瘦神疲，舌淡，脉沉细或细数。

【治疗】

1. 基本治疗

治法 止哮平喘。取手太阴肺经的背俞穴、募穴、原穴为主。

主穴 肺俞，中府，太渊，定喘，膻中。

配穴 实证加尺泽、鱼际；虚证加膏肓、肾俞。喘甚加天突、孔最；痰多加中脘、丰隆。

方义 肺俞、中府乃肺之俞、募穴，俞募相配，调理肺脏，止哮平喘，凡虚实之证皆可用之；太渊为肺经之原穴，与肺俞、中府相伍，可加强肃肺止哮平喘之功；定喘是止哮平喘的经验效穴；膻中为气会穴，可宽胸理气，止哮平喘。

操作 肺俞向下斜刺 0.5～0.8 寸，中府向外平刺 0.5～0.8 寸，太渊避开桡动脉直刺 0.3～0.5 寸，定喘直刺 0.5～1 寸，膻中平刺 0.3～0.5 寸，均行平补平泻法。配穴行虚补实泻法。发作期每日治疗 1～2 次，缓解期每日或隔日治疗 1 次。

2. 其他治疗

（1）**皮肤针法** 取鱼际至尺泽穴手太阴肺经循行部、第 1 胸椎至第 2 腰椎旁开 1.5 寸足太阳膀胱经循行部，循经叩刺，以皮肤潮红或微渗血为度。

（2）**穴位敷贴法** 取肺俞、膏肓、膻中、定喘。用白芥子 30g、甘遂 15g、细辛

15g 共为细末，用生姜汁调成膏状，敷贴 30～90 分钟后去掉，以局部红晕微痛为度，以三伏天敷贴为佳。

（3）耳针法　取对屏尖、肾上腺、气管、肺、皮质下、交感。每次 3～5 穴，毫针刺法。发作期每日 1～2 次；缓解期用弱刺激，每周 2 次。

（4）穴位埋线法　取肺俞、定喘、膻中，三角针埋线法。

（5）拔罐法　取肺俞、中府、大椎、定喘、膏肓、肾俞、膻中，常规拔罐。

【医案选录】

患者，男，4 岁，患支气管哮喘 3 年，每遇寒冷刺激即发，冬季几乎每周发作 1 次，须服用氨茶碱、异丙嗪、地塞米松方能缓解，曾辗转多家医院就诊，均未能根治。症见面色黄暗无华，形体消瘦，方颅鸡胸，肚腹胀大，呼吸困难，张口抬肩，喉间痰鸣，舌质淡胖，苔浊腻，脉细弱。听诊双肺满布哮鸣音。入院后，急予吸氧，以三棱针直刺双手四缝穴 1 次，出针后挤出少许淡黄色液体，然后用酒精棉球擦净。约 3 小时后患者哮喘显著减轻。隔 3 天又针刺 1 次，患者病情明显好转，食欲增加而出院。嘱每隔 1 周针刺 1 次，连续治疗 3 次。随访 3 年，患者支气管哮喘未再发作。〔吕然，尚春香，王琴玲.针刺四缝穴治疗小儿支气管哮喘 1 例 [J]. 山西中医，1997（5）：40.〕

【按语】

1. 针刺对缓解支气管哮喘发作症状有较好疗效。对发作严重或哮喘持续状态，应配合药物治疗。同时要注意对原发病的治疗。

2. 哮喘患者在季节交替、气候变化时应注意保暖。属过敏体质者，应注意避免接触致敏原，忌食刺激性、易过敏食物。

3. 针灸可缓解支气管平滑肌的痉挛，降低气道高反应性，改善患者肺通气功能；调节患者免疫功能，降低患者外周血嗜酸性粒细胞与 IgE 水平；减少腺体分泌，消除水肿以缓解哮喘发作。

二十七、疟疾

疟疾是指以寒战、壮热、头痛、汗出、休作有时为临床特征的一种病证，又称"冷热病""脾寒"。本病好发于夏秋季节，根据休作时间可分为每日疟、间日疟、三日疟等。西医学中的疟疾包含在本病范畴。

疟疾主要为感受疟邪所致。基本病机是邪伏半表半里，出入营卫之间，正邪交争。邪入与阴相争则寒；邪出与阳相争则热；疟邪伏藏则寒热休止。本病的病位为疟邪伏于半表半里，与少阳经、督脉关系密切。

【辨证要点】

主症　寒战，壮热，头痛，汗出，休作有时。

正疟　常先有呵欠乏力，继则寒战鼓颔，寒罢则内外皆热，头痛面赤，口渴引饮，终则遍身汗出，热退身凉，舌红，苔薄白或黄腻，脉弦。

温疟　热多寒少，汗出不畅，骨节酸痛，口渴引饮，便秘尿赤，舌红，苔黄，脉弦数。

寒疟　寒多热少，口不干渴，胸闷脘痞，时有呕恶，神疲乏力，面色少华，舌质淡，苔薄白，脉弦迟。

劳疟 疟疾迁延日久，遇劳累辄易发作，寒热不甚，面色萎黄，倦怠无力，纳少自汗，舌质淡，脉细弱。

疟母 左胁下有痞块，隐隐作痛，或寒热时作，肌肉瘦削，神疲倦怠，甚则唇甲色白，舌质淡，脉弦细。

【治疗】

1.基本治疗

治法 和解少阳，祛邪截疟。取督脉、少阳经穴为主。

主穴 大椎，陶道，中渚，间使，后溪。

配穴 温疟加曲池、外关；寒疟加至阳、期门；劳疟加脾俞、足三里；疟母加章门、痞根。呕吐加内关、公孙；高热加十宣、委中；神昏谵语加中冲、水沟；烦热盗汗加太溪、复溜；倦怠自汗加关元、气海；唇甲色白加脾俞、三阴交。

方义 大椎属督脉，为诸阳之会，合陶道能振奋阳气，为截疟要穴；疟邪客居少阳则寒热往来，休作有时，故取手少阳的中渚、心包经穴间使以和解少阳之邪；后溪宣发太阳经气，引邪外出。诸穴合用，可收和解少阳、祛邪截疟之功。

操作 大椎直刺 0.5～1 寸，陶道向上斜刺 0.5～1 寸，中渚直刺 0.3～0.5 寸，间使、后溪直刺 0.5～1 寸，均行平补平泻法。配穴行虚补实泻法。在发作前半小时左右针刺效佳，针刺可留针至既往发作时间已过再出针。

2.其他治疗

（1）三棱针法 取大椎、十宣、委中、曲泽，寒战开始时点刺出血数滴。

（2）皮肤针法 取大椎、陶道、身柱、风府、间使、合谷、太冲、大杼、胸₅至骶夹脊，发作前半小时左右反复叩刺至皮肤潮红。

（3）耳针法 取肾上腺、皮质下、内分泌、脾、肝，于发作前半小时左右针刺，强刺激，留针 1 小时，隔 10 分钟行针一次。

（4）穴位注射法 取大椎、陶道、间使、合谷、太冲、曲池。每次 3～5 穴，用青蒿注射液、复方奎宁注射液，于发作前半小时左右注射，每穴注射 1～1.5mL。

（5）穴位敷贴法 取神阙，细辛 3g 研末水调成膏状敷贴，胶布固定，每日 1 换。

【医案选录】

患者，男，24 岁，寒战发热，剧烈头痛，全身酸痛，曾经治疗，服药后发热加重，上腹部痛苦更甚，恶心呕吐，全身疲倦。体检无特殊发现，X 线检查示胸部无异常发现，血液检查发现疟原虫环状体。诊断：恶性疟疾。治疗：于疟疾发作前 2 小时开始针刺治疗。取穴：主穴内关，配穴合谷、足三里。手法：重刺激，待患者受针后有较重的酸麻感时留针 30 分钟，每 10 分钟行针一次，以捻转加强刺激。治疗后患者病情良好，疟疾未发作，精神饱满，饮食增加，血液检查未发现疟原虫环状体，复检亦未查到；为巩固疗效，继续针治 2 次，休息 1 周观察未复发。｛刘世安.针刺内关穴治疗疟疾八例 [J].福建中医药，1961（3）：44.｝

【按语】

1.针灸治疗本病的疗效肯定。一般认为，在发作前半小时左右针灸效果更好。

2.本病具有传染性，需控制传染源，及

时发现和治疗所有疟疾患者及无症状原虫携带者。也可在高发季节用艾条灸足三里、关元、气海等穴，每次 10 分钟；或用大艾炷灸，每穴 3～5 壮，每日 1 次，有一定的预防作用。

3. 回归热、黑热病、病毒性感染以及部分血液系统疾病也可引起类似症状。

二十八、胃痛

胃痛是指上腹胃脘部发生的疼痛，又称"胃脘痛"。古代文献中的"心痛""心下痛"多指胃痛而言。胃痛多见于急慢性胃炎、消化性溃疡、胃肠神经症、胃黏膜脱垂、胃痉挛、胃扭转、胃下垂等疾病。

胃痛的发生常与寒邪犯胃、饮食伤胃、情志不畅和脾胃虚弱等因素有关。无论是胃腑本身病变还是其他脏腑的病变影响到胃腑，使胃络不通或胃失温煦和濡养均可导致胃痛。基本病机是胃气失和、胃络不通或胃失温养。本病病位在胃，与肝、脾关系密切。

【辨证要点】

主症 上腹胃脘部疼痛。若突发疼痛，痛势较剧，痛处拒按，饥时痛减，纳后痛增者为实证；痛势隐隐，痛处喜按，空腹痛甚，纳后痛减者为虚证。

寒邪犯胃 胃痛暴作，得温痛减，遇寒痛增，恶寒喜暖，口不渴，喜热饮，苔薄白，脉弦紧。

饮食伤胃 胃脘胀满疼痛，嗳腐吞酸，嘈杂不舒，呕吐或矢气后痛减，大便不爽，苔厚腻，脉滑。

肝气犯胃 胃脘胀满，脘痛连胁，嗳气频频，吞酸，大便不畅，每因情志不畅而诱发，心烦易怒，喜太息，苔薄白，脉弦。

瘀血停胃 胃痛拒按，痛有定处，或有呕血便黑，舌质紫暗或有瘀斑，脉细涩。

脾胃虚寒 泛吐清水，喜暖畏寒，大便溏薄，神疲乏力，或手足不温，舌淡，苔薄，脉虚弱或迟缓。

胃阴不足 胃脘灼热隐痛，似饥而不欲食，口燥咽干，大便干结，舌红少津，脉弦细或细数。

【治疗】

1. 基本治疗

治法 和胃止痛。取足阳明胃经的募穴、下合穴为主。

主穴 中脘，足三里，内关，公孙。

配穴 寒邪犯胃加梁丘、胃俞；饮食伤胃加下脘、梁门；肝气犯胃加太冲、期门；瘀血停胃加三阴交、膈俞；脾胃虚寒加脾俞、关元；胃阴不足加胃俞、内庭。

方义 中脘为胃之募、腑之会，穴居胃脘部，故可健运中州，调理胃气；足三里为胃的下合穴，可通调胃气，两穴远近相配，可通调腑气，和胃止痛，凡胃脘疼痛，不论寒热虚实，均可使用；内关为手厥阴心包经之络穴，又为八脉交会穴，通于阴维脉，"阴维为病苦心痛"，故内关可畅达三焦气机，理气降逆，和胃止痛；公孙为足太阴脾经之络穴，又为八脉交会穴，通于冲脉，"冲脉为病，逆气里急"，故公孙可调理脾胃，平逆止痛，与内关相配，专治心、胸、胃的病证。

操作 中脘直刺 1.5～2 寸，足三里直刺 1～1.5 寸，内关直刺 0.3～0.5 寸，公孙直刺 0.3 ~ 0.5 寸，均行捻转补法。配穴行虚补实泻法。寒邪犯胃和脾胃虚寒者，可加用灸法。急性胃痛每日治疗 1 ~ 2 次，慢性胃痛每日或隔日治疗 1 次。

2. 其他治疗

（1）穴位按压法　取至阳、灵台，俯伏位，用双手拇指按揉 3 ~ 5 分钟，用于急性胃痛。

（2）耳针法　取胃、十二指肠、脾、肝、神门、交感。每次 3 ~ 5 穴，毫针刺法或压丸法。

（3）拔罐法　取中脘、脾俞、胃俞、肝俞、至阳，每日治疗 1 次。

（4）穴位注射法　取中脘、足三里、胃俞、脾俞，可选用当归注射液、丹参注射液、参附注射液或生脉注射液等，也可选用维生素 B_1 或维生素 B_{12} 注射液。每次取 2 ~ 3 穴，每穴注射 0.5 ~ 1mL。

【医案选录】

患者，女，39 岁。1 年前，患者因产后未满月吃梨引起胃痛，经治疗后好转，却每因生气或饮食生冷而复发。复发时，患者胃脘闷痛或痛剧，胁肋胀满，呕吐酸水后腹胀及胃痛减轻，服用木香槟榔丸后症状好转。近日，患者因生气复食生冷而发作，胃痛拒按，腹部闷胀，口吐酸水，饮食减少，舌淡，左脉沉弦，右脉细弦，胃俞、三焦俞有压痛。诊断：胃脘痛，证属寒凝气滞。治疗：取中脘、胃俞、三焦俞。针刺操作：胃俞、中脘推针速刺，飞法得气使针体自摇，以六阴之术行提插捻转泻法，留针 30 分钟；三焦俞投针速刺，搓针得气后行提插捻转泻法，留针 30 分钟。以上穴位配合艾炷灸法，

每日 1 次。治疗 5 次后，患者胃痛、腹胀减轻，无吐酸水，胃俞、三焦俞压痛减轻。治疗 10 次后，患者原有症状消失，胃俞、三焦俞无压痛，胃脘喜按。〔尚艳杰 . 张缙临证验案举隅 [J]. 中国中医药信息杂志，2010，17（10）：85.〕

【按语】

1. 针灸对胃脘疼痛效果较好，尤其对胃痉挛所致的胃痛有非常好的疗效。

2. 胃痛的临床表现有时可与肝胆疾患及胰腺炎相似，应注意鉴别，也需注意与心肌梗死相鉴别。另外，若胃痛见于溃疡病出血、穿孔等重症，应及时采取相应的急救措施。

3. 平时要注意饮食规律，忌食刺激性食物；调畅情志。

4. 现代研究表明，针灸可以通过对自主神经功能的调节，促进胃肠功能紊乱的恢复，缓解胃肠痉挛，调整胃酸和胃蛋白酶的分泌；针刺还可以使胃肠黏膜细胞的抗损伤功能增强，促进胃肠黏膜细胞的代谢更新，从而使损伤部分修复。

附：胃下垂

胃下垂是指胃的位置低于正常以下。胃下垂主要由于胃膈韧带和胃肝韧带无力或腹壁肌肉松弛所致，多发生于身体瘦弱的女性。

胃下垂属于中医学"胃痛""胃缓""痞满""腹胀"等病证范畴。该病多因素体脾胃虚弱，或长期饮食失节、劳倦过度等损伤脾胃，脾虚气陷，肌肉不坚，无力托举胃体所致。

【辨证要点】

主症 重者形体消瘦，轻者可无明显症状。重者可有上腹坠胀、疼痛不适，多在食后、久立及劳累后加重，平卧后减轻或消失。常伴有胃脘饱胀、厌食、恶心、嗳气、腹泻或便秘等症状。

肝胃不和 胃脘胀痛，连及两胁，食后尤甚，嗳气频作，呕吐酸水，心烦易怒，舌红苔薄黄，脉弦数。

脾虚气陷 脘腹痞满，坠胀不适，食后尤甚，平卧减轻，或泛吐清水痰涎，头晕乏力，大便溏薄，舌淡苔白，脉濡缓。

气阴两虚 脘腹坠胀，食后为甚，口苦口干，或干呕呃逆，形瘦神疲，饥不欲食，舌红少苔，脉细数无力。

【治疗】

1. 基本治疗

治法 健脾益气，升阳举陷。以足太阴经、足阳明经的背俞穴及胃的募穴、下合穴为主。

主穴 中脘，气海，百会，脾俞，胃俞，足三里。

配穴 肝胃不和加期门、太冲、肝俞；气阴两虚加三阴交、内关；胃中有振水声加水分、阴陵泉；胃痛加梁门；腹胀、腹泻加天枢、下巨虚；便秘加支沟、大横。

方义 中脘为胃之募穴、腑之所会，可健运中州，调理气机。气海为肓之原穴，可填补中气。百会为诸阳之会，可升举阳气。胃俞、脾俞与中脘构成俞募配穴法，共同作用调和脾胃。足三里乃胃之下合穴，可舒调胃腑气机，和胃止痛。

操作 中脘、气海直刺1.5～2寸，行提插补法；百会平刺0.5～0.8寸，行捻转补法，或用艾条灸法；脾俞、胃俞斜刺0.5～0.8寸，行捻转补法；足三里直刺1～1.5寸，行捻转补法。配穴行虚补实泻法。脾虚气陷重用灸法。

2. 其他治疗

（1）**耳针法** 取胃、脾、交感、皮质下，毫针刺法，也可埋针或用王不留行贴压。

（2）**穴位注射法** 取穴同针灸处方，每次选1～3穴，取黄芪注射液或生脉注射液，每次每穴注入1mL。

（3）**穴位埋线法** 取中脘、脾俞、胃俞、气海、足三里等穴，常规穴位埋线，2周1次。

【医案选录】

患者，男，51岁。患者胃脘堵塞感20余年，胃痛2年，曾行钡餐透视，诊断为胃下垂，服中药40余剂无效，故来针治。现症：胃脘堵塞感，胀满，隐痛，嗳气，胸背痛，疲乏气短，腹胀下坠，纳少，食后坠重，大便稀溏。查体：精神不振，面色黄暗，舌苔白厚，脉沉细而弦。取穴：①中脘、气海、胃上穴、足三里、胃俞。②上脘、关元、天枢、阴陵泉、脾俞。胃上穴用2.5寸毫针刺入皮下后，针身斜向神阙方向，拇指向前，食指向后徐徐捻入，以患者感到腹部抽搐为得气，用捻转补法，再加电针给予小量电刺激，其他穴位按常规施术，留针30分钟。每日1次，两组穴位轮换使用。经10次治疗，患者胃胀、下坠感消失，纳佳，仅有胃部泛酸；其后继续治疗1个月而愈，并恢复工作。[刘冠军. 现代针灸医案选

[M]. 北京：人民卫生出版社，1985：159.}

【按语】

1. 针灸治疗本病有一定疗效，但病程较长，须坚持治疗。

2. 平时应注意饮食有节、起居有时、调畅情志，对本病治疗有重要作用。

二十九、呕吐

呕吐是指以胃内容物经食道、口腔吐出为主要临床表现的一种病证。一般以有物有声为呕，有物无声为吐，无物有声为干呕。临床上呕与吐常同时发生，很难截然分开，故并称为呕吐。呕吐多见于急慢性胃炎、胃黏膜脱垂、贲门痉挛、幽门梗阻、十二指肠壅积症、肠梗阻、心源性呕吐、肝炎、胰腺炎、胆囊炎、尿毒症、颅脑疾病以及一些急性传染病等。

呕吐实者由外邪、饮食、痰饮等邪气犯胃，致胃失和降，气逆而发；虚者由气虚、阳虚、阴虚等正气不足，使胃失温养、濡润，胃气不降所致。基本病机是胃失和降，胃气上逆。本病病位在胃，与肝、脾、胆、大肠、小肠等关系密切。

【辨证要点】

1. 实证

主症 发病急，呕吐量多，吐出物多酸臭味，或伴寒热。

寒邪犯胃 呕吐清水或痰涎，食久乃吐，大便溏薄，头身疼痛，胸脘痞闷，喜暖畏寒，舌白，脉迟。

热邪内蕴 食入即吐，呕吐酸苦热臭，大便燥结，口干而渴，喜寒恶热，苔黄，脉数。

痰饮内阻 呕吐清水痰涎，脘闷纳差，头眩心悸，苔白腻，脉滑。

肝气犯胃 呕吐多在食后精神受刺激时发作，吞酸，频频嗳气，平时多烦善怒，苔薄白，脉弦。

食滞内停 呕吐酸腐，脘腹胀满，嗳气厌食，得食愈甚，吐后反快，大便或溏或结，气味臭秽，舌苔厚腻，脉滑实。

2. 虚证

主症 病程较长，发病较缓，时作时止，吐出物不多，腐臭味不甚。

脾胃虚寒 饮食稍有不慎，呕吐即易发作，时作时止，纳差便溏，面色㿠白，倦怠乏力，舌淡苔薄，脉弱无力。

胃阴不足 呕吐反复发作，时作干呕，呕量不多，或仅唾涎沫，伴咽干口燥，饥而不欲食，舌质红，少津，脉细数。

【治疗】

1. 基本治疗

治法 和胃降逆，理气止呕。以手厥阴经、足阳明经穴及募穴为主。

主穴 内关，足三里，中脘。

配穴 寒吐者，加上脘、胃俞；热吐者，加合谷，并可用金津、玉液点刺出血；食滞者，加梁门、天枢；痰饮者，加膻中、丰隆；肝气犯胃者，加阳陵泉、太冲；饮食停滞者，加下脘、内庭；脾胃虚寒者，加脾俞、胃俞；胃阴不足者，加太溪、三阴交；腹胀者，加天枢；肠鸣者，加脾俞、大肠俞；泛酸干呕者，加公孙。

方义 内关为手厥阴心包经之络穴，宽胸利气，降逆止呕；足三里为胃的下合穴及合穴,"合治内府",故足三里疏理胃肠气机,通降胃气;中脘乃胃之募穴,理气和胃止呕。

操作 足三里直刺 1 ~ 2 寸,行平补平泻法;内关直刺 1 寸,中脘直刺 1 ~ 1.5 寸,行捻转泻法。配穴行虚补实泻法。脾胃虚寒者,可加用灸法。

2. 其他治疗

(1)耳针法 胃、贲门、食道、交感、神门、脾、肝。每次 3 ~ 4 穴,毫针刺,中等刺激,亦可用揿针埋藏或王不留行贴压。

(2)穴位注射法 选穴参照基本治疗穴位,用维生素 B₁ 或维生素 B₁₂ 注射液,每穴注射 0.5 ~ 1mL,每日或隔日 1 次。

(3)穴位敷贴法 取神阙、中脘、内关、足三里等穴,切 2 ~ 3 分厚生姜片如硬币大,贴于穴上,用伤湿止痛膏固定。本法也可预防晕车、晕船引起的呕吐,临乘车船前半小时贴药。

【医案选录】

患者,女,45 岁,有胃痛、呕吐史 5 年余,偶因情绪不畅而诱发,发则胃脘剧痛,呕吐频作,曾经钡餐透视,未发现器质性病变,诊断为"胃神经症",屡治罔效,要求针灸治疗。刻诊:患者脘胁胀闷,烦躁易怒,气逆作呕,舌苔微腻,脉弦数。此属肝气犯胃,治宜疏肝和胃、降逆止呕,乃取中脘、内关、足三里、公孙、阳陵泉、太冲,平补平泻法,留针 30 分钟,每隔 10 分钟行针一次。经针 10 次后,诸恙消失,再针 2 次巩固,12 次患者痊愈。[肖少卿. 中国针灸处方学 [M]. 银川:宁夏人民出版社,

1986.]

【按语】

1. 针灸治疗呕吐效果良好,但要注意饮食调节和情绪稳定。

2. 因妊娠或药物反应引起的呕吐,亦可参照本节治疗。但上消化道严重梗阻、癌肿引起的呕吐以及脑源性呕吐,有时只能做对症处理,应重视原发病的治疗。

三十、呃逆

呃逆,是因气逆动膈,致喉间呃呃有声,声短而频,不能自控的病证,古称"哕",又称"哕逆"。本病相当于西医学的膈肌痉挛。除单纯性膈肌痉挛外,胃肠神经症、胃炎、胃扩张、胃癌、肝硬化晚期、脑血管病、尿毒症、胃或食道术后等亦可引起膈肌痉挛。

本病多由饮食不当、情志不舒或突然吸入冷空气而引发。凡上、中、下三焦诸脏腑气机上逆或冲气上逆均可动膈而致呃逆。如上焦肺气或虚或郁,失于肃降;中焦胃气失于和降,或胃肠腑气不通,浊气上逆;下焦肝气郁结,怒则气上,或肾不纳气,虚则厥逆等均可动膈。临床以胃气上逆动膈最为常见。基本病机是气逆动膈。本病病位在膈,与肺、胃、肾相关。

【辨证要点】

主症 以气逆上冲、喉间呃呃连声、声音短促、频频发出、不能自控为主症,常伴有胸膈痞闷、胃脘不适、情绪不安等。偶然发作者多可短时间内不治自愈;也有持续数日甚至数月、数年不停者。

胃寒积滞 呃逆常因感寒或饮冷而发作，呃声沉缓有力，遇寒则重，得热则减，苔薄白，脉迟缓。

胃火上逆 呃声洪亮有力，冲逆而出，口臭烦渴，喜冷饮，尿赤便秘，苔黄燥，脉滑数。

肝郁气滞 呃逆常因情志不畅而诱发或加重，呃声连连，胸胁胀满，苔薄白，脉弦。

脾胃阳虚 呃声低沉无力，气不得续，脘腹不适，喜暖喜按，身倦食少，四肢不温，舌淡、苔薄，脉细弱。

胃阴不足 呃声低微，短促而不得续，口干咽燥，饥不欲食，舌红，少苔，脉细数。

【治疗】

1. 基本治疗

治法 理气和胃，降逆平呃。以任脉、督脉、手厥阴经、足阳明经穴为主。

主穴 膈俞，内关，中脘，天突，膻中，足三里。

配穴 胃寒积滞加胃俞、建里；胃火上逆加胃俞、内庭；肝郁气滞加期门、太冲；脾胃阳虚加脾俞、胃俞；胃阴不足加胃俞、三阴交。

方义 膈俞利膈止呃；内关穴为心包经之络穴，又为八脉交会穴，通于阴维脉，可宽胸利膈，畅通三焦气机，为降逆要穴；中脘、足三里和胃降逆，不论胃腑寒热虚实所致之胃气上逆动膈者均宜用之；天突位于咽喉，可利咽止呃；膻中穴位近膈，又为气会穴，功擅理气降逆，使气调则呃止。

操作 膈俞向下斜刺 0.5～0.8 寸，内关直刺 0.5～1 寸，中脘直刺 1～1.5 寸，膻中平刺 0.3～0.5 寸，足三里直刺 1～2 寸；天突先直刺 0.2 寸，然后将针尖转向下方，仅靠胸骨后方、气管前缘缓慢刺入 1～1.5 寸。主穴均行平补平泻法。配穴行虚补实泻法。脾胃阳虚可用灸法。

2. 其他治疗

（1）指针法 翳风、攒竹、鱼腰、天突。任取一穴，用拇指或中指重力按压，以患者能耐受为度，连续按揉 1～3 分钟，同时令患者深吸气后屏住呼吸，常能立即止呃。

（2）耳针法 取膈、胃、神门、相应病变脏腑（肺、脾、肝、肾），毫针强刺激，也可耳针埋藏或用王不留行贴压。

（3）穴位敷贴法 麝香粉 0.5g，放入神阙穴内，用伤湿止痛膏固定，适用于实证呃逆，尤其以肝郁气滞者取效更捷。吴茱萸 10g，研细末，用醋调成膏状，敷于双侧涌泉穴，用胶布或伤湿止痛膏固定，可引气火下行，适用于各种呃逆，对肝、肾气逆引起的呃逆尤为适宜。

【医案选录】

患者，男，42 岁，因呃逆 3 天就诊。3 天前患者午饭后突然出现呃逆，呃声响亮，持续不断，以致夜不能寐，痛苦不堪，药物治疗无效。诊时见患者表情痛苦，呃声连续不断，声音洪亮。患者饮食可，大便如常，小便略黄，眠差，余无特殊不适，舌质红，苔黄，脉滑数。患者素喜辛辣厚味之品，尤嗜酒。诊断：呃逆。辨证：实证（胃热盛）。治则：清热和胃，降逆止呃。取穴：中脘、内关（双）、足三里（双）、膈俞（双）、内庭

（双）。针用泻法，留针 30 分钟，每 5 分钟行针一次以加强刺激。治疗 1 次呃逆即止，未复发。{邱有法 . 针灸治疗呃逆 2 例 [J]. 四川中医，2005，23（12）：104.}

【按语】

1. 针灸对呃逆有很好的疗效，对于单纯性膈肌痉挛可即可见效。对于反复发作的慢性、顽固性呃逆，应积极查明并治疗原发病。

2. 平时应避免冷空气的突然刺激，正气不足、脾胃虚寒的患者应少食寒凉食物，最好戒除烟酒。

3. 针灸治疗本病，可通过抑制膈神经的异常放电，阻滞膈神经和迷走神经传入的反射通路，或改善呼吸状态，调节自主神经功能，以及对引起呃逆原发病的治疗等，起到治疗呃逆的作用。

三十一、腹痛

腹痛是指胃脘以下、耻骨联合以上部位发生的以疼痛为主要表现的病证。因腹内有许多脏腑，且为诸多经脉所过之处，所以不论何种病因，如外邪、饮食、情志等，凡导致有关脏腑气机不利或经脉气血不通时，均可引起腹痛。　腹痛是临床上的常见症状，可见于内科、妇科、外科等多种疾病中，以肠道疾病和妇科病引起的腹痛较为多见。西医学的急慢性肠炎、胃肠痉挛、肠易激综合征等疾病引起的腹痛，可参照本节进行治疗。

外感、内伤皆可导致腹痛。腹痛常与感受外邪、饮食不节、情志不畅、劳倦体虚等因素有关。脐腹受寒，或过食生冷，寒邪内积；外感湿热，或恣食厚味，热结肠胃；暴饮暴食，食滞肠胃；恼怒伤肝，气机郁滞；跌仆伤络，或气滞日久，瘀血内阻；素体阳虚，脾阳不振，可致肠胃经脉运行不畅或肠胃经脉失却温养而出现腹痛。基本病机是腹部脏腑经脉气机阻滞不通，或脏腑经脉失养。本病病位在腹，与肝、胆、脾、肾、膀胱、大肠、小肠有关。

【辨证要点】

主症　以腹部疼痛为主症，可分别表现为全腹痛、脐腹痛、小腹痛、少腹痛等。其发作或加重多与饮食、情志、受凉、劳累等诱因有关，可反复发作，常伴有饮食、大便异常。

饮食停滞　暴饮暴食后脘腹胀痛、拒按、嗳腐吞酸、恶食，得吐泻后痛减，舌苔厚腻，脉滑。

肝郁气滞　侧腹胀痛，痛则欲便，便后痛缓，喜叹息，得嗳气或矢气则减，遇恼怒则剧，苔薄白，脉弦。

寒邪内阻　多因感寒饮冷突发腹部拘急剧痛，得温痛减，遇寒更甚，舌苔白，脉沉紧。

脾阳不振　腹痛隐隐，时作时止，喜温喜按，每食生冷或饥饿、劳累后加重，进食及休息后痛减，舌淡苔薄，脉沉细。

【治疗】

1. 基本治疗

治法　通调腑气，缓急止痛。以足阳明经及任脉穴为主。

主穴　中脘，天枢，关元，足三里。

配穴　饮食停滞加内庭；肝郁气滞加太冲；寒邪内阻加气海；脾阳不振加脾俞。

方义　中脘是胃募穴、腑会，天枢在脐旁，为大肠募穴，关元在脐下，为小肠募穴，故不论何种腹痛，均可在局部选用上穴疏调胃肠气机；"肚腹三里留"，腹痛应首选足三里。诸穴合用，相得益彰。

操作　中脘、天枢直刺 1～1.5 寸，行平补平泻法；关元排尿后直刺 1～1.5 寸，足三里直刺 1～2 寸，均行捻转提插补法。配穴行虚补实泻法。寒邪内阻、脾阳不振者，可配用灸法。

2. 其他治疗

（1）耳针法　取腹、大肠、小肠、神门、脾、肝、交感。每次选用 3～5 穴，毫针强刺激，也可耳针埋藏或贴压王不留行。

（2）穴位注射法　取异丙嗪和阿托品 50mg 混合，注入天枢、足三里穴，每穴 0.5mL。

（3）药熨法　取麦麸 50g，葱白（切碎）、生姜（切碎）各 30g，食盐 15g，白酒 30mL，食醋 15mL，混匀，放铁锅内炒热，布包，乘热熨疼痛处。药凉后再炒热再熨。该法适用于虚寒腹痛。

【医案选录】

患者，男，37 岁，5 年前始觉少腹有凉感，并逐渐加重，继则少腹作痛，缠绵不休。查体：面色淡白无华，少腹及手足清冷，舌淡，少苔，脉沉细。证属下元虚冷，治当温补下元，乃取神阙、关元，施灸 20 分钟，患者感到有温热感从体表直透腹里。灸治 4 次后患者少腹冷痛大减，7 次后冷痛全消，又灸治 3 次以巩固疗效，半年后随访，一切正常。[刘冠军. 现代针灸医案选[M]. 北京：人民卫生出版社，1985:168.]

【按语】

1. 针灸治疗腹痛有较好的疗效，但针刺止痛后应明确诊断，积极治疗原发病。

2. 急腹症引起的腹痛，在针灸治疗的同时应严密观察，必要时应采取其他治疗措施或转手术治疗。

3. 现代研究表明，针灸能够缓解胃肠道的痉挛，调节肠道的血管功能，进而降低血管的通透性，增强代谢和血液循环作用，减少渗出，从而达到治疗腹痛的效果。

三十二、泄泻

泄泻是指以大便次数增多，便粪稀薄或完谷不化，甚至泻出如水样为主要临床表现的一种病证，又称腹泻。大便溏薄而势缓者为泄，大便清稀如水而直下者为泻。该病多见于西医学的急慢性肠炎、胃肠功能紊乱、过敏性肠炎、溃疡性结肠炎、肠结核等。

本病多由感受外邪、内伤饮食、情志不调、禀赋不足或久病脏腑虚弱等引起。基本病机为脾虚湿盛，脾胃运化功能障碍，大肠传导失司。本病病位在脾、胃、大肠、小肠，与肝、肾关系密切。

【辨证要点】

1. 急性泄泻

主症　发病势急，病程短，大便次数显著增多，小便减少。

寒湿泄泻　大便清稀，水谷相混，肠鸣胀痛，口不渴，身寒喜温，舌淡，苔白滑，脉迟。

湿热泄泻　便稀有黏液，肛门灼热，腹痛，口渴喜冷饮，小便短赤，舌红，苔黄腻，脉濡数。

饮食停滞 腹痛肠鸣，大便恶臭，泻后痛减，伴有未消化的食物，嗳腐吞酸，不思饮食，舌苔垢浊或厚腻，脉滑。

2. 慢性泄泻

主症 发病势缓，病程较长，多由急性泄泻演变而来，便泻次数较少。

脾虚泄泻 大便溏薄，腹胀肠鸣，面色萎黄，神疲肢软，舌淡苔薄，脉细弱。

肝郁泄泻 嗳气食少，腹痛泄泻与情志有关，伴有胸胁胀闷，舌淡红，脉弦。

肾虚泄泻 黎明之前腹中微痛，肠鸣即泻，泻后痛减，形寒肢冷，腰膝酸软，舌淡苔白，脉沉细。

【治疗】

1. 基本治疗

（1）急性泄泻

治法 除湿导滞，调腑止泻。以足阳明经、足太阴经穴为主。

主穴 天枢，上巨虚，阴陵泉，水分。

配穴 寒湿泄泻加神阙、足三里、梁门；湿热泄泻加内庭、中脘、曲池；饮食停滞加中脘、足三里、脾俞、胃俞。

方义 天枢为大肠之募穴，可调理肠胃气机；上巨虚为大肠之下合穴，可运化湿滞，取"合治内腑"之意；阴陵泉可健脾化湿；水分利小便而实大便。

操作 天枢、水分直刺 1 ～ 1.5 寸，行平补平泻法，令酸胀感向腹部扩散；上巨虚、阴陵泉直刺 1 ～ 2 寸，行平补平泻法，令酸胀感向下传导或向腹部行走。配穴行虚补实泻法。寒湿泄泻可用灸法。

（2）慢性泄泻

治法 健脾温肾，固本止泻。以任脉、足阳明经、足太阴经穴为主。

主穴 神阙，天枢，足三里，公孙。

配穴 脾虚加脾俞、太白；肝郁加太冲、阳陵泉；肾虚加肾俞、命门。

方义 灸神阙可温补元阳，固本止泻；天枢为大肠之募穴，能调理肠胃气机；足三里、公孙健脾益胃。

操作 神阙用灸法；天枢直刺 1 ～ 1.5 寸，行平补平泻法；足三里直刺 1 ～ 2 寸，公孙直刺 0.6 ～ 1.2 寸，均行捻转补法。配穴行虚补实泻法。脾虚和肾虚者可用灸法。

2. 其他治疗

（1）穴位注射法 选天枢、上巨虚，用黄连素注射液，或用维生素 B_1、维生素 B_{12} 注射液，每穴每次注射 0.5 ～ 1mL，每日或隔日 1 次。

（2）耳针法 选大肠、胃、脾、肝、肾、交感。每次 3 ～ 4 穴，毫针刺，中等刺激，亦可用揿针埋藏或用王不留行贴压。

（3）刺络法 取曲池、委中、金津、玉液，湿热盛者加十二井穴或十宣。曲泽、委中用三棱针刺血 5 ～ 10mL，金津、玉液、十二井或十宣用三棱针点刺出血，出血量以血色变为鲜红者为度。此法适用于湿热泄泻，亦可用于水泻脱水者。寒凝血瘀腹痛较甚者，亦可选曲泽、委中表面青筋隆起处刺血。

【医案选录】

患者，男，48 岁，拂晓腹痛、腹泻 2 年，每日 3 ～ 4 次，大便不成形，内科诊断为"慢性肠炎"，给黄连素、四神丸等口服暂能缓解，但停药即发。查体：精神疲乏，面黄体瘦，纳差，腹痛肠鸣，腹冷喜暖，腰酸腿软，四肢发冷，舌淡、苔白，脉沉细。证属脾肾阳虚，寒湿下注。治则：温补脾肾，固肠止泻。治疗：取中脘、关元、肾俞、天枢、大肠俞、上巨虚，针灸并用，补法。治疗2个疗程（24次）后患者痊愈，1年后随访未见复发。{刘冠军.现代针灸医案选[M].北京：人民卫生出版社，1985.}

【按语】

1. 针灸治疗急慢性泄泻效果较好，但对严重失水或由恶性病变所引起的腹泻，则应采用综合性治疗。

2. 治疗期间应注意清淡饮食，忌食生冷、辛辣、油腻之品，注意饮食卫生。

3. 现代研究表明，针灸对消化系统有双性良性调节作用，可调整胃肠运动，影响肠液分泌，改善肠道血液循环，促进食物消化，并能增强网状内皮细胞的吞噬功能，从而减少炎症渗出。

三十三、痢疾

痢疾是以腹痛、里急后重、下痢赤白脓血为主要特征的病证，古称"肠澼""滞下""下利"。该病多发于夏秋季节，多见于急性细菌性痢疾、阿米巴痢疾、中毒性菌痢等。

痢疾的发生常与外感时邪疫毒、饮食不节等因素有关。基本病机是气血壅滞，肠道传化失司。本病病位在肠，与脾、胃关系密切。

【辨证要点】

主症 腹痛，里急后重，下痢赤白脓血。

寒湿痢 腹痛拘急，下痢赤白黏冻，白多赤少，或纯为白冻，头身困重，苔白腻，脉濡缓。

湿热痢 下痢赤白脓血，赤多白少，肛门灼热疼痛，小便短赤，苔黄腻，脉滑数。

疫毒痢 发病急骤，腹痛剧烈，痢下脓血，壮热口渴，头痛烦躁，甚则神昏、痉厥，舌红绛，苔黄燥，脉滑数。

噤口痢 下痢赤白脓血，恶心呕吐，不能进食，苔腻，脉滑。

休息痢 下痢时发时止，日久不愈，常因饮食不慎、受凉、劳累而发，发则便中带有赤白黏冻，或伴有脱肛，舌淡，苔腻，脉细。

【治疗】

1. 基本治疗

治法 通肠导滞，调气和血。取大肠的募穴、下合穴为主。

主穴 天枢，上巨虚，合谷，三阴交。

配穴 寒湿痢加关元、阴陵泉；湿热痢加曲池、内庭；疫毒痢加大椎、十宣；噤口痢加内关、中脘；休息加配脾俞、足三里；久痢脱肛加气海、百会。

方义 取大肠之募穴天枢、下合穴上巨虚、原穴合谷，三穴同用，可通调大肠腑气，行气和血，气行则后重自除，血和则便脓自愈；三阴交为足三阴经交会穴，可健脾利湿。

操作 天枢直刺1～1.5寸，上巨虚直刺1～2寸，合谷直刺0.5～1寸，三阴交直刺1～1.5寸，均行平补平泻法。配穴行虚补实泻法。寒湿痢、休息痢可加灸法。急性痢疾每日治疗1～2次，慢性痢疾每日治疗 1 次。

2. 其他治疗

（1）耳针法　取大肠、直肠下段、小肠、腹、脾、肾。每次 3～5 穴，毫针刺法，或压丸法。

（2）穴位注射法　取天枢、上巨虚，选用 5% 葡萄糖注射液、维生素 B₁ 注射液，每穴注射 0.5～2mL。

（3）穴位熨敷法　取神阙，用平胃散研末炒热布包，趁热熨敷，适用于噤口痢。

【医案选录】

患者，男，35 岁，因发热、腹泻 1 日入院。患者现头昏痛，畏寒，发热，腹部不适，大便为黄红色水样便，共大便 7 次，伴便时腹部隐痛，里急后重感不明显，纳差，乏力，曾至医务室行西药治疗无效，故入院医治。既往史：痢疾病。大便常规：红细胞（＋）、白细胞（+++），大便培养可见弗氏痢疾杆菌。诊断：细菌性痢疾。嘱流质饮食、溴化钠合剂口服，同时予以针刺治疗，取关元（双）、天枢（双）。经治疗后，次日患者大便稍有改善，右下腹部压痛明显，肠鸣音亢进。第三日，患者大便常规正常。第四日，患者大便 1 次，腹痛改善。第五日，患者腹痛消失，大便培养（－）。该患者共针刺治疗 9 日后痊愈出院。｛李中才.针灸疗法治愈细菌性痢疾 4 例报告 [J]. 中医杂志，1958（7）:488–489.｝

【按语】

1. 针灸治疗急性细菌性痢疾、阿米巴痢疾疗效显著。但中毒性菌痢病情凶险，应采取综合治疗措施。

2. 急性痢疾发病时应进行床边隔离，注意饮食。

3. 现代研究表明，针灸通过提高机体免疫功能，缩短患者粪便痢疾杆菌转阴的时间；可提高白细胞吞噬痢疾杆菌活性，使血清补体总量增加，提高机体非特异免疫功能；可使全血谷胱甘肽、血清巯基总量、红细胞通透性恢复正常，使机体正常发挥解毒功能。

三十四、便秘

便秘是指大便秘结不通，患者粪质干燥、坚硬，排便艰涩难下，常常数日一行，甚至非用泻药、栓剂或灌肠不能排便。西医学认为便秘是多种疾病的一个症状，主要是由神经系统病变、全身病变、肠道病变及不良排便习惯所引起，可分为结肠性便秘和直肠性便秘两种。前者系食物残渣在结肠中运行迟缓所引起；后者指食物在直肠滞留过久，又称排便困难。

本病属于中医学"大便难""阳结""阴结""脾约"等病证范畴。其多由于素体阳盛，嗜食辛辣厚味，烟酒过度，或情志不舒，或劳倦内伤、年老体弱、病后或产后气血未复，导致肺、脾胃、肾等脏腑功能失调，津液不足，大肠传导失司所致。基本病机是脏腑功能失调，使肠腑壅塞不通或肠失滋润，大肠传导不利。本病病位在大肠，与脾、胃、肺、肝、肾等脏腑有关。

【辨证要点】

主症　大便秘结不通，排便艰涩难解。

邪热壅盛（热秘）　大便干结，腹胀腹痛，身热，口干口臭，喜冷饮，舌红，苔黄或苔燥，脉滑数。

气机郁滞（气秘） 欲便不得，嗳气频作，腹中胀痛，纳食减少，胸胁痞满，舌苔薄腻，脉弦。

阳虚阴寒内盛（冷秘） 大便艰涩，排出困难，腹中冷痛，四肢不温，喜热怕寒，舌淡苔白，脉沉迟。

气虚（气虚秘） 虽有便意，临厕努挣乏力，挣则汗出气短，便后疲乏，大便并不干硬，面色㿠白，神疲气怯，舌淡嫩，苔薄，脉虚细。

血虚（血虚秘） 大便秘结，面色无华，头晕心悸，唇舌色淡，脉细。

【治疗】

1. 基本治疗

治法 调理肠胃，行滞通便。以足阳明经、手少阳经穴为主。

主穴 大肠俞，天枢，归来，支沟，上巨虚。

配穴 热秘加合谷、内庭；气秘加中脘、太冲；气虚加脾俞、气海；血虚者足三里、三阴交；阳虚加神阙、关元。

方义 大肠俞为背俞穴，天枢为大肠募穴，俞募相配疏通大肠腑气，腑气通则大肠传导功能复常；支沟宣通三焦气机，三焦之气通畅，则肠腑通条；归来、上巨虚行滞通腑。

操作 大肠俞直刺 0.8～1.2 寸，天枢、归来直刺 1～1.5 寸，支沟直刺 0.8～1.2 寸，上巨虚直刺 1～2 寸，均行平补平泻法。配穴行虚补实泻法。阳虚阴寒内盛者可加灸法。

2. 其他治疗

（1）**耳针法** 取大肠、直肠、交感、皮质下，毫针刺，中等强度或弱刺激，或用揿针埋藏，或用王不留行按压。

（2）**穴位注射法** 取穴参照基本治疗。用生理盐水或维生素 B_1、维生素 B_{12} 注射液，每穴注射 0.5～1mL，每日或隔日 3 次。

【医案选录】

患者，男，75 岁。患者 10 年前患脑梗死，经常规治疗后病情好转，但出现便秘，常 3 日不解。患者自述曾口服大黄、番泻叶、麻子仁丸等多种通便药，初服有效，现诸药均无效，极痛苦，唯灌肠方可解。此属中风后便秘，以气虚为本，素体气虚，气虚不能推动大便而出，遂用针灸治疗。主穴：中脘、天枢。配穴：上巨虚、支沟、合谷、太冲。穴区常规消毒后，直刺进针 2 寸，轻微提插捻转至局部有酸胀感，实证用泻法，虚证用补法，可加灸法。每日 1 次，留针 30 分钟，10 天为一疗程。第一次针后患者当日即行排便；连针 10 余天后，患者症状明显改善，常 1～2 日解 1 次。{金精华.针灸治疗中风便秘症的经验总结 [D].辽宁：辽宁中医药大学，2008.}

【按语】

1. 针灸治疗本病尤其对功能性便秘疗效好，如经治疗多次而无效者须查明原因。

2. 平时应坚持体育锻炼，多食蔬菜水果，养成定时排便的习惯。

3. 现代研究表明，针灸能使肠蠕动增强、直肠收缩加强、肛门括约肌松弛，还能加强大肠黏液的分泌，从而起到通便的作用。

三十五、胁痛

胁痛是以一侧或两侧胁肋部疼痛为主要表现的病证，又称"胁肋痛""季肋痛"或"胁下痛"，多见于西医学的肋间神经痛、急慢性肝炎、肝硬化、胆囊炎、胆石症、胆道蛔虫症、胸膜炎等疾病。

肝脉布胁肋，足少阳经循胁里过季胁，胁肋部为肝胆经络所过之处。胁痛的发生多与情志不畅、跌仆损伤、饮食所伤、外感湿热、虚损久病等因素有关。基本病机是肝胆脉络不通或脉络失养。本病病位在肝胆，与脾、胃、肾相关。

【辨证要点】

主症 以一侧或两侧胁肋部疼痛为主症。疼痛性质有胀痛、刺痛、隐痛、闷痛、窜痛等，常反复发作。

肝气郁结 胁肋胀痛，走窜不定，疼痛每因情志变化而增减，胸闷，喜叹息，得嗳气或矢气则舒，纳呆食少，脘腹胀满，苔薄白，脉弦。

瘀血阻络 胁肋刺痛，固定不移，入夜尤甚，舌质紫暗，脉沉涩。

湿热蕴结 胁肋胀痛，触痛明显，拒按，口干苦，胸闷，纳呆，厌食油腻，恶心呕吐，小便黄赤，或有黄疸，舌苔黄腻，脉弦滑而数。

肝阴不足 胁肋隐痛，绵绵不已，遇劳加重，咽干口燥，头晕目眩，两目干涩，舌红，少苔，脉弦细或细数。

【治疗】

1. 基本治疗

治法 疏利肝胆，行气止痛。以足厥阴经、足少阳经穴为主。

主穴 期门，支沟，阳陵泉，足三里。

配穴 肝气郁结加行间、太冲疏肝理气；瘀血阻络加膈俞、阿是穴化瘀止痛；湿热蕴结加中脘、三阴交清热利湿；肝阴不足加肝俞、肾俞补益肝肾。

方义 肝、胆经布于胁肋，故近取肝之募穴期门、远取胆经阳陵泉疏利肝胆气机，行气止痛；取支沟以疏通三焦之气；配足三里和胃消痞，取"见肝之病，当先实脾"之意。

操作 期门斜刺 0.5 ～ 0.8 寸，支沟直刺 0.8 ～ 1.2 寸，阳陵泉直刺 1 ～ 1.5 寸，均行捻转泻法；足三里直刺 1 ～ 2 寸，行捻转提插补法。配穴行虚补实泻法。

2. 其他治疗

（1）皮肤针法 用皮肤针轻轻叩刺胁肋部痛点及胸 $_{7～10}$ 夹脊，并加拔火罐，适用于瘀血疼痛。

（2）耳针法 取肝、胆、胸、神门，毫针浅刺，也可用王不留行贴压。

（3）穴位注射法 用10%葡萄糖注射液 10mL，或加维生素 B_{12} 注射液 1mL，注入相应节段的夹脊，适用于肋间神经痛。

【医案选录】

患者，女，38岁。患者因胆囊炎、胆石症行胆囊切除术，术后胁痛反复发作，经多家医院诊治未愈。B超结果示：残余胆囊内泥沙样结石。患者右胁疼痛阵作，多为绞痛，或为走窜痛，或为烧灼痛，牵涉到右上下腹，进食后加重，烦躁，易怒，焦虑，失眠，口干苦，嗳气多而不畅，大便干结，3～4天1次，面色灰暗，神倦体瘦，头发白且枯，舌质淡红，尖赤，边有齿印，苔薄黄腻，脉弦细无力。中医诊断：胁痛（胆腑失利，少阳气逆，胆病及心）。西医诊断：胆囊切除术后综合征。治疗：予以针灸清心利胆通络。取穴：印堂、日月、期门、承满、腹哀，日月右2寸、支沟、阳陵泉（均右侧），神门、大陵、天枢（均双侧）。操作：日月、期门、日月右2寸用毫针向下平刺15mm，承满、腹哀直刺15mm，余常规针刺，平补平泻法，30分钟/次，1次/日，6次/周。经治胁痛偶发，睡眠好转。治疗1周后电话随访，患者诉右胁偶有隐痛及腹胀。﹝夏晨，孙建华.盛灿若心胆同治针灸治疗胆囊切除术后胁痛经验[J].四川中医，2014，32（3）:48-49.﹞

【按语】

1. 针灸治疗胁痛有较好的效果。但急性胁痛用针灸止痛后应注意查明病因，必要时采取综合治疗。

2. 嘱患者饮食宜清淡，忌肥甘厚味；心情舒畅，切忌恼怒。

3. 现代研究表明，针灸可以调节奥迪括约肌的收缩和松弛，也可通过调节胆囊肌肉对缩胆囊素的反应能力来实现对胆囊收缩功能的影响，促进胆囊的收缩、胆汁的分泌和结石的排出。

三十六、黄疸

黄疸是指因胆汁外溢而致目黄、身黄、小便发黄，其中尤其以目黄为确定黄疸的主要依据。黄疸多见于西医学的肝硬化、胆囊炎、胆管阻塞等疾病。

黄疸的发生与感受疫毒湿热之邪、饮食所伤、肝胆湿热、脾胃虚弱等因素有关。基本病机是湿邪阻滞，胆液不循常道外溢而发黄。若中阳偏盛则湿从热化而成阳黄；若中阳不足则湿从寒化而成阴黄。本病病位在皮肤，涉及的脏腑主要是肝、胆、脾、胃。

【辨证要点】

主症　目黄，身黄，小便黄，尤以眼睛巩膜发黄最为明显。

阳证　巩膜和皮肤色黄鲜明，黄如橘皮色，发热，口干，大便干燥，坚硬或秘结，胸脘胀闷，小溲黄赤，苔黄腻，脉滑数。

阴证　巩膜和皮肤色黄晦暗，畏寒，神疲乏力，纳呆，便溏，苔腻，脉沉细或濡缓。

【治疗】

1. 基本治疗

治法　化湿利胆退黄。取胆的背俞穴、下合穴为主。

取穴　胆俞，阳陵泉，阴陵泉，至阳。

配穴　阳黄加内庭、太冲以疏利肝胆、清热利湿；阴黄加脾俞、中脘、足三里以健脾化湿；热甚者加大椎清热；恶心呕吐者加内关止呕；便秘或泄泻者加天枢调理肠腑。

方义　胆俞、阳陵泉疏调胆腑；阴陵泉健脾利湿，令湿邪从小便而出；至阳为治疗黄疸的经验用穴，可宣通阳气以化湿退黄。

操作　胆俞向下斜刺0.5～0.8寸，阳陵泉直刺1～1.5寸，阴陵泉直刺1～2寸，至阳向上斜刺0.5～1寸，均行平补平泻法。

配穴行虚补实泻法。阴证可加灸法。

2. 其他治疗

耳针法　取肝、胆、脾、胃、十二指肠，毫针刺法或用王不留行贴压。

【医案选录】

患者，女，46 岁，因皮肤、眼睛发黄 3 日就诊。患者先感食欲不振，肢体乏力，继则眼睛、皮肤发黄，头昏，恶心，厌油腻饭菜，小便短黄，大便不爽。查体：皮肤、巩膜中度黄染，体温 38.5 ℃，苔黄腻，脉弦数。诊断：黄疸（阳黄）。治疗：取中脘、阳陵泉、合谷、内庭、期门、太冲。每日 1 次。针 2 次后患者体温正常，6 次黄疸尽退，10 次痊愈。｛石学敏 . 针灸治疗学 [M] 上海：上海科学技术出版社，1998:73.｝

【按语】

1. 针灸治疗急性黄疸性肝炎有显著疗效，但应严格隔离，以防传染。

2. 中药对本病也有效，必要时可以用为辅佐。

3. 本病愈后，须忌厚味伤胃之品，饮食宜清淡而富有营养，并须注意休摄。

三十七、水肿

水肿是指体内水液潴留、泛溢肌肤而引起头面、眼睑、四肢、腹背甚至全身浮肿的病证，多见于西医学的急慢性肾炎、慢性充血性心力衰竭、肝硬化、贫血、内分泌失调以及营养障碍等疾病所出现的水肿。

本病是全身气化功能障碍的一种表现。因肺、脾、肾三脏功能失调，膀胱气化无权，三焦水道失畅，水液停聚，泛溢肌肤而成水肿。基本病机是膀胱失司，水液泛溢。本病病位在全身，与肺、脾、肾相关。

【辨证要点】

主症　以头面、眼睑、四肢、腹背或全身浮肿为主症。

阳水　多为急性发作，初起面目微肿，继则遍及全身，肿势以腰部以上为主，皮肤光泽，按之凹陷易复，胸中烦闷，甚则呼吸急促，小便短少而黄，伴有恶寒发热、咽痛，苔白滑或腻，脉浮滑或滑数。

阴水　多为慢性发病，初起足跗微肿，继而腹、背、面部等渐见浮肿，肿势时起时消，按之凹陷难复，气色晦滞，小便清利或短涩，舌淡，苔白，脉沉细或迟。脾虚者兼见脘闷纳少、大便溏泻；肾虚者兼见肢冷神疲、腰膝酸软。

【治疗】

1. 基本治疗

治法　温阳利水，健运膀胱，调理三焦。以三焦的背俞穴、下合穴为主。

主穴　水分，水道，三焦俞，委阳，阴陵泉。

配穴　阳水加肺俞、列缺、合谷通调水道；阴水见脾虚者加脾俞、足三里、三阴交，见肾虚者加肾俞、关元、足三里。

方义　水分、水道为通利水道、利尿行水效穴；委阳乃三焦之下合穴，配三焦俞温阳化气、利水消肿；阴陵泉利水渗湿。诸穴相配，水道可通，肿胀可除。

操作　水分、水道直刺 1～1.5 寸，三焦俞直刺 0.5～1 寸，委阳直刺 1～1.5 寸，阴陵泉直刺 1～2 寸，均行平补平泻法。阴水可加灸法。

2. 其他治疗

（1）皮肤针法　在背部膀胱经第 1 侧线和第 2 侧线自上而下轻轻叩刺，以皮肤稍有红晕为度。隔日 1 次。

（2）耳针法　取肺、脾、肾、膀胱，毫针中度刺激，也可埋针或用王不留行贴压。

【医案选录】

患者，男，42 岁，因全身浮肿无力半年就诊。现症：颜面、肢体浮肿，脸肿尤甚，下肢有明显压痕，苔白腻，脉沉微。诊断：阴水（慢性肾炎）。治则：温肾健脾，助阳利水。取穴：①脾俞、肾俞、水道、足三里。②胃俞、三焦俞、天枢、委阳。③水分、关元、气海、阴陵泉。前两组穴位交替使用，皆用泻法，留针 20 分钟，每日针 1 次。第三组穴位用艾条温和灸为主，施以补法，日灸 1 次。患者经 2 个月治疗而痊愈。〔王雪苔. 中国当代针灸名家医案 [M]. 长春：吉林科学技术版社，1991:258.〕

【按语】

1. 针灸治疗水肿有一定疗效。但当水肿出现胸满腹大、喘咳、心慌、神昏等症状时，应采取综合治疗。

2. 水肿初期应吃无盐饮食，肿势渐退后（约 3 个月）可进少盐饮食，待病情好转后逐渐增加食盐量。

三十八、癃闭

癃闭以排尿困难，甚或小便闭塞不通为主症。病势缓，点滴而下者谓之"癃"；病势急，小便不通，欲溲不下者称为"闭"。癃与闭虽有区别，但都是指排尿困难，只是程度上有所不同，故常合称为癃闭。该病多见于西医学的膀胱、尿道、前列腺疾患等所致的排尿困难和尿潴留。

本病主要与外邪侵袭、瘀浊内停、久病体虚有关，可因湿热下注、肝郁气滞、肾气亏虚以及尿路瘀阻等导致膀胱气化不利而致。基本病机是膀胱气化功能失调。本病病位在膀胱，与肺、脾、肾、三焦关系密切。

【辨证要点】

主症　排尿困难，小腹胀满。

肾气不足　小便淋沥不爽，排尿无力，腰膝酸软，精神不振，舌淡，脉沉细而尺弱。

湿热下注　小便量少难出，点滴而下甚或闭塞不通，小腹胀，口渴，舌红苔黄腻，脉数。

肝郁气滞　小便不通或通而不畅，小腹胀急，胁痛，口苦，多因精神紧张或惊恐而发，脉弦细。

瘀血阻滞　有外伤或手术史，或尿如细线，或时而通畅时而阻塞，小腹胀满疼痛，舌紫暗或有瘀点，脉涩。

【治疗】

1. 基本治疗

治法　调理膀胱，行气利尿。以膀胱的背俞穴、募穴及足太阳经穴为主。

主穴　中极，水道，膀胱俞，志室，三阴交。

配穴　肾气不足加肾俞、命门；湿热下注加阴陵泉、三焦俞；肝郁气滞加太冲、肝俞；瘀血阻滞加血海、次髎。

方义 中极、膀胱俞属俞募配穴，可促进膀胱的气化功能；水道、志室通调水道；三阴交调理足三阴气血，通利小便。

操作 中极、水道等针尖向下斜刺 0.5～0.8 寸，不可过深，以免刺破膀胱；膀胱俞直刺 0.8～1.2 寸，志室直刺 1.5～3 寸，行捻转提插泻法，以针感向前阴部放射为佳；三阴交直刺 1～1.5 寸，行捻转提插泻法。配穴行虚补实泻法。肾气不足加灸法。

2.其他治疗

（1）耳针法 取膀胱、肾、三焦、尿道。每次 2～3 穴，毫针刺法或压丸法。

（2）电针法 取中极、水分、水道，电针治疗 15～30 分钟。

【医案选录】

患者，男，38 岁。患者素有麻将嗜好，动辄四五个小时不动。某日打完麻将后，患者突发小腹胀痛，小便点滴不通，气喘而急，烦躁不安，急来就诊，查膀胱充盈，触之疼痛，舌苔微黄，脉弦涩，诊为癃闭，证属肝气郁结，膀胱气化不利，治以疏泄气机，通利水道。处方：水分、气海、关元、膀胱俞、水道。针刺约 15 分钟后，患者起身如厕，溲如泉涌而愈。{李秀茹，陈慧敏.针灸治验 3 则 [J].现代中西医结合杂志，2009，18（15）:1766.}

【按语】

1.针灸治疗癃闭有一定效果，尤其适用于功能性尿潴留。若膀胱充盈过度，针灸治疗后 1 小时仍不能排尿者，应及时采取导尿。

2.膀胱过度充盈时，下腹部穴位应斜刺

或平刺，以免损伤膀胱。

三十九、尿路感染

尿路感染是指病原菌在尿道内生长繁殖，引起泌尿系统黏膜或组织的炎症。其以尿频、尿急、尿痛为主要临床表现，可伴有腰痛和发热，好发于女性。

本病属于中医学"淋证""腰痛"等病证范畴。该病多因过食辛辣肥甘、嗜酒太过，或下阴不洁致湿热蕴结下焦，膀胱气化不利而致。其病初多为实证，若病延日久，热郁伤阴，或湿遏阳气，或阴伤及气，膀胱气化；或恼怒伤肝，失于疏泄，气郁血行缓慢而致血瘀，或气郁而化火，影响膀胱气化而发病。本病病在膀胱和肾，且与肝、脾有关。

【辨证要点】

主症 以尿急、尿频、尿痛为主要症状，初起可为寒战、高热等症，患者往往伴有腰痛。

湿热下注 小便淋沥涩痛频急，尿色黄赤或混浊，小腹拘急疼痛，口干口黏或口苦，或见寒热、呕恶、大便黏滞不爽，舌红，苔黄腻，脉滑。

肾阴亏虚 小便频急，热浊刺痛，尿中带血，或潮热盗汗，五心烦热，腰酸耳鸣，舌红，少苔，脉细数。

脾肾阳虚 小便赤涩但不甚，尿频，尿色混浊，淋沥不已，时作时止，腰膝酸软，少腹坠胀，纳呆便溏，舌淡红，苔薄白，脉沉细。

气阴两虚 久淋不愈，神疲乏力，低热虚汗，食欲不振，头晕目眩，尿频，尿急，尿痛隐隐，舌淡，脉细弱。

气滞血瘀 小便不畅，尿频、尿急、尿热、尿痛，小腹拘急或胀痛或刺痛拒按，急躁易怒，口苦口干，舌暗红有瘀斑，脉弦或涩。

【治疗】

1.基本治疗

治法 清热利湿，利水通淋。以足太阳经和任脉穴为主。

主穴 肾俞，膀胱俞，中极，三阴交。

配穴 湿热下注加阴陵泉、蠡沟；肾阴亏虚加太溪、复溜；脾肾阳虚加脾俞、足三里；气阴两虚加关元、足三里、太溪；气滞血瘀加血海、太冲。

方义 肾俞、膀胱俞疏利膀胱气机而通淋，配膀胱之募穴中极，俞募配穴以通利水道；三阴交为足三阴经交会穴，适对病机。

操作 肾俞直刺 0.5～1 寸，膀胱俞直刺 0.8～1.2 寸，行平补平泻法；中极需在排尿后针刺，向下斜刺 1～1.5 寸，行捻转泻法，使针感向下腹部弥散为宜；三阴交直刺 1～1.5 寸，行平补平泻法。配穴行虚补实泻法。脾肾阳虚可加灸法。

2.其他治疗

耳针法 取胃、十二指肠、脾、肝、神门、交感。每次 3～5 穴，毫针刺法或压丸法。

【医案选录】

患者，女，32 岁，因小便频急、尿道刺痛 1 年多就诊。患者曾先后服多种抗生素治疗，效果不明显；其后用中药调治半年多，症状稍见减轻，但仍腰间酸楚，晚上小便频数而刺痛。现患者精神委顿，纳呆不寐，舌尖有红刺，根部现滤泡，舌苔薄白，脉细弦滑，两尺均弱。此为湿热下注，久病而脾肾两亏之证，治以清热利湿、补肾宣络。取穴：①阴谷、阴陵泉、复溜、中极、气海。②肾俞、次髎。第一组穴留针 20 分钟，第二组穴不留针。经治 15 次，患者各症状消失，又治 4 次以资巩固。{陆焱垚 . 陆瘦燕朱汝功针灸学术经验选 [M]. 上海：上海中医药大学出版社，1994:249.}

【按语】

1. 针灸治疗本病有一定效果，在改善症状方面尤为明显，但必须针对病原体配合药物治疗，才可取得更好疗效。

2. 忌辛辣肥甘之品，多饮水、休息，注意局部卫生。

四十、尿失禁

尿失禁是由于膀胱括约肌损伤或神经功能障碍而丧失排尿自控能力，在清醒状态下小便不能控制而自行流出的一种疾病。该病可分为真性尿失禁、假性尿失禁和压力性尿失禁等，多见于脊髓损伤、前列腺增生等疾病。

本病属于中医学"遗尿"的病证范畴。基本病机为劳伤、忧思、疲劳、病后气虚、老年肾亏等，使下元不固、膀胱失约而致。其他如湿热、瘀血积于膀胱，产后伤脬等亦可致尿失禁。其基本病机是肾元亏虚、膀胱失约。本病病位在膀胱，与脾、肾相关。

【辨证要点】

主症 在清醒状态下小便不能控制而自

行流出，或因咳嗽、喷嚏、行走、直立、用力、心情急躁、激动、大笑、高声呼叫、受到惊吓或听到滴水声时，小便自行流出。

肾气不固　小便不禁，尿液清长，神疲怯寒，腰膝酸软，两足无力，舌质淡、苔薄，脉沉细无力。

脾肺气虚　尿意频急，时有尿自遗，甚则在咳嗽、谈笑时也可出现尿失禁，小腹时有坠胀，面白气短，舌淡红，脉虚软无力。

湿热下注　小便频数，排尿灼热，时有尿自遗，溲赤而臭，舌质偏红，苔黄腻，脉细滑数。

下焦瘀滞　小便不禁，小腹胀满隐痛，或可触及肿块，舌质暗或有紫斑，苔薄，脉涩。

【治疗】

1.基本治疗

治法　补气固本，化湿通瘀。以肾和膀胱的背俞穴、募穴为主。

主穴　中极，膀胱俞，肾俞，三阴交。

配穴　肾气不固加关元、命门；脾肺气虚加肺俞、脾俞、足三里；湿热下注加阴陵泉、行间；下焦瘀滞加次髎、太冲。

方义　中极、膀胱俞为俞募配穴法，可调理膀胱气机，增强膀胱对尿液的约束能力；肾俞补肾固涩；三阴交为足三阴经交会穴，可调理脾、肝、肾的气机。四穴相配，共奏益肾固脬之功。

操作　中极需在排尿后针刺，针尖向会阴部斜刺 1 ～ 1.5 寸，行平补平泻法；肺俞、脾俞向下斜刺 0.5 ～ 0.8 寸，三阴交直刺 1 ～ 1.5 寸，行捻转补法。配穴行虚补实泻法。肾气不固、脾肺气虚可加灸法。

2.其他治疗

（1）电针法　取气海、关元、中极、足三里、三阴交。腹部三穴针刺时要求针感放射至前阴部。电针用疏密波或断续波刺激 30 分钟。每日 1 ～ 2 次。

（2）耳针法　取膀胱、尿道、肾，毫针刺法或压丸法。

【医案选录】

患者，女，75 岁，因咳嗽、打喷嚏、大笑或行走时漏尿 5 年余，加重 1 个月就诊。患者自述 5 年前因劳累出现咳嗽、打喷嚏或大笑时漏尿，伴头晕、乏力，漏尿症状遇寒冷季节则加重。症见：面色白，手足不温，头晕，少气乏力，舌质淡，脉沉细。诊断：尿失禁（肾阳衰惫）。治拟温肾助阳、化气行水，予针灸双侧命门、中髎、会阳、足三里、三阴交。操作：中髎、会阳选用 0.30 mm× 75 mm 的毫针，向内向下斜刺 50 ～ 60 mm，均匀提插捻转 3 次，使局部有酸、麻、胀得气感，且针感要向会阴部放射。余穴常规针刺，施补法或平补平泻。留针 30 分钟，每周 5 次，共治疗 4 周。治疗 5 次后，患者自觉漏尿量减少。治疗 10 次后，患者漏尿次数较前改善，由每天 1 次变为 1 周 2 次。治疗 15 次后，患者咳嗽、喷嚏、大笑或行走时未发生漏尿。其后继续治疗 1 周，嘱患者针刺结束后回家进行盆底肌锻炼以巩固疗效，随访 3 个月无复发。﹝朱荣娟 . 针刺治疗老年压力性尿失禁 1 例 [J]. 广西中医药，2014，37（5）:50-51.﹞

【按语】

1.针灸治疗本病有较好疗效，但应注重

对原发病的治疗。

2.加强锻炼，增强体质。经常做收腹、提肛练习。

3.现代研究表明，针刺对压力性尿失禁大鼠有效，与大脑 c-Fos 基因表达的调控有关。

四十一、遗精

遗精是指不因性生活而精液自行遗泄的病证。有梦而遗精者，名为梦遗；无梦而遗精，甚至清醒时精液流出者，名为滑精。该病多见于神经衰弱、前列腺炎、精囊炎及睾丸炎等疾病。

本病的发生多与情志失调、饮食不节、劳心太过、房劳过度、手淫等因素有关。基本病机是肾失封藏，精关不固。本病病位在肾，与心、肝、脾相关。

【辨证要点】

主症 频繁遗精，伴头晕、神疲乏力、精神不振等。

肾虚不固 梦遗频作，甚至滑精，腰酸膝软，咽干，心烦，眩晕耳鸣，健忘失眠，低热颧赤，形瘦盗汗，发落齿摇，舌红少苔，脉细数。遗久滑精者，可兼见形寒肢冷，阳痿早泄，精冷，夜尿多或尿少浮肿，尿色清，或余沥不尽，面色㿠白或枯槁无华，舌淡嫩有齿痕，苔白滑，脉沉细。

心肾不交 少寐多梦，梦中遗精，伴有心中烦热，头晕目眩，精神不振，倦怠乏力，心悸不宁，善恐健忘，口干，小便短赤，舌质红，脉细数。

劳伤心脾 劳累则遗精，心悸不宁，失眠健忘，面色萎黄，四肢困倦，食少便溏，舌淡，苔薄白，脉细弱。

湿热下注 遗精频作，或有梦或无梦，或尿时有少量精液外流，小便热赤浑浊，或尿涩不爽，口苦或渴，心烦少寐，口舌生疮，大便溏臭，或见脘腹痞闷，恶心，苔黄腻，脉濡数。

【治疗】

1.基本治疗

治法 益肾固精。以任脉、足太阳经穴为主。

主穴 关元，志室，三阴交。

配穴 肾阴不足加肾俞、太溪；肾阳虚损加命门、腰阳关；心肾不交加神门、太溪；劳伤心脾加心俞、脾俞；湿热下注加中极、阴陵泉。

方义 关元为足三阴与任脉之会，为元气之根本，刺之用以振奋肾气；志室，又名精宫，可益肾固精；三阴交为足三阴经交会穴，善调肝、脾、肾三脏而固摄精关。

操作 关元直刺或斜向下刺 1.5～2 寸，行提插补法；志室斜刺 0.5～1 寸，行提插补法；三阴交直刺 1～1.5 寸，行捻转补法。配穴行虚补实泻法。肾阳虚损可加灸法。

2.其他治疗

（1）耳针法 取内生殖器、内分泌、神门、肾。每次 2～4 穴，毫针刺法或压丸法。

（2）皮肤针法 取关元、志室或腰骶椎两侧夹脊以及下肢三阴交等腧穴，用皮肤针叩打至皮肤轻度红晕。

【医案选录】

患者，男，25 岁，因遗精 1 年多就诊。患者现头晕，四肢无力，记忆力减退，精神萎靡，舌质淡，苔薄白，脉细弱。诊断：遗精，证属肾阳虚型。针灸取穴：肾俞、命门、关元、气海、足三里、三阴交、太溪。每次取 3～5 个穴位，交替使用。针刺用补法，留针 30 分钟，腹部与腰部穴位加灸，每日治疗 1 次。治疗 5 次后，患者自觉症状明显好转；治疗 10 次后，患者诸症状消失，停止遗精。{张大国，周君．王泽涛教授治疗泌尿生殖疾病经验举隅 [J].针灸临床杂志，2004，20（8）:5-7.}

【按语】

1.针灸治疗功能性遗精效果较好，器质性疾病者须同时治疗原发病。

2.嘱患者少食醇酒厚味、辛辣刺激性食物。注意节制房事，戒除手淫。注意精神调养，避免过度的脑力劳动。睡前可用温水洗脚，养成侧卧的习惯，被褥不宜过厚，内裤不宜过紧。

四十二、勃起功能障碍

勃起功能障碍指成年男子性交时，由于阴茎痿软不举，或举而不坚，或坚而不久，无法进行正常性生活的病证。

本病属于中医学"阳痿""阳冷"的病证范畴。先天禀赋不足，房劳过度，少年频犯手淫，思虑忧郁，情志不遂，受到惊吓，平素醇酒厚味等均可引起该病。本病病位在宗筋，病变脏腑主要在肾、肝、心、脾。

【辨证要点】

主症　阴茎不能正常勃起，或性交时虽能勉强勃起，但勃而不坚，或勃起时间过于短暂，不能完成正常的性生活。

命门火衰　阳事不举，或举而不坚，精薄清冷，神疲倦怠，畏寒肢冷，面色苍白，头晕耳鸣，腰膝酸软，夜尿清长，舌淡胖，苔薄白，脉沉细。

心脾两虚　阳痿，或勃起不坚，或勃起短暂，精神不振，夜寐不安，心神不宁，面色不华，食欲不振，大便溏泄，舌淡胖，苔白，脉细弱。

惊恐伤肾　阳痿不振，心悸易惊，胆怯多疑，夜多噩梦，常有被惊吓史，苔薄白，脉弦细。

湿热下注　阳痿，小便短赤，阴囊潮湿、臊臭，下肢酸重，舌红，苔黄腻，脉沉滑或濡代数。

肝郁气滞　阳事不起，或起而不坚，心情抑郁，胸胁胀痛，脘闷不适，食少便溏，苔薄白，脉弦。

【治疗】

1.基本治疗

（1）实证

治法　补益心肾，疏肝理气。以任脉、足厥阴经穴为主。

主穴　中极，太冲，三阴交。

配穴　肝郁气滞加肝俞、期门；湿热下注加阴陵泉、行间。

方义　中极属于任脉，又为膀胱之募穴，可清利下焦湿热；阴器为宗筋，足厥阴经绕阴器，太冲为肝经之原穴，可疏肝理气，疏调宗筋；三阴交为足三阴经交会穴，可调理足三阴经气血、肝脾肾三脏功能，有助于起痿。

操作　中极针尖向下斜刺 1.5～2 寸，使针感向前阴传导为宜，行捻转泻法，需排尿后针刺；三阴交直刺 1 ～ 1.5 寸，太冲直刺 0.5 ～ 1 寸，均行捻转泻法。

（2）虚证

治法 益肾荣筋。以任脉、背俞穴为主。

主穴 关元，肾俞，三阴交。

配穴 命门火衰加命门、气海；心脾两虚加心俞、脾俞、足三里；惊恐伤肾加百会、志室。

方义 关元、肾俞益肾固本，补益元气；三阴交调补肝脾肾，濡养宗筋；心、脾背俞穴心俞、脾俞补益心脾；百会、志室安神定志，益肾起痿。

操作 关元针尖向下斜刺 1 ～ 1.5 寸，使针感向前阴传导为宜，行捻转补法，需排尿后针刺；肾俞直刺 0.5 ～ 1 寸，三阴交直刺 1 ～ 1.5 寸，行捻转提插补法。可加灸法。

2. 其他治疗

（1）耳针法 取外生殖器、内生殖器、内分泌、神门、肾。每次 2 ～ 4 穴，毫针刺法或压丸法。

（2）皮肤针法 颈项及腰骶部夹脊，配合刺激下腹部、腹股沟和阴茎根部，用皮肤针叩打至皮肤轻度红晕。

【医案选录】

患者，男，25 岁，因婚后即发现阴茎不能勃起 2 月余就诊。患者伴有头昏、腰膝酸软、舌苔薄白、脉细弱，婚前有手淫史。诊断：阳痿，证属命门火衰型。针灸取穴：肾俞、命门、志室、气海、关元、曲骨、足三里、中极。每次 3 ～ 4 穴，针用补法，留针 30 分钟，针气海、关元、中极、曲骨要求针感向阴茎头扩散；针后再灸命门、肾俞、气

海、关元，灸至局部皮肤微红为度。每日针灸 1 次。治疗 2 次后，患者即稍能举阳；经治疗 10 次后，患者勃起功能恢复正常。｛张大国，周君 . 王泽涛教授治疗泌尿生殖疾病经验举隅 [J]. 针灸临床杂志，2004，20（8）:5-7.｝

【按语】

1. 针灸治疗本病有较满意的疗效，且见效快捷，尤其对精神因素引起者有显著疗效，坚持针灸配合心理治疗往往可获得痊愈。针灸对由器质性病变引起者则疗效较差，需要同时治疗原发病。

2. 患者平素应节制房事，避免过食醇酒肥甘，调畅情志。

四十三、慢性前列腺炎

慢性前列腺炎表现为排尿延迟、尿后滴尿，或滴出白色前列腺液。

本病属于中医学"淋浊""白浊"等病证范畴。病因或外感湿热、过度饮酒、嗜食辛辣肥甘，或房事过度，虚热内生，以致湿热蕴结下焦，以标实为主；病久出现肝肾阴虚和脾肾阳虚，进而可致气滞血瘀，以本虚或虚实夹杂为主。本病病位在肾与膀胱，与脾、肝相关。

【辨证要点】

主症 排尿延迟、尿后滴尿，或滴出白色前列腺液。

湿热下注 尿道灼热，尿黄而少，尿道口白色分泌物偏多，口干苦，口渴，大便干结，舌红，苔黄腻，脉滑数。

肝肾阴虚 腰脊酸楚，乏力，手足心

热，失眠多梦，遗精，头晕目眩，会阴部隐痛，时有尿道灼热感，舌红少苔，脉沉细而数。

脾肾阳虚 小便淋沥难尽，夜尿多，面色㿠白，肢冷，无力，浮肿，便溏，舌淡苔白，脉细无力。

气滞血瘀 病程长，血尿，血精，小腹胀满疼痛，尿细或点滴而下，舌暗红或见瘀点，脉弦或涩。

【治疗】

1. 基本治疗

治法 清热化湿，利水通淋。以募穴、足太阳经及足太阴经经穴为主。

主穴 中极，膀胱俞，次髎，阴陵泉，三阴交。

配穴 湿热下注加曲骨、志室、三焦俞。肝肾阴虚加太溪、肝俞、肾俞；脾肾阳虚加命门、脾俞、肾俞；气滞血瘀加太冲、膈俞。

方义 取膀胱俞、中极以疏理膀胱气机；次髎、阴陵泉清利下焦湿热，以利水通淋；三阴交调和肝脾肾气血。

操作 中极排尿后直刺1.5～2寸，针感达会阴部，膀胱俞直刺0.8～1.2寸，次髎向膀胱区方向深刺1.5～3寸，针感传到下腹乃至会阴部位，阴陵泉、三阴交直刺1～1.5寸，均行平补平泻法。配穴行虚补实泻法。脾肾阳虚者可加灸法。

2. 其他治疗

耳针法 艇角、肾、尿道、膀胱、三焦。每次2～4穴，毫针刺法或压丸法。

【医案选录】

患者，男，24岁，因小便淋漓、夜尿频多3年，加重1月就诊。1年前患者诊断为慢性前列腺炎，停药后复发，1个月前加重，10余天前经抗生素治疗后无明显缓解。症见：小便淋漓不尽，夜尿3～5次，无尿痛，无小腹、会阴疼痛，伴头晕耳鸣（蝉鸣），舌淡苔白，脉细弱尺甚。辅助检查：前列腺彩超：前列腺上下径约35 mm，前后径约29 mm，轮廓欠清晰，形态规则，被膜欠光滑，腺体回声不均，其内强回声光点散在分布。前列腺液分析：卵磷脂小体30%～35%，白细胞20～25 /HP，脓细胞4～6 /HP，颗粒细胞1～2 /HP。血常规、尿常规未见明显异常。诊断：淋证，证属肾气虚型。针灸取穴：足三里、阴陵泉、太溪、三阴交。配穴：①腹部腧穴组：气海、关元、中极、水道。②背部腧穴组：肾俞、腰阳关、膀胱俞。操作：关元、中极、气海穴垂直进针后，针尖斜向会阴方向，以患者自觉麻胀感向会阴部放射为得气，余穴均垂直进针；气海、关元、肾俞、足三里、太溪用补法，阴陵泉用泻法，余穴平补平泻，留针30分钟；同时取三段3 cm长的清艾条，点燃后放于灸盒中置于少腹或腰背部施以盒灸。隔日1次，10次为一疗程。1个疗程后，患者小便淋漓明显缓解，夜尿1～2次。2个疗程后，患者诉小便淋漓消失，夜尿0～1次，耳鸣减轻。3个疗程后，患者临床症状完全消失。﹝张钰敏，刘桂祝，李潇捷.胡幼平针灸结合中药治疗慢性前列腺炎经验 [J]. 河南中医，2011，31（12）:1425–1426.﹞

【按语】

1. 针灸对慢性前列腺炎疗效良好。

2. 嘱患者多饮水，忌烟酒和辛辣之品，起居房事有节，防止久坐湿地、过度疲劳、长途骑车，积极参加体育锻炼，定期自我按摩前列腺部。

3. 现代研究表明，电针能改善前列腺炎导致的前列腺组织病理学变化，并能显著升高大鼠血清中 IL-2 水平，降低 TNF-α 水平，起到抗炎、免疫调节的作用。

四十四、阴茎异常勃起

阴茎异常勃起是指与性欲无关的阴茎持续勃起状态，茎体强硬，触之则痛。

本病属于中医学"阳强""强中"的病证范畴。阴器乃肝脉所络，为宗筋所聚而成；肾主精，而司生殖，阴茎为肾之所系。病因多为情志不舒，肝郁化火，火灼宗筋，致使筋体拘急；或因房事过度，精液久泄，耗损真阴，阴虚阳亢，而致茎体脉络瘀阻而坚硬不倒。本病病位在宗筋，与肝、肾相关。

【辨证要点】

主症　阴茎长时间呈勃起状态，举而不衰，同时产生疼痛、水肿，甚至排尿困难。

阴虚火旺　性欲亢进，阴茎易举，举而难倒，伴阴茎发胀、睾丸疼痛，咽干口燥，五心烦热，失眠盗汗，腰膝酸软，遗精早泄，舌质红，苔少，脉细数。

湿热瘀阻　阴茎长时间坚挺胀痛，皮色紫暗，面红目赤，烦躁易怒，舌红绛或紫暗，苔黄腻，脉滑数或弦涩。

【治疗】

1. 基本治疗

治法　滋阴清肝，化瘀软坚。以任脉、足厥阴经经穴为主。

主穴　曲骨，气冲，行间，三阴交。

配穴　阴虚阳亢加肾俞、太溪；湿热瘀阻加阴陵泉、中极。

方义　曲骨、气冲邻近阴器，可疏调气血，活血化瘀；行间属足厥阴肝经，绕阴器，又为荥穴，可清泻肝火；三阴交调前阴气血，可活血化瘀软坚。

操作　曲骨向阴器斜刺 0.5 ～ 1 寸，使针感向前阴传导，需在排尿后针刺，行平补平泻法；气冲直刺 0.5 ～ 1 寸，行平补平泻法；行间直刺 0.5 ～ 0.8 寸，行捻转泻法；三阴交直刺 1 ～ 1.5 寸，行平补平泻法。配穴行虚补实泻法。

2. 其他治疗

（1）耳针法　取外生殖器、内生殖器、内分泌、神门、肾。每次 2 ～ 4 穴，毫针刺法或压丸法。

（2）电针法　中极、气冲、三阴交。电针强刺激，使阴茎微软为止。

【医案选录】

患者，男，23 岁，未婚，因无原因阴茎异常勃起 1 周就诊。症见：阴茎挺长 16cm，茎中刺痛，坚举不收，有碍衣裤，行走不便，久久不痿，睡中亦如然，并无流精，唯神态紧张，郁闷烦躁，惶恐不安，小便微黄，舌尖稍红，苔薄白少津，脉弦微数。诊断：强中，证属肾阴亏虚，肝火亢盛。治则：滋肾养阴，清泻肝胆。处方：①太冲透涌泉、太溪、次髎。②三阴交、照海、神门、会阴。以上两组处方，每日 1 次，每次 1 组，交替使用，双侧重泻手法，通以电流。经治 6 次，患者疼痛大减，阴茎由 16cm 减缩至 8cm，不再挺长坚举，继针 12 次恢复正常，观察半月未再复发。〔杨介宾.强中针刺一例治验报告 [J].成都中医学院学报，1980，6（17）:56.〕

【按语】

1. 本病起病多急，当及时治疗，否则易致阴茎水肿或小便艰涩、癃闭。

2. 嘱患者节制房事；不过食肥甘厚味，限制饮酒，不滥用各种滋肾壮阳的补品；调畅情志，保持乐观豁达，控制不良情绪。

四十五、早泄

早泄指男子在性交时失去控制射精的能力，阴茎插入阴道之前或刚插入即射精。

本病与先天禀赋不足、房劳过度、情志郁结，或过于兴奋、激动、紧张，或思虑过度，劳伤心脾，气血不足等有关。基本病机是肾失封藏，精关失和。本病病位在宗筋，与心、肾、脾、肝相关。

【辨证要点】

主症 性交时过早射精。

肝经湿热 性欲亢进，交则即泄，头晕目眩，口苦咽干，小便黄赤，心烦易怒，阴囊湿痒，舌质红，苔黄腻，脉弦数或弦滑。该证多见于发病早期。

阴虚阳亢 阳事易举，早泄，虚烦不寐，腰膝酸软，潮热盗汗，舌质红，苔少，脉细数。

肾气不固 性欲减退，早泄，腰膝酸软，夜尿增多，舌质淡，苔白，脉沉弱。

心脾虚损 早泄，肢体倦怠，面色无华，心悸气短，形体消瘦，健忘多梦，舌质淡、苔白，脉细无力。

【治疗】

1. 基本治疗

治法 益肾固精，安神定志。以督脉、任脉穴为主。

主穴 关元，肾俞，志室，神庭。

配穴 肝经湿热加中极、行间；阴虚阳亢加太溪、三阴交、神门；肾气不固加命门；心脾两虚加心俞、脾俞。

方义 关元、肾俞、志室益肾固本摄精关；神庭安神定志，助摄精关。

操作 关元向下斜刺 1 ～ 1.5 寸，使针感向前阴传导，肾俞直刺 0.5 ～ 1 寸，志室向下斜刺 0.5 ～ 0.8 寸，均行捻转补法；神庭平刺 0.5 ～ 0.8 寸，行平补平泻法。配穴行虚补实泻法。肾气不固可加灸法。

2. 其他治疗

（1）耳针法 取内生殖器、内分泌、神门、肾。每次 2 ～ 4 穴，毫针刺法或压丸法。

（2）皮肤针法 取关元、中极、三阴交、太溪、肾俞、志室或腰骶椎两侧夹脊以及下肢三阴交等腧穴，用皮肤针叩打至皮肤轻度红晕。

【医案选录】

患者，男，30 岁，因早泄 5 年余就诊。患者自述在第一次性生活中，阴茎尚未插入阴道即已射精而导致性交失败，之后经常阴茎刚插入阴道即射精，随后阴茎萎软。患者泌尿生殖器检查无异常，夜间阴茎勃起测定（NPT）勃起3次，无慢性前列腺、尿道炎等疾病。常感腰膝酸软，心烦不宁，夜寐不安，舌质淡，苔薄白，脉弦细。诊断：原发性单纯性早泄。取穴：①心俞、肝俞、脾俞、肾俞。②关元、中极、三阴交、太溪、太冲。操作方法：第一组腧穴，患者取俯卧位，针刺心俞、肝俞得气后行捻转泻法，脾俞、肾俞得气后行捻转补法，每穴行针5秒，强刺激，要求针感向下传导，每10分钟行针一次，留针30分钟。第二组腧穴，患者取仰卧位，针刺关元、三阴交、太溪得气后行提插补法，中极、太冲行泻法，每穴行针5秒，强刺激，要求针感向小腹部传导，每10分钟行针一次，留针30分钟。两组腧穴每天治疗选1组，交替进行，1个月为一疗程。治疗1个疗程，患者早泄改善，诸症消失，夫妻性生活满意，随访半年未见复发。{陈仲新.针刺与药物治疗原发性单纯性早泄疗效对照观察[J].中国针灸，2009，29（1）:13–15.}

【按语】

1. 针灸治疗早泄疗效较好。

2. 嘱患者克服心理因素，节制性欲，杜绝手淫等。

四十六、男性不育症

男性不育症指育龄夫妇同居1年以上，性生活正常，未采用避孕措施，因男方生殖功能障碍致女方不能受孕。该病多见于精子减少症、无精子症、死精子症、精液不化症、逆行射精症等。精液检查常发现一次排精量低于2mL，射出的精液中无精子或仅有少量活精子，精子总数少于4000万，精子密度小于2000万/mL，50%以上无活动能力，精液在室温下60分钟不液化。

本病属于中医学"无子"的病证范畴。病因与先天禀赋不足、房事不节、情志失调、饮食所伤等因素有关。基本病机是肾精亏耗，血乏精化，肝血不足，阳不潜藏；同时肝血不足，无血以化精，则又导致肾精亏损，肾阴不足，造成男性不育。本病病位在肾，与肝、脾相关。

【辨证要点】

主症 育龄夫妇同居1年以上，性生活正常，未采用避孕措施，因男方生殖功能障碍致女方不能受孕。

肾阳虚衰 精液清冷，或精液黏稠不液化，伴形寒肢冷，腰膝酸软，阳痿早泄，夜尿频多，小便清长，舌质淡，苔薄白，脉沉细无力。

肾阴亏损 精液量少，精液黏稠，液化时间延长或不液化，伴失眠多梦，五心烦热，盗汗，口燥咽干，腰膝酸软，或性欲亢盛，时有遗精，舌红，少苔，脉细数。

湿热下注 精液量少、色黄、黏稠，液化时间延长或不液化，伴尿频、尿急、尿痛、尿短赤或黄浊，舌红，苔黄腻，脉弦数。

气滞血瘀 下腹、会阴部胀痛，睾丸坠胀，胸闷不舒，善叹息，舌质暗，脉沉弦。

【治疗】

1. 基本治疗

法则 益肾填精，行气化瘀。以任脉穴及背俞穴为主。

主穴 关元，次髎，肾俞，肝俞，三阴交。

配穴 肾阳虚衰加命门、太溪；肾阴亏损加太溪、照海；湿热下注加中极、阴陵泉；气滞血瘀加太冲、血海。

方义 关元、肾俞益肾填精；肝俞、三阴交疏肝活血；次髎化瘀利下焦。

操作 关元、次髎向前阴方向针刺1～1.5寸，使针感向前阴放散，关元针刺前需排尿；肾俞、肝俞向下斜刺0.5～0.8寸，三阴交直刺1～1.5寸，均行捻转补法。配穴行虚补实泻法。肾阳虚衰可加灸法。

2. 其他治疗

耳针法 取外生殖器、睾丸、内分泌、神门、肾。每次2～4穴，毫针刺法或压丸法。

【医案选录】

患者，男，26岁，结婚4年未育，婚后性欲不强，阴茎举而不坚，时有早泄。现症：面色㿠白，头昏，耳鸣，神疲乏力，形寒肢冷，腰膝酸软，舌淡苔薄，脉沉细。精液检查：精子数为 $7×10^6$/mL，死精占80%，活动力弱。针灸选用肾俞、命门、关元、三阴交，以及中极、次髎、气海、足三里两组穴位轮换。针刺关元、气海、中极时，针尖向下斜刺，使针感达到外生殖器。其他穴位采用紧按慢提手法，并配合温针，留针15～30分钟，中极、肾俞穴加灸5分钟。每日1次，10次为一疗程。针刺治疗1月余，同时配合服用中药汤剂（右归丸加味），患者阴茎勃起坚硬，性生活正常，余症渐除。随访时，其妻已怀孕2月余。[马仁慧.针药并用治疗男性不育症10例[J].安徽中医学院学报，1993，12（1）:81.]

【按语】

1. 针灸治疗男性不育症有一定疗效，尤其是精液异常等所致的不育。

2. 嘱患者戒烟戒酒，避免有害因素的影响。治疗期间宜节制房事，注意择时同房，以利受孕。

四十七、糖尿病

糖尿病是由于体内胰岛素的相对或绝对不足而引起糖类、脂肪和蛋白质代谢的紊乱。其主要特点是高血糖和糖尿。临床上可出现多尿、多饮、多食、疲乏、消瘦等症候群，严重时发生酮症酸中毒，易诱发冠心病、缺血性脑血管病、肾病、眼底病、肢端坏疽以及神经病变等严重并发症。

本病属于中医学"消渴"的病证范畴。病因多为五志过极，或过食肥甘、醇酒厚味，或恣情纵欲，导致燥热伤阴，或阴虚内热化燥，致肺燥、胃热、肾虚而发为上、中、下三消，迁延日久可见气阴两虚或阴阳两虚之证。基本病机是燥热和伤阴，脏腑受损。病变涉及肺、脾、肾。

【辨证要点】

主症 多饮，多食，多尿，消瘦。

肺热津伤（上消） 兼烦渴多饮，口干舌燥，尿量频多，舌边尖红，苔薄黄，脉洪数。

胃热炽盛（中消） 兼多食善饥，口渴尿多，形体消瘦，大便干燥，苔黄，脉滑实有力。

肾阴亏虚（下消） 兼尿频尿多，混浊如膏脂，或尿甜，腰膝酸软，乏力，头晕耳鸣，口干唇燥，皮肤干燥、瘙痒，舌红苔少，脉细数。

阴阳两虚 兼小便频数，混浊如膏，甚至饮一溲一，面容憔悴，耳轮干枯，腰膝酸软，四肢欠温，畏寒怕冷，阳痿或月经不调，舌淡苔白而干，脉沉细无力。

【治疗】

1.基本治疗

治法 养阴清热。取相应的背俞穴为主。

主穴 胃脘下俞，肺俞，脾俞，足三里，肾俞，三阴交。

配穴 上消者，加太渊、少府；中消者，加胃俞、内庭；下消者，加肝俞、太冲、太溪；阴阳两虚者，加关元、命门。烦渴口干者，加廉泉、承浆；多食善饥者，加丰隆、中脘；多尿、盗汗者，加复溜、关元；视物模糊者，加光明、头维、攒竹；皮肤瘙痒者，加风池、大椎、曲池、血海、照海。

方义 胃脘下俞为奇穴，是治疗本病的经验效穴；肺俞培补肺阴；脾俞、足三里健脾胃而促进津液的化生；肾俞、三阴交滋补肾阴。

操作 胃脘下俞、肺俞、脾俞、肾俞向下斜刺 0.5～0.8 寸，足三里直刺 1～2 寸，三阴交直刺 1～1.5 寸，均行平补平泻法。配穴行虚补实泻法。

2.其他治疗

耳针法 取胰胆、内分泌、肺、胃、肾、膀胱。每次 3～4 穴，毫针轻刺激，或用皮内针埋藏，或用王不留行贴压。

【医案选录】

患者，男，72 岁。主诉：左眼睑下垂半月，伴复视、斜视、视力下降、眩晕、左鼻塞。现症：左上眼睑下垂、无力，完全不能睁开，左眼不能向右转动，纳可，寐差，大便每日一二行，小便频，舌暗红，苔白，脉沉。血压 120/80mmHg。既往史：糖尿病近 20 年，前列腺炎。西医诊断：糖尿病周围神经病变，动眼神经病变。中医辨证：肝肾不足，肝风内动。主穴：太溪、太冲、肝俞、肾俞、胃脘下俞，眼区取攒竹、承泣、阳白、丝竹空，每日 1 次。针灸治疗 3 次时，患者自觉患眼睑已有力，检查可见提上眼睑时已能露出眼球，卧位时可睁开一半。治疗 10 次后患眼已能完全睁开，但仍乏力。连续治疗 30 次后，患者眼睑下垂、复视、斜视基本消失，且患眼视力好于右眼。{ 黄南滨 . 针灸治疗糖尿病周围神经病变 [J]. 中国中医基础医学杂志，2006，12（12）:949. }

【按语】

1. 针灸可以作为糖尿病辅助疗法，并对其并发症的周围神经及微血管病变有较好的效果。

2. 糖尿病患者的皮肤容易化脓感染，针灸时注意严格消毒，用穴要少而精。

3. 患者应控制饮食，多食粗粮和蔬菜，节制肥甘厚味和面食，严禁烟酒。

4. 嘱患者注意保暖，防止感冒，参加适当的体育锻炼。

附：肥胖症

肥胖症是指体内脂肪积聚过多，体重超过标准体重 20% 以上的一种疾病。肥胖症一般分为单纯性肥胖和继发性肥胖两类。单纯性肥胖不伴有显著的神经、内分泌系统功能变化，这一类在临床多见。继发性肥胖是指由于神经、内分泌及代谢疾病，或遗传、药物等因素引起的肥胖。

本病多因年老体弱、过食肥甘、缺乏运动、先天禀赋等因素导致。脾气虚弱则运化转输无力，水谷精微失于输布，化为膏脂和水湿，留滞体内而致肥胖；同时肥胖与肾虚关系密切，肾阳虚衰则水液失于蒸腾气化，致水湿内停而成肥胖。基本病机是痰热积聚于胃肠，或脾虚不能运化痰浊，而致痰湿浊脂滞留。本病病位主要在脾，与胃、肠、肾相关。

【辨证要点】

主症　脂肪积聚过多，体重超过标准体重 20% 以上。

胃肠腑热　兼消谷善饥，食欲亢进，口干欲饮，怕热多汗，腹胀便秘，小便短黄，舌质红，苔黄腻，脉滑有力。

痰浊内盛　兼身体重着，肢体困倦，胸膈痞满，痰涎壅盛，头晕目眩，呕不欲食，口干而不欲饮，嗜食肥甘油腻，苔白腻或白滑，脉滑。

脾胃虚弱　兼食欲不振，神疲乏力，心悸气短，嗜睡懒言，面唇少华，大便溏薄，尿少身肿，舌淡，边有齿印，苔薄白，脉细缓无力。

脾肾阳虚　兼颜面虚浮，气短乏力，腹胀便溏，自汗气喘，动则更甚，畏寒肢冷，下肢浮肿，尿昼少夜频，月经不调或阳痿早泄，舌淡体胖，边有齿印，苔薄白，脉沉细。

【治疗】

1. 基本治疗

治法　祛湿化痰，通经活络。以手足阳明经、足太阴经穴为主。

主穴　天枢，曲池，上巨虚，阴陵泉，丰隆。

配穴　胃肠腑热加合谷、内庭；痰浊内盛加中脘、足三里；脾胃虚弱加脾俞、足三里；脾肾阳虚加足三里、关元。腹部肥胖加下脘、归来、水道。

方义　曲池、天枢、上巨虚疏导阳明经气，通调胃肠；丰隆、阴陵泉分利水湿、蠲化痰浊。

操作　天枢直刺 1～1.5 寸，曲池直刺 1～1.5 寸，上巨虚直刺 1～2 寸，阴陵泉直刺 1～2 寸，丰隆直刺 1～1.5 寸，均行平补平泻法。肥胖局部的腧穴视患者肥胖程度比常规针刺深 0.5～1.5 寸。配穴行虚补实泻法。脾胃虚弱、脾肾阳虚可加灸法。

2. 其他治疗

（1）电针法　按针灸主方及加减选穴，针刺得气后接电针治疗仪，用疏密波强刺激 30～40 分钟，2 日 1 次。

（2）耳针法　取饥点、口、胃、三焦、内分泌、皮质下。每次 3～4 穴，毫针刺激，留针 20 分钟，每天 1 次，10 次为一疗程，或用王不留行贴压，每次餐前 30 分钟按压 2～3 分钟，3～5 天换穴 1 次。

【医案选录】

患者，女，14 岁，体重 75 千克，舌淡，苔白腻，齿印显，脉沉缓。选穴分 3 组，手法行纯泻：第一组取肩髃、曲池、下廉、合谷、髀关、足三里、丰隆、内庭、滑肉门、水道；第二组取手三里、阳溪、商阳、伏兔、梁丘、上巨虚、陷谷、中极、膀胱俞；第三组取下巨虚、厉兑、命门、脾俞、胃俞、肾俞、气海俞、水分、关元、三阴交。以上3组穴位轮换选用，每日针刺1次。2周后患者体重减轻4千克。针治1个月，患者体重减轻10千克。{施能云.陈应龙老中医针灸医案二则[J].中医杂志，1987（7）：18.}

【按语】

1.针灸对单纯性肥胖效果较好，无副作用。

2.在取得疗效后应巩固治疗1～2个疗程，以防反弹。

3.针灸减肥的同时，还需注意合理饮食及适当运动。

四十八、甲状腺功能亢进症

甲状腺功能亢进症是多种原因引起的甲状腺激素分泌过多所致的疾病。其以心悸、情绪亢奋且易于波动、性情急躁、食欲旺盛但消瘦、恶热多汗、口干燥热，以及伴有甲状腺肿大、眼球突出等为主要临床征象。本病多见于女性，中青年发病率较高。

本病属于中医学"瘿气"等病证范畴。病因可为七情内伤，或饮食失调，形成气滞、火郁、痰凝之病理，日久火盛伤阴、耗气。病变脏器涉及肝、心、脾、胃、肾等。

【辨证要点】

主症 以机体神经系统、循环系统、消化系统、心血管系统等多系统的一系列高代谢症候群以及高兴奋症状和眼部症状为主，出现心悸、情绪亢奋且易于波动、性情急躁、食欲旺盛但消瘦、恶热多汗、口干燥热，以及伴有甲状腺肿大、眼球突出等症状。

肝郁痰凝 烦躁易怒，失眠多梦，眼干目胀，胸胁胀满，眼球突出，颈部肿大，手抖舌颤，舌质红，苔黄腻，脉弦滑。

肝胃火热 多食善饥，烦渴多饮，形体消瘦，恶热多汗，口苦咽干，头晕目眩，舌红苔黄，脉弦数。

心肝火旺 心悸不安，五心烦热，少寐多梦，咽干口燥，健忘易惊，舌红苔薄，脉弦数。

气阴两虚 乏力，气短，自汗，心悸，腹泻，不寐，盗汗，舌红少苔，脉沉细。

【治疗】

1.基本治疗

治法 清热养阴，理气化痰。取阿是穴和足阳明经穴为主。

主穴 阿是穴，神门，合谷，丰隆，三阴交，足三里，太冲。

配穴 肝郁痰凝，加中脘、期门；肝火胃热，加内庭、阳陵泉；心肝火旺，加内关、行间；气阴两虚，加关元、太溪、照海；甲状腺肿大，加天鼎、天容、天井、水突；瘿肿较大，加刺肿块局部；眼球突出，加风池、攒竹、阳白、丝竹空。

方义 神门为心之原穴，可清心火、宁心神；合谷配太冲，既可疏肝理气又可协同足三里、丰隆健脾化痰；足三里配三阴交益气养阴缓虚损。

操作 神门直刺0.3～0.5寸，合谷直刺0.5～1寸，丰隆直刺1～1.5寸，三阴交直刺 1～1.5 寸，足三里直刺 1～2 寸，均行平补平泻法；太冲直刺 0.5～1 寸，行捻转泻法。配穴行虚补实泻法。

2. 其他治疗

耳针法　取神门、内分泌、肝、肾、脾、胃、皮质下、交感。每次 2～3 穴，毫针刺法或压丸法。

【医案选录】

患者，男，44 岁，1978 年 8 月 9 日入院。患者自诉从 1976 年 10 月起失眠，双眼发红胀痛，易饥饿，心慌心跳，被确诊为甲状腺功能亢进症，一直服中药与甲基硫氧嘧啶，效果不明显，现在仍易饥饿，日食粮 6.5 千克，怕热多汗，心慌心跳，双眼突出胀痛，眼睑浮肿，失眠急躁，饥饿时四肢发颤。查体：胸部听诊第一心音亢进，甲状腺体呈Ⅱ度肿大，有结节，颈动脉有明显的血管杂音，双眼突出，双眼睑浮肿。心电图示：不典型不完全性右束支传导阻滞，心率 112 次/分。中医诊断：阴虚肝热，风阳内动。取穴：腺体穴，即在甲状腺体中心，或以肿大的结节为中心。针刺时用手将腺体捏起，另一手将针呈 35°刺入。突眼配丝竹空、攒竹、风池、四眶（即眼眶和眼球之间上下左右的四周共四针，针刺时以食指压眼球，按向眼眶内，另一手持针顺指甲边刺向眶内约 2cm）；心率快加内关、神门；易饥、消瘦、多汗加三阴交、足三里。以上穴位均采取轻刺、速刺，平补平泻手法，不留针，每日 1 次。患者住院治疗 2 个月后，突眼性甲状腺功能亢进症临床得到控制。[刘冠军.现代针灸医案选 [M].北京：人民卫生出版社，1985:207-208.]

【按语】

针刺对甲状腺功能亢进效果较好，可与抗甲状腺药物联合运用；对应用抗甲状腺药物有明显副反应而无法承受药物治疗者，或停药后再复发的甲状腺功能亢进患者，同样也可获得满意疗效。

四十九、恶性肿瘤放化疗反应

放化疗反应是癌症患者在接受放疗、化疗后出现的各种不同程度的副反应，多表现为消化道反应、骨髓抑制、机体衰弱和炎性反应等。

本病与中医学"呕吐""胃痞""心悸""腰痛"等病证相关。放疗、化疗治疗恶性肿瘤的同时可损伤气血，又可影响脾胃功能，使脾胃升降失常，气血生化不足，加上患者久病脾胃虚弱，肝肾亏损，致使血亏精少，阴津亏耗。

【辨证要点】

主症　恶心呕吐，纳差，乏力，口干舌燥，脘腹胀满，大便秘结或稀溏，甚则水泻。

气血两虚　倦怠乏力，少气懒言，头晕目眩，面色苍白，白细胞计数降低，血小板及红细胞计数减少，舌质淡，苔薄，脉细弱。

阴津亏耗　口干，咽干，手足心热，大便结，尿黄，舌红苔薄，脉细数。

肝肾亏损　耳鸣，腰膝酸软，遗精，舌淡，脉沉细。

【治疗】

1. 基本治疗

治法　补益虚损，固护脾胃。取足阳明、足太阴经穴为主。

主穴　足三里，三阴交，曲池，合谷，内关，中脘，脾俞，胃俞。

配穴　气血两虚加气海、膈俞；阴津亏耗加照海、肾俞；肝肾亏损加太溪、肝俞、肾俞。

方义　选用足三里以调节胃肠道气机，三阴交协调阴阳，曲池、合谷、内关和胃降逆，中脘、脾俞、胃俞健脾益气。

操作　足三里直刺 1～2 寸，三阴交直刺 1～1.5 寸，行捻转提插补法；曲池直刺 1～1.5 寸，合谷直刺 0.5～1 寸，内关直刺 0.5～1 寸，行平补平泻法；中脘直刺 1～1.5 寸，脾俞、胃俞斜刺 0.5～0.8 寸，行捻转补法。

2. 其他治疗

耳针法　胃、大肠、直肠下段、神门、皮质下、交感、内耳。每次 2～3 穴，毫针刺激，留针 20 分钟，每日 1 次，10 次为一疗程，或用王不留行贴压，3～5 天换穴 1 次。

【医案选录】

患者，女，44 岁。患者因卵巢癌手术切除后转移直肠，行化疗 1 个月后全血减少而被迫停止化疗。患者头晕眼花，心惊，手颤，纳差，身乏无力，两腿酸软，语音低微，面色苍白，舌质淡，苔白，脉细数。血常规：白细胞 $1.25×10^9$/L，血红蛋白 9.8g/L，血小板 $29×10^9$/L。中医辨证：气血两虚。治疗：取足三里、三阴交、悬钟、血海，平补平泻，以补为主，隔天针刺 1 次，每次留针 30 分钟。针刺治疗 3 次，患者症状即明显减轻。患者共治疗 9 次，食欲增加，面色红润，体力增强，主要症状消失。多次化验血常规，各项指标均保持在正常范围。8 月 18 日化验检查：白细胞 $5.8×10^9$/L，血红蛋白 12.8 g/L，血小板 $175×10^9$/L。患者痊愈而上班。{刘冠军. 现代针灸医案选 [M]. 北京：人民卫生出版社，1985:231–232.}

【按语】

1. 针灸对减轻恶性肿瘤放化疗反应有一定的疗效。

2. 治疗期间，嘱患者饮食宜清淡，进食易消化、高蛋白质、高热量、富含维生素的食物。

五十、美容

（一）雀斑

雀斑是发生在日晒部位皮肤上的黑色或淡黄色色素斑点，因其斑如雀卵之色，故称雀斑，俗称雀子斑，为常染色体显性遗传。本病无性别差异，多在 5 岁左右出现，随着年龄增长而雀斑数目增多。

雀斑的发生常与风火相搏、气郁血瘀等因素有关。基本病机是风邪外搏，火郁络脉，循经上犯于面部。本病病位在面部肌肤，与阳明经关系密切。

【辨证要点】

主症　色素斑点常见于面部（特别是鼻部及鼻翼两旁），呈点状，或圆形、卵圆形，或不规则形态。大小如同针尖至米粒大，呈淡褐色至深褐色不等。少则数十，多者成百，密集分布，但互不融合，多数呈对称性。除影响面容美观外，无其他任何自觉症状。

【治疗】

1. 基本治疗

治法　祛风通络，化瘀消斑。取局部穴位及手、足阳明经穴为主。

主穴　印堂，颧髎，合谷，血海，三阴交，足三里。

方义　印堂、颧髎位于面颊部，可疏通局部经络之气，活血祛斑；合谷为大肠经之原穴，善治面部诸疾，可清泻阳明风火，凉血化斑；血海和三阴交为脾经穴，脾主肌肉，经别上面，二穴合而用之，可补血养阴，调和气血；足三里为胃的下合穴，"合治内腑"，故足三里可调和胃肠，通络化瘀。

操作　印堂平刺 0.3～0.5 寸，颧髎直刺 0.3～0.5 寸，合谷直刺 0.5～1 寸，血海直刺 1～1.5 寸，三阴交直刺 1～1.5 寸，行平补平泻法；足三里直刺 1～2 寸，行捻转提插补法。

2. 其他治疗

（1）皮肤针法　取面部雀斑处及风池、肺俞，轻叩至皮肤潮红为度。

（2）火针法　取雀斑处阿是穴。根据雀斑多少、面积大小分期治疗，每隔 3～4 日治疗 1 次。

（3）耳针法　取肺、心、胃、大肠、内分泌、神门。每次 2～4 穴，毫针刺法或压丸法。

（4）穴位注射法　取足三里、血海、肺俞、膈俞。每次 2 穴，选当归注射液或复方丹参注射液，每穴注射 1～2mL，隔日 1

次。

【按语】

1. 针灸治疗雀斑有一定的疗效。

2. 治疗期间，应尽量避免日光照射，以免影响疗效。

（二）黄褐斑

黄褐斑是以发生于面部的对称性褐色色素斑为主要特征的一种病证，为颜面的色素沉着斑，多见于怀孕、人工流产及分娩后的女性。本病与女性内分泌失调、精神压力大有关，并与日晒、长期使用化妆品或长期服用某些药物（如避孕药），以及某些慢性病如月经不调、盆腔炎症、肝病、甲状腺功能亢进症、慢性酒精中毒、结核等有关。

本病属于中医学"面尘""肝斑"等病证范畴。病因常为情志不遂、忧思恼怒、日晒过多等。基本病机是气滞血瘀，面失所养。本病病位在面部肌肤，与阳明经及肝、脾、肾三脏关系密切。

【辨证要点】

主症　黄褐色、淡褐色或咖啡色斑，边界较清，形状不规则，最初为多发性，渐渐融合成片，对称分布于面部，以颧部、前额、鼻部、两颊最突出，有时呈蝶翼状，面部无炎症及鳞屑，无自觉症状及全身不适。

气滞血瘀　斑色较深，面色晦暗，口唇暗红，伴经前少腹痛，胸胁胀痛，急躁易怒，喜叹息，舌暗红，有瘀点或瘀斑，脉弦涩。

肝肾阴虚　色斑呈咖啡色，伴手足心热，失眠多梦，腰膝酸软，舌嫩红，少苔，脉细数。

脾虚湿困 斑色暗淡，面色㿠白，体胖，疲倦乏力，舌淡胖，边有齿印，脉濡细。

【治疗】

1. 基本治疗

治法 调和气血，化瘀消斑。取局部穴位及手、足阳明经穴为主。

主穴 颧髎，合谷，足三里，血海，三阴交。

配穴 气滞血瘀加太冲、膈俞；肝肾阴虚加肝俞、肾俞；脾虚湿困加脾俞、阴陵泉。根据面部黄褐斑不同部位取阿是穴。

方义 颧髎为局部取穴，以疏调局部经络之气，化瘀消斑。合谷为大肠经之原穴，为治面部诸疾的要穴；足三里是胃的下合穴，善补气血。二穴合用，可沟通阳明经气，益气养血，化瘀消斑。血海、三阴交均为脾经腧穴，二穴合用，可补益脾胃，调和气血，化瘀消斑。

操作 颧髎直刺 0.3～0.5 寸，合谷直刺 0.5～1 寸，血海直刺 1～1.5 寸，三阴交直刺 1～1.5 寸，行平补平泻法；足三里直刺 1～2 寸，行捻转提插补法。

2. 其他治疗

（1）耳针法 取肺、肝、肾、心、内分泌、皮质下、内生殖器、面颊。每次 2～4 穴，毫针刺法或压丸法。

（2）穴位注射法 取肺俞、胃俞、足三里、血海。每次 2 穴，选当归注射液或复方丹参注射液，每穴注射 1～2mL。隔日 1 次。

【按语】

1. 针灸治疗黄褐斑有一定的疗效，但疗程较长。

2. 在治疗期间，应尽量避免日光照射。

3. 黄褐斑的发生可受多种因素影响，要积极治疗原发病。因服用某些药物或使用化妆品引起的，要停用药物或化妆品。

第二节　妇儿科病证

一、月经不调

月经不调是以月经周期异常为主要症状的月经病，常伴有经量、经色、经质的异常。古代文献中的"经早"或"经期超前"指月经先期，"经迟"或"经期错后"指月经后期，"经乱"或"经水先后无定期"指月经先后无定期。该病多见于排卵型功能失调性子宫出血、生殖器炎症或肿瘤引起的阴道异常出血等疾病。

病因与寒、热、肾气不足、肝失疏泄、脾虚不固及冲任二脉气血失调有密切关系。月经先期病机是气虚不固或热扰冲任，气虚则统摄无权，冲任失固，血热则迫血妄行，流行散溢，导致月经提前。月经后期病机有实有虚，其中实者为寒凝血瘀，冲任不畅，或气血郁滞，冲任受阻，使经期延后；虚者有营血亏损、阳气虚衰，致血源不足，血海不能按时满溢，使经期延后。月经先后无定期病机是冲任气血不调，血海蓄溢失常，多因肝气郁滞或肾气虚衰所致。本病病位在胞宫，与肝、肾、脾相关。

【辨证要点】

主症 月经周期异常改变，常伴有经量、经色、经质的异常。

气虚 经期提前，色淡质稀，神疲肢倦，小腹空坠，纳少便溏，舌质淡，苔薄白，脉细弱。

血虚 经期错后，量少，色淡质稀，小腹隐痛，头晕眼花，心悸少寐，面色苍白或萎黄，舌质淡红，苔薄少，脉细弱。

肾虚 经期或提前或错后，量少，色淡质稀，头晕耳鸣，腰骶酸痛，舌质淡，苔薄，脉沉细。

气郁 经期或提前或错后，量或多或少，色紫红，有血块，经行不畅，或胸胁、乳房及少腹胀痛，喜太息，苔薄白或薄黄，脉弦。

血热 经期提前，量多，色深红或紫红，经质黏稠，心胸烦热，面赤口干，大便干，舌质红，苔黄，脉滑数者为实热证；经期提前，月经量少，色红质黏，潮热盗汗，手足心热，腰膝酸软，舌质淡红，苔薄少，脉细弱者为虚热证。

血寒 经期错后，量少，色暗红，有血块，小腹冷痛，得热痛减，畏寒肢冷，苔白，脉沉紧。

【治疗】

1. 基本治疗

治法 益气养血，调理冲任。取任脉、足太阴经经穴为主。

主穴 关元，血海，三阴交。

配穴 气虚加足三里、脾俞；血虚加膈俞；肾虚加肾俞、太溪；气郁加太冲、期门；血热实证加行间、地机；血热虚证加照海、复溜；血寒加归来、命门。

方义 关元为任脉经穴，又是足三阴经交会穴，"冲脉起于关元"，故关元是调理冲任的要穴；三阴交为足三阴经交会穴，与血海同用，可养血调经，调和冲任，经血按时而至。

操作 关元排尿后直刺 1～1.5 寸，行捻转提插补法；血海、三阴交直刺 1～1.5 寸，行平补平泻法。配穴行虚补实泻法。气虚、血虚、肾虚、血寒者可加用灸法。经前 5～7 天开始治疗，每日或隔日 1 次，直至月经来潮。

2. 其他治疗

（1）耳针法 取子宫、皮质下、内生殖器、内分泌、肝、脾、肾。每次 3～5 穴，毫针刺法或压丸法。

（2）皮肤针法 取足三阴经及冲脉、任脉、督脉下腹部和第 2 腰椎以下腰骶部的循行线路以及下肢足三阴经循行线为叩刺部位。轻叩，以局部皮肤潮红为度，每日或隔日 1 次。

（3）穴位注射法 取关元、三阴交、气海、血海、肝俞、脾俞、肾俞。每次 2～3 穴，用 5% 当归注射液或 10% 丹参注射液，每穴注射 0.5mL，隔日 1 次。

【医案选录】

患者，女，28 岁。患者婚后月经不调 3 年多，往往提前 1 周，量多，色紫红少腹痛连及胁肋，两乳作胀，未孕，纳差，舌紫暗，脉弦数。患者曾服中西药物治疗未效，乃求治于针灸。此证为肝气郁结，冲任失调，治以疏肝理气、清热调经，取地机、血海，配三阴交、行间、肝俞，行徐疾补泻法，留针 20 分钟，隔日 1 次。经 4 次治疗，患者经期、经色、经量等均趋于正常，1 个月之后怀孕，后生一男。[刘冠军. 现代针灸医案选 [M]. 北京：人民卫生出版社，1985：

340.

二、痛经

痛经是指妇女在经期或经行前后，发生周期性小腹疼痛，或痛引腰骶，甚至剧痛晕厥的病证。西医学将痛经分为原发性与继发性两类。原发性痛经指生殖器官无明显异常者；继发性痛经多继发于生殖器官的某些器质性病变，如子宫内膜异位症、子宫腺肌病、慢性盆腔炎、妇科肿瘤、子宫颈口粘连狭窄、子宫前倾或子宫后倾等。

该病属于中医学"经行腹痛"范畴。其发生多与经期受寒饮冷、情志不调、肝气郁结、气血虚弱、肝肾不足有关。基本病机是邪气内伏或精血素亏，经期前后冲任二脉气血生理变化急骤，导致胞宫气血运行不畅，"不通则痛"；或胞宫失养，"不荣则痛"。本病病位在胞宫，主要与冲脉、任脉、肝、肾关系密切。

【辨证要点】

主症　经期或行经前后下腹部疼痛，也可出现胀痛或坠痛，有时疼痛放射到腰骶部、股内侧、阴道甚至肛门等处，历时数小时，甚至 2～3 天。疼痛剧烈时患者脸色发白，出冷汗，全身无力，四肢厥冷，或伴有恶心、呕吐、腹泻、尿频、头痛等症状。腹痛多在经前或经期疼痛剧烈，拒按，经色紫红或紫黑，有血块，下血块后疼痛缓解者，属实证。疼痛多在经后，小腹绵绵作痛，少腹柔软喜按，月经色淡、量少者，属虚证。

气滞血瘀　经前或经期小腹胀痛或阵发性绞痛，放射到腰骶部，月经后期，色紫红或紫黑，有血块，经前可伴有乳房胀痛，舌有瘀斑，脉细弦。

寒湿凝滞　经前或经期小腹绞痛，并有冷感，得温热疼痛可缓解，月经后期，量少，色紫黑有块，可伴有形寒、肢冷、关节酸痛，苔白腻，脉沉紧。

气血两虚　经期或经后小腹绵绵作痛，且有空坠不适之感，喜按，月经色淡，面色苍白或萎黄，倦怠无力，头晕眼花，心悸，舌淡，舌体胖大边有齿痕，脉细弱。

肝肾不足　经后小腹隐隐作痛，月经先后无定期，经量或多或少，色淡红，腰膝酸软，夜寐不宁，头晕耳鸣目糊，舌红苔少，脉细。

【治疗】

1. 基本治疗

治法　调理冲任，温经止痛。取任脉、足太阴经经穴为主。

主穴　关元，三阴交，地机，十七椎。

配穴　气滞血瘀加合谷、太冲、次髎；寒湿凝滞加归来；气血两虚加脾俞、足三里；肝肾不足加太溪、肝俞、肾俞。

方义　关元为任脉经穴，是足三阴经与任脉交会之处，为全身强壮要穴；三阴交为足三阴经交会穴，可调理三经气血。两穴远近配合可暖下焦，温养冲任。地机为脾经之郄穴，能疏理脾经而止痛。十七椎是奇穴，能疏调胞宫气血，是治疗痛经的效穴。

操作　关元排尿后直刺 1～1.5 寸，行捻转提插补法；三阴交直刺 1～1.5 寸，行捻转提插补法；地机直刺 1～2 寸，十七椎直刺 0.5～1 寸，行平补平泻法。配穴行虚补实泻法。寒湿凝滞、气血两虚者，可加用灸法。经前 7 天开始治疗，每日或隔日 1

次，直至月经来潮。

2. 其他治疗

（1）耳针法　取子宫、内分泌、交感、神门。每次 2～3 穴，毫针刺法或压丸法。

（2）皮肤针法　取下腹部任脉、肾经、胃经、脾经，腰骶部督脉、膀胱经、夹脊。轻叩或中叩，腹部从肚脐以下叩刺到耻骨联合，腰骶部从腰椎到骶椎，先上后下，先中央后两旁，以痛止、腹部舒适为度。

（3）皮内针法　取气海、阿是穴、地机、三阴交。疼痛发作时埋入，2 天后取出。

（4）穴位注射法　取上髎、次髎、关元、地机、血海。1% 普鲁卡因注射液 1mL，皮下注射上髎、次髎，每日 1 次。或 5% 当归注射液，或 10% 红花注射液，每次 2 穴，每穴注射 0.5～1mL，每日 1 次，连续注射 2～5 次。

【医案选录】

患者，女，16 岁。患者 15 岁月经来潮，每次来潮均出现小腹胀痛，胸胁胀满，经量少而不畅，经色紫黑并夹有血块，潮期 4～5 天，症状随之逐渐消失，脉沉弦，舌紫暗，诊为气滞型痛经。针刺中极、三阴交、血海、太冲，留针 30 分钟。针后 10 分钟，患者腹痛渐减。每日 1 次，共治疗 3 次后患者腹痛消失。次月于月经来潮前 3 天，按上法连针 3 天，月经来潮时患者已无腹痛感觉。第三个月患者月经正常，随访 5 年病未复发。{廉玉麟，赵贵捷 . 中国针灸妇产科治疗学 [M]. 呼和浩特：内蒙古科学技术出版社，2000.}

【按语】

1. 针灸治疗本病有很好的止痛效果，尤其对原发性痛经有较好的疗效，但要嘱患者坚持治疗，一般须经 3 个月经周期无痛经出现始可停止治疗。

2. 痛经一般在月经前一周即应开始治疗，每天 1 次，直到行经后为止。痛经发作时，选穴宜少而精，有时单穴即可。针刺操作应反复行针，并长时间留针，获效后还可在主要穴位加用皮内针或在耳穴压丸，以延长刺激，增强疗效。

3. 注意营养和经期卫生，经期宜保暖，忌食生冷及冒雨涉水，并需注意避免过度劳累。

三、经前期综合征

经前期综合征是指妇女在月经来潮前 7～14 天出现一系列精神和躯体症状，随月经来潮而消失的周期性发作病证。其症状有烦躁易怒、精神紧张、神经过敏、浮肿、腹泻、乳房胀痛等一系列症状，各症状可单独出现，也可同时出现。西医学认为经前期综合征可能与精神社会因素、卵巢激素失调、神经递质异常有关。

古代文献中的"经行头痛""经行眩晕""经行乳房胀痛""经行情志异常""经行泄泻"等均属于经期前综合征。本病的发生常与情志失调、素体虚弱、饮食所伤、劳倦过度等因素有关。基本病机是冲任气血不和，脏腑阴阳失调。本病与冲、任二脉，肝、脾、肾关系密切。

【辨证要点】

主症　月经来潮前头痛，眩晕，视物昏花，甚者不能站立；有的伴有乳房胀痛，焦虑，抑郁，情志不稳定，烦躁易怒等；部分患者可见腹泻，发热，吐衄等。

气血两虚　心悸气短，少寐多梦，神疲体倦，月经量少，色淡质稀，舌淡苔薄，脉细弱。

肝肾阴虚　乳房胀痛，两目干涩，咽干口燥，腰膝酸软，五心烦热，舌红少津，脉细数。

痰浊上扰　头晕沉重，胸闷呕恶，纳呆腹胀，甚则神志不清。平素带下量多，色白质黏，月经量少色淡，舌胖质淡，苔厚腻，脉濡滑。

气滞血瘀　乳房胀痛连及两胁，或疼痛拒按，经色紫暗或有块，舌质暗或有瘀点，脉沉弦有力。

【治疗】

1. 基本治疗

治法　疏肝安神，调理气血。取足厥阴经、手少阴经及督脉穴为主。

主穴　百会，神门，膻中，太冲，三阴交。

配穴　气血两虚加足三里、脾俞；肝肾阴虚加太溪、肝俞；痰浊上扰加中脘、丰隆；气滞血瘀加合谷、膈俞。

方义　神门为心经之原穴，养心安神；百会位居头顶，为督脉入脑之处，可镇静宁神；膻中为八会穴之气会，调理气机作用显著；太冲为肝经之原穴，有疏肝解郁、清肝养血的作用；三阴交是足三阴经交会穴，可健脾摄血、补肝益肾，为治疗妇科疾病的要穴。

操作　百会平刺 0.5 ～ 0.8 寸，膻中平刺 0.3 ～ 0.5 寸，均行平补平泻法；神门直刺 0.3 ～ 0.5 寸，三阴交直刺 1 ～ 1.5 寸，均行捻转补法；太冲直刺 0.5 ～ 1 寸，行捻转泻法。配穴行虚补实泻法。经前 2 周开始治疗，每日 1 次，直至经来潮。

2. 其他治疗

（1）**耳针法**　取子宫、内生殖器、皮质下、内分泌、肝、脾、肾。每次 3 ～ 5 穴，毫针刺法或压丸法。

（2）**皮肤针法**　取下腹部任脉、脾经、肝经和腹股沟以及足三阴经下肢循行线，轻叩，每日或隔日 1 次。

【医案选录】

患者，女，39 岁。患者经行前期头痛、头昏 6 年，以前额、眉棱处疼痛为甚，严重时呕吐清水，伴面色无华，神疲肢软，每次持续 7 ～ 10 天，脉细。诊断：经期头痛（气血两虚型）。治宜祛风通络、益气养血，取上星、头维、脾俞、气海、关元、足三里、三阴交、合谷、太溪，分两组交替针刺，以补法为主，每周 2 次。经一疗程治疗，患者症状显著减轻；第二疗程基本治愈。﹝顾妙珍. 针刺治疗经期头痛 41 例 [J]. 上海针灸杂志，1990，9（2）:19﹞

【按语】

1. 针灸治疗本病有较好疗效，治疗时间宜在经前 1 ～ 2 周，症状未发时治疗可起到更好的防治效果。

2. 嘱患者保持心情舒畅，饮食规律，忌食刺激性食物，戒烟，限制咖啡和钠盐的摄入。

四、闭经

闭经是指女子年龄超过 16 岁而月经尚未来潮，或月经周期已形成，但又中断 6 个月以上的病证。西医学将本病分为原发性闭经和继发性闭经两类。继发性闭经有全身性疾病所致之闭经、下丘脑性闭经、垂体性闭经、卵巢性闭经、子宫性闭经及下生殖道发育异常性闭经。另外雄激素升高及甲状腺疾病也可导致闭经。

古代文献称本病为"女子不月""月事不事""经水不通""月水不通"等。闭经的发生原因为血枯和血滞。血枯者因于肝肾亏损、脾胃虚弱、失血过多等；血滞者因于肝气郁结、痰湿内盛、寒凝胞脉等。不论何因，导致冲任失养空虚，无血以行或冲任阻滞不通，经血不行均可导致闭经。基本病机是胞脉空虚或胞脉阻闭。本病病位在胞宫，与肝、脾、肾有密切关系。

【辨证要点】

主症 女子年龄超过 16 岁而月经尚未来潮，或以往有过正常月经，现停止月经在 6 个月以上。月经超龄未至，或经期错后，经量逐渐减少，终至经闭，属血枯经闭；以往月经正常，骤然经闭不行，伴有腹胀、腹痛等实象，属血滞经闭。

肝肾不足 头晕耳鸣，腰膝酸软，口干咽燥，五心烦热，潮热盗汗，舌红苔少，脉弦细。

气血两虚 心悸气短，神疲肢倦，食欲不振，舌淡苔薄白，脉沉缓。

气滞血瘀 情志抑郁，或烦躁易怒，胸胁胀满，小腹胀痛拒按，舌质紫暗或有瘀斑，脉沉弦。

痰湿阻滞 形体肥胖，胸胁满闷，神疲倦怠，白带量多，苔腻，脉滑。

寒湿凝滞 小腹冷痛，形寒肢冷，喜温暖，苔白，脉沉迟。

【治疗】

1. 基本治疗

治法 虚证补益肝肾、充养气血；实证活血化瘀、温经散寒。取任脉、足太阴经、足阳明经经穴为主。

主穴 关元，肾俞，归来，三阴交，合谷。

配穴 肝肾不足加肝俞、太溪；气血两虚加气海、脾俞、足三里；气滞血瘀加血海、太冲；痰湿阻滞加阴陵泉、丰隆；寒湿凝滞加神阙、中极、腰阳关。

方义 关元为任脉与足三阴经交会穴，可补下焦真元而化生精血；肾俞可补肾气，肾为先天之本，肾气旺则精血充，肾气充则太冲脉盛，月经应时而下；归来位居少腹，通调冲任，疏通下焦；合谷为大肠经之原穴，与三阴交合用可使气血下行而通经，加之归来通胞脉而调和气血，血海充盈，冲任调达，月事能按时而下。

操作 关元排尿后直刺 1 ～ 1.5 寸，肾俞直刺 0.5 ～ 1 寸，均行捻转提插补法；归来直刺 1 ～ 1.5 寸，行平补平泻法；合谷直刺 0.5 ～ 1 寸，三阴交直刺 1 ～ 1.5 寸，行捻转提插泻法。配穴行虚补实泻法。寒湿凝滞者，加灸法。

2. 其他治疗

（1）耳针法 取内分泌、肾、肝、脾、心、内生殖器、皮质下。每次 3 ～ 5 穴，毫针刺法或压丸法。

（2）皮肤针法　取相应背俞穴及夹脊（腰骶部为主）、下腹部任脉、足少阴肾经、足太阴脾经、带脉等，从上而下，循经轻叩或中等叩刺，重点叩刺腰骶部、下腹部位，每日或隔日1次。

（3）电针法　①中极、地机。②归来、三阴交。③曲骨、血海。选其中一对穴位，或各对穴交替使用，每日或隔日1次，每次通电15～20分钟。

（4）穴位注射法　取肝俞、脾俞、肾俞、气海、石门、关元、归来、气冲、足三里、三阴交。每次2～3穴，用黄芪、当归、红花等中药制剂或维生素B$_{12}$等，每穴每次注入1～2mL。

【医案选录】

患者，女，31岁。患者月经不潮3年，每次行经需注射黄体酮，伴头晕、心烦、神怠体倦、纳食差、便燥。查体：形体较瘦，肌肤不润，面色不荣，腹软无压痛，舌绛苔剥，脉细弱，妇科检查正常。诊断：阴血不足型闭经。取穴：归来、关元、三阴交、肝俞、脾俞、膈俞、血海。操作：归来、关元、三阴交施提插补法，肝俞、脾俞、膈俞施捻转补法，血海先补后泻，均行针1分钟。每日1次。针3次后患者月经来潮，量少色粉红；针20次后患者月经正常来潮，续针5次以巩固疗效。追访半年，患者月经正常。[天津中医学院第一附属医院针灸科.石学敏针灸临证集验[M].天津：天津科学技术出版社，1990：421.]

【按语】

1.本病病因不同，针灸效果不同。针灸对精神因素所致的闭经能较快取效；对严重营养不良者、结核病、肾病、心脏病等所致的闭经则疗效较差；对于子宫、卵巢发育不全者或生殖器肿瘤者，应采取其他方法治疗。

2.针灸治疗闭经疗程较长，应使患者密切配合，坚持治疗。经过治疗经血复通后仍需坚持治疗，以巩固疗效。

3.注意起居规律，调畅情志，加强体育锻炼，增强体质，劳逸结合。

五、崩漏

崩漏是指妇女不在行经期间阴道突然大量出血或淋沥不断的病证。前者称"崩中"，后者称"漏下"。崩漏可突然发作，亦可由月经失调发展而来。其中突然出血，来势急，血量多者为"崩"；淋沥下血，来势缓，血量少者为"漏"。二者常交替出现或相互转化，故概称"崩漏"。西医学中，崩漏多见于无排卵型功能失调性子宫出血、生殖器炎症和某些生殖器肿瘤等疾病中。

崩漏的发生与素体阳盛、脾肾亏虚、房劳多产、过度劳累、饮食不节、七情内伤等因素有关。其证候有虚有实。热伤冲任，迫血妄行；脾气损伤，统摄无权；肾气虚损，失于封藏；瘀血阻滞，血不归经等，均可致冲任不固，经血非时而下。基本病机是冲任损伤，不能固摄经血。本病病位在胞宫，涉及冲、任二脉及肝、脾、肾三脏。

【辨证要点】

主症　月经周期紊乱，出血时间长短不定，有时持续数日以致数十日不等。出血或量多如注，或淋沥不断，甚至屡月未有尽时。崩漏下血量多，或淋沥不断，血色红为实证；暴崩下血，或淋沥不净，血色淡为虚证。

血热　血色深红，质黏稠，气味臭秽，口干喜饮，舌红苔黄，脉滑数。

湿热　出血量多，色紫红而黏腻，带下量多，色黄臭秽，阴痒，苔黄腻，脉濡数者。

气郁　血色正常，或带有血块，烦躁易怒，时欲叹息，小腹胀痛，苔薄白，脉弦者。

血瘀　漏下不止，或突然下血甚多，色紫红而黑有块，小腹疼痛拒按，下血后疼痛减轻，舌质紫暗有瘀点，脉沉涩者。

脾虚　血色淡，质薄，面色萎黄，神疲肢倦，气短懒言，纳呆便溏，舌质淡而胖，苔白，脉沉细无力。

肾阳虚　出血量多，日久不止，色淡红，少腹冷痛，喜温喜按，形寒畏冷，大便溏薄，舌淡苔白，脉沉细而迟者。

肾阴虚　下血量少，色红，头晕耳鸣，心烦不寐，腰膝酸软，舌红少苔，脉细数者。

【治疗】

1. 基本治疗

治法　调理冲任，固崩止漏。取任脉、足太阴经经穴为主。

主穴　关元，三阴交，隐白。

配穴　血热加行间、期门；湿热加阴陵泉、中极；气郁加期门、太冲；血瘀加血海、地机；脾虚加百会、脾俞、足三里；肾阳虚加肾俞、命门；肾阴虚加然谷、太溪。

方义　关元为任脉经穴，是足三阴与任脉交会之处，有通调冲任、理经血的作用；三阴交为足三阴交会穴，可疏调足三阴经气，健脾胃，补益肝肾，补气血，调经水；隐白为脾经井穴，是治疗崩漏的经验穴。

操作　关元排尿后直刺 1～1.5 寸，三阴交直刺 1～1.5 寸，均行捻转提插补法，可加灸法；隐白行灸法。配穴行虚补实泻法。脾虚、肾阳虚者重用灸法。

2. 其他治疗

（1）**耳针法**　取内生殖器、皮质下、内分泌、肾、肝、脾。每次 3～5 穴，毫针刺法或压丸法。

（2）**穴位注射法**　取关元、气海、三阴交、血海、脾俞、肾俞，用 5% 当归注射液或维生素 B_{12} 注射液，每穴注射 0.5～1mL，每日 1 次，10 次为一疗程。

（3）**三棱针挑刺法**　取腰骶部督脉或膀胱经上的反应点，每次 2～4 个点，将反应点皮下白色纤维挑断，每月 1 次，连续挑治3 次。

（4）**皮肤针法**　取腰骶、督脉、膀胱经、足三阴经，轻叩或中叩，每日 1 次，每次 20～30 分钟，10 次为一疗程。

【医案选录】

患者，女，42 岁。患者月经经常 10 余日不止，特别是月经第二三天，血流如注，动则更甚，以后则淋沥不断，甚至延至下次经来亦未干净。患者平素头昏，周身疲乏无力，少腹冰冷，腰背畏寒，白带量多，稀薄如水。诊见面色苍白，目光无神，语声低怯，气息不匀，善叹息，舌淡，苔薄白，脉沉细无力。治疗：针足三里、三阴交，得气后留针 15 分钟；嘱患者回家后，将矩形木制艾灸器置于肾俞、命门及八髎穴区，内放艾绒一把点燃温灸，每次 20 分钟，每日 1 次，连灸 7 ～ 10 日。20 天后患者诉灸后 2 日月经即净，精神好转，食欲有增。又针上穴 1 次，继以前法施灸，连续 2 ～ 3 个月经周期，患者月经恢复正常，3 ～ 5 天即干净。{廉玉麟，赵贵捷.中国针灸妇科治疗学 [M]. 呼和浩特：内蒙古科学技术出版社，2000.}

【按语】

1. 针灸对本病有较好疗效，尤其对青春期功能失调性子宫出血有较好效果。针灸疗程较长，血止后仍要坚持治疗 2 ～ 3 个月经周期以巩固疗效。

2. 大量出血，出现虚脱时应及时采取抢救措施。绝经期妇女，如反复多次出血，需进行妇科检查以明确诊断。

3. 注意出血期间卫生，避免寒冷等刺激及不必要的精神紧张。平时注意饮食规律，忌食刺激性食物。

六、绝经期综合征

绝经期综合征是指妇女绝经前后出现性激素波动或减少所致的一系列躯体及精神心理症状。绝经分为自然绝经和人工绝经，自然绝经指卵巢内卵泡生殖性耗竭所致的绝经，人工绝经指两侧卵巢经手术切除或放射线照射所致的绝经，人工绝经者更容易发生绝经期综合征。

中医学称本病为"绝经前后诸症""经断前后诸症"。本病与先天禀赋、情志失调、劳逸失度、经孕产乳所伤等因素有关。绝经前后，肾气渐亏，天癸将竭，精血不足，加之禀赋、情志、劳逸等因素，阴阳平衡失调，出现肾阴不足，阳失潜藏，或肾阳虚衰，经脉失于温养等，导致脏腑功能失常而出现诸症。基本病机是肾精不足，冲任亏虚。病性多为虚证或虚实兼夹。本病病位主要在肾，与心、肝、脾及冲、任二脉关系密切。

【辨证要点】

主症　月经紊乱，性欲减退，阵发性潮热，出汗，心悸，情绪不稳定。

肾阴亏虚　头晕耳鸣，失眠多梦，心烦易怒，烘热汗出，五心烦热，腰膝酸软，或皮肤感觉异常，口干便结，尿少色黄，舌红苔少，脉数者。

肾阳不足　面色晦暗，精神萎靡，形寒肢冷，纳差腹胀，大便溏薄，或面浮肿胀，尿意频数，甚或小便失禁，舌淡苔薄，脉沉细无力者。

肝阳上亢　头晕目眩，心烦易怒，烘热汗出，腰膝酸软，经来量多，或淋漓漏下，舌质红，脉弦细而数者。

痰气郁结　形体肥胖，胸闷痰多，脘腹胀满，恶心呕吐，食少，浮肿便溏，苔腻，脉滑者。

【治疗】

1. 基本治疗

治法　滋补肝肾，调理冲任。以任脉、足太阴经经穴及相应背俞穴为主。

主穴　关元，三阴交，肝俞，脾俞，肾俞。

配穴　肾阴亏虚加太溪、照海；肾阳不足加腰阳关、命门；肝阳上亢加百会、风池、太冲；痰气郁结加中脘、阴陵泉、丰隆。

方义　关元为任脉与足三阴经交会穴，可补益精气，调理冲任。三阴交为肝、脾、肾三经交会穴，与肝俞、脾俞、肾俞三穴合用，可调补肝脾肾三脏。

操作　关元排尿后直刺 1～1.5 寸，三阴交直刺 1～1.5 寸，肝俞、脾俞、肾俞斜刺 0.5～0.8 寸，均行捻转补法。配穴行虚补实泻法。肾阳不足可加灸法。

2. 其他治疗

（1）耳针法　内生殖器、内分泌、肝、肾、脾、皮质下、交感、神门。每次 3～5 穴，毫针刺法或压丸法。

（2）皮肤针法　取下腹部任脉、肝经、脾经及足三阴经下肢循行部，轻叩，每日 1 次。

【医案选录】

患者，女，49 岁。患者近 2 年来月经量多，或提前，或错后，经期不准，经常头痛头晕，头痛以颠顶为重，头痛剧烈时伴有恶心呕吐，心烦易怒，夜不成寐，脉弦细，舌红苔少。辨证：肝肾阴亏，肝阳上亢。治则：补益肝肾，平肝潜阳法。取穴：内关、神门、印堂、风池、太阳、太冲、血海、三阴交。每日针 1 次。经 8 次治疗，患者头脑清楚舒坦，夜夜已佳，精神也好，诸症消失。〔廉玉麟，赵贵捷.中国针灸妇科治疗学 [M].呼和浩特：内蒙古科学技术出版社，2000.〕

【按语】

1. 针灸治疗本病有较好疗效，但疗程宜长，远期效果佳。

2. 嘱患者加强心理疏导与情绪调节，保持平和豁达心态，加强体育锻炼，增强体质。

七、带下病

带下病是指妇女阴道分泌物增多，色、质、气味发生异常，或伴全身、局部症状的病证。带下病又称为"带证""下白物""流秽物"等。西医学中，带下病多见于阴道炎、子宫颈炎、盆腔炎、内分泌失调、子宫肿瘤等疾病中。

带下病的发生常与饮食劳倦、素体脾虚、肾气不足、情志不舒、外感湿毒等因素导致湿浊下注有关。脾虚失运，湿浊流注；肾气不足，下元亏损；肝郁或湿毒化热，注于下焦，均可导致任脉不固，带脉失约，发为带下。基本病机是任脉损伤，带脉失约。本病病位在前阴、胞宫，与脾、肾及任脉、带脉关系密切。

【辨证要点】

主症　阴道流出的黏稠液体增多，如涕如脓。

脾虚　带下色白或淡黄，无臭味，质黏稠，连绵不断，面色萎黄，食少便溏，神疲乏力，舌淡，苔白腻，脉濡弱者。

肾虚　带下色白，量多，质清稀，绵绵不断，小腹寒凉，腰部酸痛，小便频数清长，夜间尤甚，大便溏薄，舌淡，苔薄白，脉沉者。

湿热下注　带下色黄，稠黏，如脓，或夹有血块，或混浊如米泔，气秽臭，阴中瘙痒，小腹作痛，小便短赤，身热，口苦咽干，舌红苔黄，脉滑数者。

【治疗】

1. 基本治疗

治法 利湿化浊，固摄任带。以任脉、带脉和足太阴经经穴为主。

主穴 京门，中极，白环俞，三阴交。

配穴 脾虚加脾俞、足三里；肾虚加肾俞、关元；湿热下注加行间、阴陵泉。

方义 带脉为足少阳经与带脉交会穴，可固摄带脉；中极为足三阴经与任脉交会穴，能清理下焦，利湿化浊；白环俞位在下焦，助膀胱气化以化湿邪。三阴交健脾利湿，调理肝肾以止带。

操作 带脉直刺 0.8～1寸，中极排尿后直刺 1～1.5 寸，白环俞直刺 1～1.5 寸，均行平补平泻法；三阴交直刺 1～1.5 寸，行捻转补法。配穴行虚补实泻法。脾虚、肾虚者，可加灸法。

2. 其他治疗

（1）耳针法 取子宫、三焦、肝、脾、肾、内分泌、卵巢，毫针刺法或压丸法或埋针法。

（2）穴位注射法 耳穴取子宫、内分泌。体穴取中极、水道、气冲、八髎、白环俞、膀胱俞、血海、三阴交。可根据辨证，分别选用鱼腥草、当归、红花、黄连素等注射液，每次取 1～3 穴，每日或隔日 1 次。

（3）刺络拔罐法 适用于湿热下注所致之带下。主穴为十七椎、腰眼，配穴为"八髎"周围之络脉。每 3～5 天治疗 1 次。

（4）电针法 取带脉、三阴交，针刺得气后接通电针仪，留针 15～20 分钟。

【医案选录】

患者，女，37 岁，因白带量多近半年就诊。患者平素纳差，近半年来白带量多，伴腰酸，带下清稀，腹部喜暖，形寒肢冷，面色不华，微黄，四末不温，舌淡，苔白，脉沉细。妇科检查：两侧附件增厚粘连，两侧腹部有压痛。诊断：带下（脾肾阳虚）。取穴：肾俞、脾俞、三阴交、关元、带脉。每日治疗 1 次。19 次后患者痊愈。[天津中医学院第一附属医院针灸科. 石学敏针灸临证集验 [M]. 天津：天津科学技术出版社，1990:437.]

【按语】

1. 针灸治疗该病有较好的疗效，但应查明原因，明确诊断。病情较重者，可配合药物内服及外阴部药物洗浴等法，以增强疗效。年龄 40 岁以上，带下黄赤者，应注意排除癌症。

2. 嘱患者节制房事，避免劳倦过度；注意经期及产褥期的卫生，养成良好的卫生习惯，保持会阴部清洁卫生。

八、不孕症

不孕症，是指女子婚后未避孕，有正常性生活，配偶生殖功能正常，同居 1 年而未受孕，或曾孕育过，而后未避孕，又连续 1 年未再受孕的病证。前者称原发性不孕，后者为继发性不孕。西医学根据引起不孕的原因将不孕症分为卵巢性不孕、输卵管性不孕、子宫性不孕、子宫颈性不孕、阴道性不孕、免疫性不孕、染色体异常性不孕等，另外还有精神因素性不孕等。

中医学称原发性不孕为"无子""全不

产"，称继发性不孕为"断续"。不孕症的发生常与先天禀赋不足、房事不节、反复流产、情志失调、饮食所伤等因素有关。肾精不足，精血亏损，冲任虚衰，胞脉失养；肝气郁结，气血不和；恶血留内，气滞血瘀；脾失健运，痰瘀互阻，胞脉不通等，均可致不孕。本病证候有虚有实，虚者多为肾虚，实证多为肝气郁结或痰瘀互阻。基本病机是肾气不足，冲任失调。本病病位在胞宫，与冲任二脉及肾、肝、脾关系密切。

【辨证要点】

主症 育龄妇女未避孕，配偶生殖功能正常，婚后有正常性生活，同居 1 年以上而未怀孕。

肾虚 月经后期，量少色淡，面色晦暗，性欲淡漠，小便清长，大便不实，舌淡苔白，脉沉细或沉迟。

肝气郁结 经期先后不定，经来腹痛，行而不畅，量少色暗，有块，经前乳房胀痛，精神抑郁，烦躁易怒，舌质正常或暗红，苔薄白，脉弦。

痰湿阻滞 形体肥胖，经行推后，甚或闭经，带下量多，质黏稠，头晕心悸，胸闷泛恶，舌淡胖苔白腻，脉滑。

瘀滞胞宫 经行推后，经行腹痛，经量多少不一，经色紫暗或夹有血块，块下痛减，舌质紫暗或有瘀斑，苔薄白，脉弦或细涩。

【治疗】

1. 基本治疗

治法 实证理气化痰，行瘀通络；虚证补益肝肾，温通胞脉。取任脉、足阳明、足太阴经经穴及相应背俞穴为主。

主穴 关元，肾俞，归来，次髎，三阴交。

配穴 肾虚加命门、太溪；肝气郁结加期门、太冲；痰湿阻滞加中脘、丰隆、阴陵泉；瘀滞胞宫加膈俞、血海。

方义 关元位近胞宫，是任脉与足三阴经交会穴，与肾俞前后配穴，可益肾固本，调补冲任；远取三阴交，可补益肝脾肾，调理冲任；归来、次髎位近胞宫，可化瘀通胞络，调经助孕。

操作 关元排尿后直刺 1 ～ 1.5 寸，肾俞直刺 0.5 ～ 1 寸，三阴交直刺 1 ～ 1.5 寸，均行捻转提插补法；归来直刺 1 ～ 1.5 寸，次髎直刺 1 ～ 1.5 寸，均行平补平泻法。配穴行虚补实泻法。肾虚可加灸法。

2. 其他治疗

（1）耳针法 取子宫、内生殖器、肾、肝、脾、内分泌、皮质下。每次 3 ～ 5 穴，毫针刺法或压丸法或埋针法。

（2）穴位埋线法 取三阴交，按埋线法常规操作，植入羊肠线，每月 1 次。

（3）穴位注射法 取体针主穴处方。每次选用 2 穴，选用胎盘注射液、当归注射液、绒毛膜促性腺激素等，每穴注入药液 1 ～ 2mL，治疗从月经周期的第 12 天开始，每天 1 次，连续 5 次。

【医案选录】

患者，女，28 岁。患者自诉结婚 6 年未孕，月经错后，曾做刮宫病理检查未见异常，曾用求偶素未效。一般妇科检查均正常。碘油造影显示双侧输卵管近端不通。诊断：不孕症（输卵管堵塞）。治疗：针取子宫、中极、归来，进针 3 ～ 4 寸，三阴交进针 2 寸，均施提插捻转平补平泻法，使腹部及会阴皆有针感，留针 15 分钟。经 11 次治疗，碘油造影显示双侧输卵管已通，24 小时拍片腹腔有碘油显影，随访时患者已怀孕 7 个月。{廉玉麟，赵贵捷．中国针灸妇科治疗学 [M]．呼和浩特：内蒙古科学技术出版社，2000:204．}

【按语】

1. 针灸对神经内分泌功能失调性不孕有良好效果，对少数因子宫发育不全者也有效。引起不孕的原因很多，男女双方皆应查明原因，以便针对性治疗，必要时可针药合用。

2. 重视排卵期的治疗，即从月经周期的第 12 天开始，连续治疗 3 ～ 5 天，以促进排卵。

3. 调节情志，注意经期卫生，节欲、养精，掌握排卵日期，以利于受精。

4. 针灸能够调节大鼠的血清水平以及 P4 受体和催乳素（PRL）受体的表达水平，有效促进胚胎植入。

九、胎位不正

胎位不正是指孕妇在妊娠 30 周后，产科检查时发现胎儿在子宫体内的位置是枕后位、臀围、横位等异常位置，不是枕前位。如果不纠正，分娩时可造成难产。

本病属于中医学"子横""子逆"的病证范畴。胎位不正的发生与气血虚弱或气血瘀滞有关。孕妇体虚，正气不足，无力安正胎位；情志抑郁，气机不畅，也可使胎位难以回转成正位。基本病机是气血虚弱或气血瘀滞。本病病位在胞宫，与肾、脾、肝有密切关系。

【辨证要点】

主症 妊娠 30 周后，产科检查发现胎位不正。

肾虚寒凝 形弱体瘦，面色㿠白，神疲倦怠，腰酸腹冷，舌淡，苔薄白，脉滑无力。

脾虚湿滞 形盛体胖，神疲嗜卧，四肢乏力，舌淡胖大，苔白腻，脉濡滑。

肝气郁结 神精抑郁或烦躁易怒，胁肋胀痛，嗳气不舒，大便不调，舌红，苔薄白或隐黄，脉弦滑。

【治疗】

1. 基本治疗

治法 调节经气，纠正胎位。以足太阳经井穴为主。

主穴 至阴

配穴 肾虚寒凝加灸气海、肾俞；脾虚湿滞加阴陵泉、丰隆；肝气郁结加太冲、期门。

方义 至阴为足太阳经井穴，五行属金，足太阳经气由此交入足太阴经肾经，能助肾水，补肾气，调畅气机，为矫正胎位之经验效穴。

操作 至阴用艾条灸。孕妇排空小便，解松腰带，坐于靠背椅上或半仰卧于床上，双腿伸直。以艾条温和灸或雀啄灸，每次 15 ～ 20 分钟，每天 1 ～ 2 次，至胎位转正为止。也可用小艾炷灸或麦粒灸，燃至局部有灼热感，即除去艾灰，每次 7 ～ 9 壮，每天 1 次，直至胎位转正为止。

2.其他治疗

（1）穴位激光照射法　取至阴。用氦-氖激光仪，医用激光器功率5mW，直接照射穴位，每侧5～8分钟，每日1次，3～5次为一疗程。

（2）耳针法　取内生殖器、交感、皮质下、肾。压丸法，按压时配合适当体位：胎横位，取坐位；胎臀位，取臀高头低仰卧位，臀部抬高20～30cm，或平卧位。

（3）电针法　取至阴、太溪，选用疏密波，强度以患者稍有刺激感即可，刺激量不宜太强。

【医案选录】

患者，女，35岁。患者妊娠8个月，产科诊为横位，曾做过2次倒转术及胸膝卧位多次未见效果。治疗：取至阴，用中等大小的艾炷每次灸7～15壮，每日1次。共灸3次后，患者于产科复诊时发现横位已转为头位。{张涛，杭群.针灸现代研究与临床 [M].北京：中国医药科技出版社，1998：408～409.}

【按语】

1.艾灸至阴矫正胎位成功率较高，一般超过自然恢复率，且对孕妇、胎儿均无不良影响。

2.注意治疗时机，艾灸矫正胎位的最佳时机是妊娠38～32周。

3.因子宫畸形、骨盆狭窄、肿瘤，或胎儿本身因素引起的胎位不正，不适合针灸治疗，应尽早转妇产科治疗，以免发生意外。

十、妊娠呕吐

妊娠呕吐是指妊娠早期（6～12周）反复出现恶心、呕吐、头晕、厌食，甚至闻食即呕、食入即吐，不能进食、饮水，或持续性呕吐等症状。西医学认为该病与妊娠相关激素（绒毛促性腺激素、孕激素、雌激素等）急剧增加的刺激及孕妇的精神紧张、兴奋、神经系统功能不稳定有关。

本病属于中医学"妊娠恶阻"的病证范畴。恶阻，即恶心而饮食阻隔之意。其发病常与孕妇先天禀赋、精神情志等因素有关。受孕之后，经血藏而不泄，阴血下聚冲任养胎，冲、任气血偏盛，脾胃之气相应不足。孕妇素体脾虚胃弱者，中阳不振，浊气不降，随冲气上逆犯胃而发呕吐；素体痰盛者，中焦阻滞，浊气不降，随冲气上逆犯胃而发呕吐；若素体肝旺，或情志不畅，或精神紧张，则肝郁气滞，肝气横逆犯胃，致胃失和降而发呕吐。基本病机是胃失和降。本病病位在胃，与肝、脾、冲脉、任脉关系密切。

【辨证要点】

主症　妊娠早期反复出现恶心、呕吐、头晕、厌食，甚至闻食即呕、食入即吐，不能进食、饮水。

脾胃虚弱　不欲饮食，食入即吐，呕吐痰涎或清水，憔悴，神倦嗜卧，头晕，舌淡，苔薄白，脉滑无力。

肝胃不和　腹胀恶食，食入即吐，呕吐酸水或苦水，精神紧张或抑郁不舒，嗳气叹息，胁肋及乳房胀痛，烦渴口苦，头胀目眩，苔薄黄，脉弦滑。

痰饮阻滞　脘腹胀满，恶食，闻食即吐或持续性呕吐，呕吐痰涎或黏液，不能进食、饮水（晨起尤甚），体盛身倦，舌淡胖大，苔白腻，脉濡滑。

【治疗】

1.基本治疗

治法 和胃降逆，调理冲任。取任脉、手厥阴经经穴为主。

主穴 中脘，内关，公孙，足三里。

配穴 脾胃虚弱加脾俞、胃俞；肝胃不和加期门、太冲；痰饮阻滞加阴陵泉、丰隆。

方义 中脘是胃之募、腑之会，健运中州，调理胃气；内关属心包经之络穴，沟通三焦，宣上导下，和内调外；公孙为脾经之络穴，联络于胃，通于冲脉，"冲脉为病，逆气里急"，故公孙可降逆和胃，与内关相配，既能健脾和胃，又能调理冲任、平降冲逆；足三里乃胃之下合穴，能生化气血、健脾强胃，通调腑气、理气降逆。

操作 中脘直刺 1～1.5 寸，内关直刺 0.5～1 寸，均行平补平泻法；足三里直刺 1～2 寸，行捻转提插补法。诸穴均可用灸法。

2.其他治疗

（1）**耳针法** 取膈、胃、肝、脾、神门、交感。每次 3～5 穴，毫针刺法或压丸法，轻刺激或中等刺激。

（2）**穴位注射法** 取中脘、足三里、膈俞、胃俞、脾俞。每次 2 穴，用生理盐水或维生素 B$_6$ 等，每穴注射 1～2mL，每日或隔日 1 次。

【医案选录】

患者，女，24 岁。患者妊娠 50 天，呕吐不止，不能饮食，食入即吐，呕吐痰涎，周身乏力，嗜卧，头目眩晕，经用中药汤剂治疗无效，故来我处求治。治疗：治以健胃和中、调气降逆之法，取天枢、中脘、内关、足三里，补法，留针 20 分钟，每日 2 次。针刺 1 次，患者即症状明显减轻，可进少量饮食，共针 3 天而愈。{王雪苔，刘冠军. 中国当代针灸名家医案 [M]. 长春：吉林科学技术出版社，1991:154-155.}

【按语】

1.针灸治疗本症疗效明显，但取穴宜少，针刺宜浅，手法宜轻，以免影响胎气。

2.对妊娠呕吐重症，出现脱水、酸中毒、黄疸等，应该配合中西综合治疗方法。

3.嘱患者饮食应易于消化物，宜少吃多餐。

十一、难产

难产是指妊娠足月临产时胎儿不能顺利娩出，总产程超过 24 小时的病证。难产多见于子宫收缩异常，骨盆、子宫下段、子宫颈、阴道发育异常（即产道异常），胎位异常，胎儿过大等情况。

本病属于中医学"滞产""难产""产难""子难"的病证范畴。其发生与素体虚弱、胞水早破、产时用力过早、临产过度紧张等因素有关。基本病机是气血虚弱或气血瘀滞。素体虚弱，正气不足；产时用力过早，耗损正气；胞水早破，耗血伤气；产前安逸少动、临产过度紧张，或感受寒邪等，均可致气机不利，血运不畅而难产。本病病位在胞宫，与肾、肝、脾关系密切。

【辨证要点】

主症 临产浆水已下，胎儿久久不能娩出。

气血两虚 产时阵缩微弱，间歇时间较长，持续时间较短，可下血量多、色淡，面色苍白，精神疲倦，心悸气短，舌淡，苔薄白，脉虚大或沉细而弱。

气滞血瘀 腰腹剧痛，宫缩虽强但间歇不匀，或下血暗红、量少，精神紧张，烦躁易怒，或恐惧，胸脘胀闷，舌质暗红，脉沉实或弦紧。

【治疗】

1.基本治疗

治法 调理气血，行滞催产。以手阳明、足太阴、足太阳经穴为主。

主穴 合谷，三阴交，至阴。

配穴 气血两虚加足三里、太溪；气滞血瘀加太冲、昆仑。

方义 合谷为大肠经之原穴，三阴交为足三阴经交会穴，两穴相配可理气行滞化瘀；至阴是足太阳经井穴，为催产之经验要穴。

操作 合谷直刺 0.5～1 寸，行捻转提插泻法；三阴交直刺 0.5～1 寸，行捻转泻法；至阴直刺 0.1 寸，行捻转泻法。

2.其他治疗

（1）**耳针法** 取内生殖器、子宫、肾、皮质下、交感。每次用 2 穴，毫针中等刺激，每隔 3～5 分钟捻转行针一次，直到胎儿娩出为止。

（2）**电针法** 取至阴、独阴，各刺入 0.3 寸，疏密波强刺激 60 分钟左右，或至产妇宫缩规律有力为止。

（3）**穴位敷贴法** 取神阙、涌泉。将蓖麻叶捣烂，做成药饼，或用巴豆 2 粒去壳，加麝香 0.3g 研制成药饼，贴于穴位上再盖上敷料，产后去除贴药。

【医案选录】

患者，女，36 岁。患者为初产妇，临盆 1 日，浆水已下，阵痛减弱，气逆不舒，精神疲惫无力，大汗淋漓，烦躁焦虑。检查：产妇形体瘦弱，发育矮小，舌质淡，脉沉细。诊断：滞产。拟施剖腹产，产妇不同意，改由针灸治疗。治则：补气活血，健运胞宫。取穴：合谷（双）、三阴交（双）。操作：以细针补合谷，粗针泻三阴交。留针 1 小时后，患者腹中阵痛加剧，交骨顿开，顺利分娩。｛王雪苔，刘冠军. 中国当代针灸名家医案 [M]. 长春：吉林科学技术出版社，1991：171.｝

【按语】

1.针灸对产力异常引起的滞产、难产有明显效果，且有良好的镇痛作用。子宫畸形、骨盆狭窄所致之难产，不适宜针灸治疗。做好产前检查，如发现产道、胎位有异常情况，应及时处理及纠正。

2.消除产妇紧张情绪，注意适当休息与睡眠，保持充沛精力。

十二、恶露不绝

恶露不绝是指产后 3 周以上，仍有阴道出血、溢液，又称"恶露不止""恶露不尽"。西医学中，恶露不绝多见于晚期产后出血、胎盘附着面复旧不全、胎盘滞留、蜕膜残留、产褥感染等疾病中。

恶露不绝的发生常与素体虚弱、脾气虚弱、情志不畅、虚热内生、热扰冲任等因素有关，多由于气虚失摄、血热内扰、气血瘀滞等而引发。基本病机是冲任不固，气血运行失常。本病病位在胞宫，与脾、肾、肝及冲、任二脉关系密切。

【辨证要点】

主症 产后 3 周以上仍有阴道出血、溢液。

气不摄血 恶露量多或淋漓不断，色淡、质稀，无异味，小腹空坠，神倦懒言，气短自汗，面色㿠白，舌淡苔薄白，脉缓无力。

血热内扰 恶露量多，色红、质稠，有臭秽之气，面色潮红，身有微热，口燥咽干，舌红苔薄黄，脉细数。

气血瘀滞 恶露量少，淋漓不爽，色紫暗，有血块，小腹疼痛、拒按（按之有包块），舌有瘀点或紫斑，脉弦涩或弦紧。

【治疗】

1. 基本治疗

治法 调理气血，固摄冲任。取任脉、足太阴经经穴为主。

主穴 关元，气海，子宫，三阴交。

配穴 气不摄血加足三里、脾俞；血热内扰加中极、行间；气血瘀滞加地机、太冲。

方义 关元、气海位于脐下丹田部位，穴属任脉，邻近胞宫，通于足三阴经，元气发于此，补关元、气海则能益元气、理胞宫、固摄冲任，有益气摄血和益气生血之效；子宫为疏调胞宫气虚的经验奇穴；三阴交属足太阴脾经，为理血调经之要穴，补则理血补血以生新血，泻则通络活血而化瘀，平补平泻则养阴凉血而清虚热。

操作 关元在排尿后直刺 1 ～ 1.5 寸，气海直刺 1 ～ 1.5 寸，均行捻转提插补法，可加灸法；子宫直刺 0.8 ～ 1.2 寸，三阴交直刺 1 ～ 1.5 寸，均行平补平泻法。

2. 其他治疗

耳针法 取内生殖器、皮质下、交感、内分泌，毫针刺弱刺激或压丸法。

【医案选录】

患者，女，29 岁。患者产后月余，恶露淋漓不断，色浅淡，无臭，腹痛绵绵，面色少华，舌淡、苔薄白，脉细弱。此乃冲任不固，气虚失摄之象。取气海灸 5 壮，合谷、三阴交，针用补法。治疗 8 次，患者诸症逐渐平复。〔杨长森.针灸治疗学 [M].上海：上海科学技术出版社，1985：114.〕

【按语】

1. 针灸治疗产后恶露不绝疗效较好。对重症应及时进行妇科检查，宜综合治疗。

2. 产后患者多虚，泻实勿忘补虚，故临床多用补泻兼施之法。

3. 患者应卧床静息，安定情绪；饮食清淡而富含营养，忌食生冷；起居宜适寒温，不宜过劳，禁忌房事。

十三、缺乳

缺乳是指产后哺乳期初始乳汁甚少或乳汁全无的病证，又称"产后缺乳""乳汁不足""乳汁不行"。哺乳中期月经复潮后乳汁相应减少，属正常生理现象。西医学认为产后乳少与垂体功能下降及吸吮刺激不足有关，与营养、睡眠、情绪及健康状况密切相关。

缺乳的发生常与母体素虚、产后失养、情志不畅等因素有关。母体素来体虚，或产后营养缺乏，气血两虚，乳汁化生不足可致乳少；肝气郁滞，气机不畅，或哺乳不当，乳络壅滞，乳汁不行，也可致乳少或无乳。基本病机是气血两虚或气机不畅。本病病位在乳房，与脾、肝关系密切。

【辨证要点】

主症 产后哺乳期初始，乳汁分泌量少或乳汁全无。

气血两虚 新产之后乳汁甚少或全无，乳汁清稀，乳房柔软无胀感，面色无华，或伴头晕目眩，心悸怔忡，神疲食少，舌淡，少苔，脉细弱。

肝郁气滞 产后乳少而浓稠，或乳汁全无，乳房胀满而痛，时有嗳气，善太息，舌苔薄黄，脉弦细，可伴有微热、胸胁胀痛、胃脘胀闷、食欲不振。

【治疗】

1.基本治疗

治法 调理气血，通络下乳。以足阳明经及任脉穴为主。

主穴 乳根，膻中，少泽。

配穴 气血两虚加足三里、脾俞、胃俞；肝气郁结加太冲、内关。

方义 乳根位于乳下，属多气多血的足阳明经，既能补益气血，化生乳汁，又能行气活血，通畅乳络；膻中位于两乳之间，为气之会穴，能理气开郁通乳；少泽为手太阳经井穴，小肠主液，故少泽能疏泄肝木之郁，善通乳络，为生乳、通乳之经验效穴。

操作 乳根，针尖向乳基底部横刺1～2寸，以乳房微胀为佳，行平补平泻法；膻中，向两侧乳房平刺0.5～1寸，行平补平泻法；少泽点刺出血。配穴行虚补实泻法。气血两虚可加灸法。

2.其他治疗

（1）耳针法 取内分泌、皮质下、肝、脾、肾，毫针刺法或压丸法。

（2）电针法 取双乳根，常规针刺后接电针仪，疏密波弱刺激，使患者稍有针感即可。

【医案选录】

患者，女，产后半月尚未见乳汁。其平素身体较弱，家人为之熬鲫鱼汤，配以红枣、黄芪，服用3次后，始觉两乳胀痛，但乳汁仍不下，遂为之取合谷、少泽、三阴交三穴，针到乳出，随即哺乳；后又为之灸脾俞、足三里1周，哺乳期间奶水充足。{张涛，杭群.针灸现代研究与临床[M].北京：中国医药科技出版社，1998:412.}

【按语】

1.针灸治疗产后乳少效果明显。应积极早期治疗，缺乳时间越短针灸疗效越好。

2.哺乳期妇女应心情舒畅，掌握正确哺乳方法，避免过度疲劳，保证充足睡眠，可多食高蛋白流质食物。

十四、子宫脱垂

子宫脱垂是指子宫位置沿阴道下降，子宫颈达坐骨棘水平以下，甚至全部脱出阴道口外，或阴道壁膨出的病证。根据脱垂程度，子宫脱垂可分为Ⅰ度、Ⅱ度轻型、Ⅱ度重型、Ⅲ度四个等级，常并发阴道前、后壁膨出。

本病属于中医学"阴挺""阴脱"等病证范畴。本病的发生常与分娩用力过度、产后过早参加体力劳动、禀赋虚弱、年老体衰等因素有关。产后脾虚气弱，中气受损而气虚下陷，或肾气不固，带脉失约，络脉损伤不能维系胞宫，均可导致阴挺。基本病机是气虚下陷或胞络脉损伤。本病病位在胞宫，与肾、脾、带脉及冲、任二脉关系密切。

【辨证要点】

主症 阴道脱出一块物，咳嗽、走路时加重，有下坠感，腰骶酸痛。轻者脱出物不大，卧床休息能自动回升；重者脱出物较大，卧床休息亦不回升，需用手还纳。

脾气下陷 子宫下移或脱出阴道口外，状如鹅卵，劳则加剧，小腹下坠，精神疲惫，四肢无力，带下色白，质稀量多，舌淡苔白，脉虚弱。

肾气不固 子宫下垂，状如鹅卵，腰膝酸软，小便频数，头晕耳鸣，舌淡，脉沉细而弱。

【治疗】

1. 基本治疗

治法 补脾益肾，升提固摄。以督脉、任脉及足少阳经穴为主。

主穴 百会，气海，维道，子宫。

配穴 脾气下陷加足三里、脾俞；肾气不固加太溪、肾俞。

方义 百会位居颠顶，为督脉穴位，可振奋阳气，升阳举陷，意在"下病高取""陷者举之"；气海位居丹田，为生发元气之所，能益气固胞；维道为足少阳与带脉之会，可维系带脉，固摄胞宫；子宫乃经外奇穴，是治疗阴挺之效穴。

操作 百会平刺0.5～0.8寸，行捻转补法；气海直刺1～1.5寸，维道直刺1～1.5寸，子宫直刺0.8～1.2寸，针尖均向耻骨联合方向，使针感放散到会阴部，可单向捻转法，使肌纤维缠绕针身，然后缓慢提针，使患者有子宫上提收缩感为佳。诸穴均可用灸法。

2. 其他治疗

（1）芒针法 取子宫、提托、气海、带脉。每次1穴，以5～8寸长毫针，针尖朝向耻骨联合方向，针深达肌层，横行刺入，反复捻转，使患者会阴和小腹有抽动感，或单向捻针，使肌纤维缠绕针身后，再缓慢提针。隔日1次。

（2）耳针法 取皮质下、交感、内生殖器、脾、肾。每次2～3穴，毫针弱刺激或压丸法。

（3）穴位注射法 取关元俞、气海俞、肾俞、足三里，也可取腹部局部穴位。每次选2穴，黄芪注射液、复方当归注射液、胎盘注射液、维生素B_1、维生素B_{12}、三磷酸腺苷二钠等，任选1种，每穴每次注射1～2mL，每日1次。

【医案选录】

患者，女，32岁，因分娩后会阴坠胀伴腰酸腹胀，加重半年就诊。患者于妇科医院检查诊为子宫下垂Ⅰ度，经服药治疗时轻时重，每因劳累则发作。检查：面部虚浮无华，腹部软无压痛，未触及癥瘕痞块，舌淡，苔薄，脉沉细。诊断：①中医：阴挺。②西医：子宫下垂。辨证：患者产后操劳过度，调摄失宜，气虚血亏，阳虚不升，中气下陷而阴挺不收。治法：补阳益气。取穴：百会、关元、归来、三阴交。经治疗30次后，患者诸症消失，妇科检查未见子宫脱垂；3个月后复诊，一切正常；半年后追访，未再复发。｛石学敏.针灸治疗学[M].上海：上海科学技术出版社，1998:167-168.｝

【按语】

1.针灸治疗本病有较好效果，尤其对子宫脱垂Ⅰ度、Ⅱ度疗效明显，对子宫脱垂Ⅲ度患者宜综合治疗。治疗期间，指导患者做提肛肌锻炼。

2.产后3个月内，产妇应尽量避免久蹲、提重物等；治疗期间不宜参加重体力劳动。

3.积极治疗引起腹压增高的病变，如习惯性便秘，慢性支气管炎等。

十五、阴痒

阴痒是指妇女外阴及阴道瘙痒，甚则痒痛难忍，坐卧不宁，或伴带下增多的病证。西医学中，阴痒多见于外阴瘙痒症、外阴炎、各种阴道炎、外阴白斑及外阴营养不良等疾病中，也有精神因素引发者。

阴痒的发生常与素体阴虚、脾虚湿盛、湿热下注、湿毒浸淫等因素有关。肝经湿热下注，带下浸渍阴部；湿热生虫，虫蚀阴中；肝肾阴虚，精血亏损，外阴失养等均可致阴部瘙痒。基本病机是湿热下注或外阴失养。本病病位在前阴，与肝、脾、肾及任、督二脉关系密切。

【辨证要点】

主症　外阴部或阴道内瘙痒或有烧灼样疼痛，甚则波及肛门周围，奇痒难忍，或同时出现外阴及肛门处皮肤颜色变白、增厚、干燥、溃疡。

肝经湿热　阴部瘙痒，甚则痒痛，坐卧不安，带下量多，或白或黄，或呈泡沫米泔样，质稠气臭，心烦胸闷，口苦而腻，脘闷纳呆，苔黄腻，脉弦数。

肝肾阴虚　阴部干涩，灼热瘙痒，带下量少色黄，五心烦热，头晕目眩，时有烦热汗出，腰酸耳鸣，舌红，少苔，脉细数。

【治疗】

1.基本治疗

治法　实证清热利湿、杀虫止痒；虚证调补肝肾、养阴止痒。取足厥阴、任脉、足太阴经穴为主。

主穴　蠡沟，太冲，中极，三阴交。

配穴　肝经湿热加行间、曲骨；肝肾阴虚加曲泉、太溪、照海。

方义　肝主筋，前阴乃宗筋之所聚，足厥阴肝经环绕阴器，蠡沟为肝经之络穴，能疏泻肝胆湿热、杀虫止痒，为治疗阴痒常用要穴；太冲为肝经之原穴，既可清肝经湿热，又可补肝肾阴虚；中极为任脉与足三阴之会，又为膀胱之募，可清下焦湿热、调带止痒；三阴交为足三阴之会，调理脾、肝、肾。

操作　蠡沟平刺0.5～0.8寸，行捻转泻法；太冲直刺 0.5 ~ 1 寸，行捻转泻法；中极排尿后直刺 1 ~ 1.5 寸，行捻转泻法；三阴交直刺 1 ~ 1.5 寸，行捻转补法。配穴行虚补实泻法。

2. 其他治疗

（1）耳针法　取内生殖器、卵巢、内分泌、皮质下、脾、肝、肾。每次 3 ~ 5 穴，毫针刺法、压丸法或埋针法。

（2）穴位注射法　取长强、曲骨、环跳、足三里、三阴交。每次 2 ~ 3 穴，每穴注射维生素 B_{12} 0.2 ~ 0.3mL，隔日 1 次。

【医案选录】

患者，女，53 岁。患者绝经 3 年后，现白带多，外阴及阴道瘙痒难忍，坐卧不宁，已缠绵年余，精神疲倦乏力，头晕目眩，腰酸，口干不欲饮，纳呆，便溏，舌淡红，苔薄，脉细弦。体检：外阴经产式，阴道黏膜潮红，白带多，色淡，子宫颈光滑，宫体平位正常，附件（-）。化验：查白带未发现霉菌和滴虫。辨证：脾虚湿盛，肝郁化热，湿热下注。治则：清肝泻热，健脾渗湿。取穴：曲池、少府、三阴交、血海。手法：快速进针，留针 20 分钟，每 10 分钟行捻针一次。用上法治疗 3 次，患者症状完全消失，后随访未复发。｛廉玉麟，赵贵捷 . 中国针灸妇科治疗学 [M]. 呼和浩特：内蒙古科学技术出版社，2000:183.｝

【按语】

1. 针灸对阴痒有一定疗效，尤其对非感染性所致者、肝肾阴虚型效果明显。剧痒难忍或病程缠绵者可配合局部用药，但忌用刺激性大、有腐蚀性的药物，尤其是搔抓太过、局部皮肤黏膜破损者更应注意。

2. 对于各种类型的阴道炎患者，应查清致病菌，配合对症治疗。

十六、小儿惊风

小儿惊风是指小儿四肢抽搐，角弓反张，口噤不开，并伴有神志障碍为表现的疾病。根据发病情况及临床表现，该病分为急惊风与慢惊风两类。本病是小儿常见的危急重症，发病突然，变化迅速，证情凶险。该病好发于 1 ~ 5 岁小儿，年龄越小，发病率越高，四季皆可发病。小儿惊风多见于西医学高热、脑膜炎、脑炎、血钙过低、大脑发育不全、癫痫、中毒性脑病恢复期等疾病中。

急惊风的发生与外感时邪、内蕴痰热积滞、暴受惊恐有关。基本病机是热闭心窍、热盛动风、痰盛发搐。感邪之后，从热化火，热极可生痰生风，食滞痰郁也可化火动。热、痰、风、惊四证是急惊风的主要病理表现。急惊风发病急骤，临床表现多为实证，病位在心、肝。

慢惊风的发生与禀赋不足、久病正虚有关，也可由急惊风转变而来。基本病机是正气亏损或肝肾阴虚，虚风内动。暴吐暴泻、久吐久泻，或温热病后正气亏损，脾肾阳虚引动肝风，或肝肾阴虚，虚风内动。其临床表现多为虚证，病位在脾、肾、肝三脏。

【辨证要点】

主症　四肢抽搐，颈项强直，两目上视，牙关紧闭，神昏等。急惊风来势急骤；慢惊风病发较缓，时惊时止。

热极生风　发病急骤，高热头痛，咳嗽咽红，面红唇赤，气急鼻煽，烦躁不安，继而神志昏迷，脊背强直，四肢抽搐或颤动，两目上视，牙关紧闭，苔薄黄，脉浮数。

痰热内蕴　发热，痰多色黄，咳吐不利，呼吸急促，纳呆呕吐，腹胀腹痛，便秘，目睛发呆，或神昏痉厥，苔腻，脉滑。

暴受惊恐　夜寐不安，躁动抽搐或昏睡不醒，频频惊叫，醒后啼哭，惊惕频作，面色乍青乍赤，苔薄，脉细数。

脾肾阳虚　病发较缓，时惊时止，形神疲惫，囟门低陷，呼吸微弱。大便稀薄，色青带绿，足跗及面部浮肿，舌淡苔薄，脉沉迟无力。

肝肾阴亏　起病缓慢，形神疲惫，面黄肌瘦，呼吸微弱，神倦虚烦，面色潮红，手足心热，舌光少苔或无苔，脉沉细而数。

【治疗】

1. 基本治疗

（1）急惊风

治法　醒神开窍，息风镇惊。以督脉、手阳明经及手足厥阴经经穴为主。

主穴　水沟，印堂，合谷，太冲，中冲。

配穴　热极生风加大椎、十宣；痰热内蕴加丰隆、中脘；暴受惊恐加神门、四神聪；高热加耳尖；口噤加颊车。

方义　水沟为督脉穴，可开窍镇惊；印堂为镇静安神效穴；合谷、太冲两穴合用谓之"开四关"，可通行气血、息风止痉；中冲为心包经井穴，泻热开窍、宁心镇惊。

操作　水沟向上斜刺 0.3～0.5 寸，行雀啄泻法；印堂平刺 0.3～0.5 寸，行捻转泻法；合谷直刺 0.5～1 寸，行捻转提插泻法；太冲直刺 0.5～1 寸，行捻转泻法；中

冲点刺出血。

（2）慢惊风

治法　健脾益肾，镇惊息风。以督脉、任脉及足阳明经穴为主。

主穴　水沟，印堂，气海，足三里，太冲。

配穴　脾肾阳虚加神阙、关元、肾俞；肝肾阴亏加风池、太溪、肝俞。

方义　水沟、印堂醒脑开窍；气海益气培元；足三里补脾益气；太冲平肝息风。

操作　水沟向上斜刺 0.3～0.5 寸，印堂平刺 0.3～0.5 寸，太冲直刺 0.5～1 寸，均行捻转泻法；气海直刺 1～1.5 寸，足三里直刺 1～2 寸，均行捻转提插补法。脾肾阳虚者，可施以温和灸或隔盐灸或隔附子饼灸。小儿不合作者可不留针。

2. 其他治疗

耳针法　取皮质下、神门、交感、心、肝、脾。每次 2～3 穴，急惊风毫针刺用强刺激，慢惊风毫针刺用中等刺激，或压丸法，或埋针法。

【医案选录】

患者，男，5 岁。1 天前患儿发热、头痛、咽痛，体温 38.2℃，予服抗生素、退热药物等，症状未见好转。今晨患儿突然高热、烦躁不安，就诊途中神志不清，四肢抽搐，两目上视，牙关紧闭。查体：面赤，体温 39℃，心率 120 次/分。治疗：急取水沟，中度刺激，反复提插捻转，至患儿苏醒为止；又针内关，平补平泻；太冲提插泻法。留针 20 分钟。中冲（双）点刺出血数滴。取针后患儿神清，四肢抽搐停止。［赵国文 . 针刺在急症中的临床应用 [J]. 中国针

灸，1997:7（8）:497.｝

【按语】

1. 针灸对惊风有较好的缓解作用，但止痉之后须查明病因，针对病因治疗。

2. 惊风发作时立即让患儿平卧，头侧向一侧，解开衣领，将压舌板缠上多层纱布塞入上、下臼齿之间，防止咬伤舌头；给予吸氧，随时吸出痰涎和分泌物，保持呼吸道通畅。

十七、小儿积滞

小儿积滞是指由乳食内积、脾胃受损而引起的胃肠疾病，以腹泻或便秘、呕吐、腹胀为主要症状。该病多见于西医学的婴幼儿单纯性消化不良、慢性消化系统疾病等。

小儿积滞的发生常与喂养不当，乳食过度，或过食生冷肥甘及难以消化食物等因素有关。小儿伤于乳食，停滞不化，致脾失健运者为实证；因脾胃虚弱，不能运化腐熟水谷而发乳食停滞者为虚中夹实之证。基本病机是乳食停聚，积而不化。本病病位在脾胃。

【辨证要点】

主症　食欲不振，胃脘胀满或疼痛，呕吐酸馊乳食，大便酸臭，或溏薄或秘结。

乳食积滞　腹痛胀满拒按，烦躁多啼，夜卧不安，纳呆，小便短黄如米泔，低热，手足心热，舌红，苔白厚或黄腻，脉滑数，指纹紫滞。

脾胃虚弱　面色萎黄，形体较瘦，困倦乏力，夜卧不安，不思饮食，腹满喜伏卧，大便稀溏，夹有乳食残渣，唇舌淡红，苔白腻，脉细滑。

【治疗】

1. 基本治疗

治法　健脾和胃，化积行滞。以足阳明经经穴为主。

主穴　足三里，天枢。

配穴　乳食内积加中脘、内庭；脾胃虚弱加胃俞、脾俞。

方义　足三里为胃之下合穴，可健脾消食；天枢为大肠之募穴，能调理肠腑，荡积去滞。

操作　足三里直刺 1 ～ 2 寸，行捻转提插补法；天枢直刺 1 ～ 1.5 寸，行捻转提插泻法。配穴行虚补实泻法。

2. 其他治疗

皮肤针法　取脾俞、胃俞、夹脊，轻叩，每日 1 次，每次 20 分钟。

【医案选录】

患者，女，1.5 岁。患儿厌食 4 个月，伴干呕，好发脾气，睡眠汗出易惊，大便干结如羊粪，小便黄，舌质红，苔花剥。查体：体温 37.6℃，形体消瘦，颧红，毛发稀黄成撮、无光泽。治疗：取四缝穴，配天枢、足三里，并调节饮食。经治 6 次，患儿诸症消失，体重增加 2 公斤多；随访 3 年，饮食、发育均正常。｛张若芬.针刺治疗小儿厌食症 126 例临床探讨 [J].针灸临床杂志，1999:15（9）:9.｝

【按语】

1. 针灸治疗小儿积滞效果良好。

2. 小儿应合理喂养，不宜过饥过饱，或过食肥腻、生冷之品。

十八、疳证

疳证是以幼儿面黄肌瘦、饮食反常、腹部膨大、精神萎靡为特征的一种疾病。疳证是由多种慢性疾患引起的一种疾病，多见于5岁以下的婴幼儿。本病多见于西医学小儿营养不良、慢性营养障碍等疾病。

疳证的发生常与喂养不当、病后失调、禀赋不足、感染虫疾等因素有关。脾胃受损，水谷不化，精微无以生，脏腑肢体失养，久则气阴耗伤而成疳；感染虫疾，耗夺乳食精微，气血受损，不能濡养脏腑筋肉，日久成疳。基本病机是脾胃受损、气血津液亏耗。本病病位在脾胃，与心、肝、肺、肾关系密切。

【辨证要点】

主症 小儿面黄肌瘦，头发稀疏，饮食异常，精神疲惫，腹胀如鼓或腹凹如舟，青筋暴露等。

疳气 食欲不振，或食多便多，大便干稀不调，形体略见消瘦，面色稍显萎黄，精神不振，好发脾气，苔腻，脉细滑。见于本病初期。

疳积 食欲减退，或善食易饥，或嗜食生米、泥土等异物，大便下虫，形体明显消瘦，面色萎黄，毛发稀疏易落，脘腹胀大，青筋暴露，烦躁不安，或喜揉眉挖鼻，吮指磨牙，舌偏淡，苔淡黄而腻，脉濡细而滑。见于本病中期。

干疳 精神萎靡，极度消瘦，皮包骨头，皮肤干枯有皱纹，呈老人貌，啼哭无力、无泪，腹凹如舟，或见肢体浮肿，或有紫癜、鼻衄、齿衄等，舌淡或光红少津，脉弱。见于本病晚期。

【治疗】

1. 基本治疗

治法 健运脾胃，消积导滞。以俞募穴、足阳明经经穴为主。

主穴 中脘，脾俞，足三里，四缝。

配穴 疳气加章门、胃俞；疳积加天枢、三阴交；干疳加肝俞、太溪；虫积加百虫窝。

方义 中脘乃胃募、腑会，足三里是胃之合穴，二穴相合共奏健运脾胃、益气养血、通调腑气、理气消疳之力；四缝是治疗疳积的经验效穴。

操作 中脘直刺1～1.5寸，行平补平泻法；脾俞向下斜刺0.5～0.8寸，行捻转补法；足三里直刺1～2寸，行捻转提插补法；四缝用三棱针点刺，挤出少量黄白黏液或少量血液。

2. 其他治疗

（1）捏脊法 沿患儿背部脊柱两侧由下而上用拇指、食指捏夹脊3～5遍。

（2）皮肤针法 叩刺脊柱督脉及其两旁的夹脊、膀胱经穴。轻叩刺激。每日或隔日1次。

【医案选录】

患者，女，1岁2个月。患儿食欲不振、进食欲呕18天，伴夜间哭闹、盗汗、腹胀，大便5～6日1次，干硬如丸，味臭，小便色黄。查体：体重6.5千克，面色萎黄，形体消瘦，毛发稀疏、干枯，指纹暗紫。诊断：小儿疳证（属疳气型）。经针刺四缝穴4次，患儿食欲增加，诸症全消，大便2日1次，质软。1月后随访，患儿体重增加2公斤，健康活泼。｛金红，刘本立.针刺四缝穴

治疗小儿疳证 342 例临床观察 [J]. 湖南中医杂志，1991:（2）:37.｝

【按语】

1. 针灸治疗对疳气、疳积疗效较好。如感染虫疾应配合药物治疗。

2. 提倡母乳喂养，逐渐添加辅食，合理营养。

3. 宜常带小儿进行户外活动，多晒太阳，增强体质。

十九、小儿遗尿

小儿遗尿是指 3 周岁以上儿童在睡眠中小便自遗，醒后方觉，并反复出现的一种病证，又称"尿床""夜尿症"。偶因疲劳或睡前饮水过多而致者，不作病态论。西医学中，遗尿分为原发性和继发性。继发性遗尿多见于神经系统疾病（如癫痫、脑病、脊膜膨出、隐性脊柱裂等）、泌尿系统疾病（如膀胱炎、尿道炎）等疾病中，精神因素也可诱发遗尿。

遗尿的发生常与肾气不足、下元虚寒、肺脾气虚、肝经湿热等因素有关。基本病机是肾气不足、封藏失职，肺脾气虚、上虚不能制下，肝经湿热等导致膀胱约束无力，致小便自遗。本病病位在膀胱，与肾、脾、肺、肝关系密切。

【辨证要点】

主症　睡眠中不自主控制排尿，轻者几日 1 次，重者每夜 1 ～ 2 次或更多。

肾阳不足　睡中经常遗尿，醒后方觉，甚者一夜数次，小便清长，神疲乏力，面色苍白，畏寒肢冷，腰膝酸软，小便频数，舌淡，脉沉迟无力。

肺脾气虚　睡中遗尿，精神不振，少气懒言，面色无华，纳呆便溏，自汗，舌淡，脉缓或沉细。

肝经湿热　尿频量少，色黄腥臭，外阴瘙痒，性情急躁，面赤唇红，手足心热，舌红苔黄，脉弦滑数。

【治疗】

1. 基本治疗

治法　补肺健脾，固肾止遗。取任脉及背俞穴为主。

主穴　关元，三阴交，中极，膀胱俞。

配穴　肾阳虚者加肾俞、命门；脾肺气虚加肺俞、脾俞、足三里；肝经湿热加行间。

方义　关元为任脉与足三阴经交会穴，三阴交为足三阴经交会穴，上下配穴振奋全身气机，通调肝、脾、肾经气。中极、膀胱俞为膀胱之募穴、背俞穴，可调整膀胱气化功能，使之能行州都之职。

操作　关元需在患者排尿后直刺 1 ～ 1.5 寸，行捻转提插补法；三阴交直刺 1 ～ 1.5 寸，行捻转提插补法；中极需在患者排尿后直刺 1 ～ 1.5 寸，行平补平泻法；膀胱俞直刺 0.8 ～ 1.2 寸，行平补平泻法。配穴行虚补实泻法。肾阳虚者可加灸法。

2. 其他治疗

（1）耳针法　取肾、膀胱、脾、肺、皮质下、尿道。每次 2 ～ 3 穴，毫针刺法或压丸法或埋针法。

（2）皮肤针法　取关元、气海、曲骨、夹脊（第 11 ～ 21 椎）、肾俞、脾俞、膀胱俞、八髎、三阴交。每日睡前叩打 1 次，轻叩或中叩，每次 20 分钟。

【医案选录】

患者，男，15 岁，遗尿 10 余年，平时夜间熟睡不醒，唤之亦神志昏糊，每夜遗尿，从不间断，面色萎黄，脉舌如常，迭经治疗，未能获效，试拟醒脑益肾治之。处方：百会、四神聪、关元、三阴交（双）。手法：捻转补泻，百会、四神聪行泻法，关元、三阴交行补法，温针。连续治疗 7 次，晚间唤之即醒，能起床小便。{陆瘦燕．陆瘦燕针灸论著医案选 [M]．上海：上海科学技术出版社，2002:23.}

【按语】

1. 针灸治疗小儿遗尿效果较好。鼓励患儿消除紧张、自卑情绪，建立战胜遗尿的信心。

2. 避免患儿睡前饮水过量。每晚尿床的患儿，夜间应按时唤醒排尿。

二十、小儿脑性瘫痪

小儿脑性瘫痪是指脑损伤所致的非进行性中枢性运动功能障碍，主要由围产期和出生前各种原因引起颅内缺氧、出血等导致，如母孕期感染、胎儿窘迫、新生儿窒息、早产、脑血管疾病或全身出血性疾病等。

本病属于中医学"五迟""五软"等病证范畴。本病多因先天不足，肝肾亏损，或后天失养，气血虚弱所致。基本病机是脑髓失充，五脏不足。本病病位在脑，与五脏皆密切相关。

【辨证要点】

主症 智力低下，发育迟缓，四肢运动障碍。

肝肾不足 肢体瘫痪，智力低下，生长发育迟缓，筋脉拘急，屈伸不利，急躁易怒或多动秽语，舌红，脉弦或弦细。

脾胃虚弱 四肢微弱，手不能举，足不能立，咀嚼乏力，口开不合，舌身外出，涎流不禁，面色萎黄，神情呆滞，反应迟钝，少气懒言，肌肉消瘦，四肢不温，舌淡，脉沉细。

【治疗】

1. 基本治疗

治法 补益肝肾，疏通经络，强筋壮骨。

主穴 大椎，身柱，风府，四神聪，悬钟，阳陵泉。

配穴 肝肾不足加肝俞、肾俞、太溪、三阴交；脾胃虚弱加中脘、脾俞、足三里；上下肢瘫痪分别加曲池、手三里、合谷、外关、伏兔、环跳、风市、委中、承山、丰隆等。

方义 大椎、身柱疏通督脉经气；风府、四神聪健脑益智；悬钟为髓会，可养髓健脑充骨；筋会阳陵泉，可舒经通络、强筋壮骨。

操作 大椎直刺 0.5～1 寸，行平补平泻法；身柱向上斜刺 0.5～1 寸，行平补平泻法；风府，嘱患者低头，向下颌方向斜刺 0.5～1 寸，行平补平泻法；四神聪平刺 0.5～0.8 寸，行平补平泻法；悬钟直刺 0.5～0.8 寸，行捻转补法；阳陵泉直刺 1～1.5 寸，行平补平泻法。

2. 其他治疗

（1）耳针法 取皮质下、交感、神门、脑干、肾上腺、心、肝、肾、小肠；上肢瘫痪加肩、肘、腕；下肢瘫痪加髋、膝、踝。每次 4～6 穴，针刺或用王不留行贴压，每次按压刺激 2～3 次。

（2）头针法 取头区、语言一区、语言二区、运动区，毫针刺激，留针 1～4 小时，每日 1 次。

（3）穴位注射法 取大椎、肾俞、曲池、手三里、阳陵泉、承山等穴。每次 2～3 穴，用胎盘组织液、灯盏花注射液、维生素 B_1 注射液、维生素 B_{12} 注射液等，每穴注入 0.5～1mL。每日 1 次。

【按语】

1. 针灸治疗本病有一定的疗效，年龄小、病程短者效果较好。

2. 治疗期间嘱家长配合患儿进行功能锻炼和语言、智能训练。

二十一、注意缺陷障碍

注意缺陷障碍是一种较常见的儿童时期精神障碍性疾病。其表现为与年龄不相称的注意力易分散，注意广度缩小，不分场合过度活动，情绪冲动并伴有认知障碍和学习困难，智力正常或接近正常。又称"多动症"。西医学认为，注意缺陷障碍原因尚不明确，与多种生物因素、心理因素及社会因素等有关，多发生于 4～16 岁的儿童，男孩多于女孩。

本病属于中医学"脏躁""躁动"的病证范畴。其发病常与先天禀赋不足、养护不当、产伤、外伤等引起阴阳失衡有关。肾精虚衰，阴虚阳亢，虚风内动；先天禀赋不足，肾精虚衰，不能生髓充脑，脑海空虚，元神失养；脾主思虑，心脾两虚，气血化源不足，心神失养，均可致心神不宁。基本病机是脏腑阴阳失调，心神不宁。本病病位在脑，与肾、肝、心、脾关系密切。

【辨证要点】

主症 注意力易分散，注意广度缩小，不分场合过度活动，情绪冲动并伴有认知障碍和学习困难，智力正常或接近正常。

阴虚阳亢 手足多动，动作笨拙，性格暴躁，冲动任性，难以静坐，或五心烦热，盗汗，大便秘结，舌红，苔薄，脉细弦。

心脾两虚 心神不宁，神疲乏力，形体消瘦或虚胖，多动而不暴躁，言语冒失，做事有始无终，眠差健忘，自汗盗汗，偏食纳少，面色无华，舌淡嫩，苔少或薄白，脉虚弱。

痰火内扰 神思涣散，烦躁多言，易怒，不避亲疏，多动难以制约，纳呆口臭，尿黄赤，便秘，舌红，苔黄滑腻，脉浮滑或滑数。

【治疗】

1. 基本治疗

治法 育阴潜阳，安神定志。以督脉、手少阴经、手厥阴经及足三阴经经穴为主。

主穴 百会，印堂，风池，神门，内关，三阴交，太溪，太冲。

配穴 阴虚阳亢加肾俞、侠溪；心脾两虚加心俞、脾俞；痰热内扰配加内庭、丰隆。

方义 百会为诸阳之会，配印堂醒脑开窍，安神益智；风池位居脑部，可平肝疏风；神门为心经之原穴，内关为心包经之络穴，相配可宁心安神；三阴交为足三阴经交会穴，合肾经之原穴太溪、肝经之原穴太冲，可健脾补肝益肾，滋阴潜阳宁神。

操作 百会平刺 0.5～0.8 寸，印堂平刺 0.3～0.5 寸，均行平补平泻法；风池，嘱患者低头，向鼻尖方向斜刺 0.8～1.2 寸，行捻转泻法；神门直刺 0.3～0.5 寸，内关直刺 0.5～1 寸，三阴交直刺 1～1.5 寸，均行平补平泻法；太溪直刺 0.5～0.8 寸，行捻转补法；太冲直刺 0.5～1 寸，行捻转泻法。配穴行虚补实泻法。

2.其他治疗

（1）耳针法 取心、肝、肾、皮质下、肾上腺、交感、额、颞、枕。每次 3～5 穴，毫针刺法或压丸法。

（2）皮肤针法 取夹脊、百会、印堂、三阴交、阳陵泉，轻刺激，每日 1 次，15 次为一疗程。

【医案选录】

患者，男，8 岁。患儿上课注意力不集中，好做小动作，打闹顽皮，回答问题争先恐后，引同学发笑，对书本不爱惜，做作业粗心不认真，小差错不断，好看电视却不安坐。治疗：用干燥的益智仁籽贴压耳穴肾、脑点、心、神门、脑干，每日 1 次，早、中、晚按压 3 次，每次 20 下，10 次为一疗程。治疗 1 个疗程即见明显效果，2 个疗程治愈，随访 1 年疗效巩固。{王尧.益智仁耳压治疗儿童多动症 68 例 [J].湖南中医杂志，1995:11（5）:39.}

【按语】

1. 针灸治疗本病效果较好。绝大多数患儿至青春期逐渐好转而痊愈。

2. 对患儿应有耐心，助其树立信心，加强自制能力。

第三节 皮外伤科病证

一、荨麻疹

荨麻疹是以异常瘙痒，皮肤出现成块、成片风团为主要的疾病。其时隐时起，遇风易发。本病急性者短期发作后多可痊愈，慢性者常反复发作，缠绵难愈。其病因非常复杂，尤其是慢性荨麻疹。

本病属于中医学"瘾疹""风疹"等病证范畴。发病常与禀赋不耐、风邪侵袭、食用鱼虾荤腥食物等因素有关。基本病机是营卫失和，邪郁腠理。本病病位在肌肤腠理。

【辨证要点】

主症 发病时在皮肤上突然出现大小不等、形状不一的风团，成块或成片，高起皮肤，边界清楚，有如蚊虫叮咬之疙瘩，其色或红或白，瘙痒异常，发病迅速，消退亦快，此其彼伏，反复发作，消退后不留任何痕迹。

风邪袭表 发作与天气变化有明确的关系，其疹块以露出部位如头面、手足为重，常兼有外感表证。

胃肠积热 发作与饮食因素有密切的关系，伴有脘腹胀痛，大便秘结，小便黄赤，或恶心呕吐，肠鸣泄泻，舌质红，苔黄腻，脉滑数。

血虚风燥 若病久不愈，热伤阴血，午后或夜间加剧，伴心烦少寐，口干，手足心热，舌红少苔，脉细数无力。

【治疗】

1.基本治疗

治法　疏风清热，活血调营。取手阳明经、足太阴经经穴为主。

主穴　曲池，合谷，血海，三阴交，膈俞。

配穴　风邪侵袭加外关、风池；胃肠积热加内庭、天枢；湿邪重者加阴陵泉、地机；血虚风燥者配足三里、风市。

方义　曲池、合谷同为阳明经穴位，既可疏风解表，又能清泻阳明，故风邪袭表、肠胃积热者皆可用之；血海、三阴交为足太阴经穴，主治血分疾病，调营活血；膈俞为血会穴，活血祛风，取"治风先治血，血行风自灭"之义。

操作　曲池直刺1～1.5寸，行捻转提插泻法；合谷直刺0.5～1寸，行捻转提插泻法；血海直刺1～1.5寸，行捻转泻法；三阴交直刺1～1.5寸，行捻转泻法；膈俞向下斜刺0.5～0.8寸，行捻转泻法，或用三棱针点刺出血。

2.其他治疗

（1）拔罐法　取神阙，留罐5分钟，取下再拔罐、留罐5分钟，如此3次为1次治疗，每日1次。

（2）耳针法　取神门、肾上腺、内分泌、肺、耳尖、耳背静脉，毫针刺，中强度刺激，耳尖、耳背静脉可点刺出血。

【医案选录】

患者，女，39岁，因周身起风团伴瘙痒1周加重1天就诊。1周前患者无明显诱因周身出现风团伴瘙痒，色红，于外院诊断为"荨麻疹"，予以抗组胺药物及糖皮质激素治疗后风团较前减轻，1天前又发现周身风团，瘙痒难忍，遂来诊。舌淡红，苔薄白，脉细数。中医诊断：瘾疹。证属风邪妄行，气血失和。治宜疏风通络，调和气血。取双侧血海和曲池，常规消毒后，用1.5寸不锈钢针，曲池直刺0.5～1寸，血海直刺0.8～1.2寸，两穴得气后用捻转提插泻法，强刺激运针1～2分钟，留针30分钟。针刺得气后患者瘙痒症状立即减轻，风团迅速较少。连续针刺3天后，患者风团基本消退，已无明显瘙痒。针刺1周左右，患者基本痊愈，随诊2月未见复发。｛郗欧.张明波教授运用针灸治疗荨麻疹经验 [J].实用中医内科杂志，2010，24（10）:8-9.｝

【按语】

1.针灸治疗本病有较好效果，但部分慢性发作者较难根除。

2.嘱患者注意避风寒，忌食鱼虾等食物，远离过敏原。

二、带状疱疹

带状疱疹是由水痘－带状疱疹病毒所致，以皮肤上出现一侧簇集性水疱，呈带状分布，并伴有烧灼刺痛为主症的病证。带状疱疹多发生于腰腹、胸背和颜面部。本病好发于成人，春秋季节多见，发病率随年龄增大而呈显著上升。

本病属于中医学"蛇串疮""缠腰火丹"等病证范畴。其发生常与情志不畅、过食辛辣厚味、感受火热时毒等因素有关。基本病机是火毒湿热蕴蒸于肌肤、经络。本病病位在皮部，主要与肝、脾相关。

【辨证要点】

主症 初起时先觉发病部位皮肤灼热疼痛，皮肤发红，继则出现簇集性粟粒大小丘状疱疹，多呈带状排列，多发生于身体一侧，以腰、胁部为最常见，疱疹消失后可遗留下疼痛感。

肝胆火盛 疱疹色鲜红，灼热疼痛，疱壁紧张，口苦，心烦，易怒，脉弦数。

脾胃湿热 疱疹色淡红，起黄白水疱，疱壁易于穿破，渗水糜烂，身重腹胀，苔黄腻，脉滑数。

疱疹消失后遗留疼痛，证属余邪留滞、血络不通，为瘀血阻络。

【治疗】

1. 基本治疗

治法 清热燥湿，解毒止痛。取局部阿是穴及相应夹脊为主。

主穴 阿是穴，夹脊。

配穴 肝胆郁火加行间、侠溪；脾经湿热加阴陵泉、内庭。

方义 阿是穴围针刺或点刺拔罐可引火毒外出。本病是疱疹病毒侵害神经根所致，取相应的夹脊，直针毒邪所留之处，可泻火解毒，通络止痛。

操作 疱疹局部阿是穴用围针法，在疱疹带的头、尾各刺一针，两旁则根据疱疹带的大小选取 1 ~ 3 个点，向疱疹带中央沿皮平刺，采用捻转泻法；夹脊直刺 0.5 ~ 1 寸，采用捻转泻法。或用三棱针点刺疱疹及周围，拔火罐，令每罐出血 3 ~ 5mL。

2. 其他治疗

（1）皮肤针法 疱疹后遗症神经痛可在局部用皮肤针叩刺后，加艾条灸。

（2）穴位注射法 选相应夹脊，用维生素 B_1、维生素 B_{12} 注射液，每穴注射 0.5mL，每日或隔日 1 次。

（3）激光针法 选阿是穴，医用氦 – 氖激光治疗仪局部照射，每次 20 ~ 30 分钟，每日 1 次。

【医案选录】

患者，男，58 岁。6 天前患者左侧腰腿部出现痒痛，伴有灼热感，2 天后逐渐沿身体外侧由腰向大腿部扩散，初起皮肤出现红疹，在当地医院服抗病毒药 3 天未见好转，特来我科就诊。查体：左侧腰部、臀部、大腿外侧有大片颗粒大小不一的红疹，有透明水疱形成，疼痛难忍。治疗方法：①皮肤针治疗：皮损部位常规消毒，用皮肤针对病变部位进行由轻到重的叩击，一般叩击区以超过皮损区 0.5cm 为宜，往返叩击 3 ~ 5 遍，直至皮损部位轻微出血，水疱皮肤破损为度；并发神经痛者用皮肤针叩击皮损区相对应的夹脊。②拔罐：皮肤针叩击区用火罐吸附，夹脊处拔罐 10 ~ 15 分钟，尽量吸出渗出物，起罐后清除渗出物及脱落表皮。③TDP 照射：皮损区用 TDP 照射 20 ~ 30 分钟，距离以患者能忍受为宜。④穴位注射：取皮损区对应之夹脊、阿是穴为主，可配阳陵泉、外关、太冲、风池、曲池、足三里、肝俞等穴；药液选当归注射液或丹参注射液 4mL，加维生素 B_{12} 注射液 1mL。每次选 2 ~ 3 个穴位，每穴注入 1 ~ 3mL。以上方法每日 1 次，3 次为一疗程。用上法治疗 1

次后，患者患处结痂，疼痛减半，3次后症状消失。2周后复诊，患者患处皮肤恢复正常，无压痛，随访1年无复发。{黄青林.针灸配合TDP照射治疗带状疱疹61例[J].中国针灸，2000（S1）:195.}

【按语】

1. 针灸治疗本病有较好疗效，对疱疹后遗神经疼痛也有较好的止痛效果。若配合中药内服外敷，则效果更好。合并化脓性感染需外科处理。

2. 本病应注意与单纯性疱疹相鉴别。单纯性疱疹好发于皮肤黏膜交界处，多出现于发热性疾病过程中，且有反复发作史。

3. 在带状疱疹的前驱期及无疹型带状疱疹中，神经痛显著者易误诊为肋间神经痛、胸膜炎及急性阑尾炎等急腹症。

三、痤疮

痤疮是毛囊皮脂腺的一种慢性炎症性皮肤病，主要与皮脂腺分泌过多、毛囊皮脂腺导管阻塞、细菌感染和炎性反应等因素密切相关。痤疮表现为白头粉刺、黑头粉刺、炎性丘疹、脓疱、结节等多种形态皮损，俗称"青春痘"，好发于青春期男女颜面、胸背部等处，但青春期后往往能自然减轻或痊愈。

痤疮属于中医学"肺风""粉刺"等病证范畴。其发生多与先天禀赋、过食辛辣厚味、冲任不调等因素有关。基本病机是热毒郁蒸肌肤。病位在肌肤腠理，与肺、胃、肝关系密切。

【辨证要点】

主症 初起为粉刺或黑头丘疹，可挤出乳白色粉质样物，后期可出现脓疱、硬结、囊肿、瘢痕等。

肺经风热 以丘疹损害为主，可有脓疱、结节、囊肿等，苔薄黄，脉数。

脾胃湿热 多有颜面油腻不适，皮疹有脓疱、结节、囊肿等，伴有便秘，苔薄黄，脉弦细数。

冲任不调 病情与月经周期有关，可伴有月经不调、痛经，舌暗红，苔薄黄，脉弦细数。

【治疗】

1. 基本治疗

治法 疏风清热，行气活血。取手、足阳明经经穴为主。

主穴 合谷，曲池，内庭，阳白，四白。

配穴 肺经风热加少商、尺泽、风门；脾胃湿热加足三里、三阴交、阴陵泉；冲任不调加血海、膈俞、三阴交。

方义 阳明经多气多血，其经脉上走于面，与肺经相表里，肺主皮毛，取合谷、曲池、内庭清泻阳明邪热；阳白、四白可疏通局部气血，使肌肤疏泄功能得以调畅。

操作 合谷直刺0.5～1寸，曲池直刺1～1.5寸，内庭直刺0.5～0.8寸，阳白平刺0.3～0.5寸，四白直刺0.3～0.5寸，均行捻转泻法。肺经风热、脾胃湿热可点刺放血。

2. 其他治疗

耳针法 取交感、肺、大肠、内分泌、耳尖。每次3～4穴，毫针刺，中度刺激，耳尖点刺放血，每次留针20～30分钟，每日1次。

【医案选录】

患者，女，25 岁，因面部痤疮 2 个月就诊。初起患者面部仅有少量粉刺，以前额及口唇周围居多，后出现红色丘疹，起脓头，曾于本市医院治疗，用过红霉素、硫酸锌和外用氧化乳剂硫磺霜等，治疗有效，停药后即复发。现患者前额及口唇周围红色丘疹，口唇周围丘疹红且有化脓迹象，伴胃脘不适，大便秘结，舌质红，苔黄，脉弦滑。诊断：痤疮（脾胃湿热）。治法：清利湿热，通腑泻热。取阳白、四白、曲池、合谷、足三里、内庭，采用毫针刺，用泻法，留针 30 分钟，每日 1 次，15 次为一疗程。针灸后，在颈背部行走罐，并在大椎及双侧脾俞、胃俞刺络拔罐，3 日 1 次，嘱其多食蔬菜水果，少食辛辣、油腻食物。1 周后患者胃部较前舒适，丘疹颜色变浅。1 个月后患者胃纳好，便调，丘疹变平，粉刺全部消失，半年后随访未见复发。﹛王启芳，王国艳 . 针灸配合刺络走罐治疗痤疮疗效观察 [J]. 上海针灸杂志，2007，26（12）:20-21.﹜

【按语】

1. 针灸对本病有一定疗效，配合中药清热除湿效果更好。部分患者有自愈倾向，但易于复发。

2. 本病以脂溢性为多，忌用油脂类、粉类化妆品和含糖皮质激素的软膏及霜剂，并应注意每日清洁皮肤。

3. 注意饮食调理，忌食辛辣、油腻及糖类食物，多食新鲜蔬菜及水果，保持大便通畅。

四、斑秃

斑秃是指头皮部毛发突然发生斑状脱落的病证，严重者头发可全部脱落。西医学认为本病原因并不十分清楚，可能与精神因素、遗传、自身免疫或内分泌功能失调有关，部分患者有家族史。

斑秃属于中医学"头风"的病证范畴。其发生多与肝肾不足、脾胃虚弱、情志不遂、思虑太过等因素有关。基本病机为精血亏虚或气滞血瘀，血不养发。本病病位在头部毛发，与肝、肾关系密切。

【辨证要点】

主症　患者头发突然间成片脱落，呈圆形或不规则性，边界清楚，小如指甲，大如钱币，一个至数个不等，皮肤光滑而有光泽。少数患者可出现头发全秃，甚至眉毛、胡须、腋毛、阴毛亦脱落。

肝血不足　伴头晕目眩，耳鸣，失眠多梦，健忘，舌淡无苔，脉濡细。

气滞血瘀　病程日久，面色晦暗，舌质暗红或有瘀点，脉弦数。

血虚生风　兼见患部发痒，头晕，失眠，舌淡红，苔薄，脉细数。

【治疗】

1. 基本治疗

治法　养血祛风，活血化瘀。取督脉及局部阿是穴为主。

主穴　阿是穴，百会，风池，太渊，膈俞。

配穴　肝肾不足加肝俞、肾俞；气滞血瘀加太冲、血海；血虚生风加足三里、血海。

方义 阿是穴可疏导局部经气，促进新发生长；头为诸阳之会，百会为足太阳经与督脉交会穴，风池为足少阳经与阳维脉交会穴，且两穴皆近脱发患处，同用可疏通患部气血，疏散风邪；肺主皮毛，太渊为肺之原穴，且脉会太渊，血会膈俞，两穴同用，益气活血化瘀。

操作 阿是穴用梅花针叩刺，血虚生风者以局部发红为度，气滞血瘀者以渗血为度；百会平刺 0.5～0.8 寸，行捻转泻法；风池，需嘱患者低头，向鼻尖方向斜刺 0.8～1.2 寸，行捻转泻法；太渊需避开桡动脉，直刺 0.3～0.5 寸，行平补平泻法；膈俞向下斜刺 0.5～0.8 寸，行平补平泻法，或用三棱针点刺放血。配穴行虚补实泻法。

2. 其他治疗

艾灸法 在患部阿是穴进行艾条灸，以皮肤红晕为度，每日 1～2 次。

【医案选录】

患者，男，18 岁。患者半个月前出现斑秃，因考试未及时就诊。查见：脑后偏右处有一直径 3.2cm 的圆形脱发区，边界清楚，局部头皮光亮，无其他特殊症状。治疗采用毫针刺选阿是穴、风池、合谷、三阴交，秃发区在额上者加内庭，在头顶者加太冲，在两侧者加外关，在脑后者加后溪。针刺阿是穴时从脱发区边缘向中心平刺 0.5 寸～1 寸，捻转行针，其他穴按常规直刺 0.5 寸～1 寸，行平补平泻手法，留针 20 分钟。采用梅花针先在秃发区局部轻叩，以皮肤潮红或微渗血为度，然后在颈部大椎叩刺至微出血。采用艾条灸每次在局部以艾条温和灸 15～20 分钟以局部皮肤潮红为度。以上 3 种方法每

日用 1 种，每日 1 次，交替使用，30 天为一疗程。经治疗 40 天后，患者局部长出肉眼可见的黄白色细小绒毛，2 个月后复诊时局部头发基本正常。{周兴明. 针灸治疗青少年斑秃 22 例 [J]. 中医外治杂志，2005，14（5）:40.}

【按语】

1. 针灸治疗本病有较好疗效。脱发区可配合用鲜姜片揉擦或涂以复方斑蝥、旱莲草或侧柏叶酊剂。注意精神调理，切忌烦恼、悲观、忧愁，保持心情舒畅，

2. 治疗期间及平时宜保持心情舒畅，忌烦恼、悲观、忧愁。

五、神经性皮炎

神经性皮炎是一种以皮肤肥厚变硬、皮沟加深、苔藓样改变和阵发性剧烈瘙痒为特征的皮肤病，是皮肤神经功能失调所致，又称慢性单纯性苔藓。病变范围多局限于某处，少有全身发病，多见于成年人。西医学一般认为与长期搔抓、摩擦和神经精神因素及某些外在刺激因素有关。

本病属于中医学"牛皮癣""顽癣"的病证范畴。其发生多与情志不遂、风热侵袭、过食辛辣等因素有关。基本病机是风热外袭或郁火外窜肌肤，化燥生风，肌肤失养。病位在肌肤腠理络脉，与肺、肝关系密切。

【辨证要点】

主症 好发于颈后、肘、腘、骶、踝等处，常呈对称分布。初时先感觉局部瘙痒，由于搔抓后皮肤出现粟粒至绿豆大小的丘

疹，日久局部皮肤增厚、粗糙，呈皮革样苔藓样变，患者自觉阵发性瘙痒，夜间尤甚。本病为慢性经过，时轻时重，一般夏季加重，冬季缓解。

风热侵袭　发病初期，仅有瘙痒而无皮疹，或丘疹呈正常皮色，或食辛辣食物加重，伴小便短赤，苔薄黄，脉弦数。

肝郁化火　每因心烦发怒、情志不畅而诱发或加重，口苦咽干，舌红，脉弦。

血虚风燥　病久丘疹融合成片，皮肤增厚，干燥如皮革样，或有少量灰白鳞屑，而成苔藓化，舌淡，苔薄，脉细。

【治疗】

1. 基本治疗

治法　疏风止痒，清热润燥。取局部阿是穴及手阳明经、足太阴经经穴为主。

主穴　阿是穴，合谷，曲池，血海，膈俞。

配穴　风热侵袭加太渊；肝郁化火加肝俞、太冲；血虚风燥加脾俞、三阴交、足三里。

方义　取阿是穴可直刺病所，既可散局部的风热郁火，又能通患部的经络气血，使患部肌肉得以濡养；合谷、曲池祛风止痒；取血海、膈俞活血养血，乃"治风先治血，血行风自灭"之义。

操作　阿是穴毫针围刺，针尖沿病灶基底部皮下向中心平刺；合谷直刺 0.5～1 寸，行捻转提插泻法；曲池直刺 1～1.5 寸，行捻转提插泻法；血海直刺 1～1.5 寸，行捻转提插泻法；膈俞向下斜刺 0.5～0.8 寸，行捻转泻法，或用三棱针点刺出血。

2. 其他治疗

（1）**皮肤针法**　取阿是穴，先轻叩皮损周围，再重叩患处阿是穴，以少量出血为度，可配合拔罐或艾条灸。亦常结合相应夹脊皮肤针叩刺。

（2）**耳针法**　取肺、肝、神门、相应病变部位，毫针刺，用中度刺激，每次留针 30 分钟，每日 1 次。

【医案选录】

患者，女，47 岁。主诉：周身瘙痒 6 年。患者夜间不能入睡，每天都要用热水烫局部皮肤，面部及全身都有指甲搔破出血及血痂，痛苦不堪，曾用各种洗剂、擦剂、涂剂及内服维生素、镇静、止痒等多种药物治疗均无效。查体：舌尖红，苔白，脉弦滑。诊断：神经性皮炎。取穴：四神聪、心俞、肝俞、脾俞、肾俞、三阴交、太冲，隔日 1 次，采用提插捻转补泻手法，留针 20 分钟，每 10 分钟捻转 1 次。针刺 1 次后，患者瘙痒减轻，能入睡；又针 10 次后，患者瘙痒消失，痊愈。［王贵华. 针灸治疗神经性皮炎 2 例 [J]. 中国针灸，2000（S1）:193.］

【按语】

1. 针灸治疗本病有一定疗效，但病程缠绵，较难痊愈，且易复发，需坚持治疗。嘱患者治疗期间忌食辛辣、腥膻、酒类等刺激之物；保持精神安定；避免穿着有刺激性的衣物。

2. 本病应与慢性湿疹、银屑病等相鉴别。

六、扁平疣

扁平疣是以发生于皮肤浅表部位的粟粒至黄豆大小的硬性扁平赘生物为主要症状的皮肤病。该病多发生于青年人面部或手臂，女性患者居多，又称青年扁平疣。西医学认为，本病由人类乳头瘤病毒引起的。

本病属于中医学"扁瘊""疣疮""疣目"的病证范畴。其发生常与感受风热毒邪、情志不畅等因素有关。基本病机是风热毒邪搏结于肌肤，或肝郁气滞、毒聚瘀结。本病病位在肌肤腠理。

【辨证要点】

主症　颜面、前臂和手背等处出现散在或密集分布的扁平丘疹，呈圆形、椭圆形或不规则的多边形，皮肤呈褐色或正常肤色，表面光滑，边界清楚，质地偏硬，一般无痛痒。病程缓慢，有时可自愈。

兼见唇干口渴，疹色淡红或红褐，舌红，苔黄，脉数，为风热蕴结；疹色灰暗或暗褐色，舌淡，苔白，脉濡或滑，为毒聚瘀结。

【治疗】

1. 基本治疗

治法　疏风清热，解毒散结。以病变部位阿是穴为主。

主穴　阿是穴，曲池，合谷。

配穴　疣数较多加风池、血海；肝郁化火加行间；亦可按疣体所在部位的经络取邻近腧穴1～2个。

方义　刺法以刺"母疣"（指最先长出或体积最大者）处阿是穴为主，用粗针刺出血再按压止血，意在破坏疣底部的供应疣体的营养血管，使之出血、阻塞，断绝疣体的血液供应，从而使疣体枯萎脱落。本病为风热毒邪结聚于皮肤所致，取风池、曲池、合谷针而泻之，散风清热；再针泻血海凉血化瘀、软坚散结，更有利于疣体之枯萎。

操作　在母疣中心快速进针至疣底部，大幅度捻转提插30次左右，然后摇大针孔，迅速出针，放血1～2滴，再压迫止血；疣体较大者，再于疣体上下左右四面与正常皮肤交界处各刺1针，以刺穿疣体对侧为度，施用同样手法，3～5日针刺1次。

2. 其他治疗

（1）激光照射法　用7～25mV的氦-氖激光仪散焦做局部照射20～30分钟，每日1次。

（2）艾灸法　用点燃的艾条熏灸疣体部位，至局部皮肤微红，有灼热感为度，每日1次，10次为一疗程。

【医案选录】

患者，男，22岁。主诉：右手臂瘙痒性丘疹6个月。患者右手臂皮损隆起，时高时低，与情绪有关，曾在皮肤科诊为扁平疣，中西医结合治疗2个月未见明显改善，遂来我科诊治。患者性急易焦虑，口苦咽干，大便结，小便黄，舌红苔腻，脉滑。治疗：针刺曲池、合谷、迎香、血海，行平补平泻手法，针刺内庭、行间，行泻法，并轮流在肺俞、膈俞、肝俞刺络放血。1个疗程后患者皮损减轻，瘙痒减半；2个疗程后患者皮损全消，半年后随访未见复发。{李清．针刺配合刺络疗法治疗扁平疣26例[J]．湖北中医杂志，2010，32（11）:59-60.}

【按语】

（1）针灸治疗扁平疣有较好疗效，若在治疗期间出现局部色泽发红，瘙痒明显，往往是经气畅通之象，为转愈的征兆。

（2）扁平疣大多数有皮疹，治疗期间应禁食鱼、虾、蟹等海腥，以及葱、蒜、辣椒、烟酒等刺激性食物。

七、疔疮

疔疮是以皮肤出现粟粒样脓头，红肿热痛，重者伴高热、神昏为主症的病证。因其初起形小根深，基底坚硬如钉，故名疔疮。因发病部位和形状不同，该病又有"人中疔""唇疔""蛇头疔""红丝疔"等不同名称。本病相当于西医学中金黄色葡萄球菌感染引起的急性化脓性炎症，多见于颜面部疖痈、急性甲沟炎、脓性指头炎、急性淋巴管炎等。

本病常与恣食膏粱厚味、辛辣炙煿之品，肌肤不洁，蚊虫叮咬，刺扎后火毒侵袭等因素有关。基本病机是火毒蕴结肌肤，经络气血凝滞。本病病位在肌肤腠理。

【辨证要点】

主症 初起如粟粒状小脓头，发病迅速，始觉麻痒而疼痛轻微，继则红肿灼热，疼痛加剧，可伴有恶寒发热等全身症状。

火毒流窜经络 四肢部出现疔疮，患处有红丝上窜者，称为红丝疔。

疔疮走黄 为疔疮内攻脏腑之危候，疔疮兼见壮热烦躁、眩晕呕吐、神昏谵语。

【治疗】

1. 基本治疗

治法 泻火解毒。以督脉穴为主。

主穴 灵台，身柱，合谷，委中。

配穴 高热加大椎、十宣、十二井穴；神昏加水沟。还可根据患部所属的经脉进行首尾配穴，如发于面部迎香处属手阳明经，加商阳；发于食指端加迎香；发于拇指端属手太阴经，选中府；发于足小趾次指属于足少阳经，选瞳子髎；如系红丝疔，可沿红丝终点依次点刺到起点，以泻其恶血。

方义 督脉总督诸阳，灵台为治疗的经验用穴，配合身柱有疏泄阳热火毒之功。合谷为大肠经之原穴，阳明经多气多血，在三阳经中阳气最盛，故泻合谷亦可清热祛火毒，对面部疔疮更为适宜。疔疮为火毒蕴结血分之急症，委中又名血郄，刺之出血可清泻血分热毒。

操作 灵台向上斜刺 0.5～1 寸，行捻转泻法；身柱向上斜刺 0.5～1 寸，行捻转泻法；合谷直刺 0.5～1 寸，行捻转提插泻法；委中直刺 1～1.5 寸，行捻转提插泻法，或用三棱针点刺出血。

2. 其他治疗

（1）三棱针法 寻找背部脊柱两旁有丘疹样突起处，用三棱针挑刺，每日 1 次。

（2）耳针法 取神门、肾上腺、皮质下、耳尖、耳背静脉、毫针刺，中强刺激，耳尖及耳背点刺出血。

【医案选录】

患者，男，37 岁。患者手中指生一小米粒大小水疱，挤压溃破，次日清晨全手红肿，坐卧不安，心烦不宁，去医院肌内注射青霉素、链霉素，同时口服土霉素未见好转，午时壮热寒战，头痛呕吐。检查：患者神昏谵语，颜面红赤，右手至肘红肿，腕以下发紫，脉洪大，舌质紫红，舌苔黄，体温40.5℃。诊断：疗毒走黄。取穴：多针神道透至阳、大椎。留针半小时后患者精神稳定；留针2小时后疼痛大减，红肿明显消退；留针6小时后腕以上红肿消失，腕以下由紫变红，体温降至38.2℃；起针后从2个穴位挤出血10余滴，此时患者除手微红外，余皆正常，3日后病愈。〔李复峰，马新亭，钱冰茹.粗针刺督脉治疗疗疮1426例临床总结[J].针灸学报，1990，15（4）：1-2.〕

【按语】

1. 疗疮初起切忌局部挤压、挑刺；红肿发硬时忌手术切开，以免引起感染扩散；如已成脓，应由外科及时切开排脓。

2. 疗疮走黄，证情凶险，须及时进行综合抢救治疗。

3. 治疗期间忌食鱼、虾及辛辣厚味。

八、腱鞘囊肿

腱鞘囊肿是指关节附近的腱鞘内滑液增多，发生囊性疝出而形成的囊肿。该病多发于手腕背侧、足背部、手指掌指关节及近侧指间关节处。西医学认为本病多与关节或腱鞘部的慢性劳损、机械性刺激、外伤等有关。

腱鞘囊肿属于中医学"筋结""筋聚"或"筋瘤"的病证范畴。本病多因劳累过度，外伤经筋而致筋脉不和，气血运行不畅，阻滞筋脉络道而成。基本病机为经筋劳伤，气津凝滞。本病病位在经筋。

【辨证要点】

主症 腕背或足背部缓慢发展的囊性肿物，呈圆球状，表面光滑，边界清楚，质软，有波动感，无明显自觉症状或有轻微酸痛；囊液充满时，囊壁变为坚硬，局部压痛。

【治疗】

1. 基本治疗

治法 祛瘀散结。以囊肿局部阿是穴为主。

主穴 阿是穴。

配穴 发于腕背者加外关；发于足背加解溪。

方义 取局部阿是穴采用点刺法，可起到活血散结、疏调经筋的作用。

操作 囊性局部常规消毒，用较粗的毫针在囊肿的正中和四周各刺入1针，以刺破对侧的囊壁为度，留针20～30分钟，出针时尽量摇大针孔，每日1次。

2. 其他治疗

三棱针法 取阿是穴，在局部常规消毒，医生押手掐持囊肿，刺手持三棱针对准囊肿高点迅速刺入，将表层囊壁刺破，并向四周深刺，但勿透过囊壁的下层，然后摇大针孔并快速拔针，同时左手用力挤压囊肿，尽量使囊内的黏液全部挤出，常规消毒并加压包扎3～5日，一般1次即可。若囊肿未全消或复发，可于1周后再行治疗1次。

【医案选录】

患者，男，23岁。病史：患者3年前在左手腕背部出现一腱鞘囊肿，曾多次挤压治疗，当时好转，过后又复发。其高出皮肤约

1.5cm，圆枣大小。治疗：用火针治疗 1 次，当时挤出少量黏液，患者回去后又自行挤出些许。7 天后囊肿局部明显减小，无须再做治疗。1 个月后随访，患者已基本恢复如常。〔罗平，魏会东，阮建蓉 . 火针治疗腱鞘囊肿 36 例 [J]. 中国针灸，1997，13（9）:540.〕

【按语】

1. 针灸治疗本病有较好效果，但应注意严格消毒，以防感染。

2. 腕管内的屈指肌腱鞘亦可发生囊肿，压迫正中神经，诱发腕管综合征。

九、乳腺囊性增生症

乳腺囊性增生症是妇女乳房部常见的慢性良性肿块，以乳房肿块和肿痛为主症，常见于中青年妇女。本病与卵巢功能失调有关，如黄体素分泌减少，雌激素分泌相对增高。

本病属于中医学"乳痰""乳核"等病证范畴。其发生常与情志内伤、忧思恼怒等因素有关。基本病机是气滞痰凝，冲任失调。本病病位在乳房，与胃、肝、脾三经关系密切。

【辨证要点】

主症　单侧或双侧乳房发生单个或多个大小不等的肿块，胀痛或触痛，但与皮肤和深部组织无粘连，可被推动，腋窝淋巴结不肿大。大多数患者具有周期性疼痛的特点，月经前期发生或加重。

肝郁气滞　急躁易怒，经行不畅，舌红，苔薄黄，脉弦滑。

痰浊凝结　乳房肿块胀痛，胸闷不舒，恶心欲呕，苔腻，脉滑。

冲任失调　乳房肿块和疼痛在月经前加重，腰酸乏力，月经失调，色淡量少，舌淡，脉沉细。

【治疗】

1. 基本治疗

治法　理气化痰散结，调理冲任。以足阳明、足厥阴经经穴为主。

主穴　膻中，期门，乳根，屋翳，足三里，肩井。

配穴　气滞痰凝加内关、太冲；冲任失调加血海、三阴交。

方义　膻中为气之会穴，且肝经络于膻中，期门为肝之募穴，两穴可疏肝理气，与乳根、屋翳同用可直接通乳络消痰块；足三里为胃经合穴，可疏通胃经气机；肩井为经验用穴，系手足少阳、足阳明、阳维脉交会穴，所交会之经脉均行胸、乳部，故用之可通调诸经之气，使少阳通则郁火散，阳明清则肿痛消。

操作　膻中平刺 0.3 ～ 0.5 寸，乳根斜刺 0.3 ～ 0.5 寸，屋翳斜刺 0.3 ～ 0.5 寸，均向乳房肿块方向针刺，行捻转泻法；期门斜刺 0.5 ～ 0.8 寸，行捻转泻法；足三里直刺 1 ～ 2 寸，肩井直刺 0.3 ～ 0.5 寸，行平补平泻法。可加电针加强疏通乳络之功。

2. 其他治疗

耳针法　取内分泌、胸、乳腺、肝、胃，中度刺激，或用王不留行贴压。

【医案选录】

患者，女，30 岁，因双侧乳房胀痛 5 年加重半月就诊。患者诉 5 年前因生气引发双乳胀痛，半月前因生气而双乳胀痛加重，且胸闷，善怒。检查：双乳外象皆有片状结块，压痛明显，质中等，与周围边界清楚，推之移动。X线钼靶摄片提示乳腺囊性增生。患者精神忧郁，舌淡苔白腻，脉弦滑。治疗：针刺阿是穴、足三里、丰隆、膻中、合谷，阿是穴加电针，膻中、足三里平补平泻，其他用泻法，留针30分钟。治疗3次后，患者疼痛明显缓解；1个疗程后，患者乳房结块消失；间隔3天又巩固一疗程，患者临床症状完全消失，做乳腺X线钼靶摄片及红外线扫描检查均未见异常，1年后复查亦未见异常。｛司海军，刘磊.针灸治疗乳腺囊性增生症186例[J].针灸临床杂志，2009，25（8）:17.｝

【按语】

本病恶变的危险性较正常妇女增加2～4倍，临床症状和体征有时易与乳癌相混。

十、阑尾炎

阑尾炎是指阑尾由于多种因素而形成的炎性改变，其以转移性右下腹疼痛、右下腹局限而固定的压痛、反跳痛为特征。阑尾炎分为急、慢性阑尾炎。阑尾腔梗阻和细菌感染是主要发病原因。

本病属于中医学"肠痈"的病证范畴。该病多因饮食不洁，或暴饮暴食，或过食油腻辛辣，或暴食后急迫奔走等所致。基本病机是肠腑气壅，热瘀互结，血败肉腐。本病病位在大肠。

【辨证要点】

主症 阑尾炎腹痛多始于上腹部、剑突下或肚脐周围，约经6～8小时后，腹痛部位逐渐下移，最后固定于右下腹部。扪诊右下腹部有局限性固定压痛或反跳痛、肌紧张等。阑尾炎若能早期诊治，患者多可在短期内康复；如果延误诊断和治疗可引起严重的急腹症，甚至造成死亡。

肠腑气结 痛势不剧，伴有恶寒发热，恶心呕吐，苔白，脉弦紧。

热盛肉腐（重症） 痛势剧烈，腹皮拘急、拒按，局部可触及肿块，壮热汗出，便秘，腹胀，小便短赤，脉洪数。

【治疗】

1. 基本治疗

治法 清泻湿热，通调腑气。以足阳明经穴为主。

主穴 天枢，上巨虚，阑尾，阿是穴。

配穴 发热加曲池；呕吐加内关；便秘加腹结；疼痛剧烈加合谷。

方义 大肠之募穴天枢、下合穴上巨虚，通调肠腑，清泻肠腑积热；阑尾穴是经验用穴；针刺治疗阿是穴可以直达病所，畅通患部气血，消肿止痛。

操作 天枢直刺1～1.5寸，行捻转提插泻法；上巨虚直刺1～2寸，行捻转提插泻法；阑尾直刺1～1.5寸，行捻转提插泻法；阿是穴行捻转提插泻法。长留针效佳，可加电针刺激。

2. 其他治疗

耳针法 取阑尾、神门，中强度刺激，每次留针30～60分钟，每日2次。

【医案选录】

患者，女，17岁。主诉：右下腹疼痛7小时。患者早饭后急走上学，到校后即觉上腹疼痛，阵发性加重，2小时后疼痛转至右下腹，呈持续性，伴恶心呕吐。检查：血压90/60mmHg，心肺听诊无异常，右下腹麦克伯尼点压痛（++）、反跳痛（+）、轻度肌紧张，腰大肌征（+），X线腹透无异常发现。血常规：白细胞 $12.6×10^9/L$，中性粒细胞0.82，淋巴细胞0.18，红细胞 $3.9×10^{12}/L$。

诊断：急性阑尾炎。

取穴：第一组：府舍（右）、腹结（右），阑尾穴（双）。第二组：大横（右）、阿是穴，阑尾穴（双）。

针刺方法：多用泻法，留针30分钟，并间歇行针捻转。

治疗结果：第一组穴位术毕，患者右下腹疼痛大减，可下地行走；次日取第二组穴术毕，患者症状、体征基本消失；第3日再取第一组穴位，患者症状、体征完全消失。第4日复查血常规：白细胞 $7.6×10^9/L$，中性粒细胞0.7，淋巴细胞0.28，红细胞 $4.0×10^{12}/L$。1个月后随访，患者无复发。

刘国升.刺络拔罐法治疗急性阑尾炎46例临床观察[J].中国针灸,1993,13（6）:23-24.

【按语】

1.针灸对慢性阑尾炎或单纯性阑尾炎未化脓者有较好的疗效；对已化脓有穿孔或坏死倾向者，宜及时专科治疗。

2.急性阑尾炎需与下列疾病鉴别：右下肺炎和胸膜炎、急性肠系膜淋巴结炎、局限性回肠炎、右侧输卵管妊娠、卵巢囊肿扭转、卵巢滤泡破裂、急性附件炎、溃疡病急性穿孔、急性胆囊炎及胆石症、急性梅克尔憩室炎、右侧输尿管结石等。

十一、直肠脱垂

直肠脱垂是指直肠下端脱出肛门之外的疾病，常见于老人、小儿和多产妇女。一般而言，脱垂部分位于直肠内者称内脱垂，脱出肛门外者则称外脱垂。临床上一般将本病分为不完全脱垂和完全脱垂，前者为黏膜下脱，后者是直肠全层下脱。

中医学称本病为"脱肛"。脱肛的发生多因久痢、久泻、久咳以及妇女生育过多；或小儿先天不足，气血未充；或老年体衰；或滥用苦寒攻伐药物；或因便秘、痔疮等病导致湿热郁于直肠。基本病机是气虚下陷。本病病位在肛肠，与脾、肾相关。

【辨证要点】

主症 肛门坠胀，肠端脱出。

气虚下陷 气虚乏力，面色少华，脉细濡，舌质淡。

湿热下注 局部有红肿热感，腹胀，小便黄赤，舌红，苔腻，脉滑数。

【治疗】

1.基本治疗

治法 升提固脱。以督脉及足太阳经经穴为主。

主穴 百会，大肠俞，长强，承山。

配穴 中气下陷加脾俞、气海、足三里；肺气不足加肺俞、气海；肾气不足加肾俞、三阴交；湿热下注加阴陵泉、飞扬。

方义 百会是督脉与足太阳经交会穴，气为阳，统于督脉，故灸百会可使阳气旺盛，有提升收摄之功；长强为督脉之别络，位近肛门，可增强肛门的约束功能；大肠俞为大肠经气转输之处，可充实大肠腑气；承山为膀胱经穴，足太阳经别入肛门中，故承山可疏调肛门部气血。

操作 百会平刺 0.5～0.8 寸，行捻转补法或灸法；大肠俞直刺 0.8～1.2 寸，长强针尖向上与骶骨平行刺入 0.5～1 寸，承山直刺 1～2 寸，均行平补平泻法。配穴行虚补实泻法。

2. 其他治疗

耳针法 取直肠、大肠、皮质下、神门，毫针刺，中等刺激，亦可用揿针埋藏，或用王不留行贴压。

【医案选录】

患者，男，43 岁。患者自述因便秘努责用力致脱肛 1 年余，近周加重，每次解便或用力抬物时即可使直肠脱出，需用手托上才可复位。查体：直肠下垂 6cm 许，肛门及脱出物红肿、热痛。诊断：脱肛。针刺方法：患者取俯卧位，取次髎，以 2～3 寸毫针深刺 1.5～2 寸，进针时角度略向下、向内倾斜刺入，使针感放散于肛门处。患者感到有麻酸、重胀等针感后，行捻转补法，使肛门有明显收缩感为度。留针 20～30 分钟，隔 5～10 分钟行针 1 分钟。重度脱肛可增强手法刺激。隔日治疗 1 次，5 次为一疗程。2 个疗程后患者脱肛即止，随访 2 年无复发。[刘哲，王改梅. 深刺次髎穴治疗脱肛 38 例体会 [J]. 江苏中医，1994，15（12）:34.]

【按语】

1. 针灸治疗直肠脱垂效果较好，重度脱肛或局部感染者应综合治疗。

2. 针对诱发原因如慢性咳嗽、慢性腹泻、便秘者，要配合治疗原发病。

3. 儿童多为部分脱垂，不严重，一般可采取非手术疗法。

十二、痔

痔是指以肛门内外出现小肉状突出物，排便时出血、脱出、肿痛为主症的疾病。该病分为内痔、外痔和混合痔。西医学认为，痔是直肠末端黏膜下和肛管皮下的静脉丛由于多种原因扩大曲张而形成的静脉块团，块团肿物称为"痔核"。

痔的发生多因久坐久立、负重远行、饮食不节、妊娠多产、泻痢日久或长期便秘等，导致湿热下注或脾气下陷，而发为痔疮。基本病机是肛部筋脉横懈。本病病位在肛肠。督脉过直肠，膀胱经别入肛中，故本病与膀胱经、督脉关系密切。

【辨证要点】

主症 肛门部出现小肉状突出物，无症状或仅有异物感，也可伴有肛门处疼痛、肿胀和大便时出血。本病分为内痔、外痔及混合痔。发于肛门齿线以上者为内痔，齿线以下者为外痔，齿线上下均有者为混合痔。

湿热下注 痔疮灼热疼痛，或流黄水，肛门坠胀，便血鲜红，舌红，苔黄腻，脉滑数。

脾虚下陷 病久伴有脱肛、乏力，便时肛内肿物脱出，不能自行还纳，便血色淡，少气懒言，面色少华，舌淡，苔白，脉细弱。

气滞血瘀 肛内肿物脱出，肛缘水肿，

触痛明显，大便带血，舌暗红，苔白或黄，脉弦细涩，为

【治疗】

1. 基本治疗

治法 清热利湿，化瘀止血。以足太阳经及督脉穴为主。

主穴 次髎，长强，承山。

配穴 湿热下注加中极、阴陵泉；脾虚下陷加脾俞、百会；便秘加支沟、大肠俞。

方义 承山、次髎属膀胱经，足太阳经别自承山处上行入于肛中，故取之行泻法，既能调理膀胱气化以清湿热，又能疏导肛门局部气血，属于"经脉所过，主治所及"。督脉亦过肛门，长强属于督脉，位近肛门，刺之可直达病所，清利湿热。

操作 次髎直刺1～1.5寸，长强针尖向上与骶骨平行刺入0.5～1寸，承山直刺1～2寸，均行捻转泻法。配穴行虚补实泻法。脾虚下陷可加灸法。

2. 其他治疗

挑治法 在第7胸椎两侧至腰骶部范围内寻找"痔点"，其状为红色丘疹，一个或数个不等，出现部位亦不一致。每次选一个痔点，用粗针挑刺，并挤出血珠或黏液，7天左右1次。

【医案选录】

患者，女，36岁，因反复便血、肛门坠胀、异物感11年就诊。1989年秋患者因久坐湿地而大便下血鲜红，在当地医院急予止血，血止出院，出院后用验方外洗，偶大便带血丝，肛门坠胀，异物感。自1999年开始，患者行走后肿胀疼痛，在省级医院检查示：截石位3点、齿线上有一约1.0cm×0.8cm之痔核，6～9点处豆大痔核3～4枚，肛门7～10点处有一无红肿之赘生物，约0.5cm×1.2cm。诊断：混合痔。取穴：二白、承山、承扶、次髎、长强、飞扬，针刺手法同前。针刺2次后患者行走时肛门无肿痛。针刺7次后患者肛门内痔核全部消散，肛门处未见明显缩小。共针9次后，患者痊愈，随访2年未复发。[曹朕笃，杨彦平，李亚东. 针刺治疗痔疮19例 [J]. 湖南中医杂志，2004，20（4）:40-41.]

【按语】

1. 痔发作时，用针刺能迅速缓解症状，若求根治一般需专科处理。

2. 忌食辛辣刺激性食物，保持大便通畅。

3. 外痔配以温盐水坐浴法可获奇效。

十三、颞下颌关节功能紊乱综合征

颞下颌关节紊乱综合征是以颞下颌关节各组成结构之间运动失常或咀嚼肌疲劳、炎症反应而引起的疼痛、弹响、肌肉酸痛、张口受限等症状为表现的病证。少数患者伴有头昏、耳鸣和听觉障碍。

本病属于中医学"口噤不开"的病证范畴。该病多与精神因素、创伤因素、咬合因素及类风湿性关节炎等因素有关。基本病机是面部经筋痹阻，气血不通。本病病位在面部经筋。

【辨证要点】

主症 颞下颌关节区疼痛，张口受限，下颌运动障碍，咀嚼肌无力、强直或酸胀，

运动有弹响。本病多单侧发病，也有双侧发病。

寒湿痹阻　下颌关节疼痛，开口不利，遇寒湿风冷症状加重，得热则减，舌淡，苔薄白，脉弦紧。

瘀血阻滞　局部持续性疼痛易疲劳，开口受限且疼痛加重，拒按，舌紫暗或有瘀斑，脉涩。

【治疗】

1.基本治疗

治法　疏筋活络，止痛利节。取局部穴位为主。

主穴　阿是穴，下关，颊车，听宫，合谷。

配穴　寒湿痹阻加风池、外关；瘀血阻滞加足三里、膈俞；头痛加太阳、百会；伴有弹响加颧髎。

方义　阿是穴、下关、颊车、听宫为局部取穴，以疏通局部经络气血，疏筋通络止痛；合谷为治疗头面部疾患的要穴，即取"面口合谷收"之意。

操作　先针合谷穴直刺0.5寸，行捻转提插泻法或平补平泻法，宜边行针边嘱患者做缓慢、连续、小幅度张口和闭口动作；阿是穴直刺0.5寸，下关穴直刺0.5寸，颊车穴直刺0.3寸，听宫穴直刺0.5寸，毫针针刺泻法。可配艾灸疗法。

2.其他治疗

（1）**温针灸法**　取下关、阿是穴，温针灸，每日1次。

（2）**皮内针法**　取阿是穴、下关、听宫，选用麦粒型皮内针埋入穴位，用橡皮膏固定针柄，每次留针24～48小时。

（3）**三棱针法**　取患侧下关，用三棱针点刺后拔罐，每2～3日治疗1次。

（4）**穴位注射法**　选用复方丹参注射液，取足三里，注射1～2mL。

【医案选录】

患者，女，26岁，因右侧颞下颌关节疼痛半月，加重2天就诊。患者吃饭、说话明显受限，伴弹响，无头晕头痛等不适。查体：右颞下颌关节无红肿，局部有压痛，开口幅度减小，伴关节弹响，舌淡红，苔白，脉浮紧。诊断：右颞下颌关节功能紊乱综合征。治疗：主穴取合谷、下关、翳风，配穴取听宫、牵正，合谷取健侧，余穴均取患侧。操作：合谷毫针直刺，泻法，快速捻转强刺激，使针感沿手臂向上传导，令患者先缓慢、连续地做小幅度张口、闭口动作，5分钟后加大张口幅度，以患者能耐受为度，再运动5分钟；再取下关、翳风、牵正，毫针直刺使局部产生酸麻胀重感；令患者张口取听宫，得气后，在各穴上施温针灸（合谷穴除外）。治疗2次后，患者疼痛明显减轻，开口幅度增大；治疗5次后患者痊愈，随访半年未复发。[薛维华，丁敏，苏旭春，等.温针灸运动疗法治疗颞颌关节紊乱病临床观察[J].中国针灸，2007,27（5）:322-324.]

【按语】

1.针灸治疗本病疗效良好，重在调节颞下颌关节相关肌肉、关节囊及关节盘的功能。

2.忌食生硬、寒凉及刺激性食物。

十四、颈椎病

颈椎病是以头枕、颈项、肩背、上肢等部位疼痛以及进行性肢体感觉和运动功能障碍为主症的疾病。西医学认为，颈椎病是由于颈椎骨质增生、颈项韧带钙化、颈椎间盘萎缩退化等改变，刺激或压迫颈部神经、脊髓、血管而产生的一系列症状和体征的综合征。该病共分为 6 型，即颈型、神经根型、脊髓型、椎动脉型、交感型和混合型。

本病属于中医学"眩晕""痹证"等病证范畴。其发病常与伏案久坐、跌仆损伤、外邪侵袭或年迈体弱、肝肾不足等有关。基本病机是筋骨受损，经络气血阻滞不通。无论外邪侵袭还是肝肾不足皆可影响到颈椎，使颈部筋骨失养或气血不通，进而发展为颈椎病。本病部位在颈部筋骨，与督脉及手、足太阳经、少阳经关系密切。

【辨证要点】

主症　头枕、颈项、肩背、上肢等部位疼痛以及进行性肢体感觉和运动功能障碍。

风寒痹阻　久卧湿地或夜寐露肩而致项强脊痛，肩臂酸楚，颈部活动受限，甚则手臂麻木冷痛，遇寒加重，舌淡，苔白，脉弦紧。

劳伤血瘀　多在外伤后出现颈项、肩臂疼痛，手指麻木，劳累后加重，项部僵直或肿胀，活动不利，肩胛冈上下窝及肩峰有压痛，舌质紫暗有瘀点，脉涩。

肝肾亏虚　颈项、肩臂疼痛，四肢麻木乏力，头晕耳鸣，腰膝酸软，遗精，月经不调，舌红少苔，脉细弱。

【治疗】

1. 基本治疗

治法　疏筋骨，通经络。取局部穴位及手、足太阳经穴为主。

主穴　颈夹脊，天柱，后溪，申脉，悬钟。

配穴　风寒痹阻加风门、大椎；劳伤血瘀加膈俞、合谷；肝肾亏虚加肝俞、肾俞；上肢疼痛加曲池、合谷；上肢或手指麻木加少海、手三里；头晕、头痛加百会、风池；恶心、呕吐加中脘、内关。

方义　颈夹脊、天柱为局部选穴，可疏筋骨、通经络，疏导颈项部气血；后溪、申脉均为八脉交会穴，分属手、足太阳经，且后溪通督脉，申脉通阳跷脉，两穴上下相配，功在疏导颈项、肩胛部气血；悬钟为髓会，滋肾壮骨，以达治病求本之功。

操作　颈夹脊、天柱直刺 1 寸，行捻转泻法；后溪直刺 0.5 寸，申脉直刺 0.2 寸，悬钟直刺 0.5 寸，行平补平泻法。配穴行虚补实泻法。风寒痹阻可加灸法。

2. 其他治疗

（1）耳针法　取颈椎、肩、颈、神门、交感、肾上腺、皮质下、肝、肾。每次选用 3～4 穴，毫针刺法，或埋针法、压籽法。

（2）穴位注射法　取大杼、肩中俞、肩中俞、天宗，选用 1% 盐酸普鲁卡因或维生素 B_1、维生素 B_{12} 注射液，每穴注射 0.5～1mL。

（3）皮肤针法　取颈夹脊、大椎、大杼、肩中俞、肩中俞，叩刺至局部皮肤潮红或出血，然后加拔火罐。

【医案选录】

患者，女，65岁，因颈部活动不利伴疼痛和弹响1年余就诊。患者颈部活动不利，曾经做按摩治疗，当时感到颈部轻松舒适，但症状没有根本改善。刻下症：颈部活动时疼痛，活动度尚好，伴疼痛和弹响，伴右手麻木，时有头晕头痛、恶心及后背发沉。检查：C_6、C_7棘突压痛。颈椎X光片示：颈椎曲度稍直，$C_4 \sim C_7$椎体骨质增生，椎间隙狭窄。印象：颈椎病。舌脉诊：舌尖红，苔薄黄，脉沉弦。辨证：颈部为阳位，容易为风寒热等邪气侵袭，导致局部经脉气血不畅而致疼痛、麻木。西医诊断：颈椎病。中医诊断：痹证（风寒痹阻颈部经脉）。治则：清上补下。治法：风池、天柱、$C_4 \sim C_7$夹脊、列缺、后溪。风池、天柱用中等刺激，泻法。余穴中等刺激，平补平泻。留针20分钟，隔日1次。疗效：针10次后，患者诸症均消失。{喻晓春.针灸名家医案解读[M].北京：人民军医出版社，2014:74-75.}

【按语】

1.针灸治疗本病疗效好，若配合推拿、药物外敷则疗效更佳。

2.落枕会加重颈椎病病情，长期伏案或低头工作者应注意颈部保健。

3.针刺颈夹脊可通过调控椎间盘细胞外基质系统来治疗椎间盘退变性颈椎病。

十五、落枕

落枕是颈部突然发生疼痛、活动受限的一种病证，主要指急性单纯性颈项强痛，系颈部伤筋范畴，又称"失枕""失颈"。西医学中，落枕多见于素有颈椎病史者或某些颈部外伤导致肌肉保护性收缩以及关节扭挫者。

落枕的发生常与睡眠姿势不正、枕头高低不适、颈部负重过度、风寒邪侵袭颈背部等因素有关。基本病机是经筋受损，筋络拘急，气血阻滞不通。无论是姿势不正、过度负重还是风寒邪侵袭，均可导致颈部筋络拘急，气血阻滞不通。本病病位在颈项部经筋，与督脉、手足太阳和足少阳经密切相关。

【辨证要点】

主症　颈项强痛，活动受限，项背部或颈肩部压痛明显。

督脉、太阳经型　项背部强痛，低头时加重，项背部压痛明显。

少阳经型　颈肩部疼痛，头部歪向患侧，颈肩部压痛明显。

【治疗】

1.基本治疗

治法　通经活络，疏筋止痛。取局部穴位为主，配合循经远端取穴。

主穴　阿是穴，天柱，后溪，悬钟，外劳宫。

配穴　督脉、太阳经型加大椎、束骨；少阳经型加风池、肩井。

方义　足少阳、手太阳循行于颈项部，悬钟、后溪分属两经，与局部天柱、阿是穴合用，远近相配，可疏调颈项部经络气血，舒筋通络止痛；外劳宫又称落枕穴，是治疗本病的经验穴，有活血通络、解痉镇痛的作用。

操作　天柱直刺1寸，后溪直刺0.5寸，悬钟直刺 0.5 寸，外劳宫直刺 0.5 寸，阿是穴针刺 1 寸，行捻转泻法。先刺远端穴，持续捻转，嘱患者慢慢活动颈项，一般疼痛可立即缓解；之后再针局部的腧穴，可加艾灸或点刺出血。

2. 其他治疗

（1）指针法 取患侧承山，医生以拇指重掐至局部酸胀，边指压边让患者活动颈部，适用于疾病初起。

（2）耳针法 取颈、颈椎、神门，毫针中等刺激，持续运针时嘱患者徐徐活动颈项部。

（3）拔罐法 取大椎、肩井、天宗、阿是穴。疼痛较重者可行刺络拔罐或走罐法。

【医案选录】

患者，男，40 岁。患者晨睡醒突然感觉颈项部连左肩胛区牵扯疼痛，活动受限，不能向右转动四顾。查体：枕后下方左侧颈部有明显压痛点，舌苔薄白，脉弦紧。诊断：落枕，风寒侵袭。治则：祛风散寒，舒筋活络。取穴：后溪（左）。治疗：先用梅花针叩打颈项及背俞穴区的皮部，使局部有潮红发热感，用毫针刺后溪，行泻法，并嘱患者边针刺边转动颈部，当即获得立竿见影的疗效。{符文彬.司徒铃针灸医论医案选 [M].北京：科学出版社，2012:63.}

【按语】

1. 针灸治疗本病疗效迅捷显著，常为首选方法，针后可配合推拿和理疗。

2. 中老年人反复出现落枕时，应考虑颈椎病并采取治疗。

十六、肩周炎

肩周炎是以肩部疼痛，痛处固定，活动受限为主症的疾病。因本病多发于 50 岁左右的成人，故俗称"五十肩"；后期常出现肩关节的粘连，活动明显受限，又称"冻结肩"。肩周炎是由于肩周的肌肉、肌腱、韧带、滑囊和关节囊等软组织发生慢性无菌性炎症，导致关节内外粘连，阻碍肩关节活动所致。部分患者是由肱二头肌腱鞘炎、冈上肌炎、肩峰下滑囊炎等发展而来。

中医学称本病为"肩凝症"。肩周炎的发生常与体虚、劳损及风寒侵袭肩部等因素有关。无论是感受风寒，气血痹阻，或劳作过度、外伤损及筋脉，还是年老气血不足，筋骨失养，皆可导致本病。基本病机是肩部经络不通或筋肉失于气血温煦和濡养。本病病位在肩部筋肉，与手三阳、手太阴经密切相关。

【辨证要点】

主症 肩周疼痛、酸重，夜间为甚，常因天气变化及劳累而诱发或加重，患者肩前、后或外侧压痛，主动和被动外展、后伸、上举等功能明显受限，后期可出现肌肉萎缩。

手阳明经型 疼痛以肩前外部为主且压痛明显，肩髃穴处疼痛或压痛明显，外展疼痛加重。

手少阳经型 疼痛以肩外侧部为主且压痛明显，肩髎穴处疼痛或压痛明显，外展疼痛加重。

手太阳经型 疼痛以肩后部为主且压痛明显，肩贞、臑俞穴处疼痛或压痛明显，肩内收疼痛加重。

手太阴经型 疼痛以肩前部为主且压痛明显，中府穴处疼痛或压痛明显，后伸疼痛加重。

【治疗】

1. 基本治疗

治法 通经活络，疏筋止痛。取局部穴位为主，配合循经远端取穴。

主穴 阿是穴，肩髃，肩髎，肩贞，肩前，阳陵泉，条口透承山。

配穴 手阳明经型加三间；手少阳经型加中渚；手太阳经型加后溪；手太阴经型加列缺。

方义 肩髃、肩髎、肩贞分别为手阳明、手少阳、手太阳经穴，与奇穴肩前、阿是穴均为局部选穴，可疏通肩部经络气血，通经活血而止痛；阳陵泉为筋会，可疏筋止痛；条口透承山可疏导太阳、阳明两经气血，为临床经验效穴。

操作 肩髃、肩髎、肩贞、肩前直刺0.8寸，阿是穴行合谷刺，阳陵泉直刺0.8寸，条口向承山穴透刺1.5寸。捻转泻法。先刺远端穴，行针后让患者活动肩关节。局部穴位宜加灸法。

2. 其他治疗

（1）拔罐法 取肩部阿是穴，行刺络拔罐，每2～3日治疗1次。

（2）火针法 取肩部阿是穴，每2～3日治疗1次。

（3）穴位注射法 取肩部阿是穴，选用当归注射液，每穴注射1～2mL。

【医案选录】

患者，女，55岁。患者左肩酸痛，抬举殊艰，十指麻木，不时酸冷，伴有腰酸，迄今年余，脉细软，苔薄滑。病属内虚招邪，治拟和营宣络。处方：肩髃（左）、肩髎（左）、肩贞（左）、巨骨（左）、臂臑（左）、曲池（左）、合谷（左）、肾俞（双）。手法：捻转补法，肩髃穴下用合谷刺，肩部加用温针并轮流拔罐。二诊：9月20日，针治8次，患者抬举渐利，唯后旋时仍不利，肩俞穴处有压痛，腰痛亦减，以上方加减。处方：肩髃（左）、肩髎（左）、臂臑（左）、曲池（左）、合谷（左）、肾俞（双）。手法：捻转补法，肩俞穴下用齐刺，肩部加用温针并轮流拔罐。三诊：9月27日，针治迄今，患者日趋好转，经气得畅，营卫亦和，抬动已舒利无碍，病已告痊，可停针观察。〔吴绍德，王佐良，徐玉声，等.陆瘦燕针灸论著医案选[M].北京：人民卫生出版社，2006：310-311.〕

【按语】

1. 本病早期针灸治疗效果较好。经较长时间治疗无明显缓解时应排除肩关节结核、肿瘤等疾患。

2. 本病治疗期间患者应配合肩关节功能锻炼，例如爬墙、拉绳等动作，并注意肩部保暖。

十七、臂丛神经痛

臂丛神经痛是指锁骨上窝、肩、腋、前臂尺侧等部位出现强烈的放射性，甚至呈刀割样、撕裂样、烧灼样或针刺样疼痛为主症的神经性疼痛，可伴有肢体运动、感觉障碍和肌萎缩。西医学中，臂丛神经痛是各种原因导致臂丛神经根、神经干出现无菌性炎症，与颈椎的退行性变、前中斜角肌综合征、外伤或免疫接种、感受寒凉等因素有关。

本病属于中医学"肩痹""肩臂痛""腋痛"等病证范畴。其发病常与风寒湿热侵袭、跌打损伤等有关。无论外邪侵袭还是跌打损伤，使锁骨上窝、肩、腋、前臂尺侧等部气血不通，皆可引起疼痛。本病病位在锁骨上窝、肩、腋、前臂尺侧等部，与手三阳、手三阴经关系密切。基本病机是经络气血阻滞不通。

【辨证要点】

主症 肩部疼痛、酸重，呈静止痛，有时可向颈部和整个上肢放射，常因感受风寒、天气变化及劳累而诱发或加重，日轻夜重，肩前、后及外侧均有压痛，主动和被动外展、后伸、上举等功能明显受限。病变早期以肩部疼痛为主，后期以肩关节活动受限为主。病情迁延日久，可出现肩部肌肉萎缩。

手阳明经证 以肩前区疼痛为主，后伸疼痛加剧。

手少阳经证 以肩外侧疼痛为主，外展疼痛加剧。

手太阳经证 以肩后侧疼痛为主，肩内收时疼痛加剧。

手太阴经证 以肩前近腋部疼痛为主，且压痛明显。

【治疗】

1. 基本治疗

治法 通经活络止痛。取局部穴位及手三阳经经穴为主。

主穴 颈夹脊，极泉，肩髃，曲池，外关，后溪。

配穴 手阳明经证配合谷；手少阳经证配外关；手太阳经证配后溪；手太阴经证配列缺。

方义 根据神经节段理论，取颈夹脊可以治疗臂丛神经支配区域的疼痛；极泉疏通手少阴经气血；肩髃、曲池疏通手阳明经气血；外关、后溪分别疏导手少阳和手太阳经气血。诸穴合用，可奏通经活络止痛之功。

操作 颈夹脊直刺1寸，肩髃直刺0.8寸，曲池直刺0.8寸，外关、后溪直刺0.5寸，极泉直刺0.5～0.8寸，避开动脉，或在心经之极泉穴下1寸针刺，用提插泻法，使针感直达手指。

2. 其他治疗

（1）**耳针法** 取颈椎、肩、颈、肘、腕、神门、交感、肾上腺、皮质下。每次3～4穴，毫针刺法，或埋针法、压丸法。

（2）**拔罐法** 取局部阿是穴，行闪罐法。

（3）**穴位注射法** 取颈夹脊、肩髃、曲池、外关，选用1%盐酸普鲁卡因或维生素B_1、维生素B_{12}注射液，每穴注射0.5～1mL。

【医案选录】

患者，男，35岁。患者右臂肘内后缘疼痛3天，痛如电击样，向下可放射至手指，向上可及腋下，病处感觉过敏。按其疼痛区域与尺神经分布相符，诊为尺神经痛。根据证候，此乃手少阴心经之病。拟针右侧少泽、神门、支正（表里相配），留针10分钟，间日1次，1次减轻，5次痊愈。｛刘冠军.现代针灸医案选[M].北京：人民卫生出

版社，2012:271.}

【按语】

1. 针灸治疗本病有较好的疗效，治疗越早疗效越好。需排除肩关节结核、肿瘤、骨折、脱臼等疾病，并与颈椎病、内脏病引起的牵涉痛相区别。

2. 对组织产生的粘连、肌肉萎缩者，应结合推拿治疗，以提高疗效。平时应进行适当的肩部功能练习，注意肩部保暖，避免风寒侵袭。

3. 现代研究表明，针灸通过局部刺激可减弱或拮抗痛觉感受器对痛觉的传导，提高痛阈值，达到止痛的目的。针灸还可以促进肩关节局部的微循环及营养代谢，从而有利于炎症水肿的吸收和局部堆积的代谢产物的输送，缓解肌肉痉挛，松解粘连，改善功能。

十八、肱骨内、外上髁炎

肱骨内、外上髁炎是指肘部内外侧疼痛，伴有伸腕和前臂旋转功能障碍的慢性劳损性疾病。西医学中，肱骨外上髁炎是股骨外上髁处附着的前臂腕屈肌腱的慢性损伤性肌筋膜炎，肱骨内上髁炎是股骨内上髁处附着的前臂腕屈肌腱的慢性损伤性肌筋膜炎。

本病属中医学"肘劳""痹证""伤筋"范畴。肱骨内、外上髁炎的发生常与肘部慢性劳损有关。本病病位在肘部手阳明经、太阳经经筋。长期反复地做拧、拉、旋转等动作，可使肘部手阳明、太阳经筋慢性损伤，导致肘部气血瘀阻而引起疼痛。基本病机是筋脉不通，气血瘀阻。

【辨证要点】

主症 肘关节活动时疼痛，有时可向前臂、腕部、和上肢放射，局部肿痛不明显，常有固定的压痛点，肘关节活动不受限。

手阳明经型 肘关节外上方（肱骨外上髁周围）有明显的压痛点，俗称网球肘。此型临床最为常见。

手太阳经型 肘关节内下方（肱骨内上髁周围）有明显的压痛点，俗称高尔夫球肘。

【治疗】

1.基本治疗

治法 通经活络，疏筋止痛。取局部穴位为主。

主穴 阿是穴，曲池，肘髎，阳陵泉。

配穴 手阳明经型加手三里、三间；手太阳经型加小海、阳谷。

方义 取阿是穴以通经活络、疏筋止痛；肱骨内、外上髁炎多发于肘外侧，此乃手阳明经脉所过之处，取手阳明经之曲池、肘髎旨在疏通经络气血；筋会阳陵泉，取对侧阳陵泉属缪刺法，配合局部穴位可疏筋止痛。

操作 先针对侧阳陵泉处压痛点（靠近腓骨小头），直刺1寸，同时活动患部。在局部阿是穴采用多向透刺，或多针齐刺，局部可加灸，以温和灸、温针灸、隔姜灸最为常用。曲池穴直刺1寸，肘髎直刺0.8寸。诸穴均行捻转泻法。

2.其他治疗

（1）**火针法** 取阿是穴，每2～3日治疗1次。

（2）**拔罐法** 取阿是穴，行刺络拔罐。

（3）穴位注射法　取阿是穴，用当归注射液或威灵仙注射液，每穴注射 1 ～ 2mL。

（4）耳针法　取肘、神门、肾上腺，毫针刺法或埋针法。疼痛剧烈者，可用粗毫针或三棱针点刺耳尖出血。

【医案选录】

患者，女，23 岁，因左肘及前臂内侧间断性痛 3 月余，加重 2 日就诊。患者 3 个月前因劳累而趴卧桌上入睡，醒后自觉左上臂、前臂酸楚麻木，自我按揉 5 分钟左右症状消失，数日起床后，左前臂内侧近肘处隐痛，伴前臂无力，未经注意，症状逐渐加重。检查：肱骨内上髁处压痛明显，抗阻力屈腕试验阳性。舌脉诊：舌淡红，苔薄白，脉弦细。西医诊断：肱骨内上髁炎。中医诊断：肘劳。证型：气滞血瘀，筋肉失养。治则：行气活血，濡养筋肉。处方主穴：阿是穴。配穴：少海、阳谷、支正、反阿是穴。刺灸法：扬刺阿是穴。在肱骨内上髁痛点处直刺 0.3 寸左右，在四周 0.5 寸左右处向中间刺入 4 针，得气后，行雀啄灸 15 分钟，以皮肤发红为度。少海、阳谷、支正按迎随补泻的泻法刺入。反阿是穴即在对侧肱骨内上髁周围寻找痛点，该处按压后，患者自觉对侧肘臂痛减轻，将该点为穴刺入。留针 30 分钟，每 15 分钟行针一次，中等刺激手法。针刺 2 次后，患者疼痛消失。{程为平.针灸止痛经验实录 [M].北京：人民军医出版社，2013:300-301.}

【按语】

1. 针灸治疗肱骨内、外上髁炎有较好的疗效。

2. 治疗期间尽量减少肘关节活动，避免提重物。

十九、腰痛

腰痛是以腰部疼痛为主症的病证，又称"腰脊痛"。西医学中，腰痛多见于腰部软组织损伤及腰椎病变、腰椎间盘病变等。

腰痛的发生常与感受外邪、跌扑损伤和劳欲过度等因素有关。无论感受外邪还是虚劳过度，使腰部经络不通或失于濡养，皆可引起腰痛。基本病机是腰部经络不通，气血痹阻，或肾精亏虚，腰部失于濡养、温煦。本病病位在腰部，与肾、足太阳膀胱经、督脉等关系密切。

【辨证要点】

主症　腰部疼痛。发病较急，腰痛明显，痛处拒按者为实证；起病较缓，腰部酸痛，遇劳加重，痛处喜按者为虚证。疼痛部位在腰脊正中，病在督脉；疼痛部位在腰脊两侧，病在足太阳经。

寒湿腰痛　腰部冷痛重坠，遇阴雨寒冷加重，舌淡，苔白滑，脉弦迟。

瘀血腰痛　多有外伤史，腰部刺痛，痛处固定不移，舌质暗或有瘀斑，脉涩。

肾虚腰痛　腰部酸痛隐隐，喜按喜揉，遇劳加重，脉细。

【治疗】

1. 基本治疗

治法　通经止痛。取局部穴位及足太阳经经穴为主。

主穴　肾俞，大肠俞，阿是穴，委中。

配穴　寒湿腰痛加腰阳关；瘀血腰痛加

次髎；肾虚腰痛加大钟。病在督脉加后溪；病在足太阳经加申脉；腰椎病变加腰夹脊。

方义 腰为肾之府，肾俞可壮腰益肾，祛除寒湿；膀胱之脉夹脊抵腰络肾，循经远取委中，可通调足太阳经气，即"腰背委中求"之意；阿是穴属近部取穴法，与大肠俞同用可以疏导局部经筋络脉之气血。

操作 肾俞、大肠俞直刺1寸，毫针补法；阿是穴、委中穴直刺1寸，毫针泻法。急性腰痛，痛势剧烈者，阿是穴、委中可用三棱针刺出血。寒湿腰痛、肾虚腰痛者，可加灸法。

2. 其他治疗

（1）耳针法 取患侧腰骶椎、肾、膀胱、神门。每次2～3穴，毫针刺法，或埋针法、压丸法。

（2）拔罐法 取肾俞、大肠俞、阿是穴。瘀血腰痛和寒湿腰痛可行刺络拔罐。

（3）穴位注射法 取肾俞、大肠俞、阿是穴，选用复方当归注射液或丹参注射液等，每次2～3穴，每穴注射1～2mL。

【**医案选录**】

患者，男，29岁，因腰痛2个月余就诊。患者无明显诱因出现腰痛，现患者腰部疼痛，呈隐痛性质，时轻时重，疼痛牵及骶骨部酸楚不适，伴溲黄频数，面晦少华。舌脉诊：舌淡紫，边有齿痕，苔白，脉滑，尺虚。西医诊断：腰痛。中医诊断：腰痛（寒湿侵袭）。治则：益肾气，祛寒湿，通经络。治法：肾俞、腰阳关、命门、志室、委中、飞扬、足三里、三阴交、太溪。肾俞、腰阳关用灸法。命门、足三里、太溪用补法，余穴用平补平泻法。治疗4次，腰痛大

减，唯感骶部沉重；治疗10次，患者诸症消失，疾病痊愈。〔喻晓春. 针灸名家医案解读 [M]. 北京：人民军医出版社，2014:180.〕

【**按语**】

1. 针灸治疗本病有较好的疗效，但内脏疾病引起的腰痛以治疗原发病为主。

2. 因脊柱结核、肿瘤等引起的腰痛一般不在局部取穴。

二十、坐骨神经痛

坐骨神经痛是指沿坐骨神经通路及其分布区（腰、臀、大腿后侧、小腿后外侧及足外侧）以放射性疼痛为主要症状的病证。西医学中，坐骨神经痛多见于腰椎间盘突出症、感染性疾病、脊柱肿瘤、骨盆病变、腰骶软组织劳损及部分内科疾病中。该病通常分为根性坐骨神经痛和干性坐骨神经痛，临床上以前者多见。

本病属于中医学"痹证""腰腿痛"等病证范畴。坐骨神经痛的发生常与感受外邪、跌仆闪挫有关。基本病机是经络不通，气血瘀滞。凡感受风寒湿邪，痹阻经脉，或腰部跌仆闪挫，损伤筋脉，皆可引起疼痛。本病病位主要在足太阳、足少阳经。

【**辨证要点**】

主症 腰或臀、大腿后侧、小腿后外侧及足外侧呈放射样、电击样、烧灼样疼痛。起病急骤，痛势剧烈，痛处固定，拒按者为实证；起病缓慢，痛势隐隐，喜揉按，伴腰膝酸软，倦怠乏力，脉沉细者为虚证。足太阳经型疼痛以下肢后侧为主。足少阳经型疼痛以下肢外侧为主。

寒湿证 腰腿冷痛、重浊，遇冷加重，得温则减，舌质淡，苔白滑，脉沉迟。

瘀血证 腰腿疼痛剧烈，痛如针刺，痛处固定不移，夜间加重，或伴有外伤史，舌质紫暗，脉涩。

气血两虚证 痛势隐隐，喜揉喜按，劳则加重，舌淡，脉细。

【**治疗**】

1. 基本治疗

治法 通经止痛。取足太阳经、足少阳经经穴为主。

主穴

足太阳经型：腰夹脊，志室，委中，承山，昆仑，阿是穴。

足少阳经型：腰夹脊，环跳，阳陵泉，悬钟，丘墟，阿是穴。

配穴 寒湿证加命门、腰阳关；瘀血证加血海、三阴交；气血两虚证加足三里、三阴交。

方义 腰夹脊为治疗腰腿疾病的要穴，可疏通局部气血，以治病求本；坐骨神经痛多发于足太阳经、足少阳经循行的部位，分别取足太阳、足少阳经诸穴可以疏导本经闭阻不通之气血，达到"通则不痛"的治疗目的。

操作 腰夹脊直刺1.5寸，志室直刺2寸，委中直刺1寸，承山直刺1寸，昆仑直刺0.5寸，环跳直刺2.5寸，阳陵泉直刺1寸，悬钟直刺0.5寸，丘墟直刺0.5寸，阿是穴直刺1寸，毫针泻法。志室、环跳以针感沿腿部足太阳、足少阳经向下传导为佳。

2. 其他治疗

（1）拔罐法 沿下肢足太阳、足少阳经循行的部位行闪罐、走罐法。

（2）头针法 取足运感区，感觉区上1/5。

（4）穴位注射法 取腰夹脊、志室、环跳、阳陵泉。每次2～3穴，选用当归注射液、丹参注射液或10%葡萄糖注射液10mL，加维生素 B_1 100 mg 混合液等，每穴注射2～5mL。

【**医案选录**】

患者，男，44岁。主诉：腰腿痛15年。X线及MRI检查示 L_4、L_5 腰椎间盘膨出。15年来，患者在德国一些医院曾注射封闭600多针，只能缓解疼痛，未能根治，前来要求针灸治疗。刻下症：右侧腰部、臀部及小腿外侧疼痛，劳累后加重，右小腿外侧时有麻木感。右侧 L_4、L_5 夹脊处有小的肿胀物，按之痛甚，并向小腿外侧放散。舌脉诊：舌紫有瘀斑，苔厚白，脉弦涩。西医诊断：腰椎间盘膨出，坐骨神经痛。中医诊断：腰腿痛（气滞血瘀）。治则：通调经络，行气活血。治法：十七椎下，L_4、L_5 夹脊，大肠俞，委中，环跳，阳陵泉，丘墟。泻法，留针20分钟，每周治疗2次。疗效：针3次后患者疼痛明显减轻；针7次后患者疼痛及麻木均消失；随访1年未见复发。{喻晓春.针灸名家医案解读[M].北京：人民军医出版社，2014:185-186.}

【**按语**】

1. 针灸治疗坐骨神经痛效果显著。如因肿瘤、结核等引起者，应治疗其原发病；腰椎间盘突出引起的可配合牵引或推拿治疗。

2. 急性期应卧床休息，椎间盘突出者须

卧硬板床，腰部束阔腰带。

3. 平时常用两手掌根部揉搓腰部，早晚各 1 次，可减轻或防止腰痛。

二十一、膝骨性关节炎

膝骨性关节炎是指膝关节软骨出现原发性或继发性退行性改变，并伴有软骨下骨质增生，从而使关节逐渐被破坏及产生畸形，影响膝关节功能的一种退行性疾病。西医学中，膝骨性关节炎常伴有膝关节滑膜炎、韧带损伤、半月板损伤、膝关节游离体、髌骨软化、滑囊炎等膝关节疾病。

本病属于中医学"痹证""膝痹"的病证范畴。膝骨性关节炎的发生常与劳伤、行走过多或跑跳跌撞等因素有关。基本病机是气血瘀滞，筋骨失养。本病属本虚标实之证，老年肝肾不足，筋骨失荣，复因外感寒湿，或内生湿浊，滞留关节而肿胀，筋骨失濡而发生疼痛。本病病位在膝部筋骨。

【辨证要点】

主症 膝关节疼痛及活动功能障碍。

寒湿 膝关节冷痛肿胀，遇冷加重，得温则减，舌质淡，苔白滑，脉沉迟。

瘀血 膝关节疼痛剧烈，痛如针刺，痛处固定不移，夜间加重，伴有外伤史，舌质紫暗，或有瘀斑，脉涩。

肝肾亏虚型 膝关节痛势隐隐，喜揉喜按，劳则加重，舌淡，脉细。

【治疗】

1. 基本治疗

治法 通经活络，壮骨止痛。取局部穴位为主。

主穴 阿是穴，膝眼，梁丘，阳陵泉，血海，大杼。

配穴 寒湿证加腰阳关；瘀血证加膈俞；肝肾亏虚证加肝俞、肾俞、气海。

方义 膝眼、梁丘、血海、阿是穴为膝关节局部穴位，可疏通局部气血，通经活络止痛；阳陵泉为筋之会穴，可疏筋通络止痛；大杼为骨会，可壮骨止痛，以治其本。

操作 阿是穴直刺 1 寸，膝眼直刺 1 寸，梁丘直刺 0.8 寸，阳陵泉直刺 1.2 寸，血海直刺 1 寸，大杼平刺 0.5 寸，毫针泻法。局部可加电针，或加灸，或温针灸。

2. 其他治疗

（1）耳针法 取神门、交感、皮质下、内分泌、膝。每次 3～5 穴，毫针刺法，或压籽法。

（2）拔罐法 取阿是穴，皮肤针重叩使出血少许，加拔罐。

（3）穴位注射法 取膝眼、阳陵泉、梁丘、膝阳关。每次 2～3 穴，选用当归注射液、丹皮酚注射液、威灵仙注射液等，每穴注入药液 0.5～1mL。

【医案选录】

患者，男，67 岁。患者自诉两膝关节感觉疼痛，弯曲成弓形已 7 年多，不能行动，并在气候变化时加重，两腿及膝部发冷发麻，肌肉轻度萎缩，经治疗多次无效。查体：患部无红肿，偶尔听到两膝关节摩擦音，膝腱反射减弱。舌苔薄白，脉沉迟。疼痛部位正当在足阳明胃经膝部和足太阳膀胱经腘窝处。诊断：痹证（中医）；膝关节炎（西医）。治则：疏通经络，调和气血。治疗：针刺手阳明大肠经对应点（双）、手太阳小肠经对应点（双），用烧山火手法捻转。片刻，患者即感到患部发热，随即两膝关节亦发热，并有微汗；间歇捻转 20 分钟后，患者感到周身发热，患膝有轻微的感觉，能伸展寸余；又持续捻转 10 分钟，起针后患者双侧患膝能伸展 2 寸多。8 月 17 日二诊：患者病情显著好转，舌脉同前，但仍感到膝弯部有点不得力。针点同前，加手少阴心经对应点，捻转 3～5 分钟后，针处及患部均发热，留针 30 分钟，起针后患膝又伸展 2 寸多。针刺 9 次后患者能携杖走路，共诊 15 次而痊愈，5 年后随访，未见复发。｛刘冠军.现代针灸医案选 [M].北京：人民卫生出版社，2012:111.｝

【按语】

1. 针灸治疗膝骨性关节炎，临床有很好的疗效，可与艾灸、火罐、耳针等综合治疗，效果更佳。

2. 注意与良性关节痛、风湿性关节炎、类风湿关节炎相鉴别。

3. 平时注意减少膝关节负重，必要时扶手杖走路，并要注意保暖。

4. 现代研究表明，温针灸通过调节膝关节软骨转化生长因子-β1 和胰岛素样生长因子 1 的水平，促进关节软骨的修复，缓解并改善关节局部的炎性症状。

二十二、急性踝关节扭伤

急性踝关节扭伤是指踝关节软组织韧带损伤引起的踝关节肿胀、疼痛，甚至活动受限的一种病证。西医学中，踝关节周围的韧带损伤属于踝关节扭伤的范畴。踝关节扭伤可能导致包括外踝的距腓前韧带、跟腓韧带、内踝三角韧带、下胫腓横韧带等损伤。

本病属于中医学"伤筋"的病证范畴。急性踝关节扭伤的发生常与踩空、弹跳或足部运动时用力过猛或不当等有关。基本病机是筋络瘀滞不通。无论足部运动时用力过猛还是用力不当，使踝部筋络受损，气血瘀滞不通，皆可引起局部肿胀、疼痛。本病病位在踝部筋络。

【辨证要点】

主症 扭伤部位因瘀阻而肿胀疼痛，伤处肌肤青紫，关节有不同程度的功能障碍。

足太阳经型 肿胀、疼痛在外踝下方，病在足太阳筋络。

足少阳经型 肿胀、疼痛在外踝前下方，病在足少阳筋络。

足少阴经型 肿胀、疼痛在内踝下方，病在足少阴筋络。

足太阴经型 肿胀、疼痛在内踝前下方，病在足太阴经筋络。

【治疗】

1. 基本治疗

治法 舒筋活络，消肿止痛。以局部穴位为主。

主穴 申脉，丘墟，养老，阿是穴。

配穴 可用手足同名经配穴法，即在对侧腕关节找压痛点针刺。

方义 踝关节扭伤属筋伤病，病在经筋、络脉，"在筋守筋"，故治疗时取扭伤部位穴位以舒通筋络，散除局部气血壅滞，达到"通则不痛"的效果；踝关节扭伤以外踝下方为多见，病在足太阳筋络，取对侧养老处压痛点，属缪刺法，也是手足同名经取穴法，治疗本病常有捷效。

操作　申脉直刺 0.2 寸，丘墟直刺 0.5 寸，养老向肘方向斜刺 0.5 寸，阿是穴针刺 0.5 寸，毫针泻法。一般宜先取远端穴位，针刺时配合踝关节活动。

2. 其他治疗

（1）三棱针法　取患部所属经络的井穴、阿是穴，井穴用三棱针点刺出血，阿是穴以三棱针点刺出血后可拔火罐。

（2）耳针法　取踝、神门、皮质下，毫针刺法，或压籽法。

【医案选录】

患者，女，16 岁。主诉：右踝关节肿胀疼痛 1 天。现病史：患者于 1 天前因行走不慎而致右踝关节扭伤，当即局部青紫肿胀，疼痛难忍，步履艰难，影响学习和睡眠。刻下症：右踝关节肿胀疼痛，局部瘀紫肿胀，足不能履地，触诊未见骨损与脱位。舌脉诊：舌淡红，苔薄白，脉浮紧。西医诊断：软组织损伤。中医诊断：扭伤（血瘀气滞）。治则：活血化瘀，消肿止痛。治法：丘墟、昆仑、解溪、阿是穴。以上穴位均取患侧，用三棱针散刺出血，出血约 1mL，并加拔罐，以尽出紫黑色瘀血。针后患者疼痛减轻，次日再诊，仍用上法，肿胀基本消退。三诊后患者肿痛全消，行走自如。{ 喻晓春 . 针灸名家医案解读 [M]. 北京：人民军医出版社，2014:181–182.}

【按语】

1. 针灸对急性踝关节扭伤疗效较好，针刺远端穴位时可令患者活动踝部，常有针入痛止之效。

2. 受伤后应适当限制扭伤部位的活动，以避免加重疼痛。扭伤早期应配合冷敷止血，24 小时内禁止热敷，24 小时后予以热敷以助瘀血吸收。

第四节　五官科病证

一、急性结膜炎

急性结膜炎是以发病急骤，传染性强，结膜充血，分泌物多，涩痛刺痒，羞明多泪为特征的一种急性眼病。该病多由细菌或者病毒等感染引起，好发于春夏季节，临床常见急性细菌性结膜炎和流行性出血性结膜炎等。

本病属于中医学"天行赤眼""红眼病"的病证范畴，多由外感风热、时邪疫毒或肝胆火盛而发病。基本病机是热毒蕴结目窍。本病病位在眼，与肝、胆关系密切。

【辨证要点】

主症　目赤肿痛，羞明，流泪，眵多。

外感风热　起病较急，白睛红赤，沙涩灼热，痒痛皆作，眵多黄黏，伴头痛、发热、鼻塞，苔薄白或微黄，脉浮数。

热毒炽盛　白睛红赤，胞睑肿胀，羞明刺痛，热泪如汤，眵多胶结，或白睛呈点状或片状溢血，黑睛生星翳，头痛心烦，口渴引饮，溲赤便结，舌红，苔黄，脉数。

肝胆火盛　起病稍缓，白睛红赤，胞睑肿胀，病初眼有异物感，视物模糊不清，羞明涩痛，眵多胶结，伴口苦咽干、烦热、便秘、耳鸣，苔黄，脉弦数。

【治疗】

1.基本治疗

治法 疏风清热，消肿止痛。以手阳明经、足太阳经、足厥阴经、足少阳经经穴为主。

主穴 合谷，太冲，风池，睛明，太阳。

配穴 外感风热加少商、上星；热毒炽盛加大椎、曲池；肝胆火盛加行间、侠溪。

方义 肝开窍于目，阳明、太阳、少阳、足厥阴经脉均循行于目系。故取合谷调阳明经气以疏泄风热；太冲、风池分属肝胆两经，上下相应，导肝胆之火下行；睛明为足太阳、足阳明经交会穴，可宣泄郁热，通络明目；太阳点刺放血以泻热消肿。

操作 合谷直刺 0.5～0.8 寸，行捻转泻法；太冲直刺 0.5～0.8 寸，行提插泻法；风池，向鼻尖斜刺 0.8～1.2 寸，行捻转泻法，不宜深刺；睛明直刺 0.5～1 寸，应谨慎操作，进出针须缓慢，捻转宜轻，不宜提插，出针后用消毒棉球按压；太阳直刺 0.3～0.5 寸，行捻转泻法，或点刺放血。以上诸穴均可加电针，用疏密波。上星、少商、大椎可点刺放血。每天 1～2 次。

2.其他治疗

（1）**耳针法** 取眼、目1、目2、肝，毫针刺，留针 20 分钟，间歇运针，亦可在耳尖或耳后静脉点刺放血。

（2）**挑刺法** 可在肩胛间按压过敏点，或在大椎及其旁开 0.5 寸处选点挑刺。

（3）**刺络拔罐法** 在太阳处点刺出血后拔罐。

【医案选录】

患者，男，25 岁。就诊前 3 天患者突然出现两眼涩痛，羞明难睁，继则红肿如桃，热泪如汤，头痛阵作，鼻塞不通，周身恶寒微热，曾服四环素、点眼药水，均未见效。因不能睁眼，家属搀扶患者就诊。刻诊：双目肿胀，白睛浮壅（球结膜高度水肿），赤脉布满，脉数，舌红。此乃风热之邪所致。治疗：针双侧睛明穴、风池穴、攒竹透鱼腰、丝竹空，留针 20 分钟，5 分钟行针一次，按泻法出针；太阳三棱针放血；合谷强刺激，即摇大针孔迅速出针，不按针孔。二诊：第 2 天患者已能睁眼，自行而来，除太阳、合谷不针外，其余各穴仍然照前法针刺 4 天，第 6 天来时病已痊愈。[王智贤. 王智贤老中医针灸经验真传 [M]. 太原：山西科学技术出版社，2012:305-306.]

【按语】

1.针灸治疗急性结膜炎效果较好，可明显缓解病情，缩短病程，还有预防发病的效果。

2.本证为眼科常见急性传染病，在流行时要注意洗脸用具隔离，以防接触传染。

3.治疗期间注意用眼卫生，可配合冷盐水洗眼，并充分暴露患眼，切忌包扎患眼。

4.患病期间注意休息，睡眠充足，减少视力活动；避免情绪波动，勿食辛辣之物。

二、睑腺炎

睑腺炎是以眼睑生小硬结，红肿热痛，形似麦粒，且易于溃脓为特征的一种急性眼病，俗称"麦粒肿"。该病常由金黄色葡萄球菌感染眼睑腺体而引起。凡睫毛毛囊或其附属的皮脂腺等感染称为外睑腺炎，而睑板腺感染称为内睑腺炎。本病多发于一只眼睛，且有惯发性，以青少年为多发人群。

本病属于中医学"针眼"等病证范畴。该病的发生常与外感风热、热毒上攻或脾胃湿热等因素有关。基本病机是热邪结聚于胞睑。本病病位在眼睑，眼睑属脾，太阳之筋为目上纲，阳明之筋为目下纲，故本病与足太阳、足阳明经及脾胃关系密切。

【辨证要点】

主症　起始眼睑痒痛并作，睑缘局限性红肿硬结、疼痛和触痛，继则红肿热痛加剧，数日后硬结顶端出现黄色脓点，破溃后脓自流出。

风热外袭　多发于上睑，针眼初起，痒痛微作，局部硬结微红肿，触痛明显，或伴有头痛发热，全身不适，舌红，苔薄黄，脉浮数。

热毒炽盛　多发于下睑，胞睑红肿，硬结较大，灼热疼痛，有黄白色脓点，口渴喜饮，便秘尿赤，舌红，苔黄或腻，脉数。

脾胃湿热　多发于下睑，麦粒肿屡发，红肿不甚，或经久难消，伴有口黏口臭，腹胀便秘，舌红，苔黄腻，脉数。

【治疗】

1. 基本治疗

治法　疏风清热，消肿散结。以局部穴及足太阳经、足阳明经经穴为主。

主穴　攒竹，太阳，合谷，内庭。

配穴　风热外袭加风池、外关；热毒炽盛加大椎、曲池；脾胃湿热加三阴交、阴陵泉。麦粒肿若在上睑内眦部加睛明；在外眦部加瞳子髎、丝竹空；在两眦之间加鱼腰；在下睑者加承泣、四白。

方义　攒竹为足太阳经穴，与太阳均位于眼区，可清泻眼部郁热而消肿散结；合谷为大肠经原穴，有疏风清热之功；内庭为足阳明经的荥穴，用之以加强清热散结的作用。

操作　攒竹向下斜刺 $0.3 \sim 0.5$ 寸，或平刺 $0.5 \sim 1$ 寸透鱼腰、丝竹空，行捻转泻法，可点刺出血；太阳直刺 $0.3 \sim 0.5$ 寸，行提插泻法，可点刺出血；合谷直刺 $0.5 \sim 0.8$ 寸，行捻转泻法；内庭直刺或斜刺 $0.5 \sim 0.8$ 寸，行提插泻法。以上诸穴均可加用电针，用疏密波。大椎也可点刺放血。每天 $1 \sim 2$ 次。

2. 其他治疗

（1）**耳针法**　耳尖、耳背小静脉点刺放血。或取眼、肝、脾、耳尖，毫针刺，留针 20 分钟，间歇运针。

（2）**挑刺法**　在肩胛区第 $1 \sim 7$ 胸椎棘突两侧探寻淡红色皮疹或敏感点，皮肤消毒后用三棱针点刺，挤出少量黏液或血水，可反复挤 $3 \sim 5$ 次；亦可挑断疹点处的皮下纤维组织。

（3）**刺络拔罐法**　取大椎，用三棱针点刺出血后拔罐。

【医案选录】

患者，女，25 岁。主诉：左上眼睑缘麦粒肿 3 日。患者 3 日前出现左上眼睑缘发痒，继之出现麦粒样肿物、结膜摩擦痛，赴医院就诊，予氯霉素眼药水、四环素软膏外用无效，遂来就诊。查体：左上眼睑缘外 2/3 处有麦粒样大小疖肿，按之不动，疖肿上部有小点状白色脓泡，结膜充血，内眦有少许分泌物，舌红，苔薄白，脉浮数。辨证：患者内有蕴热，上蒸于上胞，经胞郁阻热结而生疖肿。治则：清热散结。处方：攒竹、鱼腰、耳尖。操作：上穴用三棱针点刺放血4～5滴。经治1次，肿消；经治2次，诸症缓解而愈。{高希言.临症针灸医案[M].北京：人民军医出版社，2004:509.}

【按语】

1. 针灸可促进睑腺炎红肿硬结消退，尤其是早期治疗，疗效显著而迅速。如已成脓者应转眼科处理。

2. 本病初起至酿脓期间，切忌用手挤压患处，以免脓毒扩散。早期可湿热敷或理疗，使用抗生素眼药水或眼膏。

3. 平时注意眼部卫生，患病期间清淡饮食。

三、眼睑下垂

眼睑下垂即上睑下垂，是指上睑提举无力，或不能抬起，以致睑裂变窄，甚至遮盖部分或全部瞳孔，影响视功能的一种眼病。其先天性者主要由于动眼神经核或上睑提肌发育不良，为遗传病；获得性者多因动眼神经麻痹、上睑提肌损伤、交感神经疾病、重症肌无力及机械性开睑运动障碍等引起。

本病属于中医学"上胞下垂"等病证范畴。本病的发生常与禀赋不足、脾气虚弱、风邪外袭和外伤等因素有关。基本病机是气虚不能上提，血虚不能养筋。本病病位在胞睑筋肉，胞睑属脾，太阳之筋为目上纲，故本病与脾脏、足太阳经筋关系密切，可涉及肝、肾。

【辨证要点】

主症 上睑下垂，抬举无力，甚至遮盖瞳仁，影响视力。

肝肾不足 多自幼上睑下垂，可伴有五迟、五软，舌淡，苔白，脉弱。

脾虚气弱 起病较缓，朝轻暮重，休息后减轻，劳累后加重，面色少华，眩晕，纳呆，舌淡，苔薄，脉弱。

风邪袭络 起病突然，重者目珠转动失灵，或外斜，或视一为二，舌红，苔薄，脉弦。

气滞血瘀 常有外伤或手术史，眼胞肿胀，或伴疼痛，舌紫暗，苔白，脉弦紧。

【治疗】

1.基本治疗

治法 健脾益肾，养血荣筋。取眼区局部穴为主。

主穴 攒竹，丝竹空，阳白，足三里，三阴交。

配穴 肝肾不足加太冲、太溪；脾虚气弱加百会、脾俞；风邪袭络加风门、风池；气滞血瘀加合谷、血海。

方义 攒竹、丝竹空和阳白均位于眼上方，三穴合用，可通经活络，调和气血，升提眼睑；足三里为多气多血之足阳明经的合穴，三阴交为足三阴经交会穴，两穴合用可健脾益肾、养血荣筋、调和气血。

操作 攒竹平刺0.5～1寸透鱼腰、丝竹空或阳白，行捻转补法；丝竹空向上平刺0.5～1寸，或可透阳白，行捻转补法；足三里直刺0.8～1.2寸，行捻转补法；三阴交直刺1～1.2寸，行捻转补法。眼区局部穴可加用电针，用断续波。

2. 其他治疗

（1）耳针法 取眼、脾、肝、胃、肾。每次 3～4 穴，毫针刺法，或埋针法、压丸法。

（2）皮肤针法 取患侧攒竹、眉冲、阳白、头临泣、目窗、目内眦－上眼睑－瞳子髎连线，叩刺至局部皮肤潮红，隔日 1 次。

（3）灸法 取百会、阳白、涌泉、足三里、三阴交，百会用隔姜灸 5 壮，其他穴位艾条温和灸 15 分钟。

【医案选录】

患者，男，51 岁。患者于春节期间无明显诱因出现短暂性双眼睑下垂，持续数秒钟，偶可因不自主闭眼导致走路撞墙，当时未重视，后逐渐加重，每日不自主闭眼次数增多，每次持续时间延长，曾在外院诊断为"重症肌无力（眼肌型）"。现该患者双眼睑下垂，欲睁不能睁，晨轻暮重，偶有双眼睑间歇性抽搐，持续 10 秒钟左右，闭目休息可减轻，双眼畏光，伴少气懒言，倦怠乏力，多寐，舌质淡，舌苔白腻有齿痕，脉弦。证属中气不足，气虚下陷。治宜补中益气，升阳举陷。取百会、神庭、膻中、关元、气海为主穴，配攒竹、丝竹空、太阳、四白、外关、足三里、三阴交、太冲等，每日 1 次，每次 40 分钟。经针灸 30 次后患者痊愈。〔孙忠人.孙申田针灸医案精选 [M].北京：中国中医药出版社，2012:183-184.〕

【按语】

1. 本病病因复杂，在治疗前应明确诊断。

2. 针灸治疗本病有一定效果，但对于先天重症患者可考虑手术治疗。

四、眼睑痉挛

眼睑痉挛是指眼睑不自主牵拽跳动的病证。该病多为一侧发病，较少两侧同病，多在情绪紧张、疲劳、久视、睡眠不足等情况下加剧，入睡时消失。轻者不治自愈，重者则需治疗，少数病例日久不愈。该病临床常分为原发性和继发性两种，前者又称特发性眼睑痉挛，为局灶性肌张力障碍引起；后者多为眼局部炎症、屈光不正、外伤、脑炎、脑肿瘤等所致。

本病属于中医学"眼睑眴动""脾轮振跳"的病证范畴。其发病常与久病、过劳、情志不遂等引起肝脾损伤、气血衰弱、筋脉失养、血虚生风有关。基本病机是肝脾血虚，虚风内动。本病病位在胞睑筋肉，眼睑属脾，太阳之筋为目上纲，阳明之筋为目下纲，故本病多与肝、脾、胃、膀胱等经脉脏腑有关。

【辨证要点】

主症 眼睑不自主频繁振跳，重者可牵动口角乃至面颊部肌肉发生抽动。

肝脾两虚 兼见劳累或情绪激动、紧张时加重，纳差乏力，面色无华或萎黄，舌淡，脉细弱。

血虚生风 病程较长，眼睑跳动频繁，或牵及眉际、颜面及口角抽搐瞤动，头晕目眩，面色少华，舌淡，苔薄，脉弦细。

【治疗】

1. 基本治疗

治法 补益肝脾，养血息风。以眼区局部穴和足厥阴、足太阴经穴为主。

主穴 四白、攒竹、丝竹空、合谷、太冲、三阴交、足三里。

配穴 肝脾两虚加肝俞、脾俞；血虚生风加风池、血海。上胞振跳加鱼腰、申脉；下胞振跳加承泣、内庭。

方义 四白、攒竹、丝竹空均为眼周穴，可疏调眼周局部气血以息风止痉；合谷与太冲相配为四关穴，可养肝荣筋，息风止痉；眼睑属脾，下睑为胃经所过，三阴交为脾经穴，足三里为胃经合穴，二穴合用，可补益脾胃，生化气血，荣养筋肉而止痉。

操作 四白直刺0.3～0.5寸，行捻转泻法；攒竹向下斜刺0.3～0.5寸，或平刺0.5～1寸透鱼腰、丝竹空，行捻转泻法；丝竹空向下斜刺0.3～0.5寸，或平刺0.5～1寸透鱼腰、攒竹，行捻转泻法；合谷直刺0.5～0.8寸，行捻转提插泻法；太冲直刺或斜刺0.5～0.8寸，行捻转提插泻法；足三里直刺0.8～1.2寸，行捻转提插补法；三阴交直刺1～1.2寸，行捻转提插补法。眼区局部穴可强刺激，四肢部穴位可加用电针，用疏波。每天或隔天1次。

2. 其他治疗

（1）耳针法 取眼、神门、脾、肝、胃、心。每次3～4穴，毫针刺法，或埋针法、压丸法。

（2）头针法 取头区，头针常规针刺。

（3）皮肤针法 取眼周穴、风池，轻度或中度叩刺。

【**医案选录**】

患者，男，44岁，因左侧眼肌痉挛2个月余，近1周痉挛次数明显增加而就诊。

问诊得知患者2010年3月因父亲故去，劳累、伤悲后发觉左眼下眼睑不自觉抽动，症状逐步加重，曾服用地巴唑、卡马西平及维生素B$_{12}$，效果不太明显，每遇劳累或情绪波动后症状就会加重，平素总感觉口苦，睡眠轻浅，潮热盗汗，少气乏力。患者舌红苔少，脉细数。中医诊断为眼睑瞤动，辨证为肝肾阴虚型。治疗：先取左侧承泣、四白、太阳、中渚（双）、足三里（双）、太溪（双），留针30分钟后，再给予耳穴肝、肾、交感、目1、目2贴压。治疗2次后，患者自诉痉挛抽搐频率有所缓解；继续治疗8次后，患者左眼痉挛瞤动情况基本消失；后又巩固2次，患者眼肌痉挛告痊愈，随访半年未诉复发。[宫嘉，张晓晓.耳针加针刺治疗眼肌痉挛27例疗效观察[J].中国实用医药，2014，9（35）:200–201.]

【**按语**】

1. 针灸治疗本病有一定效果，但病程较长者疗效欠佳。对原发性者治疗欠佳可配合其他方法治疗，对伴有颅神经受损症状的继发性者应查明原因。

2. 嘱患者避免情绪紧张，保持心情舒畅；注意劳逸结合，避免久视或劳倦，睡眠宜充足。

五、近视

近视是以看近物清晰、视远物模糊为主要特征的一种眼病，为眼科屈光不正疾病之一。该病多见于青少年，其发生的原因与不良用眼习惯和先天遗传等有关，如书写、阅读、工作等近距离用眼时照明不足或光线强烈，或持续时间过长，或姿势不正确，或在走路、乘车过程中阅览等导致眼睛过度疲劳而引起。

本病古称"能近怯远症"。本病的发生常与禀赋不足、劳心伤神和不良用眼习惯等有关。基本病机是目络瘀阻，目失所养。本病病位在目，肝经连目系，心经系目系，肾为先天之本，脾为生化之源，故本病与心、肝、脾、肾关系密切。

【辨证要点】

主症　视近物清晰，视远物模糊，视力减退。

肝肾亏虚　双目干涩，头晕耳鸣，夜寐多梦，腰膝酸软，舌淡，少苔，脉细尺弱。

心脾两虚　目视疲劳，双目喜闭，面白神疲，心烦心悸，失眠健忘，纳呆便溏，舌淡，苔薄白，脉细弱。

【治疗】

1. 基本治疗

治法　补益肝肾，健脾益心，养血明目。取眼区局部穴位为主。

主穴　睛明，承泣，四白，太阳，风池，光明。

配穴　肝肾亏虚加肝俞、肾俞、太溪、太冲；心脾两虚加心俞、脾俞、神门、足三里。

方义　睛明、承泣、四白、太阳均位于眼周，可通经活络、养血明目，是治疗眼疾的常用穴；风池为足少阳与阳维脉交会穴，内与眼络相连，光明为胆经之络穴，与肝相通，两穴相配，可疏调眼络、养肝明目。

操作　睛明、承泣操作时先嘱患者闭目，用手指轻轻固定眼球，针尖沿眶缘缓慢直刺0.5～1寸，应谨慎操作，进出针须缓慢，捻转宜轻，不宜提插，出针后用消毒棉球按压片刻；四白直刺0.3～0.5寸，行捻转补法；太阳直刺0.3～0.5寸，行捻转补法；风池向鼻尖斜刺0.8～1.2寸，行捻转泻法，注意把握针刺的方向、角度和深度，切忌向上深刺，以免刺入枕骨大孔；光明直刺0.3～0.8寸，行捻转泻法，针尖宜朝上斜刺，使针感向上传导。

2. 其他治疗

（1）**耳针法**　取眼、肝、脾、肾、心、皮质下、目1、目2。每次3～4穴，毫针刺法，或埋针法、压丸法。

（2）**皮肤针法**　取眼周穴位及风池，轻度或中度叩刺。

（3）**头针法**　取视区、头区，头针常规针刺。

（4）**灸法**　取睛明、攒竹、鱼腰、瞳子髎、四白、百会、风池、合谷、翳风、足三里、三阴交、光明及耳穴等，用药艾条回旋灸（眼部穴位）和雀啄灸（其他穴位），每穴3～5分钟，每日1次，6日为一疗程。

【医案选录】

患者，15岁，从小学开始视力逐渐下降，近日加重，眼科检查为青少年近视。查体：视力0.1，未发现有其他器质性病变。选穴：第一组穴为足三里、睛明、太阳、合谷。第二组穴为三阴交、光明、承泣、风池。每日1组，交替应用，10次为一疗程，中间休息7天。1个疗程结束后，患者视力上升到0.7，后嘱其多按摩太阳、睛明、承泣巩固疗效。〔王智贤.王智贤老中医针灸经验真传 [M].太原：山西科学技术出版社，2012:307–308.〕

【按语】

1. 针灸治疗轻、中度近视疗效较好，假性近视疗效显著，且年龄越小治愈率越高。

2. 平时注意科学用眼，坚持做眼保健操。

六、斜视

斜视是以双眼注视目标时黑睛向内或向外偏斜为特征的眼病，多见于儿童。斜视多见于西医学的麻痹性斜视，为支配眼球运动的神经核、神经以及眼外肌本身麻痹所致。该病临床分为先天性和后天性两类。前者为先天发育异常导致；后者多为急性发病，由感染、中毒、血液循环障碍、代谢病、外伤及肿瘤等引起。

本病属于中医学"目偏视"的病证范畴。斜视的发生常与先天禀赋不足、风邪外袭、肝风内动、外伤等因素有关。基本病机是经筋拘急或弛缓，目珠维系失衡。本病病位在眼，与肝、肾关系密切。

【辨证要点】

主症 一眼或双眼黑睛向内或向外偏斜，转动受限，视一为二。

风邪袭表 发病急骤，伴头目疼痛或眩晕，上睑下垂，恶寒发热，舌红，苔薄，脉浮。

肝风内动 兼见头晕目眩，耳鸣，面赤心烦，肢麻震颤，舌红，苔黄，脉弦。

瘀血阻络 多有外伤史，伤后眼偏斜，胞睑、白睛瘀血，头痛眼胀，恶心呕吐，舌紫暗，苔薄，脉涩。

【治疗】

1. 基本治疗

治法 平肝息风，化瘀通络。取足少阳经、足厥阴经经穴为主。

主穴 风池，光明，合谷，太冲，太溪。

配穴 风邪袭表加风府；肝风内动加肝俞；瘀血阻络加膈俞。内直肌麻痹加睛明、攒竹；外直肌麻痹加瞳子髎；上直肌麻痹加攒竹；下直肌麻痹加承泣、四白；上斜肌麻痹加丝竹空；下斜肌麻痹加球后、四白。

方义 风池属足少阳经，内通目系，可通络明目；太冲为肝经之原穴，光明为胆经之络穴，二穴合用为原络配穴法，以平肝息风、通络明目；太冲与合谷相配为四关穴，善于祛风通络、调和气血；太溪为肾经之原穴，可滋水涵木，以治其本。

操作 风池，嘱患者低头，向鼻尖方向斜刺0.8～1.2寸，行平补平泻法；光明直刺0.3～0.8寸，行捻转泻法；合谷直刺0.5～0.8寸，行捻转提插泻法；太冲直刺或斜刺0.5～0.8寸，行捻转提插泻法；太溪直刺0.5～1寸，行捻转提插补法。

2. 其他治疗

（1）电针法 取眼区穴如攒竹、四白、太阳、瞳子髎为主配合四肢穴，采用疏波或断续波，刺激强度以患者耐受为度。每日或隔日1次，每次20～30分钟。

（2）皮肤针法 取眼眶周围腧穴及风池，叩刺至局部潮红为度。

【医案选录】

患者，男，52岁。患者1周前出现右眼内视，眼球不能向外活动，视一为二，余可，舌淡红，苔白，脉沉。治宜补益气血、通经活络，取睛明、太阳、阳白、鱼腰、攒竹、丝竹空、四白、风池、光明、足临泣、足三里。经治疗10天，患者右眼球略向外活动；治疗1个月，患者眼球活动已将近右眼角，复视范围缩小；后又治疗半个月，患者基本恢复正常。{石学敏.石学敏临证实验录[M].北京：人民卫生出版社，2012:448-449.}

【按语】

1.针刺治疗斜视效果肯定，但疗程较长，对病程短者疗效尤佳。

2.斜视一旦确诊应及时治疗，对疗程半年以上不能恢复者可手术矫正。

七、视神经萎缩

视神经萎缩是指任何疾病引起视网膜神经节细胞及其轴突发生病变，致使视神经全部变细的一种形成学改变，临床以视力功能损害和视神经乳头苍白为主要特征。本病严重影响视力，致盲率较高。视神经萎缩分原发性和继发性两类，主要由视网膜及视神经病变、外伤、遗传病、眶内或颅内占位性病变的压迫、代谢病、青光眼及B族维生素缺乏等引起。

视神经萎缩属于中医学"青盲"范畴。其发生常与禀赋不足、思虑劳倦及情志、外伤等因素有关。基本病机是精血虚乏，神光不得发越于外，或脉络瘀阻，精血不能上荣于目。本病病位在眼，因肝经连目系，心经系目系，肾为先天之本，脾为生化之源，故本病与心、肝、脾、肾关系密切。

【辨证要点】

主症　患眼外观无异常而视力显著减退，甚至完全失明。

肝肾亏虚　兼见双眼干涩，眩晕耳鸣，腰膝酸软，遗精，舌红，苔少，脉细数。

肝气郁结　兼见抑郁不舒，急躁易怒，胸胁胀痛，口苦，舌红，苔薄，脉弦。

气血瘀滞　多有外伤史，兼见头痛眩晕，健忘失眠，舌质暗，有瘀斑，脉涩。

【治疗】

1.基本治疗

治法　调补肝肾，养精明目。取眼区局部穴及足少阳经、足厥阴经经穴为主。

主穴　球后，睛明，承泣，风池，太冲，光明，三阴交。

配穴　肝肾亏虚加肝俞、肾俞；肝气郁结加行间、侠溪；气血瘀滞加合谷、膈俞。

方义　球后、睛明、承泣皆位于眼部，旨在通调眼部气血；风池属足少阳胆经，内通目系，可通络明目；太冲为肝经之原穴，光明为胆经之络穴，原络互用，可疏肝理气、养肝明目；三阴交调补肝肾、养精明目，以治其本。

操作　球后、睛明、承泣操作时先嘱患者闭目，用手指轻轻固定眼球，针尖沿眶缘缓慢直刺0.5～1寸，应谨慎操作，进出针须缓慢，可适当深刺，捻转宜轻，不宜提插，出针后用消毒棉球按压片刻；风池直刺0.5～1寸，行捻转泻法，注意掌握针刺的方向、角度和深度，切忌向上斜刺，以免刺入枕骨大孔；太冲直刺或斜刺0.5～0.8寸，行捻转提插泻法；光明直刺0.3～0.8寸，行捻转泻法，针尖宜朝上斜刺，使针感向上传导；三阴交直刺 1 ～ 1.2 寸，行捻转提插补法。

2. 其他治疗

（1）**耳针法**　取眼、肝、脾、肾、枕、皮质下。每次 3 ～ 4 穴，毫针刺法，或埋针法、压丸法。

（2）**头针法**　取视区。头针常规针刺。

（3）**皮肤针法**　取眼眶周围、第 5 ～ 12 胸椎两侧、风池、肝俞、胆俞、膈俞。眼区轻度叩刺至潮红，其余部位及经穴施以中度叩刺。隔日 1 次。

【医案选录】

患者，男，28 岁。主诉：双眼视力减退 2 个月。检查：右眼视力 0.1，中心外注视 2 点钟处 5 度。左眼视力 0.3，中心外注视 10 点钟处 3 度。诊断：球后视神经炎、视神经萎缩。针灸治疗：取眶上穴（眶上内 1/3 和外 2/3 交点处）、接力穴（枕骨粗隆与耳轮顶连线中点）、前额中点透印堂、太阳、风池、外关。手法：眶上穴不做手法，余穴用捻转法。10 次为一疗程。每个疗程患者视力都有提高，连针 3 个疗程后患者双眼视力均提高到 0.6，注视点移到中心；治疗 7 个疗程后，患者痊愈。{王雪峰，姜秀英 . 针刺治疗视神经萎缩 110 例临床观察 [J]. 中国针灸，1993，13（6）:9.}

【按语】

1. 针灸治疗视神经萎缩有一定疗效，可控制病情进展，提高视力，延缓致盲。但视神经萎缩是眼科难治性疾病，至今尚无满意的疗法。

2. 患者应慎起居，戒恼怒、过劳。

八、视疲劳综合征

视疲劳综合征是指近距离工作不能持久，出现眼及眼眶周围疼痛、视物模糊、眼睛干涩、流泪，甚者头痛、恶心、眩晕等症状的一组疲劳综合征，又称眼疲劳综合征。本病是由视觉器官长期过度的紧张活动超过其代偿能力而引起。

本病属于中医学"肝劳"的病证范畴。其发生常与久视、劳瞻竭视、年老体衰或病后体弱等因素有关。基本病机是劳心伤神，气血亏虚，或肝肾精血不足，目窍失养。本病病位在眼，心经系目系，肝开窍于目，脾主肌肉，肾为先天之本，故本病与心、肝、脾、肾关系密切。

【辨证要点】

主症　眼部不适，视物模糊，眼珠胀痛，眼部干涩，头晕。

气血两虚　视物模糊，眼胀头晕，可伴有近视、远视等屈光不正或老视等，兼见心悸、健忘神疲、便干，舌淡苔白，脉沉细。

肝肾不足　眼胀痛干涩，头晕目眩，耳鸣，腰膝酸软，舌质淡，苔少，脉细。

【治疗】

1. 基本治疗

治法　疏调气血，补益肝肾。以眼区局部穴及足太阴经、足厥阴、足少阴经穴为主。

主穴　睛明，攒竹，丝竹空，太溪，太冲，三阴交，光明。

配穴　气血两虚加足三里、血海；肝肾不足加肝俞、肾俞。

方义　睛明、攒竹、丝竹空为眼周局部穴，可疏调眼络气血；太溪为肾经之原穴，太冲为肝经之原穴，三阴交属足太阴脾经，且为足三阴经交会穴，三穴合用可滋补肾肝、补脾益血，以养眼目；光明为足少阳胆经之络穴，与足厥阴肝经原穴太冲原络互用，可疏肝理气、养肝明目。

操作　睛明操作时先嘱患者闭目，用手指轻轻固定眼球，针尖沿眶缘缓慢直刺0.5～1寸，应谨慎操作，进出针须缓慢，可适当深刺，捻转宜轻，不宜提插，出针后按压片刻；攒竹向下斜刺0.3～0.5寸，或平刺0.5～1寸透鱼腰、丝竹空，行捻转泻法；丝竹空向下斜刺0.3～0.5寸，或平刺0.5～1寸透鱼腰、攒竹，行捻转泻法；太溪直刺0.5～1寸，行捻转提插补法；太冲直刺或斜刺0.5～0.8寸，行捻转提插补法；三阴交直刺1～1.2寸，行捻转提插补法；光明直刺0.3～0.8寸，行捻转泻法，针尖宜朝上斜刺，使针感向上传导。

2. 其他治疗

（1）耳针法　取肝、肾、眼、脾、心、神门。每次2～3穴，王不留行或磁珠贴压。

（2）按摩法　取眼睑、眼周穴如攒竹、睛明、承泣、瞳子髎、丝竹空、阳白、鱼腰，用手指轻揉及指压，每次10～20分钟。

【医案选录】

患者，女，42岁，因阅读后头痛、前额拘紧、眼胀、恶心而就诊。检查：远近视力均1.0，双眼前节及眼底正常，双目无神，不欲睁眼。诊断：眼疲劳。取穴：承泣、攒竹。操作方法：针具及皮肤局部消毒后，攒竹针时在眉端自上而下垂直刺入深5分，捻转得气后留针30分钟；承泣针时令患者眼向上转，在下眶缘之中央处直刺3～5分深，然后将针尖向内上方球后针刺，深1～1.5寸，针后即有酸胀感，不用提插捻转，留针30分钟。针刺治疗1次后患者即感觉症状较前好转；共针10次后，患者头痛、眼胀症状消失，随访1年无复发。[庞荣.针刺治疗眼疲劳36例疗效观察[A].世界中医药学会联合会 世界中医药学会联合会第二届眼科年会暨中华中医药学会第十次中医中西医结合眼科学术大会论文汇编[C].北京：世界中医药学会联合会，2011:353.]

【按语】

1. 针刺治疗视疲劳综合征有良好疗效，能够迅速缓解眼肌疲劳，功能性视疲劳疗效尤其优越。治疗时要全面分析视疲劳的原因，并给予针对性治疗。

2. 嘱患者在治疗期间要劳逸结合，避免长时间用眼，眼疲劳时应闭目养神，同时可在眼区自行按摩，或用热毛巾热敷眼部。

九、耳鸣、耳聋

耳鸣、耳聋是听觉异常的两种病证。耳鸣是以耳内鸣响，如蝉如潮，妨碍听觉为主症；耳聋是以听力不同程度减退或丧失为主症，其轻者称为"重听"，重者则称为"耳聋"。临床上耳鸣、耳聋既可单独出现，亦可先后发生或同时并见。耳鸣、耳聋多见于西医学的耳科疾病、高血压、动脉硬化、脑血管疾病、贫血、红细胞增多症、糖尿病、感染性疾病、药物中毒及外伤性疾病中。

耳鸣、耳聋的发生常与外感风邪、情志不畅、久病、年老体弱及爆震等因素有关。实证多因外感风邪或肝胆郁火夹湿循经上扰清窍；虚证多因肾精亏虚，脾胃虚弱，耳窍失养。基本病机是邪扰耳窍或耳窍失养。本病病位在耳，肾开窍于耳，少阳经入于耳中，故本病与肝、胆、肾关系密切。

【辨证要点】

主症 耳内鸣响，如蝉如潮；听力减退，或丧失。

外感风邪 伴耳闷胀，常开始多有感冒症状，头痛恶风，发热口干，舌质红，苔薄白或薄黄，脉浮数。

肝胆火盛 每于郁怒之后突发或加重，兼有耳胀、耳痛，头痛面赤，口苦咽干，心烦易怒，大便秘结，舌红，苔黄，脉弦数。

痰火郁结 耳鸣如蝉，闭塞如聋，头晕目眩，胸闷痰多，舌红，苔黄腻，脉弦滑。

气滞血瘀 多有爆震史，舌质暗，或有瘀斑，脉细涩。

肾精亏损 耳聋渐至，耳鸣夜间尤甚，失眠，头晕，腰膝酸软，舌红，苔少或无，脉细弦或细弱。

脾胃虚弱 时轻时重，遇劳加重，休息则减，神疲乏力，食少腹胀，大便易溏，舌淡，苔薄白或微腻，脉细弱。

【治疗】

1. 基本治疗

治法 疏风泻火，补肾健脾，通络开窍。取耳区局部穴、手足少阳经、足少阴经经穴为主。

主穴 耳门，听宫，听会，翳风，中渚，侠溪。

配穴 外感风邪加外关、合谷；肝胆火盛加太冲、丘墟；痰火郁结加丰隆、内庭；

气滞血瘀加合谷、血海；肾精亏损加太溪、肾俞；脾胃虚弱加足三里、脾俞。

方义 耳门、听宫、听会、翳风为耳区局部穴，其所属经脉均入耳中，诸穴可疏利耳部经气，通窍聪耳启闭；中渚泻三焦火而清耳窍；侠溪清泻肝胆之火。

操作 耳门、听宫、听会直刺 1 ～ 1.5 寸，张口进针，行捻转泻法，以针感向耳底或耳周传导为佳；中渚向上斜刺或直刺 0.5 ～ 0.8 寸，行捻转泻法；侠溪向上斜刺或直刺 0.3 ～ 0.5 寸，行捻转泻法。

2. 其他治疗

（1）**耳针法** 取肝、胆、肾、三焦、内耳、外耳、皮质下。每次 3 ～ 5 穴，双耳交替，毫针刺法或压丸法。

（2）**头针法** 取晕听区，头针常规针刺。

（3）**穴位注射法** 取听宫、翳风、完骨、肾俞、阳陵泉，选用维生素 B_{12} 注射液，每穴注射 0.5 ～ 1mL。

【医案选录】

患者，男，62 岁。近半年来患者耳鸣耳聋症状逐渐出现，近 10 余日加重，经五官科检查未见异常改变，经询问为脑力劳动过度、精神紧张引起的双侧耳鸣耳聋，并伴有头晕、头昏、失眠、不思饮食等一系列症状，苔薄白，脉细数。治疗：以补气活血、疏通经络为法，取耳门、听宫、听会、翳风、百会、风池、外关、中渚、足三里、三阴交、液门、合谷，结合耳穴贴压治疗，每日 1 次，10 次为一疗程。2 个疗程后患者痊愈。[韩社光.针刺配合耳穴贴压治疗耳鸣耳聋 30 例 [J].上海针灸杂志,2006,25（6）:41.]

【按语】

1. 针灸治疗耳鸣、耳聋有一定的疗效，但对于鼓膜损伤、听力完全丧失者疗效欠佳。

2. 引起耳鸣、耳聋的原因十分复杂，应配合原发病的治疗。

3. 嘱患者保持生活规律，尤应保证充足睡眠；慎喜怒，避房劳，注意摄生调养；保持耳道清洁。

十、化脓性中耳炎

化脓性中耳炎是由化脓性细菌感染引起的中耳黏膜及骨膜的炎症性病变。本病多见于儿童，临床上分为急性和慢性两种。急性化脓性中耳炎是中耳黏膜的急性化脓性炎症，以耳痛、耳内流脓、鼓膜充血、穿孔为特点；慢性化脓性中耳炎是中耳黏膜、骨膜或深达骨质的慢性化脓性炎症，常与慢性乳突炎合并存在，以耳内间断或持续性流脓、鼓膜穿孔、听力下降为主要临床表现，严重时可引起颅内、颅外的并发症。

本病属于中医学"脓耳""聤耳"的病证范畴。其发生常与外感风热、情志恚怒、嗜食辛辣厚味等因素有关。基本病机是邪扰耳窍或耳窍失养。本病病位在耳，手、足少阳经皆入于耳，肾开窍于耳，故本病与三焦、胆、肾关系密切。

【辨证要点】

主症　耳内疼痛，流脓，耳胀闷或耳鸣，听力下降。

风热上壅　发病较急，耳痛逐渐加重，耳内闷胀闭塞，听力下降，伴头痛，发热，咽干咽痛，舌红，苔薄黄，脉浮数。

肝胆火盛　耳内剧痛，如钻如刺，耳脓多而黄稠，伴烦躁易怒，口苦咽干，小便黄赤，大便秘结，舌红，苔黄厚，脉弦数。

脾虚湿滞　耳内流脓，经年不愈，脓液清稀，量多，听力下降或有耳鸣，伴四肢倦怠，面色少华，纳差食少，大便溏薄，舌淡，苔白腻，脉濡。

肾阴亏虚　耳内流脓，经年不愈，脓液秽臭，状如腐渣，伴头晕神疲，腰膝酸软，舌红，少苔，脉细数。

【治疗】

1. 基本治疗

治法　清热泻火，通利少阳。取耳区局部穴及手、足少阳经经穴为主。

主穴　耳门，听宫，听会，翳风，液门，侠溪。

配穴　风热上壅加风池、外关；肝胆火盛加行间、足临泣；脾虚湿滞加三阴交、阴陵泉；肾阴亏虚加太溪、肾俞。

方义　耳门、听宫、听会、翳风为耳区局部穴，其所属经脉均入耳中，故以上诸穴可疏利耳部经气，行气通窍；液门、侠溪为手足少阳经的荥穴，可清热泻火，疏通少阳经气。诸穴合用，既属远近配穴法，又属上下配穴法。

操作　耳门、听宫、听会直刺 1～1.5寸，张口进针，行捻转泻法，以针感向耳底或耳周传导为佳；液门向上斜刺或直刺0.3～0.5寸，行捻转泻法；侠溪向上斜刺或直刺0.3～0.5寸，行捻转泻法。可用灸法，灸前先擦净外耳道脓液，用艾条温和灸耳周穴，至局部皮肤红润、有温热感为度，每次约15分钟。

2. 其他治疗

（1）耳针法　取耳尖、神门、肾上腺、肾、内耳、肝、胆、外耳、内分泌、枕。每次 3 ～ 5 穴，毫针刺法或压丸法。

（2）穴位注射法　取耳门、听会、翳风、合谷、外关。每次 2 ～ 3 穴，选维生素 B_1、维生素 B_{12} 注射液，每穴注射 1 ～ 2mL。

【医案选录】

患者，女，21 岁。主诉：发热伴有双耳疼痛流脓。查体：双耳道有大量脓性分泌物溢出，外耳道及鼓膜充血明显，紧张部穿孔。患者 7 天前曾发热，3 天后双耳疼痛剧烈，波及两颜部，次日即见流脓，舌苔薄黄，脉弦数。辨证：肝胆湿热上蒸于耳。治则：清化湿热，通利耳窍。取穴：双侧听会、翳风、耳门、足三里、丘墟，用提插、捻转之泻法，留针 40 分钟。3 月 23 日复诊：患者两颜部疼痛已消失，耳痛明显减轻，脓液减少，续取原穴治疗，每日 1 次。3 月 27 日：经针刺治疗 4 次，患者脓性分泌物已完全消失。耳镜检查：外耳道干燥，鼓膜稍红。患者病情已明显好转，继续给予针刺 2 次，诸症消失。{周玉艳 . 针刺治疗急性中耳炎 53 例 [J]. 新中医，1981（4）:41.}

【按语】

1. 针灸治疗化脓性中耳炎有较好的疗效。对已化脓穿孔者，针灸辅助治疗可促进吸收、痊愈。急性化脓性中耳炎，应注意病情变化，若见剧烈的耳痛、头痛、发热和神志异常，提示有变证的可能，要及时处理。

2. 治疗期间忌食辛辣香燥之品，及时清除耳内积脓或积液，保持耳道引流通畅；避免不适当的擤鼻，避免水、泪等进入耳中。

十一、变应性鼻炎

变应性鼻炎是指机体对某些变应原敏感性增高而发生在鼻腔黏膜的变态反应，又称过敏性鼻炎，以突然和反复发作的鼻痒、打喷嚏、流清涕、鼻塞等为主要特征。该病呈季节性、阵发性发作，亦可常年发病。

本病属于中医学"鼻鼽""鼽嚏"的病证范畴。其发病常与正气不足、外邪侵袭等因素有关。基本病机是脾肾亏虚，肺气不固，邪聚鼻窍。本病病位在鼻，与肺、脾、肾三脏关系密切。

【辨证要点】

主症　鼻痒，打喷嚏，流清涕，鼻塞。

肺气虚寒　每遇风冷易发，气短懒言，语声低怯，自汗，面色苍白，或咳喘无力，舌质淡，苔薄白，脉虚弱。

脾气虚弱　患病日久，鼻塞鼻胀较重，面色萎黄，四肢倦怠，食少纳呆，大便或溏，舌淡胖，边有齿痕，苔薄白，脉弱无力。

肾阳亏虚　病久体弱，早晚较甚，神疲倦怠，面色苍白，形寒肢冷，小便清长，夜尿频多，舌质淡，舌苔白，脉沉细无力。

肺肾阴虚　多见禀赋不足，劳倦过度，或见咳嗽，咽痒，多梦少寐，口干烦热，舌红，苔白，脉细数。

【治疗】

1. 基本治疗

治法　调补正气，通利鼻窍。取局部穴为主。

主穴　迎香，印堂，合谷，风门，足三里。

配穴　肺气虚寒加肺俞、气海；脾气虚弱加脾俞、胃俞；肾阳亏虚加肾俞、命门；肺肾阴虚加太溪、三阴交。

方义　迎香位于鼻旁，印堂位于鼻上，通利鼻窍之力最强，可治一切鼻病，为治鼻炎之要穴；合谷为大肠经之原穴，其经止于鼻旁，可助通利鼻窍；风门可宣肺理气，肺开窍于鼻，肺气宣则鼻窍可通；足三里为保健要穴，可益气固表。

操作　迎香向鼻根部斜刺 0.5 ～ 1 寸，透刺鼻通穴，行捻转泻法；印堂向下平刺 0.3 ～ 0.5 寸，行捻转泻法；合谷直刺 0.5 ～ 0.8 寸，行捻转提插泻法；风门向椎体方向斜刺 0.5 ～ 0.8 寸，行捻转泻法，不可深刺，以防造成气胸；足三里直刺 0.8 ～ 1.2 寸，行捻转提插补法。

2. 其他治疗

（1）耳针法　取内分泌、内鼻、肺、脾、肾，毫针刺法，或埋针法、压丸法。

（2）穴位注射法　取迎香、合谷、足三里，选用维生素 B_1、胎盘注射液等，每穴注射 0.5 ～ 1mL。

（3）穴位敷贴法　取大椎、肺俞、膏肓、肾俞、膻中。用白芥子 30g，延胡索、甘遂、细辛、丁香、白芷各 10g，研成粉末，取适量药末，用辣椒水调成糊，涂纱布上，撒上适量肉桂粉，敷贴穴位，30 ～ 90 分钟后去掉，以局部红晕微痛为度。

（4）皮肤针法　取第 1 ～ 4 颈椎夹脊、背部第 1 侧线、前臂部手太肺经。叩刺至局部皮肤潮红。

【医案选录】

患者，男，43 岁。主诉：鼻痒、鼻塞、流涕 10 余天。患者既往有过敏性鼻炎史 10 年，每遇冷空气易发作，发作时打喷嚏，流水样鼻涕，阵发性鼻塞，鼻痒不适，嗅觉减退，舌质淡红，苔薄白，脉细弱。鼻腔检查：鼻黏膜苍白水肿，黏膜表面光滑，鼻腔内有大量的清稀分泌物。鼻腔分泌物涂片检查：嗜酸性粒细胞阳性。诊断：过敏性鼻炎，证属肺虚感寒。取大椎、风池、肺俞、印堂、迎香、上迎香、合谷，施用针刺补法，10 次为一疗程。1 个疗程后患者症状基本消失；2 个疗程后患者鼻道通畅，鼻黏膜颜色正常，临床症状和体征完全消失；随访半年未复发。[陈仲新 . 针刺治疗过敏性鼻炎疗效观察 [J]. 中国针灸，2007，27（8）:578-580.]

【按语】

1. 针灸治疗本病有效，尤其对改善鼻道的通气功能较为迅速。

2. 嘱患者经常锻炼身体，适当户外运动，增强抵抗力。

3. 应积极查找过敏原，避免接触。

十二、鼻窦炎

鼻窦炎是指鼻窦黏膜因细菌感染引起的炎症，可发生在一侧或双侧，侵及一个窦或多个窦，其中最常见的为上颌窦炎，多继发于急性鼻炎。鼻窦炎有急、慢性之分。其急性期症状为鼻塞，鼻腔分泌物增多，呈黏液或脓性，局部疼痛及头痛；慢性期则主要是流脓性鼻涕及头痛，甚或嗅觉减退。

鼻窦炎属于中医学"鼻渊""脑漏"的

病证范畴。其发生常与外热侵袭、胆腑郁热、脾胃湿热、肺脾气虚等因素有关。基本病机是肺脾气虚，邪壅鼻窍。本病病位在鼻，肺开窍于鼻，足阳明胃经起于鼻，故本病与肺、脾、胃关系密切。

【辨证要点】

主症 鼻塞，鼻流浊涕，嗅觉减退。

肺经风热 多见于发病初期，鼻塞，鼻涕量多，色白黏或微黄，发热恶寒，头痛，咳嗽，苔薄白，脉浮数。

胆腑郁热 鼻涕浓浊，量多，色黄或黄绿，或有腥臭味，头痛鼻塞，口苦咽干，心烦易怒，小便黄赤，舌红，苔黄，脉弦数。

脾胃湿热 多见于鼻渊后期，鼻塞重而持续，流涕缠绵不愈，鼻涕黄浊而量多，嗅觉减退，头昏闷或重胀，胸脘痞闷，纳呆食少，苔黄腻，脉滑数。

肺气虚寒 鼻涕量多、黏白无臭味，鼻塞或轻或重，日久不愈，遇风冷加重，自汗恶风，气短乏力，舌淡，苔薄白。

脾气虚弱 鼻涕或白或黄，黏且量多，无臭味，鼻塞重，嗅觉差，鼻窍黏膜淡红肿胀，肢倦乏力，面色萎黄，食少纳差，腹胀便溏，舌质淡，苔薄白。

【治疗】

1. 基本治疗

治法 补肺健脾，通利鼻窍。取局部腧穴、手太阴经及手阳明经经穴为主。

主穴 迎香，印堂，鼻通，通天，列缺，合谷。

配穴 肺经风热加尺泽、少商；胆腑郁热加阳陵泉、侠溪；脾胃湿热加曲池、阴陵泉；肺气虚寒加肺俞、气海；脾气虚弱加脾俞、足三里。

方义 迎香夹于鼻旁，印堂位于鼻上，鼻通位于鼻根，均是治鼻渊要穴，近取三穴共奏疏散鼻部郁热而通鼻窍之功效；远取列缺、合谷为表里经配穴，可清泻肺热；邻近取通天善通鼻窍。诸穴合用，为三部配穴法。

操作 迎香向鼻根部斜刺 0.5～1 寸，透刺鼻通穴，行捻转泻法；印堂向下平刺 0.3～0.5 寸，行捻转泻法；通天向前平刺 0.3～0.5 寸，行捻转泻法；列缺向上斜刺 0.3～0.5 寸，行捻转泻法；合谷直刺 0.5～0.8 寸，行捻转提插泻法。配穴行虚补实泻法。肺气虚寒可加灸法。

2. 其他治疗

（1）耳针法 取内鼻、外鼻、肾上腺、额、肺、胆、脾、胃。每次 3～5 穴，毫针刺法，或埋针法、压丸法。

（2）穴位注射法 取合谷、迎香，选用复合维生素 B 注射液，每穴注射 0.2～0.5mL。

（3）穴位敷贴法 取大椎、肺俞、脾俞、胃俞、胆俞。用白芥子 30g，延胡索、甘遂、细辛、丁香、白芷、苍耳子、辛夷、薄荷各 10g，研成细末，用生姜汁或辣椒水调成糊，涂纱布上，撒上适量肉桂粉，敷贴上穴，保留 4 小时以上。每周 1 次，连续 3 次。

【医案选录】

患者，女，38 岁。患者于 3 个月前开始出现头痛、头晕、鼻塞、不闻香臭、食欲减退、精神不振、记忆力差，经耳鼻喉科检查，诊断为慢性鼻窦炎。选穴：丰隆（双）、印堂、睛明（右）、迎香（双）。操作：丰隆直刺0.5～1寸，用泻法；印堂，提捏局部皮肤，向下平刺0.3～0.5寸，用泻法；睛明，让患者闭目，左手轻推眼球向外侧固定，右手缓慢进针，紧靠眶边缘直刺0.3～0.5寸；迎香，向内上方平刺0.3～0.5寸，平补平泻。每日1次，每次留针30分钟。治疗1次后，次日患者头痛、头晕明显减轻；治疗3次后，患者诸症痊愈，精神状态佳，未再继续治疗；随访7年，未复发。｛黄琼.针刺治疗慢性鼻窦炎50例疗效观察[J].针灸临床杂志，2006，22（11）:8-9.｝

【按语】

1. 针灸治疗鼻窦炎有一定的疗效。对发生严重并发症者应配合其他方法治疗。

2. 对慢性鼻窦炎反复发作者，应做专科检查，及时排除肿瘤。

3. 嘱患者平时要锻炼身体，增强体质，预防感冒。

十三、咽喉炎

咽喉炎是咽喉黏膜、黏膜下组织和淋巴组织的炎症，可分为急性咽喉炎和慢性咽喉炎两类。

咽喉炎属于中医学"喉痹""咽痹"的病证范畴。其发病常与外感风热、饮食不节和体虚劳累等因素有关。基本病机是郁热或虚火上灼，痰瘀互结咽喉。本病病位在咽喉，咽通于胃，喉为肺系，肾经上循喉咙，结于廉泉，故本病与肺、胃、肾等脏腑关系密切。

【辨证要点】

主症 咽喉部红肿疼痛，吞咽不适。

外感风热 咽部红肿疼痛，吞咽不适，伴发热，汗出，头痛，咳嗽，小便黄，舌质红，苔薄白或微黄，脉浮数。

肺胃热盛 咽部红肿，灼热疼痛，吞咽困难，高热，口渴喜饮，口气臭秽，大便秘结，小便黄赤，舌红，苔黄，脉数有力。

阴虚火旺 咽干微肿，疼痛，午后或入夜尤甚，或咽部异物感，干咳痰少而稠，手足心热，舌红，少苔，脉细数。

痰瘀互结 咽中不适，有痰黏附，色黄难咯，恶心欲呕，咽痛如梗，舌质偏红或有瘀斑瘀点，苔黄厚或腻，脉细滑数或细涩。

【治疗】

1.基本治疗

治法 清热利咽，滋阴降火，消肿止痛。取手太阴经、手阳明、足阳明经经穴为主。

主穴 天突，天容，列缺，照海，合谷。

配穴 外感风热加少商、外关；肺胃实热加鱼际、内庭；阴虚火旺加太溪、涌泉；痰瘀互结加丰隆、三阴交。

方义 天突、天容位于咽喉附近，清热利咽作用显著；列缺属手太阴肺经，通任脉，照海属足少阴肾经，通阴跷脉，二穴相配，为八脉交会组穴，专治咽喉疾患；合谷为大肠经之原穴，善清泻肺胃积热。

操作 天突先直刺0.2～0.3寸，然后沿胸骨柄后方、气管前方缓慢向下刺入0.5～1寸，行捻转泻法；天容直刺0.5～1寸，注意针刺时应避开血管，将针从胸锁乳突肌内缘与血管之间刺入，以防刺伤颈内动、静脉，行捻转泻法；列缺向上斜刺 0.3～0.5 寸，行捻转泻法；照海直刺 0.5～0.8 寸，行捻转提插泻法；合谷直刺 0.5～0.8 寸，行捻转提插泻法。

2. 其他治疗

（1）三棱针法　取少商、商阳、耳背静脉，点刺出血。

（2）皮肤针法　取合谷、大椎、后颈部、颌下、耳垂下方，叩刺至局部潮红为度。

（3）穴位注射法　取合谷、曲池、孔最，选用 10% 葡萄糖注射液，每穴注射 1～2mL。

【医案选录】

患者，男，49 岁。患者自觉喉中有异物感 2 年，夜间有憋闷感，一晚要起床 3～4 次，五官科诊为慢性咽喉炎。取穴：百会、逍遥穴（经外奇穴）、天突、合谷、列缺、足三里、阴陵泉、丰隆、三阴交、照海、太冲。操作：百会向前平刺 1.5 寸，单向捻针，致其滞针；天突向下平刺 1.5 寸，得气后留针；列缺平刺，用泻法；丰隆温针灸，灸 3 壮，灸完起针；其余穴位平补平泻，中间行针 2 次。每日 1 次，10 次为一疗程。治疗 1 次后，第 2 天复诊时，患者自述昨晚一夜未起床，憋闷感消失，喉中异物感消失，遂复诊 1 次；随访 2 年，未见复发。{ 林树梁 . 针刺治疗慢性咽喉炎 84 例 [J]. 浙江中医杂志，2010，45（11）:839.}

【按语】

1. 针灸对急性咽喉炎疗效较好，对慢性咽喉炎疗效较差。若急性咽喉炎出现喉头水肿、呼吸困难，应转专科处理。

2. 忌食辛辣刺激性食物，戒烟酒，避免有害气体的不良刺激。

十四、喉喑

喉喑是以声音嘶哑或语声不出为主症的喉病，常伴有喉痒、干涩微痛等症状，又称"失音""喑哑"。喉喑多见于西医学的急性咽喉炎、慢性咽喉炎、喉返神经麻痹、声带肥厚、声带息肉、声带结节及癔病性失声等疾病中。

本病常分为急喉喑（暴喑）和慢喉喑（久喑）。急喉喑以突然声音嘶哑，甚至失音，多伴喉部焮热疼痛、咳嗽痰稠为主症，其发病较急，病程较短，慢喉喑以久病声音不扬，甚至嘶哑失音为主症，教师、播音员、售货员等用嗓较多者容易罹患本病。

喉喑的发生常与外邪侵袭、语音劳损、肺肾亏虚等因素有关。基本病机是肺气不宣，喉窍失养。本病病位在咽喉，声音出于肺系而根于肾，故本病与肺、肾关系密切。

【辨证要点】

主症　声音嘶哑，甚至失音。

风热壅肺　猝然声音嘶哑，喉痛不适，干痒而咳，或有发热，微恶寒，头痛，口微渴，舌边尖红，苔薄白，脉浮数。

痰凝血瘀　声嘶日久，发音费力，喉涩微疼，痰少而黏，声带肥厚肿胀，或有声带小结、声带息肉，舌质暗红，或有瘀点，苔薄白，脉滑或涩。

阴虚火旺　声嘶日久，喉干微痛，喉痒干咳，痰黏难出，清嗓频作，或颧红唇赤，口干少饮，失眠多梦，腰膝酸软，舌红，苔薄，脉细数。

【治疗】

1. 基本治疗

治法　疏经通络，利喉开音。取局部穴为主。

主穴　扶突，天鼎，列缺，照海。

配穴　风热壅肺加尺泽、少商；痰凝血瘀加内关、三阴交；阴虚火旺加太溪、鱼际。

方义　扶突、天鼎二穴相配可疏通经气，以利声门；列缺为手太阴肺经穴，为治疗肺系疾病的常用穴，照海为足少阴肾经穴，有滋肾利咽喉之功，二穴相配，为八脉交会组穴，专治咽喉疾病。

操作　扶突直刺 0.5～0.8 寸，行捻转泻法，注意针刺不可过深，以免引起迷走神经反应；天鼎直刺 0.3～0.5 寸，行捻转泻法；列缺向上斜刺 0.3～0.5 寸，行捻转泻法；照海直刺 0.5～0.8 寸，行捻转提插泻法。配穴行虚补实泻法。

2. 其他治疗

（1）皮肤针法　取手太阴肺经、手阳明大肠经、背部至腰骶脊柱两侧、颈前区。依次轻叩各经区，以皮肤潮红为度，颈前区可重叩，以微出血为度。

（2）三棱针法　取少商、商阳、耳背静脉，点刺出血。

（3）耳针法　取咽喉、肺、颈、气管、肾、大肠、轮 1～轮 6。毫针浅刺，亦可压丸；或取耳背静脉、扁桃体区、咽喉区，点刺出血。

【医案选录】

患者，女，39 岁。近 2 年来，患者每遇感冒后均出现声音嘶哑。2 个月前患者因感受风寒致发热、咽喉疼痛、咳嗽，继而出现声音嘶哑，经治疗后热祛，其他症状不见改善。现患者声音嘶哑，发声困难，伴胸闷咳嗽，咽干不欲饮，有少量黏痰，查舌质暗苔厚，脉涩。纤维喉镜下示：声带肥厚，声门闭合不全。诊断慢喉喑。取穴：人迎、廉泉、扁桃、天突、膻中、鱼际、足三里、太冲。操作：廉泉、天突点刺不留针，其他均用平补平泻手法。留针 30 分钟，10 分钟行针一次。每天 1 次，经治 2 次后，患者胸闷减轻，喉部感觉清爽，即可发出声来；经 1 个疗程治疗，患者发声基本恢复正常，其他症状消失；继针 5 次，患者痊愈。｛邵素霞. 针刺治疗喉喑 38 例 [J]. 河南中医，2003，23（9）:69.｝

【按语】

1. 针灸对喉喑效果明显，但应注意对原发病的治疗。

2. 避免有害气体的不良刺激，忌烟酒及食辛辣刺激性食物。

3. 注意休息，合理发音，避免用声过度。慢喉喑可适当进行发声训练。

十五、牙痛

牙痛是指牙齿因各种原因引起的疼痛，为口腔疾患中最常见的症状之一。牙痛多见于西医学龋齿、牙髓炎、牙周炎、牙槽或牙周脓肿、冠周炎及牙本质过敏等疾病中。

牙痛的发生常与外感风火邪毒、过食膏粱厚味、体弱过劳等因素有关。基本病机是风火、胃火或虚火上炎。本病病位在齿，肾主骨，齿为骨之余，手、足阳明经分别入下齿、上齿，故本病与胃、肾关系密切。

【辨证要点】

主症 牙齿疼痛。

风火牙痛 发作急骤，牙痛剧烈，牙龈红肿，喜凉恶热，伴发热，舌红，苔薄黄，脉浮数。

胃火牙痛 牙痛剧烈，牙龈红肿甚至出血，遇热加剧，伴口渴，口臭，便秘，尿赤，舌红，苔黄，脉洪数。

虚火牙痛 牙齿隐隐作痛，时作时止，午后或夜晚加重，日久不愈，可见齿龈萎缩，甚则牙齿浮动，伴腰膝酸软，手足心热，头晕眼花，舌红，少苔或无苔，脉细数。

【治疗】

1.基本治疗

治法 祛风泻火，通络止痛。取手足阳明经经穴为主。

主穴 颊车，下关，合谷，内庭。

配穴 风火牙痛加翳风；胃火牙痛加厉兑；虚火牙痛加太溪。

方义 颊车、下关属局部取穴，可疏泄足阳明经气，消肿止痛；合谷为四总穴之一，"面口合谷收"，故合谷为治疗牙痛的要穴；内庭为足阳明胃经的荥穴，可清泻阳明火热。

操作 颊车向下齿根斜刺0.5～1寸，行捻转提插泻法，使下齿根部出现较强烈酸胀；下关向上齿根斜刺0.5～1寸，行捻转提插泻法，使上齿根部出现较强烈酸胀；合谷直刺0.5～0.8寸，行捻转提插泻法；内庭向上斜刺或直刺0.3～0.5寸，行捻转泻法，或点刺出血。疼痛剧烈者每日治疗2次。

2.其他治疗

（1）穴位敷贴法 取双侧阳溪，将大蒜捣烂，于睡前敷贴，至发疱后取下，适用于龋齿疼痛。

（2）耳针法 取口、上颌或下颌、牙、神门、胃、肾。每次选用3～5穴，毫针刺法，或埋针法、压丸法。

（3）穴位注射法 取颊车、下关、合谷、翳风。每次选用1～2穴，用安痛定注射液，每穴注射0.5～1mL。

【医案选录】

患者，女，30岁。患者于3天前出现左后下牙痛，渐渐加重，张口困难，进食时疼痛重，口臭，大便干，无发热。检查：左下8牙近中倾斜阻生，远中龈瓣覆盖，牙冠周围牙龈红肿、触痛，龈袋内有少许溢脓，颌下淋巴结不大，舌红，苔黄，脉弦数。白细胞总数为$9.2 \times 10^9/L$。治疗：患者取坐位，穴选左侧下关、颊车、合谷、内庭。常规消毒，针刺得气后下关、颊车通以电针30分钟，选用疏密波，电流强度以患者耐受为宜；合谷、内庭行平补平泻手法，留针30分钟，每间隔10分钟行针一次，每日治疗2次，连续治疗3日。结果：治疗前积分3分，治疗后积分0分，患者痊愈。〔罗冬青.电针下关、颊车为主治疗牙龈痛胃火牙痛63例临床观察[J].江苏中医药，2008，40（5）:58-59.〕

【按语】

1.针灸对牙痛疗效显著，但对龋齿只能暂时止痛。反复针灸治疗无效者，要进一步查找原因，针对病因治疗。

2.嘱患者平时应注意口腔卫生，避免冷热酸甜等刺激。

3.注意与三叉神经痛相鉴别。

十六、口疮

口疮是以口腔内的唇、舌、颊、上腭等处黏膜发生单个或多个溃疡为主症的一种病证，亦称口糜。口疮具有周期性、复发性及自限性等特点，多见于西医学的溃疡性口炎、复发性口腔溃疡等疾病中。

口疮的发生常与过食辛辣厚味、嗜饮醇酒、外感风火燥邪、病后劳损等因素有关。基本病机是火热上炎于口舌。本病病位在口舌，心开窍于舌，脾开窍于口，脾经连舌本，散舌下，肾经夹舌本，故本病与心、脾、肾关系密切。

【辨证要点】

主症 唇、舌、颊、上腭等处黏膜出现圆形或椭圆形的淡黄色或灰白色小点，周围红晕，表面凹陷，局部灼痛。

心脾蕴热 唇、颊、上腭及舌面等处见绿豆大小的黄白色溃疡，周围鲜红微肿，灼热疼痛，伴口干口渴，心烦不寐，大便干结，小便短赤，舌红，苔黄或黄腻，脉滑数。

阴虚火旺 口疮灰白或灰黄，周围色淡红，溃疡面较小而少，每因劳累诱发，此愈彼起，反复绵延，伴口干咽燥，五心烦热，腰膝酸软，舌红，苔少，脉细数。

【治疗】

1.基本治疗

治法 清热止痛，滋阴降火。取手厥阴经、手足阳明经经穴为主。

主穴 承浆，地仓，金津，玉液，合谷。

配穴 心脾蕴热加劳宫、内庭；阴虚火旺加太溪、照海。

方义 承浆、地仓位于口周，分别为足阳明经与任脉之会和阳跷脉之会，两穴可清热泻火，通络止痛；金津、玉液在口腔内当舌下系带旁的静脉上，专治口舌疾患；合谷为四总穴之一，"面口合谷收"，故合谷可助清热泻火止痛之功，为治疗口腔疾患的要穴。

操作 承浆直刺或斜刺0.3～0.5寸，行捻转提插泻法；地仓直刺或斜刺0.2～0.5寸，行捻转提插泻法；金津、玉液用三棱针点刺放血；合谷直刺0.5～0.8寸，行捻转提插泻法。

2.其他治疗

（1）耳针法 取口、心、脾、胃、肾，毫针刺法或压丸法。

（2）三棱针法 取大椎及大椎旁开1.5～2cm处阿是穴，用三棱针挑断皮下纤维组织2～3根，挤压针孔，令少许出血，每周2次。

（3）穴位敷贴法 取涌泉，用吴茱萸10g，研细末，用醋调成膏状敷贴，以胶布固定。

【医案选录】

患者，男，45岁。主诉：口疮2年余，反复发作。患者唇、舌及两侧口腔黏膜多处呈糜散性溃烂、灼痛，伴口干、咽燥、大便干结、小便短赤、脉弦数，曾服用中西药（具体不详），疗效不佳。治疗：采用三棱针点刺金津、玉液、少泽，每穴放血 3～5 滴，每周治疗 1 次。连刺 2 次后，患者诸症消失；随访 1 年，未见复发。{陈瑞华等.针刺治疗顽固性复发性口疮 29 例 [J].中国针灸，2008，28（3）:175.}

【按语】

1. 针灸治疗口疮有一定的疗效。

2. 嘱患者平时宜注意口腔卫生，忌食辛辣刺激性食物，戒烟酒。

3. 口疮反复发作与抵抗力下降有密切关系，可使用调节免疫的药物，同时长期针刺或艾灸足三里、关元有调理脾胃、补养元气之功效，可提高机体免疫力，对预防复发有效。

第五节　急症

一、晕厥

晕厥是以突发而短暂的意识丧失、四肢厥冷为主症的病证。一般病情轻者晕厥时间较短，苏醒后无后遗症；病情严重者晕厥时间较长，甚至一厥不复而死亡。晕厥多见于西医学的一过性脑缺血、脑血管痉挛、体位性低血压、低血糖昏迷、癔病性昏迷以及外伤、情志等各种原因引起的反射性晕厥、心源性晕厥、脑源性晕厥等疾病中。

本病属于中医学"厥证"的病证范畴。晕厥的发生常与暴怒、猝惊、跌仆创伤、劳倦过度、久病虚弱、失血过多、素体元气不足等因素有关。基本病机是气机逆乱，神窍受扰；或气血不足，脑窍失养。本病病位在脑，涉及五脏六腑，与心、肝关系尤为密切。

【辨证要点】

主症　突然昏仆，不省人事，四肢厥冷。轻者昏厥时间较短，数秒至数分钟后恢复清醒；重者昏厥时间较长，但苏醒后无明显后遗症。

实证　多因暴怒引起，兼见面赤唇紫，口噤息粗，肢痉握拳，舌质淡，脉沉弦。

虚证　兼见面白唇淡，目陷口张，息微汗出，舌质淡，脉沉缓。

【治疗】

1.基本治疗

治法　苏厥醒神。取督脉穴为主。

主穴　水沟，百会，中冲，涌泉。

配穴　实证加合谷、太冲；虚证加足三里、关元。四肢厥冷加中脘、气海、关元。

方义　脑为元神之府，督脉入脑，水沟、百会为督脉穴，为醒脑苏厥开窍之要穴；心主神明，手厥阴心包经、足少阴肾经皆络于心，"病在脏者取之井"，故取两经之井穴中冲、涌泉醒神开窍以救急。

操作　水沟向上斜刺 0.3～0.5 寸，行捻转提插泻法；百会平刺 0.5～0.8 寸，行捻转提插泻法，或点刺出血，或重灸；中冲直刺 0.1～0.2 寸，行捻转提插泻法，或点刺出血；涌泉直刺 0.5～0.8 寸，行捻转提插泻法。配穴行虚补实泻法，虚证可加灸法。

2.其他治疗

（1）耳针法　取心、皮质下、肾、肾

上腺。实证加肝、肺；虚证加脾、胃。毫针刺法，实证用强刺激，虚证用弱刺激，直至复苏。

（2）三棱针法　取太阳、十二井穴或十宣，用三棱针点刺放血，适用于实证、热证。

（3）指针法　取水沟、内关、太冲，用拇指重力掐按，以患者出现疼痛反应并苏醒为度。

【医案选录】

患者，女，47 岁。患者因与邻居争吵，气愤不平，突然昏倒不知人事，急送医院。患者身体尚壮实，双目紧闭，手足厥冷，呼吸气微，神志昏迷，脉象微弱，瞳孔对光消失，证属气厥，立即给予针刺水沟、合谷、内关、十宣、涌泉穴，其中十宣强刺激挤出血，内关透外关。1 分钟后患者喉咙有声，上半身及手臂抽动，眼睛渐渐睁开，接着能语言，流泪而复苏。｛吕瑞英.针刺治疗急症三则 [J].安徽中医学院学报，1996，15（4）:46.｝

【按语】

1.晕厥是临床上常见的危重症，应紧急救治。对于情绪激动、外伤疼痛引起的晕厥，针灸效果良好，对于其他原因引起者，针灸可作为应急辅助治疗。

2.在针灸救治晕厥的同时应详细检查，明确诱因及原发病，以便采取综合救治措施。

二、虚脱

虚脱是以突然面色苍白、冷汗淋漓、四肢逆冷、烦躁不安或神情淡漠，甚则昏厥、二便失禁、脉微欲绝为主要特征的临床危急病证。虚脱多见于西医学中各种原因引起的休克。

虚脱的发生常与大汗、大吐、大泻、大失血、情志内伤、外感六淫邪毒等因素有关。古代文献中有亡阴、亡阳、阴阳俱脱的论述，为阴阳欲脱的危急证候。虚脱病本在五脏，基本病机是阴不敛阳，阳不固阴，阴阳欲离欲绝。

【辨证要点】

主症　面色苍白，汗出淋漓，神情迟钝，四肢厥逆，少尿或二便失禁，甚则昏迷，血压下降，脉微欲绝。

亡阳　兼见呼吸微弱，面色晦暗，体温不升，口唇发绀，尿少或失禁，舌质胖，苔薄，脉细无力或芤大。

亡阴　兼见口渴喜饮，心悸，多汗，唇舌干红，烦躁不安，舌绛干瘦，脉数无力，脉细数。

【治疗】

1.基本治疗

治法　回阳固脱，苏厥救逆。取督脉、任脉经穴为主。

主穴　素髎，百会，神阙，关元，内关。

配穴　亡阳加气海、足三里；亡阴加太溪、涌泉。神昏加水沟、涌泉。

方义　督脉为阳脉之海，入络脑，素髎、百会为督脉穴，故能醒脑开窍、振奋阳气；脐下为元气所聚之处，任脉为阴脉之海，神阙、关元为任脉穴，神阙位于脐部，关元位于脐下，重灸可大补元气、敛阴固脱、回阳救逆；内关为心包经之络穴，又为八脉交会穴，通于阴维脉，可维系、调节诸阴经之气，有通心络、益心气、强心醒神之功。

操作 素髎向上斜刺 0.3 ～ 0.5 寸，行捻转提插泻法，或点刺出血；内关直刺 0.5 ～ 1 寸，行捻转提插补法；百会、神阙、关元用大艾炷重灸。

2. 其他治疗

（1）指针法 取水沟、内关、合谷，每穴用拇指重力掐按 1 ～ 3 分钟。

（2）耳针法 取肾上腺、皮质下、心、神门，毫针刺法，或压丸法。

（3）穴位注射法 取关元、足三里、三阴交，选用维生素 B_{12} 注射液，每穴注射 1mL。

（4）灸法 取神阙、气海、关元、足三里。用附子研细，黄酒调和制饼放于穴位上，其上置艾炷，每穴灸 5 ～ 7 壮。该法多用于亡阳救治。

【医案选录】

患者，男，38 岁。患者黑便伴呕血 2 天，神清，面色苍白，血压 90/65mmHg，诊断为上消出血，予止血、扩容支持疗法治疗，病情尚平稳。现患者突然呕咖啡色物 300mL，排柏油样便约 600mL，表情淡漠，面色苍白，手足湿冷，血压 70/40mmHg，考虑西医诊断为低血容量性休克，中医诊断为厥脱（失血亡阴），即予针刺内关、水沟、劳宫、涌泉，用中强度刺激手法持续施术 5 分钟后患者苏醒，血压 90/50mmHg；又加刺足三里，5 穴间断施术约 10 分钟，患者面色潮红，

手足渐温，血压 105/70 mmHg，停止针刺，数分钟后测血压 105/75mmHg，临床抢救成功。[吴敬，霍敬 . 针刺抢救厥脱证 84 例临床观察 [A]. 中国针灸学会临床分会第八次学术大会论文集 [C].2000.]

【按语】

1. 虚脱可由多种原因引起。由于其发病突然，病情复杂，须针对病因采取不同的综合治疗方法，针灸可作为抢救措施之一。

2. 对虚脱重症患者要加强护理，解开衣领，松开衣带，详细观察病情变化，逐日记录脉象、体温、出入量、呼吸、血压等。

三、高热

高热是指体温超过 39℃以上者，是临床常见的急症之一，常见于西医学的急性感染性疾病、急性传染病、风湿病、急慢性过敏性疾病、胶原性疾病、部分恶性肿瘤、严重灼伤、中暑等疾病中。

本病属于中医学"热病"的病证范畴，古代文献中有壮热、实热、灼热身大热等名称。高热分为外感高热和内伤高热。外感高热与外感六淫疫毒之邪尤以火热、湿热、暑热之邪入侵有关；内伤发热则是脏腑功能失调致郁遏化热引起。阳盛则热，故高热总属阳热邪盛或阳气外布。基本病机是正邪相争，或体内阳热之气过盛。本病病本涉及全身皮部、经络和脏腑。

【辨证要点】

主症 体温升高，超过 39℃。

热在肺卫 发热恶寒，头身疼痛，鼻塞咽痛，咳嗽痰稠，舌红，苔薄黄，脉浮数。

气分热盛　高热汗出，烦渴引饮，小便黄赤，大便秘结，舌红，苔黄，脉洪数。

热入营血　高热夜甚，心烦，口渴少饮，或斑疹隐隐，或衄血、尿血、便血，甚者出现神昏谵语、抽搐，舌红绛而干，脉细数。

【治疗】

1.基本治疗

治法　清热泻火，凉血解毒。取督脉、手阳明经经穴为主。

主穴　大椎，曲池，合谷，十二井或十宣。

配穴　热在肺卫加外关、鱼际；气分热盛加支沟、内庭；热入营血加曲泽、委中。神昏谵语加水沟、素髎；抽搐加太冲、阳陵泉。

方义　阳盛则热，头为诸阳之会，四肢为诸阳之本。督脉、阳明经阳气旺盛，故治疗高热当首取头项部、四肢末梢、督脉与阳明经腧穴。大椎为督脉经穴，与手足三阳交会，能宣散全身阳热之气；曲池、合谷分别为手阳明经的合穴、原穴，能清泻阳明和气血分的热证；十二井或十宣位于四肢末端，为阴阳经交接之所，既能清热泻火解表，又能凉血解毒调神。

操作　大椎、十二井或十宣点刺放血；曲池直刺 0.5～1 寸，行捻转提插泻法；合谷直刺 0.5～0.8 寸，行捻转提插泻法；配穴曲泽、委中亦可点刺放血。

2.其他治疗

（1）耳针法　取耳尖、耳背静脉，用三棱针点刺出血。

（2）穴位注射法　取曲池、风门、肺俞，选用 5%～10% 葡萄糖注射液，或维生素 B_1 注射液，每穴注射 1mL。

（3）刮痧法　取脊柱两侧和背俞穴，用刮痧板刮至皮肤出现紫红色为度。

（4）拔罐法　取胸背部脊柱两侧膀胱经皮部和颈项、背部督脉经线部位，反复走罐，以皮肤紫红色为度。

【医案选录】

患者，男，3 岁，因发热 2 天，伴流涕、咳嗽、咽痛入院。就诊时患儿体温达 40.2℃，曾抽搐 1 次，时见意识不清，呼之不应，牙关紧闭，双目凝视，四肢抽搐。查体：结膜及咽充血，咽后壁可见数枚粟米大小的疱疹，双侧扁桃体Ⅱ度肿大，呼吸音粗，余查无异常。治疗：急用采血针点刺大椎、十宣及耳尖放血，毫针刺激水沟、印堂，约 1 分钟患儿抽搐停止；同时给予静脉抗感染及对症药物，约 2 小时患儿体温降至正常，48 小时内体温无反复。{海瑞奇，车满仓，武晓丽.穴位放血疗法在小儿高热中的应用 [J].基层医学论坛，2013，17（22）:2945-2946.}

【按语】

1.针灸退热有较好的效果，可以作为应急处理高热的措施之一。但高热引起的原因较多，故在针刺治疗时须明确诊断，针对病因治疗。

2.高热汗多者应多饮水，尤其适宜饮糖盐水。嘱患者饮食应清淡、易消化，忌油腻、辛辣厚味。

四、抽搐

抽搐是指以四肢不自主地抽动，或伴有项背强直、角弓反张、口噤不开为主症的病证。抽搐又称"瘛疭"，其中筋脉拘急挛缩者为瘛，筋脉弛缓而伸者为疭，也属于中医学"痉证"范畴。抽搐多见于西医学的小儿高热惊厥、颅内感染、高血压脑病、癫痫、分离性抽搐、颅脑外伤、破伤风、颅内占位性病变等疾病中。

抽搐的发生常与感受六淫疫毒、暴怒、头部外伤、药物中毒、失血伤津等因素有关。基本病机是热极生风或虚风内动，致筋脉失养。本病病位在脑，常累及于肝。

【辨证要点】

主症 四肢抽动，或伴有口噤不开、项背强直、角弓反张，甚者伴有意识丧失。

热极生风 兼有发热，头痛，大汗出，渴欲冷饮，舌红绛，苔黄或少苔，脉洪数。

虚风内动 低热，虚烦不宁，肢颤或手足蠕动，舌绛，少苔，脉细数。

【治疗】

1. 基本治疗

治法 醒脑开窍，息风止痉。取督脉、足厥阴经穴为主。

主穴 水沟，内关，阳陵泉，合谷，太冲。

配穴 热极生风加大椎、曲池；虚风内动加血海、足三里。神昏不醒加十宣、涌泉。

方义 督脉入络脑，水沟属督脉，故刺之可醒脑开窍、息风止痉。内关、合谷位于上肢，阳陵泉、太冲位于下肢，且阳陵泉为筋之会，合谷、太冲为四关穴，内关为心包经之络穴，诸穴共用，可息风止痉、宁心安神。

操作 水沟向上斜刺0.3～0.5寸，行捻转提插泻法；内关直刺0.5～1寸，行捻转提插泻法；阳陵泉直刺1～1.5寸，行捻转提插泻法；合谷直刺0.8～1.2寸，透刺劳宫，行捻转提插泻法；太冲直刺或斜刺0.5～0.8寸，透刺涌泉，行捻转提插泻法。配穴大椎、十宣可点刺放血。

2. 其他治疗

（1）**耳针法** 取皮质下、脑干、肝、心、肾，毫针刺法或埋针法。

（2）**穴位注射法** 取合谷、太冲、阳陵泉、曲池。每次2～3穴，选用654-2注射液，或维生素B₁注射液，每穴注射0.5～1 mL。

【医案选录】

患者，男，2岁，因高热，体温39.4℃，四肢抽搐约1分钟，由门诊转来急诊。就诊时患儿神志不清，四肢抽搐，双目上视，牙关紧闭，口唇青紫。查体：心率122次/分钟、律齐，双肺呼吸音清，肌肤扪之灼热，但四肢末端厥冷。考虑小儿外感高热惊厥，立即予针刺水沟、曲池、合谷、涌泉，捻转强刺激约3分钟后患儿惊厥停止，神志清醒，随后留针10分钟，并配合中西药治疗而痊愈。[陈武杰.针刺救治急症举隅[J].中国中医急症，2004，13（10）:701.]

【按语】

1.针灸治疗抽搐有一定的疗效，可对症治疗应急，但治疗中应查明原因，对因治疗。

2.治疗期间应保持室内安静通风，避免外界刺激；密切观察患者的呼吸、脉搏、体温、血压、瞳孔等变化；保持患者呼吸道通畅，以防窒息。

3.患者在抽搐时针刺或针刺中出现抽搐，尤其在用电针时，应注意防止滞针、弯针、断针等发生。

五、内脏绞痛

（一）心绞痛

心绞痛是指由冠状动脉供血不足，心肌急剧、短暂的缺血、缺氧所引起的临床综合征。该病以胸骨后或心前区突然发生压榨性疼痛，伴心悸、胸闷、气短、汗出为特征。本病呈反复发作，一般持续时间几秒至十余分钟不等，休息或用药后可缓解。心绞痛常见于冠心病、心脏神经症、急性冠状动脉综合征、X综合征、风湿热、冠状动脉炎、肥厚型心肌病等疾病中。

心绞痛属于中医学"胸痹""心痛""厥心痛""真心痛"等病证范畴。其发生常与寒邪内侵、情志失调、饮食不当、年老体虚等因素有关。基本病机是心脉痹阻或失养。本病病位在心，与肝、肾、脾、胃关系密切。

【辨证要点】

主症 突发胸闷及胸骨后或心前区压榨性或窒息性剧痛，伴心悸，胸闷，气短，出汗，表情焦虑和恐惧感。一般持续1～15分钟不等，可放射至左肩、左上肢、前臂内侧及无名指和小指。休息或含服硝酸甘油可缓解。心电图ST段改变。

气滞血瘀 七情诱发，胸闷及心区压榨性疼痛，烦躁不宁，脉弦紧。

寒邪凝滞 遇寒诱发，面色晦暗，唇甲青紫，心痛如刺，痛有定处，心痛彻背，舌质紫暗或有瘀斑，脉涩。

痰浊阻络 胸中痞闷而痛，痛彻肩背，喘不得卧，喉中痰鸣，形体肥胖，口黏乏味，舌胖，苔腻，脉滑。

阳气虚衰 面色苍白或表情淡漠，甚至心痛彻背，大汗淋漓，气促息微，四肢厥冷，唇甲青紫或淡白，舌淡，苔薄白，脉沉细微。

【治疗】

1.基本治疗

治法 行气通阳，活血止痛。取手厥阴经、手少阴经经穴为主。

主穴 内关，阴郄，郄门，膻中。

配穴 气滞血瘀加太冲、血海；寒邪凝滞加神阙、至阳；痰浊阻络加丰隆、中脘；阳气虚衰加心俞、至阳。

方义 内关是心包经之络穴，又为八脉交会穴，通于阴维脉，"阴维脉为病苦心痛"，故内关是治疗胸痹、心痛之要穴，不论寒热虚实皆可用之；阴郄是心经之郄穴，郄门是心包经之郄穴，二穴合用，善治心脏急症；膻中是心包之募穴，又是气会，可化瘀止痛。

操作 内关直刺0.5～1寸，行捻转提插泻法；阴郄直刺0.3～0.5寸，行捻转提插泻法；郄门直刺0.5～1寸，行捻转提插泻法；膻中向下平刺0.3～0.5寸，行捻转提插泻法。配穴行虚补实泻法。寒邪凝滞、阳气虚衰可加灸法。

2. 其他治疗

（1）耳针法 取心、神门、交感、皮质下、内分泌。每次 3 ～ 4 穴，毫针刺法，或压丸法。

（2）指针法 取心俞、厥阴俞、内关、间使、三阴交、心前区阿是穴。每次 3 ～ 4 穴，用拇指掐按，每穴 3 ～ 5 分钟。

（3）穴位注射法 取内关、郄门、心俞、厥阴俞、足三里。每次 2 穴，选罂粟碱注射液，每穴注射 0.5mL。

【医案选录】

患者，女，57 岁。患者反复心悸 3 年余，近因劳累突然心悸加重，伴有心前区疼痛，动则尤甚，心电图 ST 波改变、电轴左倾，心动过速，心率每分钟 113 次，面色无华而微青，唇微紫，舌质暗紫，舌有瘀斑，脉沉涩而疾，一息 6 ～ 8 次。诊断：冠心病、心绞痛。治则：补气养血，化瘀通络。处方主穴：内关、郄门、膈俞、关元、三阴交。配穴：极泉、足三里。诸穴行平补平泻。针刺 5 分钟后运针 1 次，患者自觉左胸有温热感，心胸开豁，疼痛减轻，心悸缓解，心率 80 次 / 分；针刺 10 分钟后，患者基本恢复正常；连续治疗 10 天后，患者症状如常人，但活动过多或劳累时偶发 1 ～ 2 次心悸，每次 3 ～ 5 秒钟；连针 20 次，患者痊愈；5 年后随访未复发。｛盛伟，石玉环. 针灸治疗心悸心绞痛 256 例疗效观察 [J]. 实用中医内科杂志，2003，17（2）:141.｝

【按语】

1. 针灸治疗心绞痛有缓急止痛的作用，但本病病情危急，必须及时救治，慎重处理。

2. 对重症心绞痛或持续发作，有心肌梗死可疑者，必须采取相应的综合治疗措施；其间歇期要坚持治疗。

3. 嘱患者注意饮食起居，饮食宜清淡，忌肥甘厚味，力戒烟酒；保持保持平静、愉快的心情，勿大喜、大悲、过于激动。

（二）胆绞痛

胆绞痛是以右上腹胆区绞痛，阵发性加剧或痛无休止为主要特征的病证，是一种常见的急腹症。胆绞痛常见于各种胆道疾患如胆囊炎、胆管炎、胆石症、胆道蛔虫症等疾病中。

胆绞痛属中医学"胁痛"范畴。其发生常与情志不畅、恣食肥甘、结石、蛔虫等因素有关。基本病机是胆腑气机不畅。本病病位在胆，与肝关系密切。

【辨证要点】

主症 突发性右上腹剧痛，呈持续性绞痛，阵发性加剧。疼痛部位拒按，疼痛可放射至右肩背部。

肝胆气滞 常因情志变动而诱发，兼见性情急躁，胸闷不舒，恶心呕吐，纳呆，舌淡红，苔薄白，脉弦。

肝胆湿热 寒战高热，恶心呕吐，口苦咽干，黄疸，便干溲黄，舌红，苔黄腻，脉滑数。

蛔虫妄动 右上腹及剑突下呈钻顶样剧痛，拒按，恶心呕吐或吐蛔，舌淡，苔白，脉弦紧。

【治疗】

1. 基本治疗

治法 疏肝利胆，行气止痛。取胆的背俞穴、募穴、下合穴为主。

主穴 胆囊穴，胆俞，日月，阳陵泉。

配穴 肝胆气滞加太冲、丘墟；肝胆湿热加行间、阴陵泉；蛔虫妄动加迎香透四白；发热寒战加大椎、曲池；恶心呕吐加内关、足三里。

方义 胆囊穴为经外奇穴，是治疗胆囊病的经验效穴；胆俞、日月合用是俞募配穴法，可利胆止痛；阳陵泉为胆之下合穴，"合治内腑"，故阳陵泉可调理胆腑气机。

操作 胆囊直刺 1～1.5 寸，行捻转提插泻法；胆俞向椎体方向斜刺 0.5～0.8 寸，行捻转提插泻法；日月沿肋间隙向外斜刺或平刺 0.3～0.5 寸，行捻转泻法，但勿深刺，以免刺伤内脏；阳陵泉直刺 1～1.5 寸，行捻转提插泻法。

2. 其他治疗

（1）**耳针法** 取胆、肝、腹、神门、交感、胃。每次 3～4 穴，毫针刺法，或压丸法。

（2）**电针法** 取阳陵泉、内关、心俞、胆俞。每次 2 穴，选用疏密波。

（3）**穴位注射法** 取胆囊穴、胆俞。每次 2 穴，用 654-2 注射液或注射用水，每穴注射 0.5～1mL。

【医案选录】

患者，女，52 岁，因右上腹阵发性绞痛 1 小时就诊。患者原有慢性胆囊炎、胆结石病史 10 多年，本次因饮食不慎诱发。查体：体温 36.8℃，巩膜无黄染，心肺正常，右上腹胆囊区压痛明显，墨菲征（+）。治疗：立即行针刺治疗，取章门、日月、胆囊穴，强刺激，泻法；10 分钟后患者疼痛明显缓解，继取肝俞、胆俞、阳陵泉行针刺治疗；30 分钟后患者疼痛消失。{ 秦仑 . 多穴位强刺激治疗胆绞痛 24 例报告 [J]. 中国中医急症，1996，5（2）:63. }

【按语】

1. 针灸治疗急性发作、病程短、无严重并发症的胆绞痛疗效理想，但同时要注意查明病因，对有并发症或结石较大且有梗阻倾向者，可采用中西医结合综合疗法治疗。

2. 嘱患者注意调节情志，饮食清淡，少食肥甘厚味。

3. 电针可以抑制胆绞痛时胆道各部位的压力，促使奥迪括约肌肌电恢复为节律性放电，缓解胆绞痛的发作。

（三）肾绞痛

肾绞痛是以腰区剧烈疼痛或侧腹部绞痛为主要特征的病证，呈阵发性和放射性，可伴有程度不同的尿痛、尿血和排尿异常。该病常见于泌尿系统结石病，根据结石部位的不同，有肾结石、输尿管结石、膀胱结石、尿道结石之分。

本病属于中医学"腰痛""石淋""砂淋""血淋"等病证范畴，其发生常与过食辛辣、情志不遂、肾气亏虚等因素有关。基本病机是结石内阻，气机不畅，水道不通。本病病位在肾、膀胱，与脾、三焦关系密切。

【辨证要点】

主症 剧烈腰部或侧腹部绞痛，或阴部急胀刺痛，间歇性发作，或排尿困难，或尿道涩痛，或出现血尿。

下焦湿热　兼见小便黄赤混浊或有砂石排出，淋沥不畅，或有尿血，身热，舌红，苔黄腻，脉弦滑。

肾气不足　兼见排尿无力，小便断续，甚则点滴而下，腰膝酸软，神疲懒言，舌淡，苔薄白，脉沉细。

【治疗】

1. 基本治疗

治法　清热利湿，通淋止痛。取肾和膀胱的背俞穴、募穴为主。

主穴　京门，肾俞，中极，膀胱俞，三阴交。

配穴　下焦湿热加阴陵泉、委阳；肾气不足加气海、关元。尿中砂石加次髎、水道；尿血加地机、血海。

方义　京门、肾俞、中极、膀胱俞分别是肾与膀胱的俞穴、募穴，诸穴相配为俞募配穴法，可清利下焦湿热，助膀胱气化，通调肾与膀胱气机，行气止痛；三阴交穴通脾、肝、肾三经，可疏肝行气，健脾化湿，益肾利尿，化瘀通滞。

操作　京门直刺 0.5 ～ 1 寸，行提插泻法；肾俞直刺 0.8 ～ 1 寸，行捻转提插补法；中极直刺 0.5 ～ 1 寸，行捻转提插泻法；膀胱俞直刺 0.5 ～ 1 寸，行捻转提插泻法；三阴交直刺或向上斜刺 1 ～ 1.5 寸，行捻转提插补法。

2. 其他治疗

（1）**耳针法**　取交感、皮质下、肾、膀胱、输尿管、三焦。每次 3 ～ 4 穴，毫针刺法，或压丸法。

（2）**电针法**　取京门、肾俞、中极、膀胱俞，以连续波密波强刺激 30 ～ 60 分钟，以痛止为度。必要时可每日治疗 2 次。

（3）**穴位注射法**　取肾俞、膀胱俞、三焦俞。每次 2 穴，用注射用水或 5% ～ 10% 葡萄糖注射液，每穴注射 1 ～ 2mL。

【医案选录】

患者，男，47 岁。主诉：右侧剧烈腰痛 1 小时余。查体：腰部活动自如，右肾区叩击痛。腹部 B 超示：右肾肾盂扩张，肾盂底部可见 0.3cm 强回声团块，伴声影。诊断：肾结石。针灸取穴：右志室透水道（6 寸）、大肠俞（3 寸）、肾俞（3 寸）、天枢、大横、水道透归来、关元、中极。其他治疗：急诊注射山莨菪碱、哌替啶。针后患者痛止，渐入睡，醒后疼痛消失；次日患者诸症消失，查 B 超示右侧肾盂扩张消失，强回声团块消失，余无异常，患者痊愈。｛石学敏 . 石学敏临证实验录 [M]. 北京：人民卫生出版社，2012:79.｝

【按语】

1. 针灸对肾绞痛有较好的止痛效果，但疼痛缓解后应进一步治疗原发病。对于绞痛持续发作不能缓解者，应采取综合治疗，必要时应手术治疗。

2. 治疗期间嘱患者多饮水，适当做跑跳运动，以增强治疗作用。

思考题

1. 假性延髓麻痹的症状特点是什么？其针灸基本治疗处方是什么？

2. 头痛如何辨经？请根据辨经结果拟定针灸基本治疗处方。

3. 面神经麻痹、三叉神经痛、面肌痉挛的病因病机分别是什么？请分析这 3 种病证针灸基本治疗的异同。

4. 抑郁症针灸基本治疗处方和操作是什么？

5. 失眠、嗜睡的病因病机分别是什么？这两种病证针灸基本治疗处方、操作是什么？

6. 请写出治疗崩漏的经验穴及其具体的操作方法。

7. 请写出阑尾炎的针灸基本治疗操作特点。

索　引

索引一

名词术语索引

索引二

穴位代码索引

索引三

疾病名称索引